systemed
verlag

Prof. Ulrike Kämmerer
Dr. Christina Schlatterer | Dr. Gerd Knoll
Richard Friebe (Redaktion)

Krebszellen lieben Zucker — Patienten brauchen Fett.

Gezielt essen für mehr Kraft und Lebensqualität bei Krebserkrankungen.

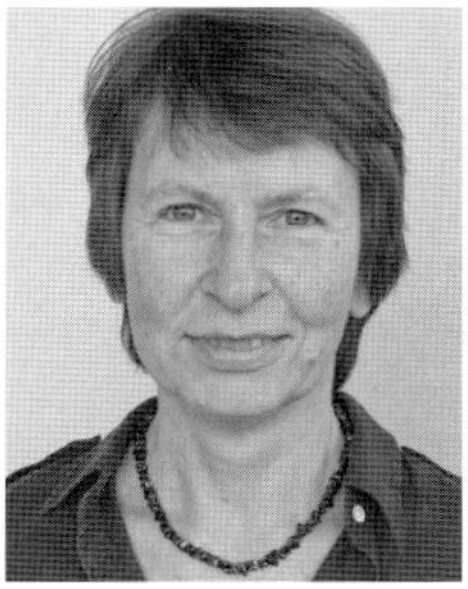

Priv. Doz. Dr. rer. nat. Christina Schlatterer ist Biologin. Ihr Forschungsschwerpunkt ist die Untersuchung von Signalprozessen in Zellen. Sie arbeitet derzeit als Wissenschaftskoordinatorin an der Universität Konstanz und ist seit Jahren auch publizistisch tätig.

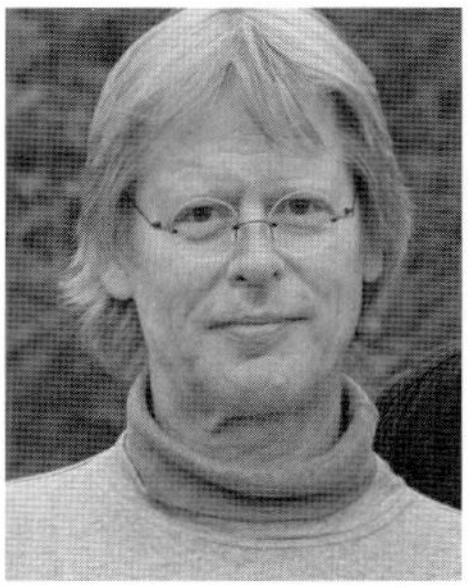

Dr. rer. nat. habil. Gerd Knoll ist Biologe und wissenschaftlicher Berater. Daneben ist der Autor seit Jahren auch publizistisch tätig mit den Schwerpunkten Ernährung und Krebs. Sein besonderes Interesse gilt der Rolle von Mitochondrien in der Zelle.

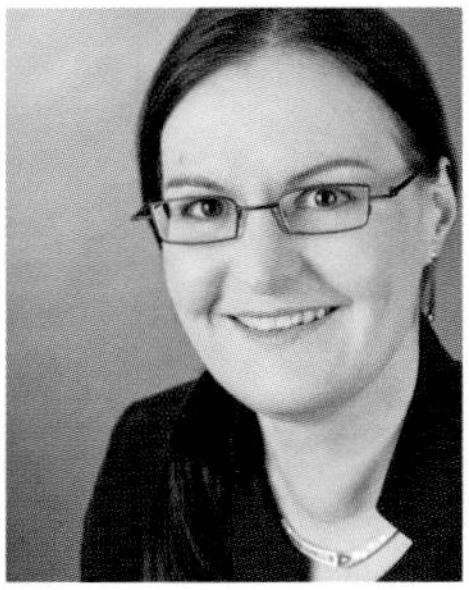

Prof. Dr. rer. biol. hum. Ulrike Kämmerer ist Biologin und forscht zusammen mit ihrer Arbeitsgruppe an der Universitäts-Frauenklinik in Würzburg zu immunologischen Fragestellungen der Reproduktions- und Tumorbiologie. Sie war Mit-Initiatorin einer der ersten klinischen Studien über ketogene Ernährung bei Krebs überhaupt.

Inhalt

»Es geht darum, den Ernährungszustand des Patienten effektiver zu beeinflussen, als dies mit konventionellen Programmen gelingt, und dabei zugleich das neoplastische Wachstum möglichst wenig zu fördern oder gar zu hemmen.«

— Eggert Holm

Vorwort

Wer mit der Diagnose »Krebs« konfrontiert wird, fragt sich meist auch, was er oder sie jetzt selbst tun kann. Wie kann man durch das eigene Verhalten die Heilungschancen verbessern? Wie kann man zumindest den Verlauf der Krankheit positiv beeinflussen? Eine der ersten Fragen lautet dann konkret: »Kann ich an meiner Ernährung etwas verbessern?«

Viele Ärzte beantworten diese Frage mit: »Essen Sie einfach, was Ihnen schmeckt.« Auch die Deutsche Krebshilfe hat jahrelang empfohlen, »so normal wie möglich zu essen«. Für diese normale Ernährung gilt seit Jahrzehnten einheitlich der Rat von Ernährungsexperten, Fette möglichst zu meiden und den Energiebedarf eher mit Kohlenhydraten zu decken.

In den letzten Jahren sind allerdings etliche wissenschaftliche Arbeiten erschienen, die gerade bei einer Krebserkrankung eine fettarme Ernährung kritisch erscheinen lassen. Neuerdings weisen daher auch die blauen Ratgeber der Deutschen Krebshilfe darauf hin, dass eine Ernährung bei Krebs »auf den Stoffwechsel des Tumors abgestimmt« werden sollte. Das bedeutet, den auffälligen Zuckerhunger von Krebsgeweben und den gestiegenen Fettbedarf des Patienten zu beachten. Es bedeutet, dass Krebspatienten deutlich mehr Fett und weniger Kohlenhydrate essen sollten.

Auf der Grundlage der wissenschaftlichen Datenlage wurde schon 2007 am Universitätsklinikum in Würzburg eine Ernährung mit viel Fett und Eiweiß, aber kaum Kohlenhydraten für Krebspatienten empfohlen. Diese sogenannte ketogene Ernährung hat das Ziel, den Patienten zu kräftigen, seinen Tumor aber möglichst sogar zu schwächen. In einer kleinen Studie wurde damals in Würzburg auch untersucht, wie sich diese doch deutlich von üblichen Ernährungsgewohnheiten abweichende Diät auf die Lebensqualität der Patienten auswirkt. Die Studienteilnehmer litten an ganz unterschiedlichen Krebsarten und waren alle im Endstadium ihrer Erkrankung. Die meisten dieser Patienten vertrugen die anfangs ungewohnte Ernährung mit viel Fett und reichlich Eiweiß gut und fühlten sich sehr wohl damit. Auch Patienten mit fortschreitender Erkrankung verspürten wieder mehr Lebensqualität.

Nach Medienberichten über die Würzburger Studie häuften sich die Anfragen von Betroffenen und Angehörigen. Sie wollten sich über das Konzept informieren und gegebenenfalls die Ernährungsform für sich selbst anwenden. Auch hier kamen viele positive Rückmeldungen. Es wurde jedoch häufig beklagt, dass es an klaren, neutralen, wissenschaftlich belegten und für den Laien verständlichen Informationen zu einer ketogenen Diät speziell für Krebspatienten mangelt.

Mit diesem Buch wollen wir deshalb für ein breiteres Publikum, für Patienten, Angehörige, Ärzte und alle an der Behandlung beteiligten Personen, das wissenschaftliche Fundament der ketogenen Ernährung bei Krebs erläutern. Wir wollen außerdem auch darstellen, wie diese Ernährungsform in der Praxis umsetzbar ist. Viele Patienten, die sich an die Würzburger Forschergruppe wandten, waren vor allem an grundlegendem Hintergrundwissen rund um das Thema Krebs und Ernährung interessiert. Das Buch gibt deshalb detailliert und umfassend Informationen zur Biologie der Krebserkrankung und warum eine ketogene Ernährung hier sinnvoll erscheint, aber auch zur praktischen Umsetzung der Ernährung im Alltag. Wir haben dabei versucht, uns an die Maxime »So einfach wie möglich, aber nicht einfacher« zu halten. Das bedeutet, dass manche komplexen Aspekte, manche nicht endgültig beantworteten Fragen, manche komplizierten Zusammenhänge in diesem Buch auch als solche dargestellt sind. Trotzdem wird sicher ein Betroffener, aber möglicherweise auch ein behandelnder Arzt, manchmal nach mehr Details fragen. Deshalb weisen wir überall auf die zugrunde liegende Originalliteratur hin.

Viele Erkenntnisse zum Stoffwechsel und der Genetik von Tumorzellen sind anhand von Tierversuchen gewonnen worden. Wir sind selbstverständlich der Meinung, dass solche Versuche auf das vertretbare Mindestmaß reduziert werden sollten. Wir halten es aber für notwendig, die Ergebnisse solcher Versuche – wenn sie wichtig sind – zu beschreiben. Und natürlich sollen in diesem Buch ausdrücklich sowohl Patienten als auch Patientinnen angesprochen werden. Um die Lesbarkeit nicht zu beeinträchtigen, haben wir aber weitgehend auf Formulierungen wie »Patient und Patientin« oder »Patient/-in« oder »sie oder er« und dergleichen verzichtet. Wir halten es auch für wichtig darauf hinzuweisen, dass niemand von uns irgendwelche Diäten, Ernährungsprodukte, Seminare oder dergleichen verkauft oder anbietet. Niemand von uns hat jenseits dieses Buches mit dessen Thema in Zusammenhang stehende kommerzielle Interessen. Wir propagieren die ketogene Ernährung auch nicht als die nächste alle Probleme lösende »Krebsdiät«. Wir können keine Heilsversprechen abgeben im Sinne von: »Wer eine ketogene Diät macht, wird gesund.« Das wäre unseriös und unfair gegenüber Betroffenen.

Aber natürlich sind wir überzeugt vom Potenzial dieser Ernährungsform, davon, dass sie vielen Patienten helfen kann und niemandem schadet. Wir sind – auch aus persönlicher Erfahrung – sicher, dass sie auch praktikabel ist. Eine ketogene Ernährung ist keine Zumutung, sie kann sogar sehr lecker und vielfältig sein. Man kann sich mit ihr sehr wohl fühlen. Sonst hätten wir dieses Buch nicht geschrieben.

Wer sich dafür entscheidet, sich ketogen zu ernähren, sollte diesbezüglich unbedingt auch mit dem behandelnden Onkologen und dem Hausarzt sprechen. Das gilt vor allem dann, wenn man es begleitend zu einer Therapie damit versuchen möchte oder medikamentenpflichtiger Diabetiker ist. Es kann in solchen Fällen natürlich passieren, dass der Arzt oder die Ärztin skeptisch oder gar ablehnend reagiert. Dieses Buch liefert in solchen Fällen Argumente. Manchmal wird es auch notwendig sein, den Arzt, dessen Patienten ständig mit Ideen zu neuen Wundertherapien aus dem Internet zu ihm kommen, deutlich darauf hinzuweisen, dass es hier um etwas anderes geht: Eine ketogene Ernährung eignet sich besonders als unterstützende Maßnahme. Sie kann parallel zu konventionellen Therapien wie etwa Operation, Bestrahlung oder Chemotherapie durchgeführt werden. Sie kann Betroffenen auch dann nutzen, wenn die klassischen Therapieoptionen nicht in Betracht kommen – und sie beruht nicht auf Esoterik oder nicht nachweisbaren Wunderkräften, sondern auf seriöser Wissenschaft.

Wir hoffen, Ihnen mit diesem Buch das nötige Rüstzeug für die ketogene Ernährung mit auf den Weg geben zu können und wünschen Ihnen viel Erfolg damit!

Übersicht

Kapitel 1 – Worum es geht

Dieses Buch plädiert für eine Ernährung, die vielen offiziellen Empfehlungen widerspricht. Kann eine Ernährung mit einem geringen Anteil an Kohlenhydraten gesund sein? Gerade Obst und Gemüse sollen doch eigentlich vor Krebs schützen. Diese Schutzwirkung wird aber laut neuen Studien deutlich überschätzt. Man muss bei fettreicher und kohlenhydratarmer Ernährung auch nicht auf Obst und Gemüse verzichten. Es geht vor allem um sehr stärke- und zuckerhaltige Lebensmittel, die eingeschränkt werden sollen. Doch brauchen wir nicht den Zucker – vor allem als Gehirnnahrung? Kaum. Gerade das Gehirn kann sehr gut spezielle Fettbestandteile verwerten, die Ketonkörper. Der Körper stellt diese selbst aus Fett her. Sie geben der ketogenen Ernährung ihren Namen. Sind Ketonkörper aber nicht schädlich, führen sie nicht zur gefährlichen Ketoazidose? Nur bei unkontrolliertem, insulinpflichtigen Diabetes, wenn die Insulinzufuhr ausbleibt, kann es zur Ketoazidose kommen. Bei allen anderen Menschen stellt sich dagegen eine Ketose ein, die überhaupt nicht schädlich ist – sie bringt sogar etliche gesundheitliche Vorteile. Diese rechtfertigen die Bezeichnung »gute Medizin« für die Ketonkörper. Heilfasten etwa gilt als sicher. Gerade dabei aber dient das Körperfett als Lieferant für die Fette, aus denen dann Ketonkörper entstehen. Muskelgewebe wird für die Herstellung des in geringer, aber immer konstanter Menge benötigten Blutzuckers abgebaut. Bei der ketogenen Ernährung werden Fett und Eiweiß durch die Nahrung zugeführt, die Körperreserven geschont. Für Krebspatienten ist eine Versorgung mit Fett und Eiweiß wichtig und angemessen, weil diese Nährstoffe an ihre spezielle Stoffwechselsituation angepasst sind.

Kapitel 2 – Es war einmal die Krebsforschung

Schon vor hundert Jahren ist eine fettreiche und kohlenhydratarme Ernährung als sinnvoll für Krebspatienten erkannt worden. Damals wurden viele Experimente mit Tieren gemacht, um den Einfluss der Ernährung auf das Tumorwachstum aufzuklären. Dabei zeigte sich, dass eine Ernährung ohne Kohlenhydrate, dafür mit Fett und Eiweiß, das Tumorwachstum bremste. In dieser Zeit fand man auch heraus, dass Tumoren einen speziellen Stoffwechsel haben: Sie verbrauchen unverhältnismäßig viel Zucker und vergären ihn zu Milchsäure. Der Stoffwechsel der Krebszellen galt einigen Forschern als wichtige charakteristische Eigenschaft von Krebs, manchen sogar als Ursache der Krankheit. Daneben wurden alternative Hypothesen entwickelt. Chemikalien, Parasiten, Viren, Schäden am Erbgut – sie alle galten zu unterschiedlichen Zeiten als entscheidend für die Krebsentstehung. Auf dem Gebiet der Therapie sind im selben Zeitraum in der Chirurgie, der Strahlenheilkunde und der Chemotherapie immer neue Verfahren entwickelt worden. Als sich die Ansicht durchsetzte, unumkehrbare Schäden in den Genen seien ursächlich für Krebs, richtete sich die Hoffnung auf Medikamente, die zielgerichtet die Auswirkung von Genschäden bekämpfen. Der Stoffwechsel und die daran angepasste Ernährung bei Krebserkrankungen gerieten in Vergessenheit.

Kapitel 3 – Krebszellen müssen nicht Krebs bedeuten

Medikamente, die exakt auf die Wirkung geschädigter Gene von Tumorzellen abzielen, sind nun auf dem Markt. Die große Euphorie nach Einführung des ersten, sehr erfolgreichen Präparats ist jedoch einer ziemlichen Ernüchterung gewichen. Die Präparate helfen meist nicht allen Patienten. Es entwickeln sich auch Resistenzen wie bei den konventionellen Chemotherapeutika. Ein Grund für die Probleme ist die Vielfalt der Genveränderungen bei den meisten Tumoren, die sich untereinander und von Patient zu Patient unterscheiden. Eine Lösungsmöglichkeit könnte hier die personalisierte Therapie sein, bei der ein Cocktail von Medikamenten individuell angepasst eingesetzt würde. Hier ist die Forschung noch ganz am Anfang. Enorme Behandlungskosten sind zu erwarten. Es wäre aber auch sinnvoll, Alternativen auf der Grundlage eines anderen Verständnisses von Krebs zu suchen. Die zentrale Frage dabei lautet, ob die Entwicklung von Krebs tatsächlich unumkehrbar ist. Zweifel daran gibt es schon seit längerem. In Tierversuchen etwa zeigte sich, dass Krebszellen sich an der Entwicklung eines ganz gesunden Organismus beteiligen können. Krebszellen müssen also nicht unbedingt Krebs auslösen. Die Eigenschaften des Erbguts von Krebszellen können umprogrammiert werden – Störungen müssen nicht zementiert sein. Variable Veränderungen des Erbguts, wie sie in der neuen Forschungsrichtung der Epigenetik untersucht werden, sind vom Stoffwechsel der Zellen abhängig, und der Stoffwechsel wird durch die Ernährung beeinflusst. Es scheint an der Zeit zu sein, Krebs nicht nur als genetische Erkrankung zu begreifen, um neue Wege in der Therapie gehen zu können.

Kapitel 4 – Ein Ziel namens Stoffwechsel

Die Erforschung des Stoffwechsels von Tumoren erlebt etwa seit der Jahrtausendwende eine furiose Wiederauferstehung. Manche Mediziner sehen gar eine »Morgenröte« für neue Therapiemöglichkeiten. Den Weg dafür hat die klinische Diagnostik bereitet. Dort ist der hohe Zuckerkonsum der Krebszellen Grundlage eines der wichtigsten Tomografie-Verfahren. Immer deutlicher wird, dass dieser Zuckerkonsum notwendig für das Wachstum der Zellen ist. Zudem entstehen im speziellen Stoffwechsel von Tumorzellen Ausscheidungsprodukte, die die Bösartigkeit der Krankheit steigern. Wenn der Stoffwechsel so grundlegend und notwendig ist, könnte er dann auch eine Art Achillesferse sein? Gibt es Medikamente, die diesen Stoffwechsel oder seine Auswirkungen stören? Tatsächlich sind etliche Substanzen in der klinischen Erprobung, von denen man sich genau das erhofft. Viele dieser Präparate produzieren Effekte, wie sie normalerweise auch beim Fasten auftreten oder von einer ketogenen Diät ausgelöst werden können.

Kapitel 5 – Keine Hilfe für kranke Zellen

Der Stoffwechsel, der sich beim Fasten einstellt, schützt gesunde Zellen und wirkt gegen den Tumor, er kann auch die gewünschten Effekte einer Chemotherapie wahrscheinlich verstärken. Weil Fastenkuren aber für Krebspatienten nur selten zumutbar sind, wird nach Alternativen gesucht. Eine Ernährung mit viel Fett und wenig Kohlenhydraten ist eine solche Alternative, denn sie bewirkt weitgehend die gleichen Stoffwechseleffekte wie das Fasten. Dieses Konzept klinisch zu testen, wäre sinnvoll. Doch bislang gibt es kaum aussagekräftige Studien mit Patienten, vor allem nicht zum Effekt auf das Tumorwachstum. Das liegt unter anderem daran, dass sie schwer zu finanzieren sind, weil keine lukrativen Patente in Aussicht stehen. In jüngster Zeit sind aber zumindest einige kleine Studien angelaufen. Vorerst muss man also versuchen, Erkenntnisse aus anderen, bereits vorhandenen Daten zu gewinnen. So zeigen viele große Studien, dass ein hoher Blutzucker, ein hoher Insulinwert und chronische Entzündungen mit einem verstärkten Auftreten von Krebserkrankungen in Zusammenhang stehen. Solche dauerhaft hohen Blutwerte werden durch einen hohen Konsum von Zucker und anderen Kohlenhydraten gefördert. Ein Faktor vor allem für krebsfördernde Entzündungsreaktionen ist zudem das Verhältnis verschiedener Nahrungsfette. Eine entsprechende Ernährung sollte also das Risiko einer Krebserkrankung oder eines Rückfalls senken. Experimente an Zellen und mit Versuchstieren haben zudem gezeigt, dass Produkte des Stoffwechsels, wie sie bei einer extrem kohlenhydratarmen Ernährung vom Körper gebildet werden, sogar einen aus Patientensicht positiven Effekt auf Krebszellen ausüben können. Erste vorläufige Ergebnisse kleiner klinischer Studien geben auch Anlass zu vorsichtigem Optimismus.

Kapitel 6 – Hilfe für gesunde Zellen

Moderne Therapiestrategien bei Krebs zielen nicht nur darauf ab, den Tumor zu attackieren, sondern auch den Patienten zu stärken. Eine fettreiche Ernährung hat hier messbar positive Effekte. Der bei Krebs häufige Gewichtsverlust und speziell ein Verlust von Muskelmasse wird gebremst und manchmal sogar ganz aufgehalten. Damit wirkt diese Ernährungsform gegen eine drohende Auszehrung – Schwäche und Erschöpfung werden reduziert, das Wohlbefinden steigt. Ein Mechanismus ist dabei, dass Entzündungsreaktionen im Körper unterdrückt werden. Krebspatienten werden häufig infolge chronischer Entzündungen auch insulinresistent. Das gesunde Gewebe kann dann mit den Kohlenhydraten in der Nahrung wenig anfangen und braucht andere Energielieferanten. Die ketogene Ernährung versorgt die Muskeln und andere Gewebe mit dem nun notwendigen Fett und ausreichend Eiweiß und verhindert den Abbau der Körpersubstanz.

Kapitel 7 – Der Mythos vom ungesunden Fett

Trotz all dieser positiven Effekte: Sind nicht auch negative Folgen einer ketogenen Diät zu befürchten? Die hier weitverbreiteten Vorurteile gegen Fett in der Nahrung sind mittlerweile wissenschaftlich praktisch durchgehend widerlegt. Und auf dem Speiseplan stehen auch nicht nur Fleisch, Wurst und Käse. Die ketogene Ernährung ist ausgesprochen abwechslungsreich, mit viel Gemüse und Salat. Selbst Vegetarier können sich kohlenhydratarm ernähren. Aber auch das viel geschmähte tierische Fett ist nicht so gefährlich wie oft vermutet. Eine gezielte Auswahl von tierischen und pflanzlichen Fetten ermöglicht eine Optimierung, die einer normalen Mischkost sicher weit überlegen ist. Das betrifft vor allem die Effekte auf Entzündungsreaktionen und das »metabolische Syndrom«, beides Faktoren, die Krebswachstum fördern. Ein überzeugendes Argument für den Nutzen einer fettreichen und kohlenhydratarmen Ernährung sollte die Beobachtung der fehlenden Zivilisationskrankheiten bei traditionell lebenden Naturvölkern oder Bevölkerungsgruppen sein, die sich ketogen ernähren.

Kapitel 8 – No »No Sports«

Naturvölker haben nicht nur ein anderes Ernährungsverhalten, als es in zivilisierten Gesellschaften üblich ist, sondern auch ein anderes Aktivitätsmuster. Sie bewegen sich mehr als Bewohner der westlichen Industrienationen. Bewegung wirkt auf den Körper ganz ähnlich wie eine kohlenhydratarme Ernährung. Beides ergänzt sich also gut. Gerade für Krebserkrankungen ist in vielen Studien gezeigt worden, dass Sport den Patienten nützt. So wird etwa der Spiegel mancher Hormone gesenkt, die das Krebswachstum fördern. Sport wirkt wie eine fettreiche und kohlenhydratarme Ernährung auch gegen Entzündungen und die Auszehrung, das Training erhält die Muskulatur und fördert sogar ihren Aufbau. Krebspatienten geht es meist besser mit Sport, selbst wenn dieser moderat ausfällt. Auch die Stimmung steigt, möglicherweise ein therapeutisch wichtiger Effekt.

Kapitel 9 – Richtig essen, richtig bewegen: Die Praxis

Wenn Sie sich für ein derartiges Ernährungs- und Bewegungsprogramm entschieden haben, finden Sie hier die Informationen, mit denen Sie es auch in die Praxis umsetzen können.

1

Essen bei Krebs – die Mär von den guten Kohlenhydraten

Was kann, was sollte man essen, wenn man an einer Krebserkrankung leidet? Der blaue Ratgeber *Essen bei Krebs* aus der sehr umfangreichen Serie der Deutschen Krebshilfe empfiehlt: »Wenn Sie normal essen können, weil Sie keine großen Beschwerden wie zum Beispiel Übelkeit haben, dann empfehlen wir Ihnen eine abwechslungsreiche, vollwertige Ernährung, wie sie alle gesunden Menschen zu sich nehmen sollten«. Und weiter heißt es: »Was Sie am besten in welcher Menge essen, dazu hat die Deutsche Gesellschaft für Ernährung Empfehlungen zusammengestellt«.

Daneben ist als Grafik der sogenannte Ernährungskreis der *Deutschen Gesellschaft für Ernährung* (DGE) abgebildet. In ihm nehmen Brot, Nudeln, Kartoffeln, Reis und Getreideprodukte mit etwa einem Drittel den meisten Platz ein, gefolgt von Gemüse, dann Obst. Zusammen füllen all diese kohlenhydratreichen Lebensmittel fast drei Viertel des Kreises aus. Im letzten Viertel sind als Eiweißquellen Milch und Milchprodukte, die bevorzugt fettarm sein sollen, angesiedelt. Ein schmaler Teil wird magerem Fleisch und Fisch als weiterer Eiweißquelle zugestanden. Und in einem ziemlich kleinen Spalt kann man dann noch Fett erkennen, vor allem Pflanzenöl.

Die Empfehlung, Vollkornprodukte sowie Obst und Gemüse als Grundlage einer gesunden Ernährung zu verspeisen, spricht nicht nur die DGE [111] aus. Die Fachgesellschaften für Ernährung so ziemlich aller Länder scheinen sich einig zu sein: Den Hauptteil unserer Energielieferanten sollen die Kohlenhydrate ausmachen. Das angestrebte Ziel liegt meist bei mehr als 50 Prozent der Gesamtkalorien.

Gerade zur Vorbeugung von Krankheiten – auch von Krebs – empfiehlt die DGE, täglich rund 650 Gramm Obst und Gemüse zu verzehren. Konkret sollen es zwei Portionen Obst und drei Portionen Gemüse pro Tag sein, ganz im Einklang mit der Weltgesundheitsorganisation WHO. Auf der Homepage der DGE kann man unter der Rubrik »Vollwertige Ernährung« in einer Schrift namens »Obst und Gemüse. Die Menge macht's« vom 19. Februar 2010 lesen: »Der erste Bericht des *World Cancer Research Fund* (WCRF) und des *American Institute for Cancer Research* (AICR) kam 1997 zu dem Schluss, dass es eine überzeugende Evidenz dafür gibt, dass eine Ernährung mit einem hohen Anteil an Gemüse und/oder Obst vor bestimmten Krebsarten schützt.« Und »je mehr Obst und Gemüse gegessen wird, desto geringer ist das Risiko nicht nur für bestimmte Krebskrankheiten, sondern auch für Adipositas, Bluthochdruck und koronare Herzkrankheiten«. [118]

Seit Jahrzehnten wird propagiert, für die Gesundheit viele Kohlenhydrate zu essen, möglichst in Form von Vollkornprodukten sowie Obst und Gemüse mit seinen vielen zusätzlichen gesunden Inhaltsstoffen. Fleisch und vor allem Fett wird jedoch nur in geringen Mengen empfohlen oder erlaubt. Zu viel davon sei jedenfalls schädlich.

In diesem Buch hier steht allerdings etwas ganz anderes, etwas, das vielen dieser Empfehlungen ganz oder teilweise widerspricht.

In diesem Buch steht:

- dass es für einen krebskranken Menschen besser ist, Kohlenhydrate in der Nahrung stark zu reduzieren
- dass Gemüse und Obst durchaus auf den Tisch gehören, aber vor allem ihre kohlenhydratarmen Varianten
- dass der Körper mit eiweiß- und fettreicher Kost am besten gestärkt werden kann
- dass gesättigte und tierische Fette, aber auch Fleisch, nicht schädlich sind, sondern sogar nützen können
- dass diese Art von Ernährung die gesunden Teile des Körpers besonders unterstützt, während sie dem Tumor vielleicht sogar zusetzt.

Tatsächlich gibt es dafür und gegen die offiziellen Empfehlungen überzeugende wissenschaftliche Argumente.

Obst und Gemüse – Schutz vor Krebs?

Skepsis gegenüber dem Konzept einer Ernährung mit sehr wenigen Kohlenhydraten ist angesichts der jahrzehntelangen, immer wieder neu variierten Empfehlungen mehr als verständlich. Denn es heißt doch, dass viel Obst und Gemüse das Risiko gerade in Bezug auf Krebserkrankungen senken. Doch wie sieht eigentlich die wissenschaftliche Evidenz hierzu aus? Hier eine Passage aus einem Artikel der Ärztezeitung vom Mai 2007:[182] *»Auf die Frage, was denn für ihn bisher die am meisten überraschende Erkenntnis der EPIC-Studie sei, reagiert Professor Heiner Boeing vom Deutschen Institut für Ernährungsforschung (DIfE) in Potsdam sehr zögerlich. Schließlich kommt doch eine Antwort: Dass sich mit einem hohen Obst- und Gemüsekonsum das Krebsrisiko nicht reduzieren lässt, habe ihn schon sehr überrascht. »Um das richtig interpretieren zu können, werden wir noch einige Zeit brauchen.«*

Die EPIC-Studie weckt Zweifel

Die *European Prospective Investigation into Cancer and Nutrition,* kurz EPIC, ist eine große, vorausschauende (in der Fachsprache: *prospektive*) Langzeitstudie (Informationen zu Studien im Anhang des Buches). Mit ihrer Hilfe soll herausgefunden werden, ob eine bestimmte Ernährungsweise vor Krankheiten, besonders Krebserkrankungen, schützen kann. Sie wurde ins Leben gerufen von der *Internationalen Agentur für Krebsforschung.* Diese gehört zur Weltgesundheitsorganisation; finanziell wird sie vom *Europa-gegen-Krebs-Programm* der Europäischen Kommission unterstützt. Seit Beginn der Studie im Jahr 1992 wurden in mittlerweile insgesamt zehn teilnehmenden Ländern der Lebensstil und die Ernährungsgewohnheiten von über einer halben Million Menschen per Fragebogen oder Interview erfasst. Blutproben wurden entnommen, Gewicht, Körpergröße der Teilnehmer gemessen. Nach mehreren Jahren wurde dann überprüft, wie viele und welche Krankheitsfälle aufgetreten waren, um Rückschlüsse auf eine mögliche Beziehung zwischen Ernährungsmustern und bestimmten Krankheiten ziehen zu können.

Die EPIC-Studie gilt als eine qualitativ hochwertige, gerade für europäische Länder aussagekräftige Untersuchung. Sie ist noch nicht abgeschlossen. Noch etwa ein Jahrzehnt lang sollen weiter Daten zu Krebserkrankungen, aber auch zu anderen chronischen Krankheiten gesammelt werden.

Das für Heiner Boeing so überraschende Ergebnis wurde bereits in einer Reihe von einzelnen Publikationen für ganz bestimmte Krebsarten ausführlich dargestellt. Eine zusammenfassende Analyse von zwischen 1992 und 2000 erhobenen EPIC-Daten kam im Jahr 2010 heraus.[46] Es fand sich tatsächlich insgesamt ein Zusammenhang, eine *negative Korrelation:* Das Risiko für eine Krebserkrankung – egal welcher Art – war etwas geringer, je mehr Obst und Gemüse gegessen wurde. Der Unterschied war allerdings sehr klein. Wenn die Daten der Teilnehmer nach den einzelnen Ländern getrennt ausgewertet wurden, dann war dieses Resultat nicht einmal statistisch signifikant. Das bedeutet, es könnte auch rein zufällig zustande gekommen sein. Und auch, wenn die Daten der Teilnehmer von allen Ländern zusammengerechnet wurden, war der Unterschied so klein, dass die Autoren ihr Ergebnis selbst infrage stellten. Eine Steigerung des Obst- und Gemüsekonsums um 200 Gramm pro Tag ergab statistisch eine Senkung des Krebsrisikos um gerade einmal vier Prozent. Die Autoren schlossen nicht aus, dass andere Einflüsse zu diesem Ergebnis geführt haben könnten, dass Obst und Gemüse also gar nicht entscheidend waren. Auf jeden Fall solle das Ergebnis mit Vorsicht interpretiert werden.

Wohlgemerkt – diese Aussagen stammen nicht von notorischen Gemüsegegnern und Wissenschaftsnörglern. Sie stammen von den Wissenschaftlern selbst, von denen nicht wenige zuvor vom Segen der Pflanzenkost mehr als überzeugt gewesen waren.

Zu dieser Gruppe gehört auch der renommierte Harvard-Epidemiologe und Ernährungsspezialist Walter Willett. Er schreibt in einem Kommentar zu dem überraschenden Ergebnis dieser bisher umfassendsten und aussagekräftigsten Studie zur Beziehung zwischen dem Konsum von Obst und Gemüse und dem Krebsrisiko sinngemäß: Wenn es zumindest bei einer oder einigen wenigen Krebsarten deutliche Hinweise auf einen Nutzen von Obst und Gemüse gäbe, dann könnte man eher davon ausgehen, dass diese kleine Senkung des allgemeinen Krebsrisikos bei hohem Obst- und Gemüsekonsum tatsächlich »real« ist. Das ist aber weder bei den hier untersuchten EPIC-Teilnehmern noch allgemein in der wissenschaftlichen Literatur der Fall.[503]

Willett weist außerdem darauf hin, dass ganz bestimmte Obst- oder Gemüsesorten und deren Inhaltsstoffe vielleicht doch einen positiven Effekt auf einzelne Krebsarten haben könnten. Tomaten mit ihrem Inhaltsstoff Lycopin beispielsweise könnten gegen Prostatakrebs wirken. Und darauf gibt es tatsächlich zumindest Hinweise. Wenn das aber so wäre, wenn es insgesamt also kaum einen Vorteil gibt, bei einigen Sorten aber schon, dann müssen andere Sorten dafür verantwortlich sein, dass dieser Vorteil insgesamt wieder zunichte gemacht wird. Das würde logischerweise dann aber auch bedeuten, dass manche Früchte oder Gemüse sogar krebsfördernd sein könnten. Und das steht in absolutem Widerspruch zu dem, was lange als »Common sense«, als »gesunder Menschenverstand« galt: dass Obst und Gemüse ausnahmslos gesund sind.

»Gesunder Menschenverstand« ....

Woher kommt die Diskrepanz zwischen »gesundem Menschenverstand« und den aktuellen Forschungsergebnissen?

Wie kann es sein, dass Obst und Gemüse nicht vor Krebs schützen? In den Achtzigerjahren des letzten Jahrhunderts gab es immerhin Schätzungen, dass zwischen zehn und siebzig Prozent aller Krebsfälle mit der Ernährung zusammenhängen. In den Neunzigern wurde mit der Möglichkeit gerechnet, durch vermehrten Konsum von Obst und Gemüse bis zur Hälfte der Erkrankungen zu verhindern. Es wurden epidemiologische Studien und Programme zur Identifizierung der segensreichen Phytochemikalien, der sogenannten sekundären Pflanzenstoffe, aufgelegt. Und um die Öffentlichkeit zu einem erhöhten Konsum von Obst und Gemüse zu bewegen, startete das amerikanische Krebsinstitut 1991 die Kampagne »5-a-day«, die dafür warb, fünf Portionen Obst und Gemüse am Tag zu essen.[503]

Finanziell unterstützt wurde das Programm von etwa 60 Unternehmen und Interessengruppen von Warenherstellern. »5-a-day« war konzipiert als partnerschaftliche Initiative der öffentlichen Hand und der Obst- und Gemüseindustrie.[319] Ein Schwerpunkt war die Erziehung der Öffentlichkeit – unter Einbeziehung der Medien, Kirchen, Schulen, der Arbeitgeber und der Supermärkte. Dabei wurde nichts dem Zufall überlassen. Die Erziehungsmaßnahmen und die dafür notwendigen Strategien zur Vermittlung und Vermarktung wurden professionell geplant und durchgeführt – unter Zuhilfenahme verschiedenster Modelle und Theorien aus der Soziologie. Diese massive Kampagne, die in Deutschland seit dem Jahr 2000 unter dem Namen »5 am Tag« läuft, hat das Gesundheitsdenken stark beeinflusst und tut dies noch immer.

Gefördert wird die Kampagne aus Steuergeldern: von der EU und dem Bundesministerium für Ernährung, Landwirtschaft und Verbraucherschutz.

....kontra Forschungsergebnisse

Die wissenschaftliche Grundlage, auf die sich offizielle Stellen bei solchen Kampagnen berufen, war allerdings schon immer eher bescheiden. Positive Ergebnisse, dass also das Krebsrisiko sinkt, wenn viel Obst und Gemüse gegessen wird, lieferten vorwiegend sogenannte Fallkontrollstudien. Bei denen wurden Krebspatienten (Fall) und gesunde Personen (Kontrolle) rückblickend gefragt, wie sie sich denn vor einigen Jahren ernährt hatten. Gerade solche Fallkontrollstudien sind als unzuverlässig bekannt, die Gefahr für methodische Fehler ist bei ihnen sehr hoch. Denn der Kranke meint, sich möglicherweise zu erinnern, vor Jahren *zu wenig* Obst und Gemüse gegessen zu haben (sonst wäre er ja nicht krank). Und bei den gesunden Kontrollpersonen handelt es sich in vielen Fällen um sehr gesundheitsbewusste Menschen, die nicht nur viel Obst und Gemüse essen, sondern auch zum Beispiel sportlich sehr aktiv sind und weniger rauchen.[503] Bessere, weil objektivere Ergebnisse liefern die vorausschauenden Langzeituntersuchungen. Neben der EPIC-Studie gibt es noch einige andere ähnliche Untersuchungen:[503] In ihnen wurde zuerst das Ernährungsmuster der Teilnehmer abgefragt und später ihr Gesundheitszustand ermittelt. Und bei solchen Studien sahen die Daten dann meist anders aus. Die Autoren der EPIC-Studie etwa verweisen gleich in der Einleitung ihrer Publikation darauf, dass es trotz beträchtlicher Forschungsaktivitäten keine schlüssigen Belege für die Behauptung gibt, dass Obst- und Gemüseverzehr das Risiko einer Krebserkrankung senkt.

Die EPIC-Studie ist also nicht die einzige prospektive Studie, die keine oder nur schwache oder statistisch nicht signifikante Beziehungen zwischen Obst- und Gemüsekonsum und Krebsrisiko finden konnte. Diese neuen Befunde zeigten auch Wirkung: Der Weltkrebsforschungsfonds WCRF hat mittlerweile seine Einschätzung einer »überzeugenden Evidenz« für die Schutzwirkung eines hohen Konsums von Obst und Gemüse vor bestimmten Krebsarten aus dem Jahr 1997 zurückgestuft. Im zweiten Bericht des WCRF von 2007 gilt die Evidenz nur noch als »wahrscheinlich«. Bereits 2003 hatte die Internationale Agentur für Krebsforschung die Datenlage sogar als »limitiert« klassifiziert. Aktuelle Publikationen zum Thema sollten deshalb heute nicht mehr mit den Zahlen und Hoffnungen von 1997 argumentieren – was aber immer noch passiert, wie das Beispiel der DGE zeigt.

Man kann also ziemlich sicher davon ausgehen, dass der Nutzen von Obst und Gemüse im Hinblick auf Krebserkrankungen meist deutlich überschätzt wird. Trotzdem ist die Vermutung von Walter Willett interessant und bedenkenswert: Er spekuliert, dass einzelne Obst- oder Gemüsesorten unter bestimmten Umständen vielleicht einen deutlicheren Effekt zeigen, als wenn man ganz allgemein die Gruppe »Obst und Gemüse« betrachtet. Tatsächlich gab es in der EPIC-Studie Hinweise darauf, dass Gemüse im Vergleich zu Obst stärker krebsschützend wirkt. Man könnte etwa vermuten, dass der hohe Zuckeranteil mancher Obstsorten den durchaus möglichen, positiven Effekten spezieller Phytochemikalien entgegenwirkt.

Das würde durchaus zu vielen der Argumente, die in diesem Buch besprochen werden, passen. Und wer diesen Argumenten folgt und zudem die Ergebnisse der Studien zu Obst und Gemüse ernst nimmt, steht auch vor keinem unauflösbaren Widerspruch, wenn er auf Möhren und Beeren nicht verzichten will. Denn es ist möglich, die täglichen Kohlenhydrate deutlich zu beschränken und trotzdem einiges an Obst und Gemüse zu essen. Beides sollte einfach nur stärke- oder zuckerarm sein – was für Gemüse eine Riesenauswahl und auch bei Obst noch eine ganze Menge Möglichkeiten bedeutet. Zudem zeigen Untersuchungen wie die EPIC-Studie zumindest einen Vorteil von Obst und Gemüse, wenn es um die Vorbeugung von Herz-Kreislauf-Krankheiten geht. Und im Gegensatz zu den früheren amerikanischen Verzehrstudien[319] sollte man sicher auch Pommes frites nicht mit zu »Obst und Gemüse« rechnen.

Viele Kohlenhydrate – gut für die Gesundheit?

Pommes frites gelten bei uns als Sattmacher – sie sind eine der beliebtesten Sättigungsbeilagen und haben einen recht ambivalenten Status. Der Kartoffelanteil wird offiziell positiv gesehen, denn der Verzehr der kohlenhydratreichen Kartoffeln wird empfohlen – wenn da nicht das Fett wäre, in dem die Kartoffeln frittiert werden. Nach Meinung der DGE essen die Deutschen ganz klar zu viel Fett, zu viel Eiweiß und zu wenige Kohlenhydrate. Bei der Deutschen Gesellschaft für Ernährung wird argumentiert, dass wir viele Kohlenhydrate in der Nahrung brauchen. Denn die seien kalorienarm, in Form von Vollkorngetreideprodukten hätten sie einen hohen, der Gesundheit zuträglichen Ballaststoffgehalt und sie sättigten gut. Deshalb solle der Kohlenhydratanteil an der Ernährung mindestens 55 Prozent und besser noch mehr der täglichen Energiemenge betragen.[111] Als Grundlage sollten es pro Tag im Schnitt zusammengenommen etwa ein Pfund Brot und gekochte Kartoffeln (oder Nudeln) sein, dazu 400 Gramm Gemüse, am besten aber noch mehr davon.[116]

Kohlenhydrate – lieber nicht

Nicht alle, die sich hauptberuflich mit der Beziehung zwischen Essen und Trinken und der Gesundheit beschäftigen, sehen das so. Der Ernährungswissenschaftler Nicolai Worm etwa stuft den empfohlenen Prozentsatz als deutlich zu hoch ein und empfiehlt, weniger Kohlenhydrate auf den Speisezettel zu schreiben. Er plädiert dafür, erstens nicht mehr als 120 bis 130 Gramm Kohlenhydrate täglich zu essen und zweitens bei der Auswahl darauf zu achten, dass keine starken Blutzucker- und Insulinschwankungen durch die verzehrten Kohlenhydrate im Körper ausgelöst werden. Sein Konzept ist bekannt als LOGI-Ernährung. Worm verweist auf eine Vielzahl von Studien, die belegen, dass ein geringerer Kohlenhydratanteil in der Nahrung günstig ist: Damit verbessern sich eine ganze Reihe von Blutwerten, die das mögliche Risiko für die Entwicklung verschiedener Zivilisationskrankheiten wie etwa Übergewicht, Diabetes oder Herz-Kreislauf-Erkrankungen anzeigen.[509]

Schon seit den Sechzigerjahren des letzten Jahrhunderts[285] hatte der österreichische Mediziner Wolfgang Lutz über Jahrzehnte erfolgreich mit kohlenhydratarmer Ernährung Menschen mit Erkrankungen des Magen-Darm-Traktes, aber auch der Galle und Leber, mit Bluthochdruck und anderen Symptomen des Metabolischen Syndroms, sogar mit Herzschwäche oder Multipler Sklerose, behandelt. Der inzwischen hochbetagt verstorbene Lutz lebte selbst über 45 Jahre lang nach seiner Maxime und hatte seine Erfahrungen mit dieser Ernährung in immer weiter aktualisierten Auflagen seines Buchs »Leben ohne Brot« zusammengefasst (2004 erschien die 16. Auflage). Lutz war auch überzeugt, dass eine kohlenhydratarme Ernährung vor Krebs schützt. Er berichtete etwa 1998 von seinen 36 Patientinnen mit Brustkrebs, dass sich bei ihnen niemals Fernmetastasen entwickelt hätten.[286]

Die Befürworter dieser Ernährung wurden anfangs bestenfalls belächelt, zum Teil aber auch massiv in die Mangel genommen: Der amerikanische Mediziner Robert Atkins etwa, Erfinder der nach ihm benannten Atkins-Diät, wurde vor den amerikanischen Kongress zitiert und musste dort die von ihm propagierte streng kohlenhydratarme Ernährungsform verteidigen. Die schwedische Ärztin Annika Dahlqvist verlor sogar ihre Stelle, weil sie ihre diabeteskranken Patienten kohlenhydratarm behandelt hatte. Später wurde sie von der höchsten schwedischen Gesundheitsbehörde voll rehabilitiert.[290] Weltweit mehren sich seit Jahren die Argumente für eine allgemein günstige Wirkung einer kohlenhydratarmen Ernährung auf die Gesundheit.

Inzwischen rückt auch die schon zu Beginn des 20. Jahrhunderts verbreitete Ansicht, dass eine kohlenhydratarme Ernährung gerade bei der Behandlung von Krebserkrankungen hilfreich sei, wieder ins wissenschaftliche und medizinisch-klinische Interesse. Das liegt vor allem an einer Renaissance der Forschung zum Stoffwechsel von Tumoren und der wiederentdeckten Bedeutung der Kohlenhydrate für Krebszellen. Hier gibt es mittlerweile eine Fülle von Daten, die nahelegen, dass eine streng kohlenhydratarme Ernährung sowohl zur Vorbeugung als auch zur Therapie von Krebs sinnvoll sein könnte. Und entgegen der landläufigen Meinung werden damit dem Körper keine notwendigen Nährstoffe vorenthalten.

Kohlenhydrate – Nahrung für das Gehirn?

Oft liest man, dass unser Gehirn eine kohlenhydratreiche Ernährung braucht, sonst würde es nicht mit ausreichend Energie versorgt. Die Energieversorgung des menschlichen Gehirns funktioniert aber auch dann bestens, wenn man sich kohlenhydratarm ernährt. Bei einer kohlenhydratreichen Kost deckt es seinen Energiebedarf tatsächlich bevorzugt mit Traubenzucker, der aus den verspeisten Kohlenhydraten hergestellt wird. Doch es kann durchaus auch anders.

Damit unsere Zellen die Kohlenhydrate unserer Nahrung verwerten können, werden sie im Körper bei der Verdauung zuerst in ihre Bestandteile zerlegt. Ein Hauptbaustein der Kohlenhydrate, die wir essen, ist Traubenzucker, der auch als Glukose bezeichnet wird (Näheres zu Kohlenhydraten, Zucker und Glukose im Anhang). Die bei der Verdauung freigesetzte Glukose landet im Blut. Sie ist der Blutzucker, der unsere Zellen mit Energie beliefert. Einige Zelltypen, beispielsweise die roten Blutkörperchen, sind für ihre Energieversorgung tatsächlich strikt auf Glukose angewiesen. Sie können mit nichts anderem arbeiten. Der weitaus größte Teil unserer Körperzellen, darunter auch die meisten unserer Gehirnzellen, gehört aber nicht dazu.

Sich darauf zu verlassen, dass ständig Kohlenhydrate verfügbar sind und gegessen werden können, um die Versorgung der glukoseabhängigen Zellen zu sichern, wäre für den menschlichen Körper auch schlicht viel zu riskant. Denn kohlenhydratreiche Kost gab es während langer Zeiten der menschlichen Entwicklungsgeschichte nicht oder kaum. Das gilt sogar noch heute mancherorts generell, anderswo zumindest zeitweise, und eigentlich jeder Mensch gerät ab und zu oder gar regelmäßig in einen Zustand, in dem seine Nahrungskohlenhydrate vollständig aufgebraucht sind. Deshalb sichert der Körper die Versorgung seiner wirklich glukoseabhängigen Zellen bei Bedarf über Eigenproduktion – ganz genau so, wie in einem Betrieb wichtige Stromkreisläufe durch ein Notstromaggregat abgesichert sind und weiterlaufen, wenn mal der Strom ausfällt. Für den Körper heißt das: Er ist auf Kohlenhydrate in der Nahrung tatsächlich gar nicht angewiesen. Ein Nahrungsbestandteil sollte in erster Linie *als gesund* bezeichnet werden, wenn er für den Organismus unverzichtbar ist oder zumindest mehr Vorteile als Nachteile bringt. Genau das trifft auf Kohlenhydrate nicht zu. Im Gegensatz zu Protein und Fett brauchen wir sie nicht, sie sind nicht lebensnotwendig, nicht essenziell. Und was die angeblichen Vorteile angeht, dazu steht in diesem Buch einiges zu lesen.

Kohlenhydrate weglassen – kein Problem

Sobald wir keine Kohlenhydrate, dafür aber Fett und Eiweiß essen, verbraucht unser Körper zuerst die gespeicherte Glukose. Danach stellt er alle benötigte Glukose selbst her. Das geschieht im Prozess der sogenannten Glukoneogenese. Unsere Leber und die Nieren übernehmen diese Aufgabe. Sie wandeln unter anderem einzelne Eiweißbausteine (Aminosäuren) in Glukose um und versorgen damit diejenigen Zellen, die Glukose unbedingt benötigen – wie etwa die roten Blutkörperchen. Die anderen Zellen nutzen Fettsäuren oder andere Energieträger, die sogenannten *Ketonkörper*. Diese, weil sie chemisch gesehen meist Säureeigenschaften haben, manchmal auch *Ketonsäuren* genannten Moleküle werden von der Leber bei einer fettreichen, kohlenhydratarmen Ernährung aus dem Nahrungsfett produziert. Die Ketonkörper gaben dem speziellen Stoffwechselzustand, der sich bei einer solchen Ernährung einstellt, auch seinen Namen: Der Körper ist dann in der *Ketose*. Eine Nahrungszusammenstellung, die diese Ketose hervorruft, wird als *ketogene Ernährung* bezeichnet (Abbildung 1).

Dass eine solche Nahrungsauswahl nicht völlig wider die menschliche Natur und unser Körper im Gegenteil sehr gut daran angepasst ist, zeigt auch die Tatsache, dass wir schon als Kleinkinder bestens mit Ketonkörpern zurechtkommen. Was gibt es Natürlicheres und Besseres, als sein neugeborenes Kind zu stillen? Gerade gestillte Neugeborene sind allerdings in der Ketose: Die erste Muttermilch, das Kolostrum, ist fettreich und vergleichsweise kohlenhydratarm, ein damit gestilltes Baby wird ketogen ernährt. So sorgen Mutter und Mutter Natur dafür, dass der Mensch »seinen Eintritt in die Gesellschaft mit einer Atkins-Diät startet«.[67] Die aus dem Milchzucker der späteren Muttermilch stammende Glukose dient dem Körper des Babys zusammen mit den Proteinen aus der Milch vorwiegend als Baustein für Wachstumsprozesse. Die aus dem Milchfett hergestellten Ketonkörper übernehmen größtenteils die Aufgabe des Brennstofflieferanten.[206]

Ketonkörper – die hässlichen Entlein des Stoffwechsels

Die Ketose war über eine sehr lange Zeit der Menschheitsgeschichte nicht nur bei Neugeborenen der Normalzustand des menschlichen Stoffwechsels. Jäger und Sammler ernährten sich hauptsächlich von Tieren und nicht sonderlich kohlenhydratreichen Pflanzenteilen. Und lange Hungerperioden, die ebenfalls in die Ketose führen, kamen auch immer wieder vor.

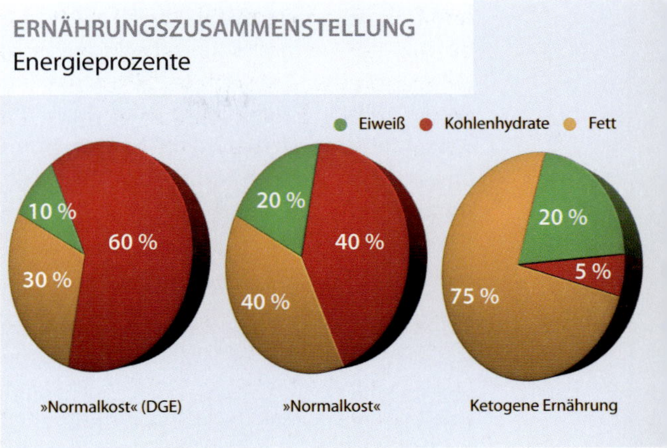

Abbildung 1: Fett und Eiweiß decken den Energiebedarf bei der ketogenen Ernährung, Kohlenhydrate spielen kaum eine Rolle. Die Deutsche Gesellschaft für Ernährung (DGE) empfiehlt dagegen viele Kohlenhydrate, wenig Eiweiß und wenig Fett. Dazwischen die übliche Ernährung des bundesdeutschen Durchschnittsbürgers.

Wenn man sich also dazu entschließt, die heutige, extrem kohlenhydratlastige Zivilisationskost aufzugeben und dafür seinen Hunger mit Eiweiß und Fett zu stillen, kehrt man letztlich zu einer Ernährungsform zurück, mit der Menschen Hunderttausende von Jahren gut gelebt haben. Trotzdem gelten die dann vermehrt im Körper gebildeten Ketonkörper heute noch vielerorts als die »hässlichen Entlein des Stoffwechsels«.[464] Das ist ein treffendes Bild – auch für die vielfach anzutreffende mangelnde Akzeptanz ihrer Rolle im menschlichen Organismus.

Man kann hier den Eindruck bekommen, dass sich seit 150 Jahren nicht viel geändert hat. Damals sind erstmals Ketonkörper im Urin von Diabetikern entdeckt worden und galten als »abnormale und unerwünschte« Nebenprodukte einer unvollständigen Fettverbrennung. Und tatsächlich können sie für insulinpflichtige Diabetiker eine Gefahr darstellen, allerdings auch nur dann, wenn sie zu wenig Insulin spritzen: Unter Insulinmangel werden Ketonkörper unkontrolliert gebildet und führen dann, in sehr hoher

Konzentration, zur sogenannten Ketoazidose (es gibt sehr seltene weitere Kontraindikationen, siehe Anhang). Bei Gesunden, die sich ketogen ernähren, oder auch bei Fastenden sind die Ketonkörpermengen im Blut im Vergleich zur pathologischen diabetischen Ketoazidose etwa zehnmal niedriger. Dann sind sie, soweit bekannt, völlig ungefährlich und sogar überaus nützlich.

Die Menschheit hätte sich ohne Ketonkörper gar nicht entwickeln können. Auf jeden Fall könnte kein Mensch dieses Buch lesen, denn dafür ist das große menschliche Gehirn mit seinem enormen Energieverbrauch unabdingbar.[65] Der hohe Energiebedarf des Gehirns muss auch in Hungerzeiten gedeckt werden und es sind vor allem die Ketonkörper, die diese Aufgabe übernehmen. Fett selbst kommt dafür nicht infrage, denn das Gehirn kann Fett wegen der Blut-Hirn-Schranke nur begrenzt aufnehmen. Glukose wiederum kann der Körper zwar selbst herstellen, aber nicht in ausreichender Menge.

Damit ermöglichen die Ketonkörper, dass der Mensch auch längere Hungerzeiten überlebt. Wäre unser energiehungriges Gehirn nicht in der Lage, Ketonkörper und damit indirekt die Fettreserven des Körpers zu nutzen, müsste während einer Hungerzeit enorm viel Glukose hergestellt werden. Die Leber und die Nieren können aber dafür fast nur das Eiweiß der Muskeln nutzen. Die Folgen wären dramatisch. Menschen würden binnen kürzester Zeit an Muskelschwund sterben – ein junger Mann wäre in etwa zehn Tagen tot.[468]

Bei einem hungernden Erwachsenen stellt sich die Ketose aber innerhalb weniger Tage ein, bei Kindern schon innerhalb eines Tages[67] (siehe auch Kapitel 6). Die damit einhergehende Umschaltung des Gehirns auf die Nutzung von Ketonkörpern als Hauptenergiequelle verlangsamt den Muskelabbau dramatisch und man kann eine Hungerzeit viel länger überstehen. Normalgewichtige Menschen überleben dann gut zwei Monate lang und fettleibige Menschen sogar bis zu einem Jahr.[65] Für das Fasten, das freiwillige Hungern, gilt das Gleiche: Ohne Ketonkörper wäre es unmöglich. Niemand könnte regelmäßig fasten, wenn Ketonkörper tatsächlich gefährlich wären.

Ketonkörper – gute Medizin

Die Metamorphose des hässlichen Entleins läuteten die zwei renommierten Mediziner und Biochemiker George Cahill und Richard Veech im Jahr 2003 ein. Sie legten in einer Fachzeitschrift dar, warum Ketonkörper gut für unsere Gesundheit sind. Der damals und für manche noch heute provokante Titel lautete: »Ketonsäuren? Gute Medizin?«.[66] Ihre Argumentation: Ketonkörper sind nicht nur ein Ersatztreibstoff unter widrigen Bedingungen, sondern sie sind ein »Supertreibstoff« mit besonderen Vorteilen. Die Energieeffizienz ist besonders hoch, die Energieausbeute passt optimal zum Energiebedarf der Zellen. Außerdem verbrennen Ketonkörper in den Zellkraftwerken, den sogenannten Mitochondrien, einfacher und sauberer als andere Energielieferanten und es fallen weniger Abfallprodukte an.[66] Diese Abfallprodukte, die »freien Radikale«, können in Zellen schwere Schäden anrichten. Wenn man Ketonkörper verbrennt, ist also von vornherein das Risiko niedriger, dass Zellen durch freie Radikale geschädigt werden. Bei konventioneller Kost wird dagegen normalerweise eine Ernährung mit vielen Antioxidantien angeraten, um die freien Radikale abzufangen. Experimente haben gezeigt, dass Ketonkörper-Brennstoff gut für Zellen, Organe und Organismen ist: So kontrahieren Herzen stärker und verbrauchen dabei weniger Sauerstoff, Nervenzellen sind besser vor Giften geschützt, Lungenzellen überleben länger einen starken Blutverlust des Körpers. Mäuse in Ketose überleben sogar länger ohne Sauerstoff.[66]

Inzwischen gibt es neue präklinische und klinische Studien, die immer deutlicher für Ketonkörper als »gute Medizin« bei einer ganzen Reihe von Erkrankungen sprechen. So verändert sich bei Patienten mit Alzheimer-Erkrankung schon in sehr frühen Stadien der Zuckerstoffwechsel in den Hirnbereichen, die später zerstört werden.[97] Hier könnten Ketonkörper hilfreich sein: Im Tiermodell zumindest reduzierte eine ketogene Ernährung die Eiweißablagerungen im Gehirn, die bei Alzheimer-Patienten auftreten.[460] Für Menschen, die an Alzheimer leiden, hat die Firma Accera das Medikament Axona (TM) entwickelt, das den Ketonkörperspiegel auch ohne eine strikt ketogene Diät erhöht. In einer klinischen Studie nach anspruchsvollsten Kriterien (»randomisiert, doppelblind, placebokontrolliert, multizentrisch«, siehe Glossar) gab es positive Effekte bei Patienten mit milden bis moderaten Krankheitsbildern. Besonders deutlich war der Vorteil bei Patienten mit einem genetisch bedingten, höheren Erkrankungsrisiko, einer Mutation im APOE4-Gen.[204]

Bei der Behandlung von Epilepsie – vor allem bei Kindern – gehört die ketogene Diät zum Standardrepertoire gerade dann, wenn Patienten auf Medikamente nicht ansprechen. Im Vergleich zu einzelnen Wirkstoffen ist die ketogene Ernährung sogar das erfolgreichste Therapeutikum. Zu diesem Thema sind Dutzende klinische Versuche durchgeführt und publiziert worden.[152]

In anderen Situationen geht es aber gar nicht so sehr um die Versorgung mit Ketonkörpern, sondern vielmehr um die Vermeidung von erhöhten Blutzucker- und Insulinwerten. Das ist besonders wichtig bei Diabetes und dem Vorläufer des Altersdiabetes, der sogenannten Insulinresistenz. Letztere tritt oft zusammen mit Fettleibigkeit, Bluthochdruck und problematischen Blutfettwerten auf. Diese Konstellation wird in der Fachsprache als »Metabolisches Syndrom« bezeichnet. Hier wirkt sich eine kohlenhydratarme, ketogene Ernährung ebenfalls positiv aus.[209]

Für eine ketogene Ernährung gibt es die verschiedensten Varianten. Eine in der wissenschaftlichen Literatur neuere davon ist die »spanische ketogene mediterrane Diät« mit viel Olivenöl, Fisch, Rotwein, grünem Gemüse und Salat.[353] Bei übergewichtigen Probanden führte sie nach zwölf Wochen zu einem deutlichen Gewichtsverlust, gesenkten Blutzuckerwerten, niedrigerem Blutdruck und einer Verbesserung aller Blutfettwerte. Es kam also zu einer Linderung der klassischen Symptome des Metabolischen Syndroms – ganz ohne Kalorienbeschränkung übrigens. In einer anderen Versuchsgruppe waren alle Teilnehmer mit einem nach offiziellen Kriterien definierten Metabolischen Syndrom nach zwölf Wochen »geheilt«.[354] Ein weiteres potenzielles Problem beim Metabolischen Syndrom ist die Bildung einer Fettleber – auch hier brachte die ketogene Diät eine Verbesserung.[355]

Ein dauerhaft erhöhter Blutzuckerspiegel führt auch zu Erkrankungen der Gefäße, die bis zum Absterben von Gliedmaßen, zur Erblindung und zu Nierenschäden führen können. Eine zweimonatige ketogene Diät führte in einer Studie mit diabetischen Mäusen dazu, dass sich ein gefäßbedingter funktioneller Nierenschaden wieder zurückentwickelte.[362] Ob ein derartiger Effekt auch bei Menschen erzielt werden kann, ist noch nicht untersucht worden.

Ketonkörper sind also mit ziemlicher Sicherheit nicht gefährlich, sondern viel eher eine bessere Alternative zum normalen Energielieferanten Glukose. Aus dem hässlichen Entlein des Stoffwechsels ist ein wunderschöner Schwan geworden.

In die Ketose mit viel Fett und genug Eiweiß

Damit Ketonkörper ihre positiven Wirkungen entfalten können, müssen die Kohlenhydrate in der Nahrung weitgehend durch Fett ersetzt werden. Nur aus Fett kann die Leber die Ketonkörper herstellen, die unser Gehirn bei ketogener Ernährung mit Energie beliefern.

Nun argumentieren aber die Fachgesellschaften für Ernährung weltweit, dass man zwar viele Kohlenhydrate, aber nur sehr eingeschränkt Fett, vor allem wenig tierisches Fett, und auch eher maßvoll Eiweiß konsumieren sollte.[111] Zu viel Fett in der Nahrung soll zu Übergewicht führen und das Risiko für eine ganze Reihe von Krankheiten erhöhen. So warnt die DGE auf ihrer Website, Fett sei der »Dickmacher Nummer eins«[114] und weist auf weitere Gefahren fettreichen Essens hin: »Übergewicht, Herz-Kreislauf-Erkrankungen, Arteriosklerose, Herzinfarkt, Schlaganfall und Stoffwechselerkrankungen« sind angeblich »die möglichen Folgen. Eine große Menge Nahrungsfett fördert« demnach außerdem »das Risiko für die Entstehung von Krebs, insbesondere Dickdarmkrebs, Brustkrebs, Gebärmutterkrebs und Prostatakrebs. Die verschiedenen Fettarten (mit gesättigten, einfach und mehrfach ungesättigten Fettsäuren) haben«, so die DGE weiter, »wahrscheinlich einen unterschiedlichen Einfluss darauf.«.[115]

Man sollte erwarten dürfen, dass solche Aussagen auf einer aktuellen, seriösen und sorgsam durchgeführten Wissenschaft als Grundlage beruhen. Doch nicht nur die Jahreszahl 1999, mit der die DGE-Hinweise auf der aktuellen Website gekennzeichnet sind, lässt daran zweifeln. Die bis heute weitverbreitete Ansicht, dass Fett und vor allem tierisches Fett gesundheitsschädlich sei, wurde in den Fünfzigerjahren des letzten Jahrhunderts populär. Ursprünglich galt sie nur für Herz-Kreislauf-Erkrankungen. Im Lauf der Zeit entwickelte sich aber ein Dogma daraus, das auch auf andere Krankheiten ausgeweitet wurde und die Wissenschaft über Jahrzehnte dominierte.[444] Untersuchungen, die zu ganz anderen Resultaten kamen, gab es zwar immer wieder, sie wurden jedoch schlicht nicht beachtet. Allerdings sind in den letzten Jahren etliche weitere Studien durchgeführt und veröffentlicht worden. Sie haben die Befürchtungen bei Nahrungsfetten widerlegt. Das Dogma gerät nun doch ins Wanken.[179]

Viel Fett …

Bei den meisten dieser Studien ging es vorrangig darum, die Wirksamkeit einer ketogenen oder kohlenhydratreduzierten Ernährung für eine Gewichtsreduktion zu prüfen. Offizielle Stellen warnen heute noch davor, dass man damit zwar vielleicht kurzfristig abnehmen könne, sich bestimmte Blutwerte jedoch verschlechterten und man letztlich seine Gesundheit gefährde. Das kann allerdings, wenn man den wissenschaftlichen Daten glaubt, nicht stimmen.

Ganz im Gegenteil ergaben inzwischen viele Studien, dass eine kohlenhydratarme, fetthaltige Diät positiv wirkt: Gesunde, übergewichtige bis fettleibige amerikanische Frauen nahmen damit ab. Ihre Blutwerte, beispielsweise der Triglyzeridspiegel und der HDL-Cholesterinwert, verbesserten sich.[167] Fettleibige, zum Teil prädiabetische kuwaitische Bürger mit hohem Blutzuckerspiegel speckten mit ketogener Ernährung ab. Alle erfassten Blutwerte veränderten sich bei ihnen zum Positiven.[101]

Auch übergewichtige amerikanische Diabetiker nahmen ab und hatten bessere Blutwerte für die Triglyzeridmenge im Nüchternzustand. Der für Diabetiker wichtige Blutwert HbA_{1c} verbesserte sich so stark, dass viele Teilnehmer ihre Medikation verringern oder gar absetzen konnten.[510] Nur bei einer extrem strengen Form der ketogenen Diät, wie sie zur Behandlung von Epilepsiekranken angewendet wird (der Fettanteil beträgt bis zu 90 Prozent der Gesamtkalorien), kann es zu Beginn der Therapie zu Verstopfung und erhöhten Blutfettwerten kommen.[151] Selbst die normalisieren sich aber nach einer gewissen Zeit wieder.[251]

Interessant ist auch eine Untersuchung eines internationalen Teams von Forschern aus Israel, Deutschland und den USA mit Hunderten von Freiwilligen. Eine Gruppe übergewichtiger Probanden ernährte sich dabei ganze zwei Jahre lang kohlenhydratarm, zwei andere Gruppen bekamen zwei verschiedene kalorienreduzierte Diäten.[411] Die Teilnehmer nahmen mit der kohlenhydratarmen Kost am besten ab. Auch ihre Blutwerte verbesserten sich deutlich: Obwohl sie prozentual mehr Cholesterin und Fett, und sogar mehr gesättigtes Fett, als die Mitglieder der beiden anderen Gruppen verzehrten, erhöhte sich die Menge des »guten« HDL-Cholesterins im Blut. Umgekehrt sank der Triglyzeridspiegel genauso wie die Menge eines Proteins, das Entzündungen anzeigt. Auch der HbA_{1c}-Wert war deutlich erniedrigt.

Aus den Ergebnissen dieser Studie zogen die Forscher, die übrigens allesamt zum medizinischen Establishment gehören, folgendes Resümee: Eine kohlenhydratarme Ernährung ist nicht nur zur Gewichtsabnahme geeignet, sondern bringt darüber hinaus gesundheitliche Vorteile.

Und wie steht es um das erhöhte Risiko für Krebserkrankungen, vor dem die DGE mit so klaren Worten warnt? Auch hier hat sich die Erkenntnislage inzwischen deutlich geändert: Im zweiten Bericht des WCRF aus dem Jahr 2007 steht nun zu lesen, das Gremium sei zu dem Schluss gekommen, »dass es nur eingeschränkt Indizien dafür gibt, dass eine relativ fett- und ölreiche Ernährung (sowohl bezüglich des Gesamtfettgehalts als auch der Fettart) per se irgendeine Art von Krebs verursacht. Diese Bewertung steht im Gegensatz zu der einiger früherer Berichte, in denen aufgrund der damals verfügbaren Hinweise geschlossen wurde, dass fett- und ölreiche Ernährung in erheblichem Maß die Entstehung bestimmter Krebserkrankungen mitverursachen könnte.«.[508]

Es ist hier also das Gleiche passiert wie bei der Einschätzung von Obst und Gemüseverzehr und möglicher Schutzwirkung vor Krebs: Die Datenlage hat sich geändert, der WCRF hat seine Einschätzung entsprechend angepasst. Die DGE, Deutschlands wichtigste Institution in Ernährungsfragen, hat das bislang noch nicht getan. Sie verschweigt damit wichtige, wissenschaftlich anerkannte Gesundheitsinformationen und propagiert stattdessen etwas, wofür es keine Basis mehr gibt.

... und genug Eiweiß

Der zweite essenzielle Bestandteil der ketogenen Ernährung ist das Eiweiß. Hier gehen die Ansichten, wie viel denn nun »genug« ist, durchaus auseinander.

Die DGE hält einen Eiweißanteil von acht bis zehn Prozent der täglichen Gesamtenergie bei gesunden erwachsenen Personen für ausreichend. Das entspricht etwa einer Menge von 0,8 Gramm pro Kilogramm Körpergewicht und Tag.[111] Tatsächlich essen etwa deutsche Bundesbürger im Schnitt mehr Eiweiß. Der Anteil liegt bei etwa 16 Prozent der gesamten Energie.[112] Damit stehen die Deutschen beileibe nicht allein da. Auch in anderen westlichen Industrienationen liegen die Verhältnisse ähnlich.[203]

Es ist allerdings nicht klar, ob ein höherer Eiweißkonsum als von der DGE empfohlen tatsächlich schadet. Und die DGE beharrt auch gar nicht strikt auf ihrer Empfehlung, rät aber an, einen Wert von 20 Prozent nicht zu überschreiten, also nicht mehr als zwei Gramm Eiweiß pro Kilogramm Körpergewicht und Tag zu essen.[111] Andere offizielle Stellen, zum Beispiel die amerikanische Fachgesellschaft *Food and Nutrition Board*, schätzen selbst diesen Wert nicht als kritisch ein. Sie hält beispielsweise in ihren aktuellen Richtlinien einen Eiweißanteil von bis zu 34 Prozent der täglichen Gesamtenergie für akzeptabel.[457]

Auch traditionell lebende Jäger- und Sammlergesellschaften verzehren bis zu 35 Prozent ihres Energiebedarfs als Eiweiß.[89] Und was einen an Krebs erkrankten Menschen betrifft: Er braucht sogar auf jeden Fall mehr Protein als die von der DGE für einen Gesunden mit 0,8 Gramm pro Kilogramm Körpergewicht und Tag als ausreichend empfohlene Menge. Aufgrund klinischer Studien liegen die Schätzungen hier bei einem Mindestbedarf von etwa 1,4 Gramm pro Kilogramm Körpergewicht pro Tag.[215] Diese Menge gilt es bei der Ernährung also mindestens zu erreichen.

Wie man seinen Eiweißbedarf deckt, ob eher aus tierischen (beispielsweise Milch, Milchprodukte, Fleisch) oder pflanzlichen (etwa Soja, Weizenprotein) Quellen, ist eine persönliche Entscheidung. Es sollte aber aus gesundheitlicher Sicht gewährleistet sein, dass tatsächlich alle lebensnotwendigen Aminosäuren in ausreichender Menge konsumiert werden. Einige Argumente gibt es allerdings, die dafür sprechen, auch Fleisch zu essen. Über die Versorgung mit den essenziellen Aminosäuren hinaus sichert der Verzehr von Fleisch beispielsweise auch die Zufuhr von Vitaminen und Spurenelementen.

Obwohl vermutlich niemand den Gänsebraten, das Kalbsschnitzel oder die Leberwurst als Vitaminbomben bezeichnen würde, ist es tatsächlich so, dass eigentlich alle Vitamine ausreichend in Fleisch und Fleischprodukten enthalten sind.[130] In pflanzlichen Nahrungsmitteln sind dagegen manche Vitamine gar nicht zu finden. Auf Kreta hat deshalb ein griechisches Gericht entschieden, dass reine Vegetarier ein Kind nicht adoptieren dürfen – mit der Begründung, sie könnten keine gesunde, kindgerechte Ernährung garantieren.[428]

Gutes Fleisch, schlechtes Fleisch?

Es gibt jedoch auch Bedenken gegen einen hohen Konsum von Fleisch, besonders von rotem Fleisch, also etwa von Rind, Schwein, Lamm und Ziege. Diese Fleischsorten stehen genau wie industriell verarbeitetes Fleisch im Verdacht, das Risiko für die Entstehung von Dickdarmkrebs zu erhöhen. Deshalb warnt die DGE vor einem hohen Fleischkonsum und empfiehlt, pro Woche nicht mehr als 300 bis 600 Gramm Fleisch und Wurst zu essen.[117] Auch der WCRF betrachtet die Evidenz, dass rotes und verarbeitetes Fleisch mit der Entstehung von Dickdarmkrebs zusammenhängen könnte, als »überzeugend«.[508]

Verschiedene Wissenschaftler kritisieren diese Einschätzung des WCRF. Sie bemängeln, dass in die Analyse eines möglichen Zusammenhangs Studien nicht eingeflossen seien, die einen solchen Zusammenhang eher unwahrscheinlich machen.[455]

Insgesamt ist die Studienlage ziemlich uneinheitlich: Es gibt Untersuchungen, die ein erhöhtes relatives Risiko bei hohem Fleischkonsum zeigen.[83] Diese sind teils statistisch signifikant (um etwa 10 bis 20 Prozent erhöhtes Risiko), teils nicht. Umgekehrt gibt es Studien, die jene erhöhte Krebsgefahr gar nicht finden.[5] Interessanterweise scheint hier das Studienland eine Rolle zu spielen: Daten aus Nordamerika sprechen eher für einen Zusammenhang von Fleischkonsum und Dickdarmkrebs. Europäische Studien finden diesen Zusammenhang weniger häufig. In Australien ist sogar ein verringertes Risiko festgestellt worden: Australier mit dem höchsten Fleischkonsum hatten ein um 20 Prozent niedrigeres Risiko – was gegen die Fleischmenge als vermutetem Risikofaktor sprechen würde. Schließlich essen Australier im Schnitt enorm viel Fleisch – mehr als Nordamerikaner und diese wiederum mehr als die Europäer.[440]

Vielleicht muss man die Ursache für diesen Datenwirrwarr in den Ställen suchen. In Nordamerika werden die meisten Rinder mit Kraftfutter, vor allem Mais und Soja, gemästet. In den USA wurde die Mast innerhalb der letzten gut 150 Jahre dramatisch beschleunigt – von Weidehaltung und Schlachtung der Tiere im Alter von vier bis fünf Jahren bis zur heutigen Turbo-Getreidemästung (inklusive Hormongaben) und Schlachtung der dann über eine halbe Tonne schweren Tiere schon mit 14 Monaten.[91] In Australien dagegen werden Rinder immer noch überwiegend traditionell und artgerecht in Weidehaltung mit Grasfütterung großgezogen. Und die Fütterung hat einen klaren Effekt auf die Fettzusammensetzung im Fleisch der Tiere: Die Weidehaltung ergibt ein deutlich günstigeres Fettprofil, das eher dem von Wildtieren ähnelt, mit einem sehr guten, niedrigen Verhältnis von ungünstigen Omega-6-Fettsäuren zu den gesundheitsfördernden Omega-3-Fettsäuren. Auch der Gesamtfettgehalt ist niedriger als bei Mastrindern.[388] Der amerikanische Wissenschaftler und Verfechter einer »Steinzeit-Ernährung«, Loren Cordain, hält diese bei Masttieren veränderte, ungünstige Fettzusammensetzung mit deutlich mehr Omega-6-Fettsäuren als Omega-3-Fettsäuren für mitverantwortlich für die Zunahme der heutigen Zivilisationskrankheiten.[91]

Eine andere oder zusätzliche mögliche Erklärung wäre das Zusammenspiel mit weiteren Nahrungsmitteln, die potenziell krebserregende Effekte von Fleisch verhindern könnten. So wird etwa eine als ungünstig vermutete Wirkung des hohen Eisengehalts im roten Fleisch durch Kalzium, Vitamin E oder manche Kräuter verhindert.[94] Gerade Eisen ist aber auch lebensnotwendig, und besonders Krebspatienten leiden oft unter Eisenmangel und bekommen deshalb Eisenpräparate. Möglicherweise kommt es also auch darauf an, wie das Fleisch zubereitet wird und mit welchen Lebensmitteln man es kombiniert.

Diese Auffassung vertritt auch der Mediziner und Leiter des Instituts für Biologische Chemie und Ernährungswissenschaft der Universität Hohenheim, Hans Biesalski. Er sieht Fleisch als Bestandteil einer gesunden Ernährung.[39] Damit werde die Versorgung mit Nährstoffen gesichert, die hauptsächlich oder sogar nur in Fleisch enthalten oder die besonders im Fleisch gut *bioverfügbar* sind. Neben Eisen zählen dazu unter anderem die Vitamine A und B_{12} und auch Zink, Selen und Folsäure. Obwohl etwa Folsäure auch in Pflanzen vorkommt, ist seine Bioverfügbarkeit aus Fleisch besser.

Wenn man sich also dafür entscheidet, seine Eiweißversorgung auch mit rotem Fleisch zu decken, versorgt man sich mit einer ganzen Reihe von guten, notwendigen Nährstoffen. Und die erwähnten Hinweise darauf, dass Fleisch nicht gleich Fleisch ist, legen nahe, gut auszuwählen: Ganz unabhängig vom ethischen Aspekt erscheint es auch aus gesundheitlichen Gründen sinnvoll, Fleisch von artgerecht gehaltenen Tieren zu verspeisen, also etwa von Rindern, die mit Gras und Heu gefüttert wurden.

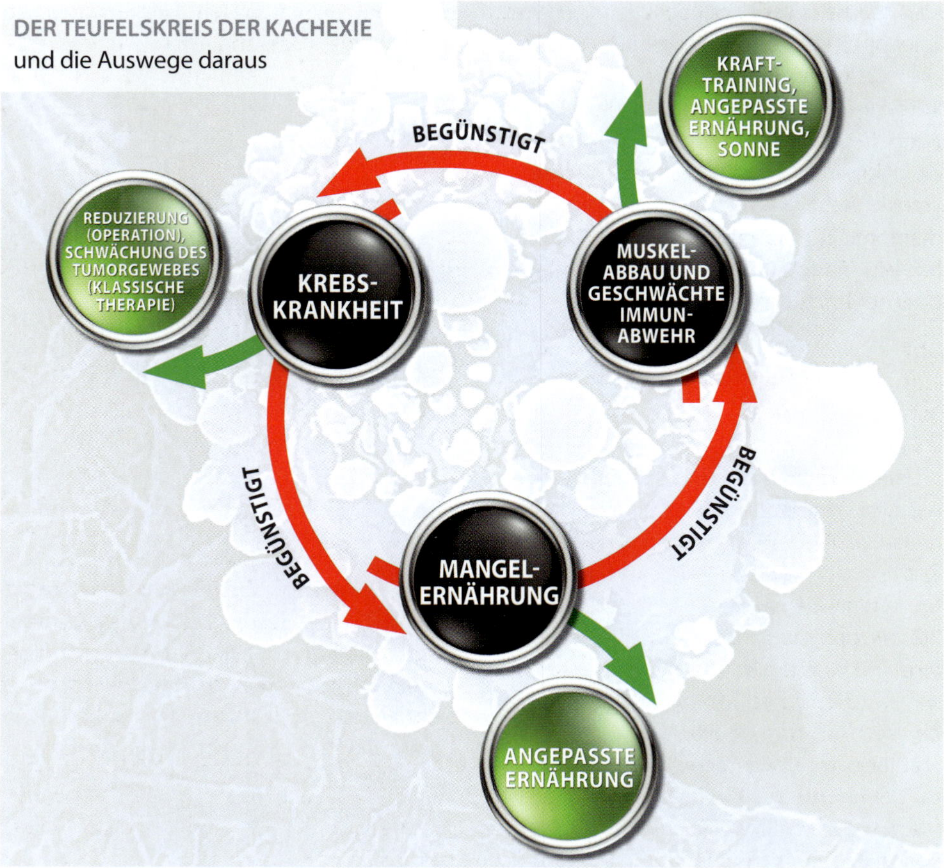

Abbildung 2: Der Teufelskreis der Kachexie und die Auswege daraus. Klassische Therapien wie Operation, Chemotherapie und Bestrahlung verringern die Tumorlast. Eine frühzeitige Ernährungstherapie, an den Stoffwechsel des Patienten angepasst, verhindert Mangelernährung. Sport und Krafttraining erhalten die Muskulatur und Sonne hilft, ausreichend Vitamin D zu bilden.

Für Krebspatienten: Energie, aber nicht für den Tumor

Der Internist Eggert Holm, vor seiner Emeritierung am Klinikum der Universität Heidelberg tätig, empfiehlt in seinem Lehrbuch »Stoffwechsel und Ernährung bei Tumorkrankheiten: Analysen und Empfehlungen«,[215] schon früh nach der Diagnose eine Ernährung mit viel Fett und Eiweiß und entsprechend wenigen Kohlenhydraten. Holm schreibt: »Vorrang hat dabei die Zielsetzung, dem drohenden körperlichen Verfall und der Tumorausbreitung möglichst früh und mit mehreren Methoden entgegenzuwirken.« Dieser lebensbedrohliche körperliche Verfall, die Kachexie, ist gekennzeichnet durch Blutarmut, Appetitverlust und Mangelernährung, Schwäche, ein angegriffenes Immunsystem und eine starke Gewichtsabnahme. Bei kachektischen Patienten werden nicht nur die Fettreserven aufgebraucht, auch die Muskelmasse ist dramatisch verringert,[141] weil Muskeleiweiß abgebaut wird. Schnelle Erschöpfung selbst bei geringer körperlicher Betätigung ist die Folge. Die einzelnen Vorgänge können sich gegenseitig begünstigen. Die Mangelernährung verstärkt etwa den Muskelabbau, die geschwächte Immunabwehr kann das Krebswachstum nicht eindämmen (Abbildung 2). Hier droht tatsächlich ein Teufelskreis, den es zu verhindern oder zu durchbrechen gilt.

Um die Kachexie zu verhindern, eignet sich eine fett- und eiweißreiche, dafür kohlenhydratarme Kost besser als die kohlenhydratreiche Standardernährung. Das ergaben mehrere klinische Studien mit mangelernährten Patienten. Die Erkrankten nehmen meist nicht ab oder sogar wieder zu. Ihre fettfreie Körpermasse – also ihre Muskulatur – bleibt erhalten. Und ihre Lebensqualität verbessert sich, sie fühlen sich wohler, ihre psychische Verfassung ist besser und sie sind körperlich aktiver.[57, 140, 401] Gerade bei einer Krebserkrankung wirkt sich regelmäßige Bewegung und körperliche Aktivität in mehrfacher Hinsicht so positiv aus, dass Patienten damit ihre Prognose verbessern können. Körperliche Aktivität hilft zusätzlich, die Muskulatur zu erhalten, wobei die ausreichende Versorgung mit Eiweiß über die Ernährung den Muskelerhalt erst ermöglicht.

Offiziell empfohlen: eine fett- und eiweißreiche Ernährung

Bereits vor fast 20 Jahren wurde in einer Expertenrunde der damalige Stand des Wissens so zusammengefasst, dass aufgrund des besonderen Stoffwechsels von Krebspatienten ihre Ernährung sowohl mit Eiweiß als auch mit Fett angereichert werden sollte.[215] Dieses lange bekannte Wissen nimmt aber laut Eggert Holm selbst heute noch keinen besonderen Platz im Bewusstsein der behandelnden Ärzte ein. Immerhin gibt es inzwischen auch bei den Befürwortern der konventionellen Ernährungszusammenstellung, der sogenannten »gesteuerten Wunsch- und Mischkost« mit vielen Kohlenhydraten, wenig Fett und ausreichend Eiweiß, Verweise auf den höheren Fettbedarf von Tumorpatienten. Sie empfehlen nun, dass Fett mehr als 35 Prozent der Gesamtenergie ausmachen sollte. Selbst das reicht allerdings laut Holm keineswegs aus, um eine auf die Bedürfnisse des Tumorpatienten angepasste Ernährung sicherzustellen.[215] Auch die Fettart hält Holm für mit entscheidend: Gerade gesättigte Fette wie Butter, Schmalz und Kokosfett sowie Fette mit vielen mehrfach ungesättigten, antientzündlich wirkenden Omega-3-Fettsäuren wie etwa Leinöl sollen den Hauptteil ausmachen. Umgekehrt sollten Fette mit einem vergleichsweise hohen Gehalt an Omega-6-Fettsäuren (vor allem Linolsäure), wie etwa in Sonnenblumen-, Maiskeim- oder Sojaöl enthalten, nur »sparsam« eingesetzt werden[215] (siehe Kapitel 7).

Der eingangs erwähnte blaue Ratgeber »Ernährung bei Krebs« empfiehlt mittlerweile ebenfalls unter dem Stichwort »metabolisch adaptierte Ernährung« eine eiweißreiche Kost mit einem Fettanteil von über 50 Prozent. Dabei wird auf die Studien verwiesen, bei denen die Muskelmasse und das Gewicht von Krebspatienten mit fettreicher, eiweißhaltiger Kost besser erhalten blieben als mit Normalkost. Allerdings wird diese Ernährung Patienten erst dann angeraten, wenn sie unter einem Gewichtsverlust leiden, dem mit herkömmlicher Ernährung nicht beizukommen ist. Dabei könnte man mit einer gezielten Ernährung dem Gewichtsverlust von vornherein vorbeugen. Er wird verhindert oder stark verzögert, weil die fett- und eiweißreiche Ernährung den besonderen Stoffwechsel des Patienten berücksichtigt, der vom wachsenden Tumor beeinflusst wird.

Der Stoffwechsel als Schlüssel

Bei der an den Stoffwechsel angepassten ketogenen Ernährung für Krebspatienten wird die Kohlenhydratmenge der Nahrung so niedrig wie möglich gehalten. Die Energiemenge, die normalerweise von den Kohlenhydraten geliefert wird, wird ausgeglichen durch einen höheren Fettgehalt der Nahrung. Bei der Fettmenge gibt es keine Einschränkungen. Der andere Grundpfeiler der Nahrung, das Eiweiß, wird in einem für Krebskranke ausreichenden Maß gegessen.

Der Ernährungskreis einer ketogenen Ernährung sieht also deutlich anders aus als der am Anfang des Kapitels beschriebene: Getreideprodukte sind nun zusammen mit Zucker im schmalsten Segment angesiedelt, dann folgen Obstsorten mit wenig Kohlenhydraten, während Fett und Eiweiß zusammen mit stärkearmem Gemüse den größten Teil des Kreises einnehmen.

Vielleicht ist es gut zu wissen, dass ketogene Ernährung keinesfalls eine reine Spezialdiät für Kranke ist. Sie ist populär bei Bodybuildern, die damit Muskeln aufbauen, oder bei Ausdauersportlern. Und nicht zuletzt gibt es die ketogene Diät in vielen Varianten zum Abnehmen, von »Atkins« bis »South Beach«, wobei etwa bei der auch schon erwähnten spanischen ketogenen mediterranen Diät schon allein der Gaumen den Ausschlag geben könnte.

In aller Regel geht es bei ketogenen Diäten für Sportler oder Abnehmwillige darum, Fett, aber keine Muskelmasse zu reduzieren. Auch für einen Tumorpatienten ist es vor allem wichtig, es nicht zu einem Gewichtsverlust durch Muskelschwund kommen zu lassen. Wenn Krebskranke wenig Muskelmasse haben und gleichzeitig auch noch stark übergewichtig sind, ist ihre Prognose am ungünstigsten. Solche Patienten, die sogenannten »fettleibigen Sarkopeniker«, versterben etwa an einer Lungenkrebserkrankung oder einem Tumor im Verdauungssystem im Schnitt zehn Monate früher als übergewichtige, ansonsten in allen Werten vergleichbare Patienten ohne Muskelverlust.[364] Und selbst bei einer bereits fortgeschrittenen Krebserkrankung der Bauchspeicheldrüse, bei der die durchschnittliche Überlebenszeit generell sehr kurz ist, leben Patienten mit ausreichend Muskelmasse unabhängig vom Körpergewicht durchschnittlich 100 Tage länger als übergewichtige Sarkopeniker.[441] Für ein längeres oder gar langfristiges Überleben von Krebspatienten wäre also zumindest der Erhalt, im idealen Fall ein Aufbau der Muskulatur sehr wünschenswert. Die ketogene Ernährung gibt dem oder der Kranken die Nährstoffe, die er oder sie braucht, um die Muskeln zu erhalten und sie mit Energie zu versorgen.

Eines ist wichtig, aber leider vielen nicht bewusst: Wenn ein Krebskranker Gewicht verliert, ist das absolut nicht vergleichbar mit dem Abbau von Fettpolstern bei einem Gesunden auf Diät oder in einem Trainingsprogramm. Der Körper des Krebspatienten befindet sich in einem Alarmzustand. Genau der kann aber zu dem kritischen Verlust von Muskelmasse führen. Und genau das sollte unbedingt vermieden werden.

Ausgelöst wird der Muskelverlust durch den speziellen Stoffwechsel des Erkrankten. Seine Leber produziert in diesem besonderen Alarmzustand sehr viele Entzündungsbotenstoffe und benutzt dafür als Rohstoff das Eiweiß der Muskeln. Die Ernährung muss also den gesteigerten Eiweißbedarf abdecken. Und wenn möglich, sollte sie auch dazu beitragen, dass weniger Entzündungsbotenstoffe produziert werden. Weil beispielsweise die Leber all diese zusätzlichen

Botenstoffe herstellt, verbrauchen viele Patienten in Ruhe deutlich mehr Energie als Gesunde.

Es würde diesen Patienten aber gar nichts nützen, mehr Kohlenhydrate zu essen, um ihren höheren Energiebedarf abzudecken. Die gesunden Körperzellen können Kohlenhydrate nicht mehr in dem Ausmaß verwerten, wie es eigentlich normal wäre. Stattdessen verbrauchen die Tumorzellen zu einem erheblichen Teil die Kohlenhydrate. Sie nutzen sie für ihr eigenes Wachstum.

Zusätzlich geben Tumoren selbst viele Botenstoffe in den Blutkreislauf ab. Sie übernehmen mehr und mehr egoistisch die Kontrolle und schaffen für sich selbst die optimalen Bedingungen. Sie sorgen unter anderem dafür, dass im Körper Entzündungsreaktionen ablaufen, wegen derer die meisten gesunden Zellen Blutzucker dann nicht mehr ins Zellinnere aufnehmen können. Der Körper des Krebskranken wird, genau wie der eines Diabetikers, insulinresistent: Insulin, das die Bauchspeicheldrüse nach einer Kohlenhydratmahlzeit freisetzt, kann die Zellen nicht mehr zur Aufnahme des Blutzuckers anregen. So steht all der Zucker den Krebszellen zur Verfügung. Und weil den normalen Körpergeweben die Kohlenhydrate nicht mehr als Energielieferanten zur Verfügung stehen, benutzen die meisten von ihnen nun Fett als Energiequelle.

Tatsächlich gehen, so Jann Arends, Oberarzt an der Freiburger Klinik für Tumorbiologie, immer mehr Spezialkliniken dazu über, ihren Patienten gerade aus diesen Gründen besonders fett- und eiweißreiche Mahlzeiten anzubieten. Es erscheint auch mehr als logisch zu versuchen, dem Tumor möglichst wenig Glukose anzubieten, das Insulin zu senken, die Entzündungsreaktion zu entschärfen und die gesunden Zellen über Fett mit Energie zu versorgen.

Die Parallelen zwischen Diabetikern und Krebskranken fielen Medizinern schon vor über 100 Jahren auf. Und manche versuchten schon damals, Therapien für Krebskranke daraus abzuleiten.

Im nächsten Kapitel wird es unter anderem um diese frühen Arbeiten gehen. Und darum, wie sie – leider – bald wieder in Vergessenheit gerieten.

2

Fettreich und kohlenhydratarm – schon vor gut 100 Jahren

Dem Wiener Medizinstudenten Ernst Freund fiel vor mehr als 125 Jahren bei ein paar Patienten etwas auf. Diejenigen, die an Krebs erkrankt waren, hatten einen »abnormen Zuckergehalt« im Blut. Nach einer operativen Entfernung des Tumors sanken die Werte aber wieder in den Normbereich ab. Ein Krebspatient war also ähnlich wie ein Diabetiker nicht in der Lage, den Zucker im Blut effizient zu verwerten, schlussfolgerte der zukünftige Arzt. Das Phänomen schien ihm so bemerkenswert, dass er es der Fachwelt in einem Aufsatz mitteilte.[153]

Freund wurde bald Professor mit eigenem Institut, forschte weiter an Tumoren und machte einige wichtige Entdeckungen auf anderen Gebieten, etwa der Blutgerinnung. Für die Krebsforschung oder gar für die Therapie blieb sein früher Befund, der gewisse Parallelen zwischen der Stoffwechselkrankheit Diabetes und Tumorleiden nahelegte, aber zunächst ohne Bedeutung. Es dauerte Jahrzehnte, bis andere Mediziner sich wieder gezielt der möglichen Beziehung zwischen Zucker und Tumoren widmeten.

Einer davon war Alexander Braunstein vom Institut für Krebsforschung der Universität Berlin. Er versetzte vor knapp 90 Jahren frisch entferntes Tumorgewebe von Patienten mit einer Zuckerlösung. Nach einem Tag bei Körpertemperatur in einem Brutschrank bestimmte er den verbliebenen Zuckergehalt. Ergebnis: Bei bösartigen Tumoren nahm die Zuckerkonzentration in dieser Zeit um etwa 30 bis 40 Prozent ab, bei gutartigen Tumoren oder normalem Gewebe aus Muskeln, Herz oder Leber blieb sie ungefähr gleich. Braunstein schloss daraus, dass Krebszellen Zucker in weit stärkerem Maß verbrauchen als normale Zellen.[54, 55]

Behandlung von Krebspatienten und Experimente mit Mäusen

Braunstein war mit seinen Beobachtungen nicht allein. Zur selben Zeit begann eine ganze Reihe von Wissenschaftlern weltweit damit, den Zusammenhang zwischen der auffälligen Zuckervorliebe und dem Krebswachstum zu untersuchen. Das geschah nicht aus zweckfreiem Forschergeist, sondern in der Erwartung, hier der Ursache für die Krebsentstehung und daraus ableitbaren Therapien auf der Spur zu sein. Wie Gene oder Erbmaterial aussehen, wusste damals noch niemand. So spielte die Aufklärung des offensichtlich besonderen Stoffwechsels von Krebszellen die Hauptrolle in der Forschung. Mit dem gerade im Entstehen begriffenen Repertoire der Biochemie waren jetzt auch Experimente möglich, mit denen man Fragen auf diesem Gebiet gut bearbeiten konnte. Dabei nutzten die Wissenschaftler, die oftmals auch Mediziner waren, klinische Beobachtungen genauso wie Erkenntnisse aus Tierversuchen und aus Experimenten mit isolierten Tumoren, Tumorschnitten oder vereinzelten Tumorzellen. Ihr Ziel war letztlich immer, daraus Behandlungsmöglichkeiten für Patienten abzuleiten.

Auch Ernst Freund in Wien widmete sich nun wieder verstärkt der Verbindung zwischen Zucker und Krebs. Zusammen mit seiner Assistentin Gisa Kaminer wies er nach, dass gerade Krebszellen »hungrig« auf Zucker sind. Wie wichtig und bemerkenswert solche Befunde damals angesehen wurden, zeigt sich unter anderem darin, wie Forscherkollegen davon sprachen. Marcel Händel und Kenji Tadenuma vom damaligen Institut für Krebsforschung der Universität Berlin etwa schrieben 1924 [194] über die Ergebnisse ihrer österreichischen Forscherkollegen, diese hätten bewiesen, dass Tumorzellen aus einer Nährlösung Kohlenhydrate förmlich »an sich reißen«.

In späteren Tierexperimenten mit Mäusen fanden Freund und Kaminer heraus, dass Tumoren nicht nur Zucker besonders gut aufnehmen können, sondern dass durch Kohlenhydrate ihr Wachstum auch tatsächlich gefördert wird. [155] Langsam formte sich aus den zahlreichen Ergebnissen aus Laboren in Europa, Amerika und Japan ein konsistentes Bild der Nahrungspräferenzen von Krebsgeschwüren. Schon Jahre zuvor hatten etwa Silas P. Beebe, Professor für experimentelle Therapie an der Cornell University in New York, und seine Kollegin Eleanor van Ness van Alstyne in Experimenten an Ratten beobachtet, dass eine eiweiß- und fettreiche Kost die Entwicklung von Tumoren deutlich hemmte. [459] Sie hatten die Tiere, bevor sie ihnen Tumorzellen einpflanzten, über einen Zeitraum von sechs Wochen unterschiedlich gefüttert: Eine Gruppe erhielt die damalige Standard-Laborkost, also Brot, die andere bekam Milcheiweiß und Schweineschmalz zu fressen. In mehrfachen Versuchsserien stellte sich heraus, dass nicht nur weniger Tiere mit dem Eiweiß- und Fettfutter Tumoren entwickelten. Auch das Wachstum der Tumoren, die trotzdem entstanden, verlief deutlich langsamer als bei den Tieren, die Brot als Futter bekamen [459] (siehe Abbildung 3).

Auch Wilhelm Caspari, damals Leiter der Abteilung für Krebsforschung des staatlichen Instituts für experimentelle Krebsforschung (heute Paul-Ehrlich-Institut) in Frankfurt, beschrieb 1933 positive Effekte einer kohlenhydratarmen »Palmitin-Diät«. Bei Mäusen, denen Tumorzellen eingepflanzt worden waren, wuchsen damit Krebsgeschwülste langsamer. Die Tiere verloren auch kein Gewicht, wenn sie das weiße feste Fett als Hauptfutter bekamen. Auch bei Fütterung mit viel Butter wuchsen die Tumoren langsamer. [79] Vergleichbare Ergebnisse ergaben die Studien der bereits erwähnten Berliner Forscher Händel und Tadenuma, die Ratten mit Fett, Eiweiß oder Kohlenhydratkost fütterten: Das stark kohlenhydrathaltige Futter beschleunigte das Wachstum von Tumoren, während bei mit Eiweiß oder Fett angereichertem Futter die Tumoren der Tiere vergleichsweise langsamer wuchsen. [194]

Ernst Freund und Gisa Kaminer kamen jedenfalls zu der Schlussfolgerung, dass Krebspatienten statt vieler Kohlenhydrate besser eine eiweiß- und ölreiche Kost verzehren sollten. Dies wurde auch an einigen

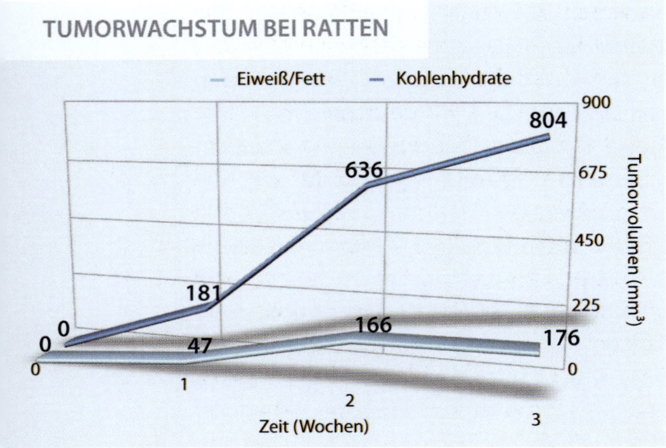

Abbildung 3: Kohlenhydrate fördern das Tumorwachstum bei Ratten. Das Experiment aus dem Jahr 1913 zeigte klar: Bekamen Tiere Brot statt Fett und Eiweiß zu fressen, wuchsen Tumoren viel schneller. Nach drei Wochen waren die Tumoren in der Brotgruppe fast fünfmal größer als in der Fett-Eiweiß-Gruppe.[459]

Patienten in Wien erprobt, wobei je nach Krebsart die Patienten auch mit Butter versorgt wurden oder nicht.[154] Eine fett- und eiweißreiche Kost schlug auch Wilhelm Caspari zur Therapie von Krebspatienten vor. Es finden sich allerdings keine wissenschaftlichen Berichte darüber, wie sich die Ernährung auf den Krankheitsverlauf der damals behandelten Patienten ausgewirkt hat.

Ernst Freund beklagt sich in einem Aufsatz nur darüber, dass aufgrund der räumlichen Enge und der fehlenden Aufsicht durch eine Nachtschwester »in den Krankensälen« die Patienten sich offensichtlich einige der jeweils »verbotenen« Speisen bei den anderen Patienten besorgten – und so die Diätvorschriften umgingen. Neben diesen Versuchen, mit denen Mediziner direkt Antworten für die klinische Praxis und Therapie suchten, entwickelte sich in jener Zeit auch eine wissenschaftliche Krebs-Grundlagenforschung. Sie hatte das Ziel, die Vorgänge in einer Krebszelle im Detail zu analysieren. Ein Schwerpunkt war die Aufklärung der biochemischen Prozesse, mit deren Hilfe Zellen Energie gewinnen. Unterschieden sich hier normale Körperzellen von den Krebszellen?

Otto Warburg, Pionier der Krebsstoffwechselforschung

Der besondere Stoffwechsel von Tumorzellen ist vor allem nach dem Ende des Ersten Weltkrieges detailliert in verschiedensten Instituten untersucht worden. Der prominenteste und heute bekannteste der damaligen Wissenschaftler dieser Forschungsrichtung war der Biochemiker und spätere Nobelpreisträger Otto Warburg. Er legte 1926 einen Band mit dem Titel »Über den Stoffwechsel der Tumoren« vor. Darin waren über 20 wissenschaftliche Arbeiten von ihm und seinen Mitarbeitern am Kaiser-Wilhelm-Institut für Biologie in Berlin-Dahlem zum Thema versammelt.[484] In tatsächlich bahnbrechenden Experimenten hatte Warburg nachgewiesen, dass Tumorzellen sich von fast allen Typen gesunder Zellen grundlegend unterscheiden: Normale Gewebe nutzen meist Atmungsvorgänge, um aus Nährstoffen und Sauerstoff effizient Energie zu gewinnen. Krebszellen dagegen neigen dazu, ihre Energie in Gärungsprozessen, für die kein Sauerstoff gebraucht wird, zu erzeugen. Sie tun das selbst dann, wenn genügend Sauerstoff vorhanden ist.[484] Statt wie eine normale Zelle den Zucker mit Sauerstoff zu Kohlendioxid zu verbrennen, spaltet die Tumorzelle einen großen Teil des Zuckers in einem Vorgang, der als Glykolyse bezeichnet wird, erst einmal auf und vergärt das Endprodukt dann zu Milchsäure (Genaueres siehe Kapitel 4). Warburg klärte mit seinen Experimenten das extreme Ungleichgewicht der Art der Energiegewinnung von Krebszellen zugunsten der Glykolyse detailliert auf. Er selbst schreibt, dass in Versuchen mit Tumorgewebe von Ratten »von 13 angegriffenen Zuckermolekülen eines oxydiert, der Rest gespalten wird«.[484] Die Oxidation, also Verbrennung, wie sie in normalen Zellen Standard ist, fand in diesen Krebszellen also fast gar nicht statt.

Warburg war mit seinen Experimenten damals nur einer von vielen, er lag voll im aktuellen Forschungstrend seiner Zeit. Und die Arbeiten der Biochemiker überschnitten sich durchaus auch mit denen der Mediziner. So beschreibt etwa ein Mitarbeiter von Otto Warburg, Seigo Minami,[484] die schon erwähnten Ergebnisse von Braunstein, der beobachtet hatte, dass frisch entfernte Tumoren viel Zucker »zerstören«.[54] Braunstein hatte allerdings noch etwas anderes festgestellt. Er hatte beobachtet, dass die zum Immunsystem gehörenden weißen Blutkörperchen (Leukozyten), wenn sie durch eine Infektion aktiviert wurden, ebenfalls sehr viel Zucker verbrauchten. Sie ähnelten also in dieser Eigenschaft den Krebszellen.

Warburg wiederum beobachtete genau das Gleiche bei Hühner-Embryonen. Was aktivierte Immunzellen, Embryozellen und Krebszellen gemeinsam haben, ist, dass sie sich allesamt schnell teilen und vermehren. Warburg schloss daraus, dass sich Krebszellen schlicht eines ganz normalen und auch von gesunden Zellen bei Bedarf genutzten Mechanismus bedienen, um sich schnell teilen zu können (siehe auch Kapitel 4).

Es waren also verschiedene Wissenschaftler an der Entdeckung der Besonderheiten des Stoffwechsels der Krebszellen beteiligt. Über die Urheberschaft wurde denn auch heftig gestritten. Braunstein etwa weist in einem Leserbrief zur Arbeit von Seigo Minami und Otto Warburg[482] mit den »außerordentlich interessanten und geistvollen Versuchen« der beiden Autoren nochmals auf seine eigenen, früheren Ergebnisse hin. Er notiert am Schluss in sehr höflichem, aber bestimmten Ton: »Ich glaube deshalb für den Nachweis der zuckerzerstörenden Eigenschaften der Krebszellen die Priorität für mich beanspruchen zu dürfen«.[55] Braunstein hatte damals allerdings den Zuckerverbrauch der Krebs- oder der Immunzellen nicht genauer untersucht. Er analysierte zum Beispiel nicht den Anteil der Zellatmung und der Gärung am Zuckerverbrauch. Auch das Endprodukt der Zuckervergärung, die Milchsäure, bestimmte er damals nicht. Genau das taten aber Otto Warburg und seine Mitarbeiter penibel und umfassend in ihren Studien. Sie bestimmten auch die Umsatzraten der beteiligten Stoffe.

Doch noch ein weiterer Wissenschaftler, der Direktor des damaligen Krebsforschungsinstituts des Universitätskrankenhauses in Hamburg-Eppendorf, Robert Bierich, hatte schon 1922 eine mögliche Wirkung von Milchsäure auf das Wachstum von Tumorgeweben und die Metastasierung von Krebszellen untersucht.[36] Bierich lieferte sich mit Warburg eine öffentliche Auseinandersetzung[37, 485] darüber, wer die Milchsäurebildung und ihre Bedeutung für das Krebszellwachstum zuerst entdeckt hatte.

Diese Auseinandersetzungen sind nicht nur als historische Anekdoten interessant. Sie illustrieren auch, welche Rolle das Forscher-Ego in der Wissenschaft häufig spielt. Warburg ging jedenfalls aus dem historischen »Wer-hat's-gefunden?«-Streit letztlich als Sieger hervor. Denn als charakteristisch für

Tumorzellen sehen Wissenschaftler heute die tatsächlich von ihm gemachte Beobachtung, dass Krebszellen sauerstoffunabhängig Zucker zu Milchsäure vergären, und zwar selbst unter Bedingungen, in denen eigentlich genug Sauerstoff für die Zellatmung zur Verfügung steht. Seine Beobachtung wird auch »Warburg Effekt« genannt.

Warburg sah in dieser Besonderheit eine ganz grundlegende Eigenschaft von Krebszellen, ohne die sie gar keine Krebszellen wären. Er ging davon aus, dass die Tumorzelle gar nicht mehr in der Lage ist, die Verbrennung von Zucker in dem Maß zu betreiben, wie es für eine Aufrechterhaltung ihres Energiehaushalts notwendig wäre. Warburg und seine Mitarbeiter stellten in vielen Versuchen auch fest, dass Tumoren ihren Stoffwechsel umso mehr auf Gärung umstellten, je bösartiger sie waren. Gutartige Tumoren dagegen konnten zwar auch schon Zucker vergären, allerdings in geringerem Umfang. Die Gärung zur Energiegewinnung war nach seiner Erkenntnis also kein grundlegendes Merkmal, anhand dessen »böse« von »guten« Tumoren unterschieden werden können. Er schlussfolgerte stattdessen »... dass zwischen gutartigen und bösartigen Tumoren keine prinzipiellen, sondern nur graduelle Unterschiede bestehen«.[484]

Krebszellen können eine ganze Weile allein von der Zuckervergärung leben. Das fanden Warburg und seine Kollegen heraus, indem sie Tumorschnitte in einer Nährlösung ohne Sauerstoff, aber mit Traubenzucker hielten. Wurden die Zellen anschließend in Versuchstiere eingepflanzt, bildeten sie selbst dann noch neue Krebsgeschwüre aus, wenn sie vorher drei Tage lang ohne Sauerstoff in der zuckerhaltigen Nährlösung verbracht hatten. Sie hatten diese Prozedur also überlebt. Dieser Befund bedeutete, dass Krebszellen bei Sauerstoffentzug einen enormen Überlebensvorteil gegenüber normalen Gewebezellen haben, die unter solchen Umständen sehr schnell absterben. Und tatsächlich haben viele Tumorzellen ständig Sauerstoffmangel, wenn sie etwa mitten in einem eher schlecht durchbluteten Geschwür sitzen. Es ist nicht die einzige Eigenschaft von Krebszellen, die den Tumor selbst schützt und dem Patienten schadet (siehe Kapitel 4).

Warburg machte auch erste Versuche, diese Eigenschaft der verstärkten Vergärung des Zuckers zur Bekämpfung von Krebs zu nutzen. Allerdings unterzog er dafür seine Versuchstiere Behandlungen wie etwa extremen »Insulinkrämpfen«, die einem krebskranken Patienten keinesfalls zuzumuten wären.

Für seine Erkenntnisse zum Tumorstoffwechsel ist Warburg innerhalb von knapp 20 Jahren (1926-1944) insgesamt 26 Mal für den Nobelpreis vorgeschlagen worden. Erhalten hat er ihn 1931 aber nicht dafür, sondern für seine ebenfalls bahnbrechenden Arbeiten zu Details der Zellatmung.

Stoffwechselforschung auf dem Abstellgleis – warum?

Warum hat Warburg keinen Nobelpreis für seine Arbeiten über Krebs bekommen? Warum wurden seine Beobachtungen und die Ergebnisse seiner Forscherkollegen Freund, Händel, Caspari und anderer nicht weiterverfolgt und genutzt? Tatsächlich konnte man auf den Internetseiten des Krebsinformationsdienstes des Deutschen Krebsforschungszentrums (KID) noch 2007 lesen, dass die »Hypothese des Nobelpreisträgers Otto Warburg aus dem Jahr 1924 ... heute mit modernen biochemischen und physiologischen Erkenntnissen widerlegt« sei. Einer der Autoren dieses Buches bat das KID damals, diese Aussage zu begründen. Daraufhin verschwand die entsprechende Seite. Sie ist bis heute nicht mehr auffindbar, allerdings findet sich auch kein Treffer (Zugriff Februar 2012) zum Suchbegriff »Warburg« auf der KID- Homepage.

Tatsächlich fanden die einst viel diskutierten Arbeiten Warburgs und seiner Zeitgenossen in der zweiten Hälfte des 20. Jahrhunderts zunehmend weniger Beachtung. Warburgs Ergebnisse galten spätestens, nachdem die ersten Krebsgene gefunden wurden, als widerlegt oder zumindest als für die Praxis unbedeutend (siehe Kapitel 3).

Haben seine Befunde für die Forschung und Krebstherapie keine Bedeutung? Ist er gar einem Irrtum aufgesessen?

Wenn das so wäre, gäbe es dieses Buch nicht. Die Gründe für Warburgs Verschwinden liegen eher in der Entwicklung und dem Verlauf der Forschung selbst.

Krebsforschung – eine Geschichte mit vielen Kapiteln

Die Geschichte der Krebsforschung wird von manchen als Buch der Irrungen und Wirrungen betrachtet. Nobelpreise gab es insgesamt eher selten. Denn einmal hatte sich das Nobelkomitee bei der Vergabe des Preises so kräftig die Finger verbrannt, dass man in Stockholm lieber ein paar Jahrzehnte Zurückhaltung übte: Der dänische Forscher Johannes Fibiger erhielt 1926 den Nobelpreis für seine Theorie, dass Krebs durch einen Parasiten – einen Wurm – verursacht wird. Er hatte 1913 beobachtet, dass man künstlich Tumoren bei Ratten hervorrufen kann.[498] Das war bisher noch niemandem mit Chemikalien, Strahlung oder ähnlichem gelungen. Die vermeintlich krebsverursachenden Würmer von Johannes Fibiger lebten in exotischen Schaben. Wenn Ratten diese verzehrten, bekamen sie Magentumoren. Kurz nachdem er für seine Entdeckung den Nobelpreis empfangen hatte, starb Fibiger selbst an Darmkrebs. Nach seinem Tod fanden Wissenschaftler bald aber auch heraus, dass der Parasit zwar eine Wucherung von Gewebe, aber beileibe keinen Krebs verursacht. Fibiger hatte diese Wucherung schlicht mit Krebs verwechselt.

Wahrscheinlich unter anderem aus diesem Grund hielt sich die Nobelstiftung also erst einmal mit Preisen zur Krebsforschung zurück. Daran änderten auch die mehrfachen Vorschläge anerkannter Forscher, die Warburgs Arbeiten über den Tumorstoffwechsel für nobelpreiswürdig hielten, nichts. Erst vierzig Jahre später, 1966, sollten Peyton Rous für seine Entdeckung von tumorverursachenden Viren und Charles Brenton Huggins für die hormonelle Behandlung von Prostatakrebs geehrt werden. Auch Rous hatte lange warten müssen. Er hatte bereits 1911 ein Virus entdeckt, das Muskelkrebs (ein sogenanntes Sarkom) in Geflügel auslöst und später nach ihm Rous-Sarcoma-Virus (RSV) genannt wurde.[383]

Auch das Dritte Reich und der Zweite Weltkrieg haben dazu beigetragen, dass die frühen Beobachtungen deutschsprachiger Forscher für lange Zeit verloren gingen und vergessen worden sind. Jüdische Wissenschaftler wurden aus ihren Positionen gedrängt. So emigrierten etwa Ernst Freund und Gisa Kaminer nach England,[462] während Wilhelm Caspari in das Getto von Lodz deportiert wurde und dort 1944 ums Leben kam.[143] Otto Warburg konnte nur deshalb weiterforschen, weil »Reichsmarschall Göring … eine »Neuberechnung« von Warburgs Abstammung arrangierte und Warburg zu einem Vierteljuden machte«.[259] Nach dem Krieg wurde zudem auch die deutsche Sprache als Wissenschaftssprache verdrängt und Englisch setzte sich als Lingua franca der Forscher durch. Die alten Veröffentlichungen, die in deutscher Sprache abgefasst worden waren, wurden nicht mehr häufig gelesen.

Neben den politischen Einflüssen auf die Krebsforschung spielte auch eine Verlagerung ihrer Schwerpunkte eine große Bedeutung. Was in der Krebsforschung gerade aktuell ist, ist immer auch Spiegel der jeweiligen Trends in der Biologie und der Werkzeuge, die ihr zur Verfügung stehen. Der britische Molekularbiologe John Cairns beschrieb das 1978, also in einer Zeit, in der die Genetik als bestimmendes Thema der Biologie aufkam, mit den Worten: »Die Biologie und die Krebsforschung haben sich zusammen entwickelt. Dabei wurde in jeder Epoche der Krebsforschung das Verhalten der Krebszellen zurückgeführt auf eine Störung von Prozessen aus dem Zweig der Biologie, der gerade eben modern und »en vogue« war; heute ist das die molekulare Genetik«.[69] Anders ausgedrückt: Zur Blütezeit der Biochemie sahen die meisten Krebs als ein biochemisches Problem, als die Genetik in den Vordergrund rückte, wurde aus dem Krebs eben ein Problem der Gene. Auch die schon erwähnte Verleihung des Nobelpreises an Peyton Rous 1966 bestätigt diese Ansicht. Denn zwischen den beiden genannten Phasen der Biochemie und der Genetik, also vor allem in den Sechzigerjahren, war die Virenforschung gerade modern. Viren galten denn auch allgemein als Urheber von Krebs, und Rous bekam die Auszeichnung aus Stockholm für die Entdeckung des ersten Krebsvirus (siehe Kapitel 3). Die Gesundheitsbehörden in den USA waren sich damals bei den Viren als allgemeinem Krebsauslöser so sicher, dass im Rahmen eines »Special Virus Cancer Program« bereits Gebäude für die Massenproduktion von Impfstoff gegen die Krebsviren errichtet wurden.[475] Die ganze Unternehmung war nach Vorbildern wie dem Manhattan-Projekt zur Entwicklung der Atombombe und dem Apollo-Programm generalstabsmäßig angelegt, mit minutiöser Planung von Identifikation der Viren, Herstellung von Impfstoff und folgenden Massenimpfungen. Bald gab es aber Probleme. Man fand zwar massenweise Viren, die beispielsweise bei Hamstern Krebs auslösten, aber kaum solche, die diesen Effekt beim Menschen zeigten.

Bis heute sind nur wenige identifiziert worden. Hepatitis-Viren etwa können Lebertumoren mitverursachen. Und das prominenteste Beispiel sind die Papillomaviren: Für die Entdeckung, dass bestimmte Typen dieser Viren Gebärmutterhalskrebs auslösen, wurde der Virologe Harald zur Hausen im Jahr 2008 mit dem Nobelpreis für Medizin geehrt. Und tatsächlich gibt es inzwischen eine Impfung, die, nach allem was man derzeit weiß, sicher ist und Mädchen und Frauen weitgehend vor der Krankheit bewahren kann. Die Erwartung, dass praktisch alle Krebsarten mit einer Virusimpfung verhütet werden können, hat sich jedoch alles andere als bestätigt.

Nicht nur die Tatsache, dass die Erfolge bei der Suche nach Krebsviren eher übersichtlich waren, war schuld daran, dass auch die Forscher dieses Fachgebiets bald wieder ihren Führungsanspruch abgeben mussten. Denn im Zuge der allmählichen Verwandlung der Biologie zur heute dominierenden Molekularbiologie waren es bald die Gendefekte, die als alleinige Ursachen für die Krebsentstehung galten. Die Forschung konzentrierte sich ab dieser Zeit verstärkt darauf, veränderte Gene zu finden und zu verstehen, welche Zellprozesse diese Gene normalerweise steuern und warum ihre Mutation die Bildung von Krebszellen bewirkt.

Die Beobachtung von Warburg, dass Krebszellen Zucker vergären, wurde bald als eher belanglose Nebensächlichkeit abgetan. Warburg selbst wurde gar lächerlich gemacht. Der amerikanische Molekularbiologe und noch heute führende Krebsforscher Robert Weinberg vom MIT *(Massachusetts Institute of Technology)* nahe Boston schrieb in seinem 1998 erschienenen Buch »Krieg der Zellen« zu Warburg, es gebe »keinen einsichtigen Grund, weshalb die von ihm beschriebene unvollständige Verbrennung direkt zu unkontrolliertem Wachstum führen sollte«. Warburg habe den Schlüssel zur Lösung des Krebsproblems nur im Licht seiner eigenen Laterne, also der Biochemie, gesucht. Zudem hätten seine Kritiker »seinen Stil, seine autoritäre Art zu reden, seine herrische deutsche Selbstsicherheit … verabscheut«.[495]

Diese harsche und nur teilweise fachliche Kritik mag durchaus darauf zurückzuführen sein, dass Warburg zwar zu seinen Mitarbeitern im Labor »höflich, freundlich und hilfsbereit« und offensichtlich enorm großzügig war. So berichtete es jedenfalls dessen Schüler und späterer Nobelpreisträger Sir Hans Krebs. Mit Forscherkollegen außerhalb seines Labors ging er aber nicht gerade zimperlich um, er konnte polemisch, scharf und verletzend sein. Zudem, so Hans Krebs, legte Warburg auch noch eine »Neigung zu Streitsucht und Rechthaberei« an den Tag.[259] Insofern verwundert die Feststellung von Weinberg nicht, der meinte: »Man hätte es gerne gesehen, wenn er – aus welchem Grund auch immer – unrecht gehabt hätte«.

Krebstherapie – (auch) eine Geschichte mit vielen Kapiteln

Nicht nur die weltweit gesammelten Forschungsergebnisse zum Stoffwechsel von Krebszellen gerieten im Lauf der Jahrzehnte ins wissenschaftliche Abseits. Auch die Behandlung von Krebspatienten nahm einen Verlauf, bei dem sich immer weniger Mediziner für die Möglichkeiten einer speziellen Ernährungstherapie interessierten.

Dagegen wurde die zu Beginn des 20. Jahrhunderts eingeführte Bestrahlung von Krebspatienten weiterentwickelt. Und auch die erst während des 19. Jahrhunderts als Behandlungsmöglichkeit akzeptierte[1] operative Entfernung von Tumorgewebe wurde weiterentwickelt. Chirurgen versuchten lange Zeit, so viel wie möglich zu entfernen, wobei auch sehr viel gesundes Gewebe zur Sicherheit mit herausgeschnitten wurde. Der sehr einflussreiche amerikanische Mediziner William Stewart Halsted, der auch in Österreich und Deutschland ausgebildet worden war und viele Standards für chirurgische Eingriffe setzte, führte schon 1882 bei Brustkrebspatientinnen die radikale Mastektomie ein. Diese vollständige Entfernung der Brust wurde bis in die 70er-Jahre des letzten Jahrhunderts routinemäßig praktiziert. Dabei entfernten die Chirurgen nicht nur die Brust, sondern auch den darunterliegenden Brustmuskel. Das führte zu einer deutlichen körperlichen Einschränkung für die Frauen – zu besseren Ergebnissen führte es allerdings nicht. Das ergab eine Studie, die ein ganzes Jahrhundert nach Einführung der Methode und nachdem geschätzte 500.000 Frauen sie über sich hatten ergehen lassen, veröffentlicht wurde.[42]

Neben Bestrahlung und Operation ist heute die Chemotherapie der dritte Grundpfeiler der Krebsbehandlung. Während des Zweiten Weltkrieges wurde in den USA erstmals einem Krebspatienten ein solches Mittel verabreicht.[81] Er bekam eine Substanz, die eng verwandt ist mit dem im Ersten Weltkrieg eingesetzten chemischen Kampfmittel Senfgas. Auch heute noch werden solche Substanzen als Chemotherapeutika eingesetzt, so etwa Cyclophosphamid.

Die zur Chemotherapie verwendbaren Substanzen wurden und werden immer weiterentwickelt. Inzwischen sind verschiedene Klassen von Therapeutika auf dem Markt, die Krebszellen an ganz unterschiedlichen Punkten angreifen. Doch mit vielen von ihnen gibt es zwei wichtige Probleme: Sie haben oft kaum zumutbare Nebenwirkungen, und es können Tumorzellen übrig bleiben, die gegen die Mittel unempfindlich sind und zu neuem Krebswachstum führen.

Doch trotz dieser Nachteile gehören neben Operation und Bestrahlung chemotherapeutische Maßnahmen heute zu den Standardbehandlungsformen für krebskranke Patienten. Die Suche nach neuen, besonders wirkungsvollen oder besonders zielgerichteten Mitteln steht gegenwärtig im Mittelpunkt der Krebsforschung.

Diese ist seit Jahren vor allem darauf ausgerichtet, molekulargenetisch die Vorgänge und Mechanismen der Krebsentstehung zu untersuchen. Wird ein möglicher Schwachpunkt von Tumorzellen gefunden, ruft das Pharmaunternehmen auf den Plan. Sie entwickeln und prüfen dann Substanzen, die als Medikament in eben diese Prozesse eingreifen könnten. Der Markt für chemotherapeutisch einsetzbare, auf das molekulare Ziel ausgerichtete und passgenau wirkende Medikamente wächst beständig.

Solche sogenannten »gezielten« Therapien sind in den Augen vieler Krebsforscher heute die Hoffnungsträger schlechthin. Anders als die klassische Chemo sollen sie kein allgemeines und nur auf Tumorzellen ein wenig mehr als auf andere Zellen wirkendes Gift sein, sondern die Tumorzellen an ihren Schwachstellen angreifen. Den Rest des Körpers sollen sie weitgehend in Ruhe lassen. Im folgenden Kapitel wird es unter anderem um die Erfolge mit solchen Mitteln und ihr Potenzial gehen – aber auch darum, warum sie bislang die in sie gesetzten Erwartungen nur sehr selten erfüllt haben.

»Die Biologie und die Krebsforschung haben sich zusammen entwickelt. Dabei wurde in jeder Epoche der Krebsforschung das Verhalten der Krebszellen zurückgeführt auf eine Störung von Prozessen aus dem Zweig der Biologie, der gerade eben modern und 'en vogue' war. Heute ist das die molekulare Genetik.«

— John Cairns

3

Krebs – alles nur die Gene?

Im Mai 2001 wurde von Laien wie von Fachleuten ein Durchbruch in der Krebstherapie gefeiert und Patienten weltweit schöpften Hoffnung. Die amerikanische Medikamenten-Zulassungsstelle FDA hatte Gleevec (das auf dem deutschen Markt Glivec heißt) in Rekordzeit die Zulassung erteilt. Einer der führenden Krebsforscher Amerikas, Bruce Chabner, bezeichnete das neue Mittel damals als »Muster für das ideale molekular zielgerichtete Medikament«.[80]

Für den Direktor des Krebszentrums am Massachusetts General Hospital in Boston und früheren Chef der Abteilung für Krebstherapie der amerikanischen Gesundheitsbehörden, einen eigentlich sachlich-nüchternen und durch viele Rückschläge in der Krebstherapie auch skeptischen Forscher, gab es durchaus Gründe für eine solch enthusiastische Aussage. Denn Glivec ist einfach als Pille einzunehmen, es behält im Körper lange seine Wirksamkeit und ist praktisch frei von akuten oder langfristigen Nebenwirkungen. Vor allem aber hilft Glivec Patienten, die an *Chronischer Myeloischer Leukämie* (CML) leiden, besser als jedes andere Mittel. Sie hatten vor Glivec sehr schlechte Aussichten, nun gab es die berechtigte Hoffnung auf viele weitere Lebensjahre. Einer der ersten behandelten Patienten sagte gegenüber dem *Time Magazine:* »Es ist der Traum eines jeden Krebspatienten auf der Welt, die Gelegenheit zu haben, eine Pille zu nehmen, die wie diese wirkt. Es ist wirklich ein Wunder.«[275]

Für Chabner, einen der Pioniere der Chemotherapie, war die Entwicklung von Glivec das logische Ergebnis der Fülle von Erkenntnissen, die in der »Ära der molekularen Onkologie« seit den Siebzigerjahren des letzten Jahrhunderts gewonnen worden waren. Die »Geheimnisse der Krebsentstehung«, sagte er damals, seien in molekularer Form sichtbar geworden, als »Onkogene, Suppressorgene, mutierte Rezeptoren für Wachstumsfaktoren, übermäßig vorhandene Signalkaskaden und mutierte Transkriptionsfaktoren«.

Was all diese Fachbegriffe für die Krankheit Krebs und ihre Therapien bedeuten, darum wird es in diesem Kapitel unter anderem gehen. Glivec jedenfalls bindet an eines dieser Signalmoleküle und verhindert damit seine krebsauslösenden Aktivitäten. »Leukämiebehandlung nach Maß« titelte damals die FAZ.[474] Und Chabner sah das Medikament als Türöffner für die Entwicklung einer ganzen Reihe weiterer Therapien.

Sie alle sollten zielgerichtet und passgenau auf ein spezielles, krebsrelevantes Molekül wirken.

Zielgerichtet und passgenau – die »magische Kugel«

Der Traum jedes Onkologen ist es, ein Medikament in die Hand zu bekommen, das spezifisch den Auslöser der jeweiligen Krebserkrankung angreift und dessen krebsverursachende Wirkung verhindert. Mit Glivec war man einer solchen Waffe, die genau, sicher und hochwirksam ihr Ziel trifft, ohne sonst Schaden anzurichten, schon sehr nahe gekommen. Von einer »magic bullet«, einer »magischen Kugel«, war denn auch viel die Rede damals. Tatsächlich wirkt Glivec ziemlich genau auf diese Weise auf sein Zielobjekt und macht es unschädlich.

Die Entwicklung des neuen Wirkmoleküls war nur möglich, weil es nach Jahrzehnten der Forschung gelungen war, die molekularen Ursachen von CML aufzuklären: Bei den meisten Patienten, die an dieser Form der Leukämie leiden, liegt das Grundproblem darin, dass zwei der insgesamt 46 Chromosomen auseinanderbrechen und die Bruchstücke fehlerhaft wieder verknüpft werden. Unterschiedlichste Veränderungen dieser Träger der Erbinformation im Zellkern sind typisch auch für andere Krebserkrankungen. Schon der Würzburger Physiologe Theodor Boveri hatte Anfang des 20. Jahrhunderts beobachtet, dass bei vielen Krebszellen die Chromosomen ganz anders aussehen als bei normalen Zellen. Und je bösartiger die Krebszellen waren, desto chaotischer ist der Zustand ihrer Chromosomen.

Boveri, nach dem heute das Biozentrum der Uni Würzburg benannt ist, war überzeugt, dass die abnormen Chromosomen die Ursache von Krebs sind.[50] Das hat sich so nicht bestätigt. Inzwischen herrscht eher die Ansicht, dass die chromosomale Unordnung eher eine Folge des Krebsentstehungsprozesses ist. Doch noch heute wird zur Einschätzung der Bösartigkeit von Tumorgewebe immer auch das Aussehen der Chromosomen bewertet. Das Besondere bei CML ist, dass der Chromosomenfehler immer in derselben Form auftritt. Schon 1960 hatten zwei Wissenschaftler aus Philadelphia bemerkt, dass in den Krebszellen von CML-Patienten ein Chromosom verkürzt ist. Sie nannten es *Philadelphia Chromosome.*[326] Janet Rowley von der Universität Chicago, die gerne respektvoll als »Matriarchin der Krebsgenetik« bezeichnet wird,[121] hat dann später erkannt, dass die Verkürzung durch einen Austausch von Genmaterial zwischen den beiden Chromosomen Nr. 22 und Nr. 9 verursacht wird.[385]

Wieder ein paar Jahre danach, 1982, wurde dann nachgewiesen, dass bei diesem Austausch auch ein Gen namens *ABL* verschoben wird. Es gelangt vom Chromosom 9 zum Chromosom 22.[103] Den Wissenschaftlern fiel aber noch etwas anderes auf: *ABL* sah einem anderen aus der Krebsforschung schon bekannten Gen extrem ähnlich. Es zeigte sich, dass es die im menschlichen Erbmaterial vorkommende Form eines Krebsgens war, durch das der *Abelson Murine Leukemia Virus* bei Mäusen Leukämie auslöst.[103] Daher lag die Vermutung nahe, dass das menschliche *ABL*-Gen auch eine Rolle bei CML spielt. Tatsächlich stellte sich später heraus, dass aus diesem eigentlich normalen und wichtige Aufgaben erfüllenden Gen durch seinen Umzug von einem Chromosom auf ein anderes ein Blutkrebsauslöser wird. Dazu später mehr.

Zunächst aber fanden Forscher vor allem eines interessant: den Zusammenhang des menschlichen *ABL*-Gens mit dem Krebsgen – in der Fachsprache Onkogen genannt – eines Virus.

Von Viren und Onkogenen

So wie Glivec als beispielhaft für ein »ideales molekular zielgerichtetes Medikament« gilt, so könnte man auch das Ziel von Glivec, das Onkogen *ABL*, als beispielhaft für die Geschichte der molekularen Onkologie bezeichnen. Denn der Begriff Onkogen beziehungsweise Krebsgen ist ursprünglich für Erbanlagen von Viren geprägt worden, die Krebs verursachen können.[221] In den Sechzigerjahren des letzten Jahrhunderts war die Mehrheit der Onkologen sogar davon überzeugt, dass Viren praktisch immer für Krebs verantwortlich sind.

Die Entdeckung des *Abelson Murine Leukemia Virus* 1970 war nur eines von vielen Forschungsergebnissen, das diese Ansicht untermauerte. In einer Titelstory des *Spiegel* kurze Zeit später[427] (frei im Internet abrufbar) etwa klagen deutsche Autoritäten darüber, dass die Onkologen hierzulande den Trend fast verschlafen hätten und »erst neuerdings wieder Anschluss an das Welt-Niveau gefunden haben«. Verantwortlich gemacht wurde der schon im vorigen Kapitel erwähnte und erst kurz zuvor (1970) verstorbene Otto Warburg. Der habe »die Richtung der Krebsforschung in Deutschland einseitig beeinflusst«, für ihn seien »keine Viren als Ursache des Krebses« denkbar gewesen. Tatsächlich hatte Warburg als Ursache von Krebs eine Störung des Stoffwechsels gesehen[486] (siehe Kapitel 4). Auch der Spiegel hatte sich Jahre zuvor noch auf Warburgs Seite geschlagen. Das Magazin meldete 1955: »Mit dieser Erkenntnis ist Professor Warburg aus dem dreißigjährigen Krieg der Krebsspezialisten als Sieger hervorgegangen.«.[425]

Dieser drastisch als Krieg bezeichnete Wettkampf war allerdings weder 1955 zugunsten von Warburgs Sicht noch 1972 im Sinne der Erforscher der Krebsviren entschieden. Ein paar Jahre später rief sich eine neue Forschungsrichtung als Sieger aus. Nur für Krebspatienten gab es in all diesen Jahrzehnten wenig Grund zum Feiern.

Andere Zeiten, andere Sieger

Doch zurück in die Zeit der blühenden Krebsvirenforschung. Tatsächlich mehrten sich in den Tier- und Zellversuchslabors damals die Anzeichen, dass verschiedene Viren verschiedene Krebsarten auslösen konnten. Und mit Warburgs Tod waren in der Krebsforschung endgültig die Viren en vogue. Sie drängten auch noch andere Hypothesen in den Hintergrund. Eine davon war die damals durchaus strittige Annahme, dass Mutationen in Genen etwas mit Krebs zu tun haben, die sogenannte »somatische Mutationshypothese«. Peyton Rous etwa, der schon 1911 das bei Hühnern krebsauslösende Rous-Sarcoma-Virus (RSV, siehe auch Kapitel 2) entdeckt hatte, äußerte sich recht verächtlich über deren Vertreter. Der spätere Nobelpreisträger schrieb 1959: »Die bedeutendsten Resultate der somatischen Mutationshypothese sind die Auswirkungen auf die Wissenschaftler. Sie wirkt wie ein Schlafmittel auf diejenigen, die an sie glauben ...«.[384]

Es ist eine der Ironien in der Geschichte der Krebsforschung, dass gerade das von Rous entdeckte erste Krebsvirus der Anerkennung der somatischen Mutationshypothese den Weg bereiten sollte. Die Überzeugungen der meisten Krebsforscher stellten 1976 Michael Bishop und Harold Varmus aus Berkeley auf den Kopf. Sie veröffentlichten damals ihre Beobachtung, die der Grundstein für ihren Nobelpreis im Jahr 1989 sein sollte: Normale, gesunde Zellen von ganz unterschiedlichen Geflügelarten enthalten Erbinformationen, die dem Onkogen *src* auf dem von Rous entdeckten *Rous-Sarcoma-Virus* extrem ähnlich sind.[437] Im Klartext:

Krebsgene finden sich nicht nur auf Viren, sondern können auch mitten in den Chromosomen sitzen. Später stellte sich dann sogar heraus, dass viele Krebsviren, etwa das schon genannte Abelson-Virus, ihre problematischen Gene ursprünglich von Chromosomen abkopiert haben. In den Viren waren sie zu ihrer gefährlichen Form mutiert – denn sonst wären sie ja gar nicht als Krebsauslöser entdeckt worden. Die Mutation könnte sich schon auf dem Chromosom oder dann im Virus ereignet haben.

Von Zellen und Onkogenen

Die neue Stoßrichtung der Wissenschaft galt nun also der Identifizierung solcher *zellulärer Onkogene*. In erster Linie nahmen Forscher diejenigen Gene unter die Lupe, die für die Steuerung des Wachstums und der Zellteilung eine Rolle spielen.

Gesunde Zellen werden normalerweise durch Wachstumshormone zur Teilung angeregt. Diese Signalstoffe docken an Bindestellen, sogenannte Rezeptoren, auf der Zelloberfläche an. Wenn das geschehen ist, geben diese Rezeptoren das Signal »Wachsen!« ins Zellinnere weiter. Das führt dann dazu, dass die Erbinformation im Kern der Zelle und ihr gesamter sonstiger Inhalt verdoppelt wird. Danach kann die Zelle sich teilen. Der ganze Prozess läuft in vielen Einzelschritten ab und wird von ganz unterschiedlichen Elementen gesteuert. Und jedes dieser Elemente kann, wenn die Steuerung außer Kontrolle gerät, entscheidend dafür sein, dass Zellen entarten – also zu Krebszellen werden. Es sind all diese Elemente, die Chabner meinte, als er von den molekularen »Geheimnissen der Krebsentstehung« sprach. Wenn das Gen für eines oder für mehrere dieser Steuermoleküle mutiert ist, ändert sich die Erbinformation für ein bestimmtes Eiweißmolekül mit einer bestimmten Funktion. Es entsteht deshalb also ein defektes Molekül mit gestörter Funktion. Wenn das passiert, dann kann im schlimmsten Fall Krebs entstehen. Zum Beispiel kann das Gen für einen Rezeptor so mutiert sein, dass die anhand dieser Geninformation dann gebildeten Rezeptormoleküle ständig aktiv sind und Wachstumssignale senden, obwohl sie von außen gar nicht dazu angeregt werden. Dann wird Wachstum zum Standardprogramm der Zelle. In einem immer wieder zitierten Bild wird ein Onkogen mit einem klemmenden Gaspedal in einem Auto verglichen. Mit Vollgas geht es in Richtung Krebs.

Normalerweise liegt, wie oben schon erwähnt, das Onkogen auf einem Chromosom im Zellkern nicht mutiert vor. Wissenschaftler nennen es in diesem Zustand Protoonkogen. Wird etwa diese normale Variante von *ABL* abgelesen, entsteht ein voll funktionstüchtiges, sinnvolles und wichtiges Signalmolekül. Es ist ein Protein und eines der Glieder in der Kette verschiedenster Signalstoffe in der Zelle. Die Aktivität dieses und aller anderen Proteine ist normalerweise aber streng reguliert: Zellwachstum und Zellteilung etwa erfolgen nur, wenn es sinnvoll ist. Damit das funktioniert, sind jenseits des eigentlichen Gens noch zahlreiche Regulationsmechanismen vonnöten, die es zum Beispiel erlauben, das Gen und sein Produkt auch wieder zu bremsen oder abzuschalten. Ein Auseinanderbrechen und danach fehlerhaftes Verknüpfen der Chromosomen in den Zellen der CML-Patienten hebelt diese Regulation aus. Im Falle der CML-Entstehung bekommt *ABL* einen neuen Nachbarn mit Namen *BCR* (für *Breakpoint Cluster Region*). Aus den beiden Genen entsteht ein sogenanntes *Fusionsgen:* Jetzt ist aus dem Protoonkogen *ABL* das Onkogen *BCR-ABL* geworden. Das Protein, das die Zelle anhand der *BCR-ABL*-Geninformation zusammenbaut, lässt sich nicht mehr regu-

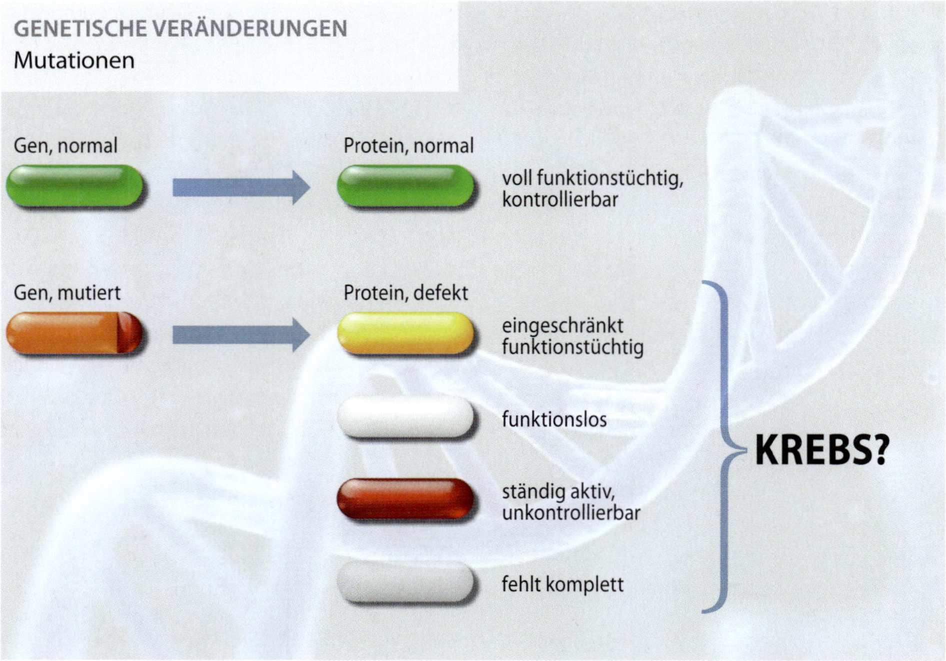

Abbildung 4: Eine Genmutation kann die Entstehung von Krebs fördern. Ist die Geninformation nicht mehr korrekt, wird daraus ein defektes Protein gemacht. Das Protein funktioniert dann nicht mehr richtig oder fehlt ganz.

lieren, nicht mehr bremsen oder abschalten. Es ist ständig aktiv. Genau dies führt zur Erkrankung. Hier setzt aber auch Glivec an: Das Medikament wirkt ganz spezifisch auf das BCR-ABL-Protein und stellt es ruhig. Könnte man jede Krebserkrankung so zielgenau, effektiv und langfristig sicher behandeln, dann würde die Krankheit viel von ihrem Schrecken verlieren.

Zu viele Onkogene

Genau das war von Anfang an das erklärte Ziel der molekularen Krebsforschung: Onkogene und deren Aktivität gezielt anzugreifen und unschädlich zu machen. Doch gerade die wissenschaftlichen Erfolge auf diesem Gebiet waren es, die auch Ernüchterung brachten.

Seit den frühen Tagen der Aufklärung der Natur von Onkogenen sind immer mehr Erbanlagen, die mit der Entstehung und dem Wachstum von Krebs zu tun haben, entdeckt worden. Heute kennt man Hunderte davon. Neben den aktivierenden Onkogenen, die das Zellwachstum anregen, haben Wissenschaftler noch eine zweite Gruppe von Genen identifiziert, bei denen eine Mutation Krebs bewirken kann: Diese Gene unterdrücken in ihrer normalen Form die Krebsentstehung, deshalb heißen sie Tumorsuppressorgene. Wenn sie aber mutiert sind, also eine geänderte Erbinformation tragen, dann sind ihre Proteine meist weniger aktiv oder fallen ganz aus (siehe Abbildung 4). Durch den Wegfall der Wachstumshemmung wird Krebs begünstigt. Ist das Onkogen im obigen Bild ein klemmendes Gaspedal, so ist ein Suppressorgen die Bremse im Auto, die bei einem Defekt nicht mehr richtig funktioniert oder ganz ausfällt: Zellen können sich dann unkontrolliert vermehren. Es geht ungebremst Richtung Krebs.

Mit den vielen Onkogenen und Tumorsuppressorgenen, die man inzwischen kennt, ergeben sich also immer mehr Ziele für die zielgerichtete Therapie. Für einen der führenden Onkologen, Bert Vogelstein von der Johns Hopkins Klinik in Baltimore, ist das aber »keine gute Nachricht«. In einem Interview mit der Wochenzeitung DIE ZEIT [24] verwies er auf die Ergebnisse der Analyse des Erbguts von Brust- und Darmtumoren: »Es stellte sich heraus, dass schon bei diesen zwei Krebstypen über 1700 Gene defekt sind. [...] Jede Mutation kann zu einer Fehlfunktion des ganzen Gensystems führen und den Krebs fördern oder die Bildung von Metastasen auslösen.«

Im Gegensatz zu den CML-Zellen, bei denen nur auf ein einzelnes Ziel gezielt werden muss, ist die Zahl der Ziele bei anderen Tumorzellen also riesig. Statt klarer einzelner Angriffspunkte in Form definierter Krebsgene fanden Krebsgenetiker also ein komplexes interagierendes Geflecht aller möglicher Faktoren. Für die Suche nach zielgerichteten Behandlungsformen bedeutet das laut Vogelstein vor allem eines: »Es wird sehr schwierig, neue wirklich gute Therapien zu finden.«

Zielgerichtete Therapien

Nichtsdestotrotz sind für einige dieser bisher entdeckten Ziele inzwischen mit hohem Aufwand spezifische Medikamente entwickelt worden. Das gelang vor allem für einzelne Tumorarten, wo sich die Lage nicht ganz so komplex darstellte. Wer in diese Mittel Hoffnungen auf eine Wirkung, die mit der von Glivec vergleichbar wäre, gesetzt hatte, wurde jedoch weitgehend enttäuscht. Die Erfahrungen deutscher Ärzte etwa geben wenig Anlass zu Enthusiasmus: »Die meisten dieser Medikamente haben nur eine geringe Wirkung«, so der Vorsitzende der Arzneimittelkommission der deutschen Ärzteschaft, Wolf-Dieter Ludwig, zum Spiegel. [43] Für Ludwig stehen auch die Kosten dieser Medikamente in keinem Verhältnis zu ihrer Wirkung, und er hält »die Preise für schlicht obszön«. Auch Hans Lehrach, Direktor am Max-Planck-Institut für Molekulare Genetik in Berlin, ist von den bisher möglichen Therapien eher enttäuscht: »Auf derzeit in milliardenteuren Verfahren zugelassene Medikamente sprechen [...] vielleicht 20, 30 Prozent der Patienten an«, sagt Lehrach. Das sei »nicht nur katastrophal für den Kranken, mir kann auch keiner sagen, dass hier das Geld sinnvoll eingesetzt wird.«. [157]

Dass die nach Glivec im Sinne eines idealen, molekular zielgerichteten, bei vielen Patienten wirksamen Medikaments nun neu entwickelten Substanzen nur eine vergleichsweise geringe therapeutische Wirkung entfalten, liegt auch und gerade an ihrer Zielgenauigkeit. Glivec ist deshalb so erfolgreich, weil bei etwa 95 Prozent der Patienten mit CML das Ziel im Tumor tatsächlich auch vorhanden ist: das ständig aktive Fusionsprotein BCR-ABL. Dagegen passt das ebenfalls zielgerichtete Medikament Herceptin gegen Brustkrebs nur für 20 bis 25 Prozent der Patientinnen. Es blockiert einen Rezeptor auf der Zelloberfläche namens HER2 *(Human Epidermal Growth Factor Receptor 2),* an den ein Wachstumsfaktor (*Epidermal Growth Factor,* EGF) bindet und dadurch das Zellwachstum stimuliert. Nur wenn zu viel HER2 auf den Krebszellen vorhanden ist und dadurch das Wachstum der Zellen übermäßig angeregt wird, ergibt der Einsatz von Herceptin Sinn. Vor einer Therapie wird deshalb der sogenannte HER2-Status des Tumors überprüft. Bei anderen Medikamenten liegt die Zahl der Patienten, deren Tumoren zu dem speziellen Wirkstoff passen, noch wesentlich darunter. Hier hoffen Mediziner für die Zukunft darauf, vor einer Behandlung jeden Tumor genau molekular analysieren zu können, um dann das bestmögliche Medikament einzusetzen.

Die Vision ist also eine komplette genetische Analyse des individuellen Tumors jedes Patienten. Mit dieser Information sollte eine optimale Behandlung auf rationaler Grundlage planbar sein. Ob dieses Konzept je medizinischer Alltag wird, weiß niemand. Doch im Prinzip ist ein solches Vorgehen schon heute möglich, wie eine Gruppe amerikanischer Onkologen gezeigt hat.[386] Bei zwei Patienten mit Darmkrebs beziehungsweise Melanom gelang es innerhalb von nur vier Wochen, das gesamte Tumorgenom zu sequenzieren. Dabei wurden Hunderte Mutationen identifiziert, darunter auch einige, für die entsprechende Medikamente gerade in klinischen Versuchen geprüft werden. Allerdings stellte sich dann heraus, dass die Patienten in keine der klinischen Studien passten: Ein männlicher Patient etwa hatte eine Mutation, die es oft bei Brustkrebs gibt und für die gerade ein Medikament getestet wurde. Er konnte aber, obwohl das Medikament bei ihm wahrscheinlich gewirkt hätte, an der Studie nicht teilnehmen, weil er keine Frau war und nicht an Brustkrebs litt. Eine absurde Situation. Die Mediziner, die die Tumoren der beiden Patienten untersucht hatten, fordern deshalb für die Zukunft eine komplette Umgestaltung der klinischen Studien allein auf Grundlage der molekularen Passgenauigkeit.

Auch hier: Resistenzen

Ein weiteres Problem bei den zielgerichteten Medikamenten ist die Ausbildung von Resistenzen in den Tumorzellen. Denn auch das passiert leider regelmäßig, ganz ähnlich wie bei konventionellen Chemotherapien: Der resistente Tumor spricht dann auf das Medikament nicht mehr an. Das kann im günstigsten Fall relativ lange dauern, wie etwa bei den CML-Patienten. Für deren Erkrankung ist ja nur ein einziges mutiertes Gen verantwortlich. Die Tumoren der Betroffenen werden also auch nur dann resistent gegen Glivec, wenn das Onkogen *BCR-ABL* selbst mutiert. Passiert dies, dann passt Glivec nicht mehr so genau zum Fusionsprotein. Im Mittel geschieht das bei nur 17 Prozent der Patienten innerhalb von fünf Jahren.[239]

Bei anderen Tumoren, bei denen viele Gene verändert sind, können dagegen andere Proteine die Funktion der vom Medikament beeinflussten Proteine übernehmen und sie damit ersetzen. Das ist auch bei Herceptin der Fall. Dort können entweder andere Rezeptoren auf der Zelloberfläche die Funktion des HER2-Rezeptors übernehmen oder die Signalwege in den Zellen können geändert werden. Die Folge ist, dass die Wachstumssignale trotz der effektiven Blockade des HER2-Rezeptors wieder in der Zelle ankommen. Das Tumorgewebe beginnt unter der Herceptin-Therapie trotzdem wieder zu wachsen. Dies geschieht oft schon nach einem Jahr.[147] Manchmal entwickelt sich aus so einer Resistenz ein ganz anderer Typ von Krebs, der andere Therapien benötigt.

Eine Lösung dieses Resistenz-Problems sehen Krebsforscher im kombinierten Einsatz von zielgerichteten Medikamenten, der eine Resistenzbildung erschweren soll. Auf diesem Gebiet steht die Onkologie aber erst am Anfang und hat mit diversen Schwierigkeiten zu kämpfen. So müssten beispielsweise verschiedene Pharmafirmen zusammenarbeiten, um ideale Medikamente zu kombinieren, was absolut nicht deren

Geschäftsmodell entspricht.[239] Auch die Zulassungsverfahren für solch kombinierte Behandlungen wären nach den heutigen gesetzlichen Regeln gar nicht durchführbar. Denn schließlich wären die Therapien im Idealfall tatsächlich so individuell, dass sie logischerweise nicht an Tausenden von Patienten getestet werden könnten. Dass dies für die Praxis »sicher eine der größten Hürden sein wird«, sagt etwa Hans Westerhoff, der an der University of Manchester die Möglichkeiten individualisierter Therapien erforscht.[157]

Doch ein noch schwerwiegenderes Problem ist, dass sich oft eine Resistenz entwickelt, deren Mechanismus man bisher gar nicht identifizieren kann. Hier scheint die Situation besonders kompliziert, die Herausforderung für die Wissenschaft besonders groß zu sein. Jeffrey Engelman vom Massachusetts General Hospital in Boston etwa meint: »Es ist sehr, sehr komplex. Es passt nicht in die einfachen Schubladen, wie wir sie bisher haben«.[239]

Das Konzept der passgenauen, molekularen Therapie ist bislang also nur für einige, zum Teil molekular eher einfache Krebsarten verwirklicht. Und selbst dort funktioniert es, wie die Probleme mit Resistenzen zeigen, nicht optimal. Bis zu einer Anwendung auf viele verschiedene Krebstypen ist es wahrscheinlich noch ein sehr weiter und schwieriger Weg. Man kann hier eine Parallele zur konventionellen Chemotherapie sehen: Der Ansatz kann funktionieren, wenn es sich ausnahmsweise um einfache Krebsarten mit einzelnen, für den Krebs entscheidenden Eigenschaften handelt. So kann etwa Hodenkrebs heute zumeist sogar dann geheilt werden, nachdem bereits Metastasen aufgetreten sind.[126] Das bekannteste Beispiel dafür war die Krankheit von Lance Armstrong, der danach noch zum Rekordsieger der Tour de France wurde. Erklärt werden die hohen Erfolgsquoten bei dieser Tumorart mit einer besonders ausgeprägten Empfindlichkeit der Hodenkrebszellen gegenüber der Substanz Cisplatin. Dieses gute Ansprechen auf Cisplatin wird durch ein aktives Tumorsuppressorgen vermittelt, welches in praktisch allen Hodenkrebszellen vorhanden ist.[185]

Auch bestimmte Blutkrebsarten sind inzwischen chemotherapeutisch wegen ihrer hohen Empfindlichkeit gegenüber Arsenverbindungen (Arsentrioxid, ATO) und Retinsäure (All-Trans Retinoic Acid, ATRA) »meist heilbar«, statt wie früher »meist fatal«.[481] Die meisten und häufigsten Krebserkrankungen bleiben aber schwierig zu behandeln. Bruce Chabner, der nur vier Jahre früher angesichts der Erfolge mit Glivec viel Anlass zu Optimismus gesehen hatte, schrieb in einem 2005 erschienenen Artikel ernüchtert, man habe sich mit der zielgerichteten Therapie letztlich »einmal im Kreis gedreht«. Und man stehe nun vor genau den Schwierigkeiten, vor denen die klassische Chemotherapie anfänglich stand.[81]

Viele Mutationen, aber nicht immer Krebs

Wenn man gegen einzelne molekulare Ziele vorgehen will, dann ist die schiere Zahl der Mutationen, die bei Krebszellen gefunden werden – laut Vogelstein sind bei Darm- und Brustkrebstumoren 1700 Gene mutiert – mehr als ernüchternd. Wer in einem Zimmer nachts von 1000 Mücken umschwärmt wird, dem ist auch, wenn er zehn davon totschlägt, kaum geholfen.

Doch ein ganz anderes Phänomen ist bemerkenswert: Mutationen kommen in allen Körperzellen vor – und das oft nicht nur vereinzelt. Doch die Zellen, die diese Mutationen in sich tragen, machen normalerweise keine Probleme. Für den Molekularbiologen Harry Rubin von der Universität von Kalifornien in Berkeley ist das Anlass zu der Frage:

»Warum verhalten sich Zellen trotz Myriaden von Mutationen im Gewebe normal?«.[387] Tatsächlich haben Zellen, die aus ganz normalen und gesunden Organen entnommen werden, oft nicht nur ein paar, sondern vielfältigste Genmutationen. Sät man diese Zellen im Labor in Petrischalen aus, kann man dann auch nach einer gewissen Zeit große Unterschiede in ihrer Größe oder ihrem Verhalten beobachten. Oftmals verlieren sie auch ihre ursprüngliche Funktion. Sie verhalten sich dann also abnormal, was eine Parallele zu Krebszellen ist.

Sobald Zellen aus ihrem Gewebeverbund, ihrer gewohnten Nachbarschaft, herausgerissen werden, machen sich ihre Mutationen also deutlich bemerkbar, während diese zuvor im Gewebe keinerlei Auswirkungen hatten. Spielt also das, was für eine Zelle ihre Umwelt ist, vielleicht eine wichtige Rolle, wenn es darum geht, ob sich genetische Veränderungen nachteilig auswirken oder nicht? Entscheidet das zelluläre Umfeld mit darüber, ob Krebs entsteht oder nicht?

Gute Nachbarn, schlechte Nachbarn

Viele Wissenschaftler sind inzwischen genau davon überzeugt. Mina Bissell vom Lawrence Berkeley National Laboratory in Berkeley meint etwa, dieser »Kontext« sei entscheidend.[40] Das Umfeld der Zellen mit allen seinen Einflüssen, der Kontakt mit anderen Zellen, mit dem Material zwischen den Zellen, mit Hormonen und anderen Substanzen in der umgebenden Flüssigkeit entscheide darüber, ob eine Zelle mit Mutationen sich weiterhin normal verhält oder ob aus ihr eine Krebszelle wird.

Ihre ersten Erfahrungen dazu hat Bissell schon Mitte der Achtzigerjahre mit dem *Rous-Sarcoma-Virus* gemacht. Injizierte sie das Virus in den Flügel eines Huhns, entwickelte sich ein Tumor nur dort an der Einstichstelle, nirgendwo sonst.[120] Das ist nicht ohne Weiteres verständlich. Das Virus hatte nachweisbar überall im Körper der so behandelten Hühner Zellen infiziert, also müssten sich Tumoren auch an anderen Stellen entwickeln. Hat der Einstich, die Wunde, etwas damit zu tun? Weitere Experimente zeigten, dass dies tatsächlich der Fall zu sein scheint. Denn wenn man den anderen Flügel ebenfalls verletzt, ganz ohne Viren zu spritzen, dann bildet sich dort ebenfalls ein Tumor. Es ist die Entzündung an der verwundeten Stelle, die für die örtliche Entwicklung des Sarkoms sorgt.

Genetisch wird der Tumor also durch das Virus verursacht, jenseits der Genetik aber durch die besonderen Verhältnisse, die an der Einstichstelle herrschen. Beides muss zusammenkommen. Das Onkogen ist also nur ein Faktor, der sogar völlig wirkungslos bleiben kann.[295]

Es muss aber nicht unbedingt eine Wunde sein, die zum Krebswachstum beiträgt. Es reicht schon, wenn man das Umfeld der Zellen auf andere Weise stört, indem man etwa einen Fremdkörper einpflanzt. Auch wenn man die Verbindungen, die Kontakte zwischen den Zellen aufhebt oder sie mechanischem Stress aussetzt, können Krebszellen wachsen.[224] Eine Störung des gesunden Gewebes mit all seinen Interaktionen und seinem fein austarierten Milieu an Botenstoffen kann also zur Bildung von Tumoren beitragen. Wenn es aber deutliche Hinweise darauf gibt, dass Krebs sich oft erst dann manifestiert, wenn gesundes Gewebe verletzt, irritiert, gestört wird, könnte dann eine Heilung des Gewebes, in dem sich ein Tumor bildet, nicht sogar eine Normalisierung der Krebszellen bewirken? Mit anderen Worten: Ist Krebs wirklich unumkehrbar?

Krebs – unumkehrbar?

»Es ist allgemein akzeptiert, dass Krebs eine unumkehrbare tödliche Krankheit ist, die sich aufgrund einer Ansammlung von Genmutationen und chromosomalen Absonderlichkeiten entwickelt. Wenn Krebs von irreversiblen genetischen Veränderungen verursacht wird, dann müssen die Krebszellen abgetötet oder chirurgisch entfernt werden, um den Tod abzuwenden; diese Perspektive rechtfertigt auch den Gebrauch von toxischen Therapien, die Patienten schwer krank machen, die bereits von ihrer Krankheit erschreckend angegriffen sind. Aber wenn Krebs ein reversibler Prozess ist, dann wird sich das gesamte Krebs-Paradigma ändern. Das ist eine höchst provokative Idee …«. [224]

Diese Aussage stammt von Donald Ingber, einem Professor an der Harvard Medical School in Boston. Der Arzt und Zellforscher ist sich der provokanten Natur seiner Feststellung offensichtlich bewusst. Er argumentiert, dass die Ergebnisse vieler Experimente mit dem vorherrschenden Bild der Unumkehrbarkeit nicht übereinstimmen. Deshalb zweifelt er daran, dass das derzeitige Dogma, das Krebs als eine genetische Krankheit erklärt, die ausschließlich durch zufällige Mutationen verursacht wird, noch haltbar ist. Mit seinen Zweifeln und seiner Kritik steht er nicht allein da.

Mina Bissell stellt etwa die Frage: »Warum bekommen wir nicht mehr Krebs?«. [41] Sie tut dies nicht ins Blaue hinein, sondern aufgrund überraschender Befunde: Bei vielen Menschen, die etwa bei einem Unfall jung gestorben sind, finden Pathologen bei einer Obduktion sogenannte okkulte Tumoren, die vorher gar nicht bemerkt worden waren. Hätten all diese Menschen später auch eine Krebsdiagnose bekommen, wenn sie weitergelebt hätten? Die Krebsstatistik spricht dagegen. Die Zahl der diagnostizierten Krebsfälle ist niedriger als die Zahl der jung Verstorbenen, bei denen okkulte Tumoren gefunden wurden, erwarten lassen würde. Das muss bedeuten, dass viele Tumoren im Lauf eines Lebens in Schach gehalten werden oder sogar wieder verschwinden.

Dafür sprechen auch Untersuchungen an lebenden Menschen. Konkrete Zahlen liefert etwa eine Studie aus Norwegen. Dort wurden Frauen im Alter zwischen 50 und 64 Jahren auf Brustkrebs untersucht. [514] Eine Gruppe der Frauen musste sich dafür dreimal im Abstand von zwei Jahren einer Mammografie unterziehen, die andere Gruppe nur einmal am Ende der sechs Jahre. Insgesamt wurden bei den dreimal untersuchten Frauen im Laufe der sechs Jahre 22 Prozent mehr Fälle von invasivem, als besonders gefährlich eingestuftem Brustkrebs diagnostiziert als bei den Frauen, die nur einmal untersucht worden waren. Aus diesen Daten schließen die Autoren, dass sich in den sechs Jahren Tumoren spontan zurückgebildet haben müssen. Denn sonst hätte logischerweise die Gruppe, die nur nach sechs Jahren untersucht wurde, eine entsprechend höhere Krebsrate haben müssen.

Man kann solche Ergebnisse als seltsam abtun – oder in den Daten nach Fehlerquellen suchen. Manche Mediziner halten die Verbreitung solcher Resultate sogar für gefährlich, weil sie fürchten, der Wert der Krebsvorsorge würde durch sie infrage gestellt. Tatsache ist jedoch, dass solche Befunde keine Ausnahmen mehr sind. Man kann deshalb folgende entscheidende Frage stellen: Wenn es stimmt, dass manche durch Mammografie oder Zelluntersuchungen als gefährlich eingestufte Krebszellen oder Tumoren gar nicht gefährlich werden, während andere, die ihnen gleichen, durchaus in eine tödliche Erkrankung münden, was macht dann diesen schicksalhaften Unterschied aus? Welcher Faktor bestimmt, ob Krebszellen sich bald wieder normal verhalten oder nicht? Was entscheidet, ob sich ein Tumor zurückbildet oder nicht?

Das Umfeld, in dem sich die Krebszellen befinden, scheint hier eine entscheidende Rolle zu spielen. Eine bestimmte Umgebung kann tatsächlich eine Normalisierung von Krebszellen bewirken. Am eindrucksvollsten funktioniert das mit embryonalem Gewebe.

Embryonales Gewebe – ein ganz besonderes Umfeld

Embryonale Zellen können sich fast unbegrenzt teilen. Sie sind alle gleich, aber sie sind die Vorläufer aller so verschiedenen Körperzellen. Aus Embryozellen entwickeln sich in einer genau festgelegten Abfolge die verschiedensten Zellen und Gewebetypen, und alles ist streng kontrolliert. Krebszellen dagegen haben zwar ebenfalls eine große Fähigkeit, sich zu teilen. Aber Krebsgewebe wächst unkontrolliert, die charakteristischen Eigenschaften der ursprünglichen Zellen gehen dabei weitgehend verloren. Das haben zum Beispiel Untersuchungen bei Nierentumoren gezeigt. Manche Forscher bezeichnen das als »fehlgeschlagene Entwicklung«.[424]

Und schon früh gab es die Vermutung, dass embryonale Zellen den Krebszellen helfen könnten, sich wieder zurück zu normalen Zellen zu entwickeln. So mischten etwa schon vor 40 Jahren Wissenschaftler aus London in einer Petrischale völlig unstrukturiert wucherndes Nierentumorgewebe einer Ratte mit einem Extrakt von Rattenembryonen. Das Tumorgewebe erlangte daraufhin zumindest teilweise wieder Eigenschaften von normalem Nierengewebe: Die Tumorzellen ordneten sich kreisförmig an. Nierenkanälchen entstanden, also typische Nierenstrukturen, die Tumorzellen allein niemals ausbilden. Die Tumorzellen hatten sich also ein Stück weit wieder normalisiert.[129]

Ähnliches beobachteten 1973 Wissenschaftler aus Wisconsin mit unstrukturiertem Gewebe aus Brusttumoren von Mäusen. Bei Kontakt zu embryonalem Brustgewebe bildeten die Tumorzellen Milchkanälchen aus und ähnelten so wieder den normalen Zellen, die sie vor ihrer Entartung waren.[106] Aber auch gesundes Gewebe aus anderen Organen kann Krebszellen beeinflussen. Eine Forschergruppe aus Chicago benutzte Gewebe aus Samenleitern, um Krebszellen der Bauchspeicheldrüse zu normalisieren. Nachdem diese Kontakt zum Samenleitergewebe hatten, teilten sie sich bald danach nicht mehr weiter. Sie bildeten stattdessen wieder Zellverbindungen untereinander aus und formierten sich zu drüsenartigen Strukturen, was zu ihrer Herkunft passte.[489] Die Samenleiter haben eine spezielle Proteinschicht, die sogenannte Basalmembran. Sie kann Tumorzellen, die aus Drüsengewebe entstanden sind (Karzinomzellen), wieder zur alten Organisation und Funktion verhelfen.[223]

Kommen Krebszellen in Kontakt mit wachsendem embryonalen Gewebe, kann sie das sogar so weit umprogrammieren, dass sie sich an der Entwicklung des gesunden Embryos beteiligen.[205] Mary Hendrix von der Universität von Chicago etwa hat bösartige Hautkrebszellen (Melanomzellen) in Zebrafisch- und Hühnerembryonen eingespritzt. Entgegen der Erwartung waren die Embryonen nach einiger Zeit nicht mit Tumoren durchwachsen. Ganz im Gegenteil:

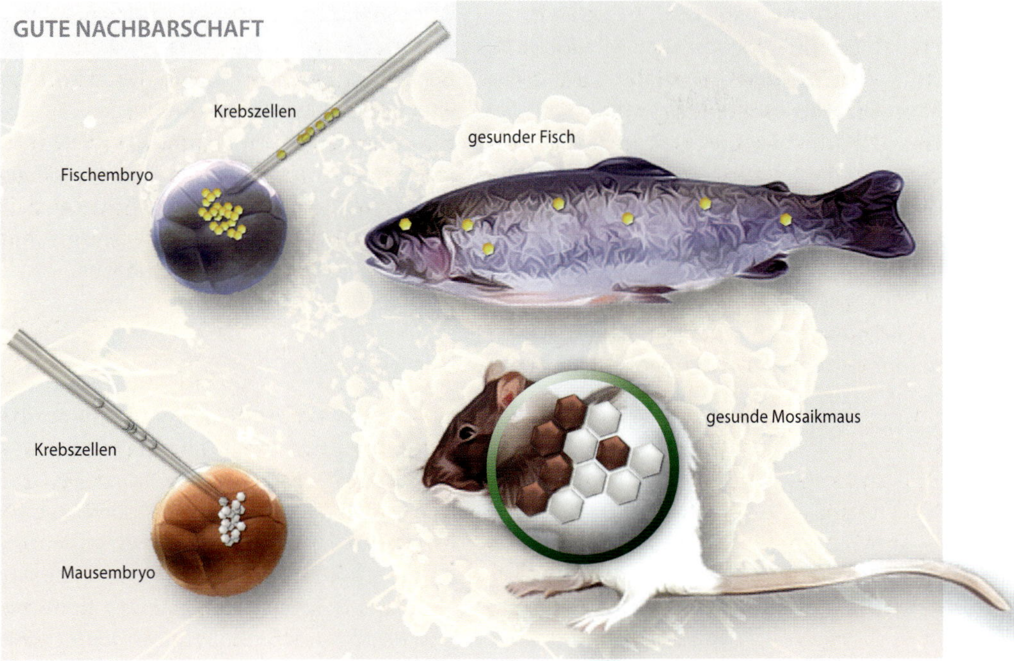

Abbildung 5: In guter Nachbarschaft verhalten sich Krebszellen wie ganz normale Zellen. Kommen Krebszellen in Kontakt mit embryonalem Gewebe, dann verstehen und befolgen sie dessen Signale und nehmen an der Entwicklung des Embryos teil. Es entsteht ein gesundes Tier. Das wurde bei Fischen und Mäusen nachgewiesen.

Die Krebszellen wuchsen nun wie normale, gesunde Zellen, sie entwickelten sich mitunter sogar zu Geweben und Organen, obwohl sie alle ihre Mutationen behielten (siehe Abbildung 5). Hendrix hat in diesen Versuchen Signalstoffe identifiziert, mit denen sich embryonale Zellen untereinander verständigen. Diese Signale können die Krebszellen offenbar normalisieren.[363] Krebszellen sind also in der Lage »in der embryonalen Sprache zu reden«, und gerade den aggressivsten fällt das laut Hendrix am leichtesten.[205]

In den vielleicht eindrucksvollsten derartigen Experimenten gelang es in den Siebzigerjahren sogar, aus Krebszellen gesunde Mäuse herzustellen.[58, 310] Beatrice Mintz vom Fox Chase Cancer Center in Philadelphia verpflanzte für ihre Versuche bösartige Krebszellen aus Keimzelltumoren von Mäusen in ganz frühe Embryonen eines anderen Mäusestamms. Es entstanden gemischte Embryonen. Diese wurden dann von einer Mäuseleihmutter ausgetragen und tatsächlich als ganz gesunde Jungtiere geboren. Deren Gewebe hatten sich teilweise aus den gesunden Zellen des frühen Embryos entwickelt, teilweise aber auch aus den Krebszellen, weshalb man sie als *Mosaikmäuse* bezeichnet. Sogar Keimzellen der Tiere waren von Krebszellen gebildet worden. Nach deren Befruchtung wurden wieder Mäuse geboren. Gesunde Mäuse gingen also letztendlich komplett aus Krebszellen hervor. All diese überraschenden Ergebnisse legen nahe, dass das Umfeld, die *Mikro-Umgebung,* das Verhalten einer Krebszelle und des Tumors stark beeinflusst. Selbst Pioniere und Wortführer der molekularen Krebsgenetik wie Bert Vogelstein (der von sich selbst sagt: »Ich bin ein unerschrockener Krebsgenetiker«) räumen ein: »Man kann diese Krankheit nicht vollständig verstehen, wenn man nicht das Tumorumfeld versteht.«.[256] Diese Ergebnisse sprechen zudem für die These von Donald Ingber, dass die Krebsentwicklung nicht unbedingt geradlinig verläuft und auch nicht unbedingt unumkehrbar sein muss. Und noch aus einer ganz anderen Forschungsrichtung ergeben sich klare Hinweise, dass die Entwicklung von Krebszellen umkehrbar sein kann und nicht allein durch Genmutationen bestimmt ist: aus der Klonforschung.

Klontiere aus Krebszellen

Wer über viel Geld verfügt, sein krankes altes Haustier liebt und es nach dessen Tod weiter lebendig bei sich haben will, der lässt es heutzutage klonen. Dazu wird der Zellkern einer Körperzelle des Tieres in eine entkernte Eizelle der gleichen Tierart gepflanzt und von einem Leihmuttertier ausgetragen. Am Ende des aufwendigen und kostspieligen Verfahrens erblickt das neue Haustier als genetisch identische Kopie des alten das Licht der Welt. Es ist dann zwar nicht dasselbe, aber genetisch zumindest das gleiche.

Zum ersten Mal gelang eine solche Prozedur 1996 schottischen Forschern mit dem Klonschaf Dolly. Ihr Erfolg widerlegte auch die früher vorherrschende Hypothese, dass im Rahmen der Entwicklung zu einem bestimmten Zelltyp dort nicht mehr gebrauchte Gene vollständig abgeschaltet und eliminiert werden.[211] Denn wäre dies der Fall, dann wäre Klonen mit dem Erbmaterial einer normalen Körperzelle unmöglich. Der Erfolg der Wissenschaftler aus Edinburgh bewies, dass der Kern der Schaf-Euterzelle, den sie zur Klonierung von Dolly benutzt hatten, noch sämtliche Geninformationen enthielt – und diese Informationen waren auch ganz normal abrufbar. Ansonsten hätte die Entwicklung der verschiedensten Organe und Zelltypen des Klonschafs nicht funktionieren können. Durch den Transfer des Kerns in die Eizelle wurde nur seine spezielle Programmierung – in diesem Falle darauf, eine Euterzelle zu sein – aufgehoben. Letztlich dadurch konnte das komplette neue Schaf entstehen.

Einer der Pioniere dieser Forschungsrichtung ist der deutschstämmige Wissenschaftler Rudolf Jaenisch vom Massachusetts Institute of Technology (MIT) in Cambridge, USA. Ihm gelang es etwa, Mäuse aus Immunzellen oder Nervenzellen zu klonen. Diese Zellen sind vollständig und normalerweise unumkehrbar auf eine ganz spezielle Funktion programmiert. Verpflanzten Jaenischs Mitarbeiter deren Zellkerne aber in entkernte Eizellen, dann wurde ihre Programmierung aufgehoben und neue Mäuse mit allen Geweben und Organen konnten ganz normal aus ihnen heranwachsen.

Jaenisch stellte sich unter anderem die Frage, ob auch die Programmierung eines Krebszellkerns soweit rückgängig gemacht werden könnte, dass daraus ein Embryo oder sogar ein Tier entstehen kann.

Dazu pflanzten er und seine Kollegen Kerne ganz verschiedener Maus-Krebszelltypen in entkernte Eizellen von Mäusen. Sie untersuchten dann, ob sich daraus Embryonen bildeten.[210] Das gelang zum Beispiel bei Leukämie-, Lymphom- oder Brustkrebszellkernen. Ähnliche Ergebnisse hatte es zuvor schon mit Zellen aus Hirntumoren gegeben.[277] Auch mit Kernen aus Melanomzellen entstanden junge Embryonen. Aus diesen wurden Stammzellen gewonnen und in den frühen Embryo eines anderen Mäusestamms transplantiert, so wie in den oben beschriebenen Experimenten von Beatrice Mintz. Es entstehen hier also wieder sogenannte Mosaikmäuse. Untersucht man deren Zellen, dann sind jene mit dem Erbgut der Melanomzellen anhand ihres Erbgutes klar von denen mit dem normalen Erbgut zu unterscheiden. Doch gerade dies ist wichtig: Der Unterschied war eben nur genetisch, denn alle Zellen – egal mit welchem Erbgut – verhielten sich völlig normal, und die Mäuse hatten offenbar auch kein erhöhtes Risiko, an Krebs zu erkranken.

Bei all diesen komplizierten und nicht immer leicht nachvollziehbaren Experimenten ist es gar nicht unbedingt notwendig, alle Details und die Gründe, warum manche Methodik angewandt wird, zu verstehen. Entscheidend sind die Ergebnisse und ihre Bedeutung. Im Falle des Erbgut-Transfers von Krebszellen in Embryos lautet das Ergebnis insgesamt: Auch wenn nur unter bestimmten Bedingungen aus Krebszellen-Erbgut wieder Erbgut von gesunden Versuchstieren werden kann, so zeigen diese Versuche insgesamt doch klar, dass die Spezialisierung von Krebszellen umkehrbar ist. Je nach Krebszellart ist diese Fähigkeit zur Umkehrung unterschiedlich stark ausgeprägt. Manchmal ist sie sogar vollständig möglich, obwohl sich im mutierten Erbgut nichts ändert.

Doch obwohl sich *in* dem mutierten Erbgut nichts ändert, so ändert sich *an* diesem Erbgut durchaus etwas. Der Zellkern wird umprogrammiert, die Spezialisierung in Richtung Krebszelle wird gelöscht. Die Gene selbst aber werden gar nicht direkt verändert, Mutationen bleiben allesamt erhalten – stattdessen wird das Erbgut von außen modifiziert. Das geschieht durch kleine Moleküle, die im Laufe des Lebens an- oder abgehängt werden. Vergleiche hinken immer, doch man kann sich den Prozess vielleicht ein wenig wie die originalgetreue Restaurierung eines alten Hauses vorstellen: Wenn sie gelingt, dann sieht das Haus danach wieder aus wie an dem Tag, als dort erstmals jemand einzog. Dass in seinem Innern mittlerweile Aufzüge, Whirlpools und Fußbodenheizungen eingebaut sind, bleibt unsichtbar und hat im architektonischen Gesamt-Ensemble des Stadtviertels auch keinerlei Auswirkungen.

Die Fähigkeit von Zellen, sich im Prozess der Embryonalentwicklung – auch trotz mittlerweile vielleicht mutierten Erbgutes innen – nach außen hin derart zu restaurieren, zu verjüngen, nennen Wissenschaftler *Reprogrammierung*. Die diesem zellulären Neustart zugrunde liegenden reversiblen Veränderungen werden als *epigenetische Veränderungen* bezeichnet. Sie spielen beim Thema Krebs, aber auch im Leben allgemein, eine bis vor kurzem unbekannte Riesenrolle.

Epigenetik: das plastische Erbgut

Bei der Epigenetik geht es also nicht um die Frage, was in den Genen geschieht, sondern an den Genen. Veränderungen in den Genen, Mutationen, betreffen die Abfolge der Bausteine. Mutationen können die Funktion verändern oder auch ganz ausschalten. Diese zufälligen Veränderungen sind üblicherweise *unumkehrbar.* Anders steht es um die *epigenetischen Veränderungen* an der Erbsubstanz: Chemische Anhängsel sorgen hier dafür, dass ein bestimmtes Gen abgelesen wird oder nicht. Diese Veränderungen sind *umkehrbar*, die Anhängsel können auch wieder entfernt werden. Das Erbgut jeder Zelle ist epigenetisch modifiziert, auch das jeder Krebszelle.

In der etablierten Krebsforschung galt die Epigenetik von Krebs aber jahrelang als Außenseiterthema. Entsprechend wurden Forscher behandelt, die sich dafür interessierten, so etwa Stephen Baylin und Peter Jones. Auf Kongressen wurden ihre Thesen ignoriert.[238] Baylin von der Johns Hopkins Universität in Baltimore vergleicht seine und Jones Situation über viele Jahre mit der von »Lachsen, die gegen den Strom schwimmen«. Beide haben, über die Jahre mehr und mehr unterstützt von immer mehr anderen Wissenschaftlern, inzwischen jedoch durch hartnäckige Forschung zweifelsfrei gezeigt, dass die Muster dieser epigenetischen Veränderungen bei Krebs gestört sind.[31,235,236] Heute wird kaum noch angezweifelt, dass solche Prozesse bei Tumorerkrankungen eine Rolle spielen.

Eine Variante der epigenetischen Modifizierung des Erbguts ist das sogenannte *Imprinting*, die elterliche Prägung, die nach der Befruchtung einer Eizelle stattfindet. Bestimmte Gene sind dann nur in einer der beiden elterlichen Versionen aktiv, die andere ist stillgelegt. Bekanntestes Beispiel ist hier das Abschalten eines der beiden X-Chromosomen bei Mädchen und Frauen. Bei vielen Tumoren ist diese Prägung defekt, es kommt zum *Loss Of Imprinting* (LOI), und beide Gene sind wieder gleichzeitig aktiv. Und wenn man bei normalen, gesunden Zellen dieses *Imprinting* künstlich löscht, kann das Krebs auslösen.

Der oben schon erwähnte Rudolf Jaenisch hat das bei embryonalen Stammzellen von Mäusen mit gelöschtem *Imprinting* nachgewiesen.[217] Jaenisch stellte aus ihnen Mosaikmäuse her, deren Gewebe sich teilweise aus den embryonalen Stammzellen mit der gelöschten Prägung entwickelt hatte. Diese Mäuse bekamen – wohlgemerkt ohne jede feststellbare Mutation – sehr schnell unterschiedlichste Tumoren. Und diese Tumoren wuchsen immer in den Geweben, die von Zellen mit der epigenetischen Fehlsteuerung abstammten. Diese Experimente zeigen also klar, dass eine geänderte epigenetische Modifikation des Erbguts Krebs erzeugen kann.

All diese Forschungsergebnisse haben dazu geführt, dass epigenetische Modifikationen mittlerweile als interessantes mögliches Ziel für Tumortherapien gelten. Die beiden Pioniere der Epigenetik von Krebs, Baylin und Jones, haben inzwischen jedenfalls etliche Millionen Fördergelder erhalten. Mit einer Gruppe von Kollegen wollen sie damit Medikamente prüfen, die in die Prozesse der Genmodifikation eingreifen. Diese neuen Substanzen sollen die Krebszellen nicht töten, sondern sie wieder normalisieren. Bei einigen ersten Patienten zeigten sich Effekte, »die man sonst nie mit zytotoxischen Medikamenten sieht«, so einer der beteiligten Mediziner in einem Interview. Die Medikamente wirken demnach zum Beispiel sehr langsam und sie zeigen kaum Nebenwirkungen.[238]

Die elterliche Prägung nach der Befruchtung der Eizelle oder die epigenetischen Veränderungen im Lauf der Entwicklung im Embryo beeinflussen jede gesunde, normale Zelle über ihr gesamtes Leben. Mit epigenetischen Modifikationen ihres Erbguts kann die Zelle aber auch auf Veränderungen in ihrer Umwelt reagieren. Das kann entweder sehr kurzfristig passieren oder auch lang andauern. Hier kommt der Stoffwechsel der Zellen ins Spiel. So beeinflusst etwa was und wie viel wir essen durch epigenetische Modifikation, welche Gene in unseren Zellen abgelesen und welche stillgelegt werden. Damit ergibt sich eine Möglichkeit, selbst auf epigenetische Veränderungen Einfluss zu nehmen.

Epigenetik – »Man ißt, was man ißt«

Manchmal bringt die internationale Kooperation von Wissenschaftlern mehr als nur interessante Ergebnisse. Sie verhilft sogar hie und da der Muttersprache eines der Kooperationspartner zu einem kleinen, aber sichtbaren Aufflackern auf der vom Englischen dominierten Weltbühne der Wissenschaft: »Man ist, was man isst« – dieser deutsche Satz steht am Ende eines 2012 in der wichtigen Fachzeitschrift *Cell* erschienenen Artikels. Geschrieben hat ihn der Molekularbiologe Axel Imhof von der Universität München zusammen mit Kollegen von der Universität von Kalifornien in Irvine. In dem Artikel finden sich keine allgemeinen Betrachtungen über gesunde Ernährung, sondern dort geht es sehr konkret, sehr molekular um Epigenetik. Sie ist, so schließen die Forscher ihren Essay, mit dem Stoffwechsel und damit mit der Ernährung aufs Engste verknüpft.[242] Und das gilt auf der Ebene einzelner Zellen, es gilt aber auch für den gesamten menschlichen Organismus, ja sogar für ganze Bevölkerungsgruppen.

Welche Gene aktiv sind und ob das gut für einen Menschen ist oder nicht, hängt entscheidend mit davon ab, was dieser Mensch isst, was er in der Vergangenheit gegessen hat, ja sogar davon, was seine unmittelbaren Vorfahren aßen.

Ein sehr eindrucksvolles Beispiel dafür ist die Wirkung, die äußere Einflüsse schon vor der Geburt eines Kindes auf seine Gesundheit sehr viel später im Leben haben. Gegen Ende des Zweiten Weltkriegs herrschte in den Niederlanden eine schwere Hungersnot, unter der natürlich auch schwangere Frauen litten. Die in oder kurz nach dem Winter 1944 von den hungernden Frauen geborenen Kinder hatten 50 Jahre später mehr gesundheitliche Probleme als die sonstige Bevölkerung der Niederlande. Je nachdem in welchem Stadium der Schwangerschaft die Frauen stark gehungert hatten und mangelernährt gewesen waren, hatten ihre Kinder später als Erwachsene tendenziell spezifische gesundheitliche Probleme: Traf die Hungersnot die Frauen im ersten Schwangerschaftsdrittel, dann litten ihre Nachkommen vermehrt an Herzkrankheiten. Waren sie im zweiten Drittel der Schwangerschaft besonders von der Nahrungsknappheit betroffen gewesen, dann kam es in der nächsten Generation später zu mehr Lungenproblemen. Und hungerten die Frauen vor allem im letzten Drittel ihrer Schwangerschaft, hatten ihre Kinder als Erwachsene eine verringerte Glukosetoleranz, was typisch für Prädiabetiker ist.[339] Auch Brustkrebs bekamen deutlich häufiger die Frauen, die im Mutterleib unter Nahrungsmangel zu leiden gehabt hatten.[340]

Die Mangelernährung hatte also beim Embryo eine dauerhafte Wirkung hinterlassen. Es ist eine Prägung durch die Umwelt, die Konsequenzen für das ganze Leben hat. Offensichtlich war es auch wichtig, in welcher Phase der Entwicklung dieser Mangel auftrat. Doch wie kann man sich den Effekt erklären? Analysen des Erbguts der Betroffenen haben gezeigt, dass etliche ihrer Gene ein anderes Muster von epigenetischen Modifikationen hatten als das von Kontrollpersonen, die nicht von der Hungersnot betroffen gewesen waren.[201] Das sogenannte *Methylierungsmuster* ihrer Gene war verändert.

Bei der Methylierung wird ein kleines, einfaches chemisches Molekül, eine Methylgruppe, an das Gen angeheftet. Je nachdem, wie viele Methylgruppen an welchen

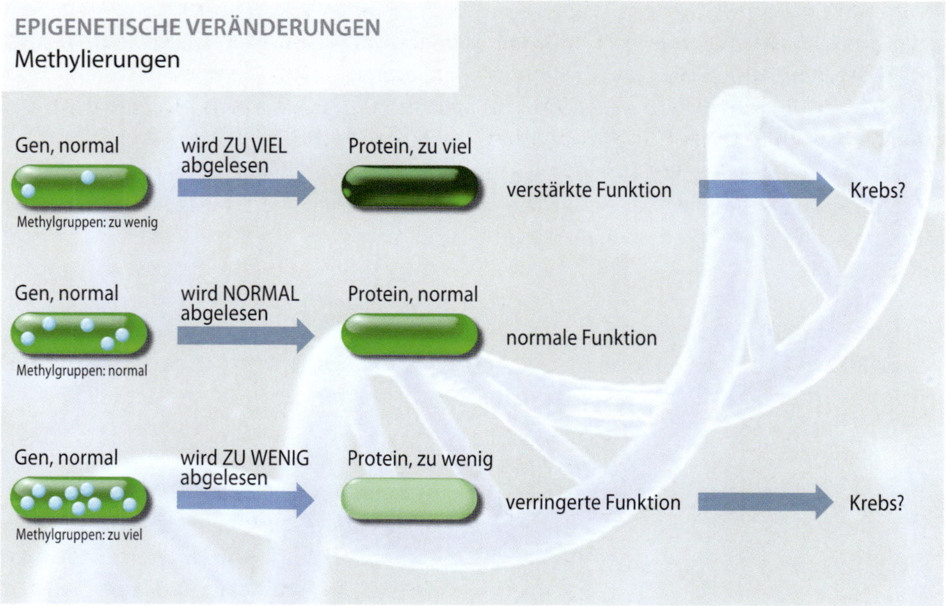

Abbildung 6: Veränderungen des epigenetischen Musters können die Entstehung von Krebs fördern. Das epigenetische Muster bestimmt, ob und wie Gene abgelesen werden. Äußere Faktoren wie unter anderem die Versorgung mit Nahrung beeinflussen direkt das Muster, indem etwa vermehrt oder verringert Methylgruppen an die Gene angehängt werden. Ist davon ein Protoonkogen oder ein Tumorsuppressorgen betroffen, kann Krebs entstehen.

Abschnitten eines Gens angehängt sind, wird dieses mehr oder weniger abgelesen (siehe Abbildung 6). Der Methylierungszustand bestimmt also mit, wie aktiv ein Gen ist, wie viel des Proteins, für das dieses Gen die Information liefert, in der Zelle hergestellt wird. Die Methylierung der Erbinformation ist eine sehr stabile Variante der epigenetischen Veränderungen, die für Unterschiede zwischen den Organen und Zellen in verschiedenen Geweben sorgt – denn jede Zelle eines Körpers enthält ja den exakt gleichen Gensatz. Damit sich die Zellen unterscheiden und zum Beispiel in der Leber Nährstoffe umbauen und im Muskel Bewegungsaufgaben übernehmen können, müssen aber jeweils ganz unterschiedliche Teile dieses genetischen Programms ablaufen. Die Methylierung sorgt genau dafür. Sie ist aber auch für Unterschiede zwischen einzelnen Menschen mit verantwortlich. Wie das Beispiel der Niederländer aus dem Hungerwinter 1944 zeigt, kann das Methylierungsmuster mitbestimmen, ob es jemandem gesundheitlich gut geht oder nicht.

Die zweite Variante der epigenetischen Modifikation ist die sogenannte *Acetylierung:* Hier werden Acetylgruppen zur Veränderung des Erbguts benutzt. Diese werden dabei nicht direkt an ein Gen angeheftet, sondern an Histon-Moleküle. Diese speziellen Proteine stehen räumlich sehr eng mit der Erbsubstanz in Kontakt. Die Acetylierung der Histone beeinflusst diese Interaktion so, dass dadurch Gene vermehrt oder auch gebremst abgelesen werden.

Je nachdem, wie viele Methyl- und Acetylgruppen eine Zelle herstellen kann, wird sich das Muster der Methylierung und Acetylierung in ihrem Kern unterscheiden. Ausschlaggebend ist hier, wie viele und welche Nährstoffe eine Zelle zur Verfügung hat. Die Effekte können entweder langfristig sein (wie etwa bei der Hungersnot) oder auch kurzfristig, wenn etwa die Körperzellen sich schnell auf ein anderes Nährstoffangebot einstellen müssen. Der Stoffwechsel der Zellen und der epigenetische Zustand ihres Erbgutes sind also nicht voneinander zu trennen.

Epigenetik und Stoffwechsel – ein unzertrennliches Paar

Hat eine Zelle reichlich Zucker zur Verfügung, wirkt sich das direkt auf die epigenetisch wirksamen Signalmoleküle aus. Das liegt daran, dass die Zelle die Acetylgruppen für die epigenetische Modifikation in erster Linie aus dieser Glukose herstellt. Für Methylgruppen sind auch Eiweißbestandteile und das B-Vitamin Folsäure notwendig, dazu noch einige Stoffwechselbausteine. Auch der Tag-Nacht-Rhythmus unseres Stoffwechsels, bei dem wir normalerweise tagsüber Kohlenhydrate und nachts eher Fette verwerten, spiegelt sich in der epigenetischen Modifikation unseres Erbguts wider. Hier gibt es ebenfalls einen Tag-Nacht-Rhythmus.

Der oben schon erwähnte Axel Imhof und seine Kollegen sind der Überzeugung, dass sich der Stoffwechselzustand einer Zelle in wechselnden Modifikationen des Erbguts niederschlägt.[242] So sei auch zu erklären, dass vorübergehende Unterschiede der Nährstoffversorgung (etwa die Hungersnot) einen langfristigen Effekt auf die Genaktivität haben können, dass sich der Körper also noch lange daran erinnern kann. Einen solchen epigenetischen »Memory-Effect« gibt es auch bei Patienten mit Diabetes.

Selbst wenn sie nur zeitweise Episoden von erhöhtem Blutzucker ausgesetzt waren und ihr Blutzucker wieder gut eingestellt ist, erinnern sich ihre Körperzellen messbar an den zu hohen Zuckerspiegel.[132]

Gerade wenn eine Zelle immer wieder viel Zucker verstoffwechselt, weil etwa regelmäßig viel Zucker im Blut vorhanden ist und sie viel davon in ihr Zellinneres aufnimmt, kann das die Zellteilung anregen. Die Zwischenprodukte des Zuckerstoffwechsels stimulieren das Wachstum und die Zellvermehrung durch epigenetische Veränderungen: Durch diese Veränderungen werden Wachstumsgene aktiviert.[68] Genau das Gleiche passiert, wenn Wachstumssignale eine Zelle dazu anregen, sich zu teilen: Auch dann nimmt sie vermehrt Zucker aus dem Blut auf und steigert den Zuckerstoffwechsel. Dadurch werden wiederum vermehrt bestimmte Zwischenprodukte gebildet – und diese bewirken dann jene Veränderungen des Erbguts, die letztlich das Wachstum ermöglichen.[497]

Clarissa Gerhäuser aus der Abteilung »Epigenomik und Krebsrisikofaktoren« am Deutschen Krebsforschungszentrum in Heidelberg sieht einen wechselseitigen Effekt zwischen dem hohen Zuckerstoffwechsel von Krebszellen (siehe Kapitel 4) und ihren epigenetischen Modifikationen:[171] Der Stoffwechsel erhöht das Angebot an Wachstumsbausteinen und das epigenetisch veränderte Erbgut verstärkt seinerseits den Stoffwechsel, indem vermehrt solche Gene aktiv werden, die für den Zuckerstoffwechsel wichtig sind. Damit wird die Stoffwechselsituation der Krebszellen mit ihrem Zuckerhunger stabilisiert, die Zellen laufen dauerhaft auf Hochtouren.

Gerhäuser beleuchtet auch die krebshemmende Wirkung der von vielen als gesund eingestuften sekundären Pflanzenstoffe. Dazu gehören Polyphenole, Flavonolignane, Sulforaphane oder Kurkumin. In Zellkulturexperimenten verringern einige dieser Nährstoffe zum Beispiel die Zuckeraufnahme von Zellen, etwa Quercetin und Polyphenole aus grünem Tee. Flavonolignane aus der Mariendistel hemmen dagegen den Zuckerstoffwechsel und Sulforaphane aus Brokkoli oder Kurkumin aus der Gelbwurzel beeinflussen epigenetische Modifikationen.

Diese pflanzlichen Stoffe wirken nicht nur auf den Zuckerstoffwechsel und die epigenetischen Modifikationen, sondern beeinflussen auch sogenannte *Transkriptionsfaktoren.* Sulforaphane aus Brokkoli etwa blockieren den Entzündungs-Transkriptionsfaktor *NFkappaB.*[171] Transkriptionsfaktoren spielen eine zentrale Rolle in der Zelle: Sie bestimmen ganz akut, ob ein Gen abgelesen wird oder nicht. Sie erlauben so der Zelle, direkt und kurzfristig auf eine Änderung in ihrer Umgebung zu reagieren und die Aktivität ihrer Gene zu steuern.

Transkriptionsfaktoren – Kontrolleure der Genaktivität

Die Erbsubstanz, das sogenannte Genom, ist eine reine Ansammlung von Informationen. Insofern ist der Vergleich des Genoms mit einem sehr dicken Universallexikon durchaus stimmig: Ob das Buch in der Welt irgendeine Wirkung entfaltet, hängt davon ab, welche Kapitel und Absätze wie häufig gelesen werden und ob der Leser versteht, was er dort liest, und wie er die gelesene Information in Taten umsetzt.

In einer Zelle muss die Information, die in einem einzelnen Gen steckt und in etwa einem Artikel in dem großen Lexikon entspricht, in ein Protein umgesetzt werden. Nur dann bewirkt diese Information eines Gens konkret etwas in der Zelle – Wachstum etwa, Teilung oder bestimmte Stoffwechselvorgänge. Dazu wird die Geninformation zuerst abgeschrieben: *transkribiert.* Danach wird sie im Zellplasma in ein Protein übersetzt: *translatiert.* Ob und in welchem Ausmaß das geschieht, ob also ein Protein letztendlich hergestellt wird und wie viel davon, bestimmen jene Transkriptionsfaktoren mit.

Bemühen wir wieder die Analogie des Lexikons, dann ist die Situation etwa vergleichbar mit einem nicht ausleihbaren Band in einer Bibliothek. Der Leser muss eine Fotokopie machen – etwa des Artikels, in dem Destillation erklärt wird. Er muss diese Kopie dann nach Hause tragen und erst dort kann er beginnen, sich seine eigene Schnapsbrennerei zu bauen. All das wird er, weil es mit einem gewissen Aufwand verbunden ist, nur tun, wenn er wirklich interessiert ist an dem Thema, in diesem Falle also vielleicht gerade eine besonders reiche Obsternte im Garten reift und er auch sehr gerne selbst gebrannten Schnaps trinken möchte. Entscheidend dafür, ob der Bauplan auch zum Bau einer Destillationsanlage führt, ist also seine Motivation – und die ist vergleichbar mit den Transkriptionsfaktoren in der Zelle. Sie kontrollieren, welche Gene wann transkribiert werden und dadurch letztendlich aktiv sind.

Für die Krebsentstehung ist ein bestimmter Transkriptionsfaktor sehr wichtig, der sogenannte *Hypoxia Inducible Factor,* kurz HIF. HIF gibt der Zelle die Möglichkeit, schnell auf einen Mangel an Sauerstoff zu reagieren. Die Zelle bildet ständig HIF, aber in Gegenwart von Sauerstoff wird dieses sofort wieder abgebaut. Wird Sauerstoff dagegen knapp, dann bleibt HIF stabil und kann seine

Wirkung entfalten. Es kann bestimmte Gene an- oder abschalten.

Während der Entwicklung eines Organismus sorgt HIF unter anderem für die Bildung von Herz, Adern und roten Blutkörperchen. So wird gewährleistet, dass alle Bereiche des entstehenden Körpers über das Herz-Kreislauf-System mit Sauerstoff versorgt werden. Wenn in einem erwachsenen Organismus an einer Stelle der Sauerstoff knapp wird, sorgt auch hier HIF als Sensor des Mangels für Abhilfe. Sind beispielsweise Herzkranzgefäße verengt, bewirkt er das Sprießen von Nebengefäßen, den sogenannten Kollateralen. Auch bei einer Wunde stimuliert HIF die Bildung neuer Blutgefäße, wenn vorhandene Adern und Kapillaren zerstört sind. Und auch ein ganz akuter Sauerstoffmangel in einer einzelnen Zelle ruft HIF auf den Plan. Dann wird die Energieversorgung der Zelle auf die gesteigerte Verarbeitung von Zucker zu Milchsäure (Laktat) umgestellt (siehe auch Kapitel 4), denn dafür ist kein Sauerstoff notwendig. Dazu aktiviert HIF die Transkription von Genen, deren Proteinprodukte als Enzyme an Glykolyse und Laktatbildung beteiligt sind. Bei einer gesunden Zelle wird diese wieder zurückgeregelt, sobald die Sauerstoffversorgung wieder normal ist. Steht der Zelle aber dauerhaft ein Zuviel an Zucker zur Verfügung oder ist sie bereits eine eher stark zuckerverwertende Krebszelle, dann fördert die gesteigerte Glykolyse ihr Wachstum und führt zur Zellteilung.

All diese molekularen Details könnten nun den Schluss nahelegen, dass man unbedingt ein auf HIF zielendes Medikament entwickeln muss – und wenn das nicht reicht, dann eben noch andere gezielte Medikamente. Tatsächlich wird selbstverständlich an solchen Verfahren gearbeitet.[515] Man kann aber auch versuchen, mit schon bekannten und ungefährlichen Mitteln auf die entscheidenden Vorgänge zu zielen.

So ist es nach allem, was wissenschaftlich bekannt ist, sicher sinnvoll zu versuchen, mit grünem Tee, Brokkoli oder gar Rotwein und (sehr) dunkler Schokolade und sonstigen Lebensmitteln viele nützliche sekundäre Pflanzenstoffe zu sich zu nehmen. Mit ihnen kann man in einem gewissen Maße den Zellstoffwechsel weg von der wachstumsfördernden gesteigerten Zuckerverwertung zurück zur Zellatmung lenken. Man kann aber auch mit einer kohlenhydratarmen Ernährung Blutzuckerspitzen vermeiden und den Blutzuckerspiegel konstant eher niedrig halten.

Man kann beides auch miteinander kombinieren. Das hat dann auch noch einen weiteren und ganz entscheidenden Vorteil: Damit bleibt ein wichtiger Bestandteil unserer Zellen gut funktionstüchtig, die Mitochondrien. Sind Mitochondrien dagegen geschädigt oder nicht voll funktionstüchtig, kann das – genau wie ein ständig aktiver HIF-Transkriptionsfaktor – Krebs begünstigen. Solche krebsfördernden Schäden können auch im Erbgut der Mitochondrien selbst auftreten.

Mitos – unser zweites Erbgut

Bei der Epigenetik geht es immer um die Erbinformation im Zellkern. Die weitaus meisten Zellen unseres Körpers haben aber noch einen weiteren kleinen, aber komplett unterschiedlichen Erbgutsatz. Er sitzt in ihren Mitochondrien. Wer sie, wie das populär gerne getan wird, als Zellkraftwerke bezeichnet, hat zwar teilweise recht, greift aber auch viel zu kurz. Mitochondrien, von ihren Erforschern beinahe zärtlich »Mitos« genannt, sind mehr als nur Energieversorger. Sie sind ein wichtiger Grund, dass es Menschen, Tiere und Pflanzen überhaupt gibt. Ihnen haben wir zu verdanken, dass sich aus Einzellern unsere frühesten Vorfahren entwickeln konnten – die ersten Lebewesen mit mehreren Zellen.

Heute ist allgemein akzeptiert, was 1967 noch als unorthodox galt: Damals veröffentlichte Lynn Margulis (die damals als Ehefrau des weltbekannten Astronomen Carl Sagan Lynn Sagan hieß) ihre Hypothese, dass unsere Zellen eigentlich aus zwei Organismen bestehen.[391] Vor etwa zwei Milliarden Jahren hat demnach eine Urzelle eine andere Urzelle aufgenommen. Daraus entwickelte sich über unzählige Generationen eine Symbiose, die beiden jeweils eine Spezialisierung erlaubte: Eine der beiden Zellen (das spätere Mitochondrium) spezialisierte sich auf die Energiegewinnung und gab viele ihrer Gene ab. Das Erbgut der anderen Zelle konnte nun ständig vergrößert werden, was ohne die effiziente Energiegewinnung nicht möglich gewesen wäre.[265] Nur zusammen, mit einem reichhaltigen Informationsspeicher wie dem Zellkern und einer dafür notwendigen effizienten Energiequelle wie den Mitochondrien, konnte sich dann mehrzelliges Leben entwickeln. Die Mitos haben einen Kernsatz von Genen behalten, damit können sie sehr flexibel auf plötzliche Wechsel des Nährstoffangebotes und damit des Stoffwechsels reagieren. Heikel wird es, wenn die Zellen zu wenig Sauerstoff bekommen. Dann entstehen durch die Arbeit der Mitochondrien vermehrt schädliche freie Sauerstoffradikale, im Englischen abgekürzt auch ROS *(Reactive Oxygen Species)* genannt. Diese können Bestandteile des Mitochondriums selbst schädigen, die dann schnell mithilfe des Erbguts der Mitos nachgebildet werden müssen, um die Arbeit wieder zu optimieren. Steigt der Spiegel an freien Radikalen trotzdem weiter an, richtet das sowohl in der Zelle als auch am Mitochondrium – und an beider Erbgut – weitere Schäden an. Wird der Schaden zu groß und funktionieren die Mitochondrien gar nicht mehr, sorgen sie für die Exekution des Selbstmordprogramms der Zelle.

Diese sogenannte Apoptose ist eine ungemein sinnvolle Erfindung, die die Evolution bei höheren Organismen hervorgebracht hat. Schließlich sorgt sie dafür, dass schadhafte Zellen sich selbst unschädlich machen.

Bei Krebszellen aber ist dieses Selbstmordprogramm oftmals gestört (siehe auch Kapitel 4). Gerade das gilt als eines ihrer wichtigsten Markenzeichen.[192] Und die Entwicklung von Krebs wird begünstigt, wenn ein Funktionsverlust der Mitos nicht zum Zelltod führt. Lebende Zellen mit halbtoten Mitochondrien sind die Zutaten eines sicheren Rezeptes für eine Katastrophe im Organismus. Das zeigen die Ergebnisse von Versuchen, bei denen die mitochondriale Erbinformation und damit die Energieproduktion ausgeschaltet wird.[261] Michael Ristow von der Universität Jena und seine Kollegen haben mit gentechnischen Experimenten die Funktion von Mitochondrien in Mäusen manipuliert: Erniedrigten sie die Effektivität der sauerstoffabhängigen Energiegewinnung in Mitochondrien von Leberzellen bei Mäusen, dann entwickelten sich vermehrt Lebertumoren.[447] Der Nachweis gelang aber auch andersherum: In einem weiteren Experiment wurde die Zellatmung in den Mitochondrien von Darmkrebszellen verbessert. Solche Zellen bildeten in Tieren dann deutlich weniger Tumoren als ihre unbehandelten Ausgangszellen mit gestörter Mitochondrienfunktion.[402] Die korrekte Funktion der Mitos ist also für eine Zelle entscheidend, damit sie gutartig bleibt.

Die Funktionstüchtigkeit von Mitochondrien ist aber gerade dann beeinträchtigt, wenn Zellen viel Zucker verwerten. Nehmen sie viel Glukose auf, weil der Blutzuckerspiegel sehr hoch ist und zudem die Aufnahme durch Insulin gesteigert ist, wirkt sich das auf die Struktur und die Funktion der Mitochondrien aus.[513] Sie teilen sich in immer kleinere Einheiten auf und produzieren selbst mehr freie Sauerstoffradikale. Hier kommt wieder HIF ins Spiel, denn dieser Transkriptionsfaktor wird nicht nur bei akutem Sauerstoffmangel aktiv, sondern auch durch viele freie Sauerstoffradikale.

Die negativen Folgen einer erhöhten Zufuhr von Kohlenhydraten fasst Douglas Wallace, Direktor des Zentrums für mitochondriale und epigenomische Medizin am Kinderhospital von Philadelphia, so zusammen: Hoher Blutzucker führt zu Insulinausschüttung. Das Insulin bindet an die Zelle. Das führt über einige Zwischenschritte zur Hemmung der Energieproduktion in den Mitochondrien. Stattdessen wird die Glykolyse verstärkt. Dadurch kommt es zu epigenetischen Veränderungen. Zudem wird die Aktivität von Transkriptionsfaktoren mit Bedeutung bei Entzündungsreaktionen und Reaktion auf Sauerstoffknappheit (NFkappaB und HIF) beeinflusst.[478, 479]

Eine kohlenhydratarme ketogene Ernährung führt dagegen sogar zur Neubildung von Mitochondrien[49] und verbessert ihre Funktionalität.[25] Auch Michael Ristow aus Jena zeigt sich überzeugt, dass Aktivierung der Mitochondrien durch verringerte Kohlenhydratzufuhr positive Wirkungen auf die Zellfunktion hat.[377]

Die besprochenen Ergebnisse lassen vor allem eine Schlussfolgerung zu: Die lebensnotwendigen Prozesse in den Zellen, also die Energiegewinnung und der Stoffwechsel, haben einen starken Einfluss auf das Wesen und Verhalten der Zellen. Das geht bis hin zur Veränderung von Genaktivitäten. Und all dies kann häufig weitgehend unabhängig davon geschehen, ob bestimmte Gene nun mutiert sind oder nicht. Das steht im Widerspruch zur seit Jahrzehnten dominierenden Sicht des zellulären Geschehens, in der die Gene alles steuern und bestimmen.

Krieg und Frieden

Der Pionier der Krebsgenetik Robert Weinberg hat ein sehr lesenswertes und unterhaltsames Buch geschrieben. »Krieg der Zellen«[495] erschien 1998. Weinberg, Sohn jüdischer Flüchtlinge aus Deutschland und Professor am Massachusetts Institute of Technology, erzählt darin von der Geschichte des »Kriegs gegen den Krebs«, aber auch vom Krieg der Krebsforscher untereinander. Biochemiker, Genetiker, Virologen – welche Fachrichtung auch immer – stets ging es um die Stärkung der eigenen Position, um »Taktik«, »Seitenhiebe«, »Frontalangriff«, »Attacke«, »Feldzug« im Kampf um Macht, Meinungsführerschaft und Deutungshoheit. Dabei gibt sich Weinberg nicht als neutraler Geschichten-Erzähler, sondern offenbart sich selbst deutlich als Kämpfer für seine Sache. Fragestellungen und Projekte der anderen verwirft er. Der »Virusfeldzug« etwa, die Suche nach krebsauslösenden Viren also, habe geradewegs »in den nächsten sehr tiefen Sumpf« geführt.

Auch die Stoffwechselforschung und ihr Pionier Otto Warburg werden niedergemacht. Der Professor lässt kein gutes Haar an konkurrierenden Forschungsrichtungen und Kollegen. Für ihn zählt nur die Krebsgenetik, die Entdeckung von Onkogenen und Tumorsuppressorgenen, an der er erheblichen Anteil hatte. »Die Entstehung von Krebs« schrieb er damals, »gibt uns keine Rätsel mehr auf«.

Weinberg feierte also den Sieg, seinen Triumph im Krieg der Krebsforscher. Zwar war der Krebs nicht besiegt, aber zumindest die Vertreter der anderen Fachdisziplinen. Einzig und allein seien es Mutationen spezieller Gene, die aus einer normalen Zelle eine Krebszelle machen. Vor 1953 wären daher auch kaum Fortschritte zu erwarten gewesen. Denn erst dann hatten James Watson und Francis Crick die Molekularstruktur des Erbmaterials beschrieben und bereiteten damit der »nun folgenden biologischen Revolution den Boden«. Weinberg weiter: »Wir mussten nur einsteigen und die Früchte vom Baum der Erkenntnis ernten, den Watson und Crick gepflanzt hatten. Die Antworten auf das Krebsproblem warteten offenbar nur darauf, von uns formuliert zu werden«.[495]

Für Wissenschaftler aus anderen Bereichen als der Krebsgenetik bemüht Weinberg den Vergleich mit dem Mann, der in der Nacht seinen verlorenen Schlüssel unter der einzigen Laterne sucht: Dort hat er ihn zwar nicht verloren, aber anderswo sieht er nichts.

Die in diesem Kapitel besprochenen Ergebnisse würden es durchaus rechtfertigen, kampflustig mit eben diesem Vergleich auf Weinberg und sein eigenes Forschungsgebiet zurückzuschießen. Das ist allerdings überhaupt nicht Ziel dieses Buches. Tatsache ist allerdings nicht nur, dass der Krieg der Krebsforscher den Patienten wenig gebracht hat. Die molekulare Genetik hat auch nicht allein die Krebsforschung in dieser Zeit übermächtig dominiert, sondern sie war in praktisch allen Zweigen der biologischen Naturwissenschaften vorherrschend. Der Biochemiker Steven McKnight von der Universität von Texas in Dallas erkennt deren Erfolge durchaus an, beklagt aber auch die negativen Effekte ihrer Dominanz in der Wissenschaft allgemein: »Jedes Feld, das genügend muskulös wird, kann andere wissenschaftliche Ansätze überschatten«.[301] Für einige Fragestellungen ist dann keine Lösung möglich, weil sich alternative Lösungsansätze gegenüber der dominanten – aber vielleicht eben doch nicht zielführenden – Disziplin nicht durchsetzen können. Sie werden im Extremfall mangels Förderung und Beforschung sogar weitgehend aufgegeben.

Mit der molekularen Genetik allein gerät die Forschung bislang jedenfalls, wenn es um die Lösung wichtiger Krankheitsprobleme geht, immer wieder an ihre Grenzen. Das betrifft nicht nur die Krebsforschung, auch auf anderen Gebieten ist eine gewisse Ernüchterung eingetreten. Die alleinige Ausrichtung auf genetische Ursachen hat bislang jedenfalls nur in Ausnahmefällen zu wirksamen Therapien geführt. Auf allen medizinischen Gebieten ist die molekulare Ursache – *das Gen für* – gesucht worden. Erfolge gab es bei dieser Suche eher selten. So etwas wie *das Krebsgen* gibt es nun einmal nicht. Auch *das Fettleibigkeitsgen* oder *das Autismusgen* sucht man bisher vergebens.

Gene ...

Natürlich gibt es Gendefekte, die eindeutig Krankheiten verursachen. Ein Beispiel dafür ist die Mukoviszidose. Sie ist eine der wenigen Krankheiten, die auf ein einzelnes Gen zurückgeführt werden können. Doch auch hier zeigt sich ein grundsätzliches Problem der bisherigen genetisch basierten Medizin: Obwohl man die molekulare Ursache genau kennt, kann man die Folgen mit molekularen gezielten Mitteln bislang meist nicht behandeln. Viele Forschungsergebnisse, keine Therapieergebnisse. Schön für Wissenschaftler, ziemlich wertlos für Patienten.

Bei Krebs ist es ähnlich. Nur für wenige Varianten der Krankheit gibt es erfolgreiche gezielte Therapien, etwa für CML. In Labors sind Hunderte Krebsgene identifiziert worden, doch auf die Krebssterblichkeit wirkt sich diese Flut der Erkenntnis bislang kaum aus. Ein paar Gründe dafür sind in diesem Kapitel erörtert worden.

Es gibt zwar durchaus auch Gendefekte, die zum Beispiel Fettleibigkeit auslösen können: Wenn etwa das Leptin-Gen defekt ist, können die Fettzellen der Patienten das »Schlankheitshormon« Leptin nicht bilden. Das führt unvermeidlich zu massiver Fettleibigkeit.[333] Allerdings betrifft das nur eine Handvoll Patienten weltweit, drastisch weniger als die große Mehrheit der Menschen mit starkem Übergewicht. Die große Zahl Fettleibiger lässt sich mit einzelnen Gendefekten allein nicht erklären, hier spielen viele andere Faktoren eine Rolle.

Und auch hier gilt genau das Gleiche für Krebs. Natürlich gibt es Krebsgene, etwa das Tumorsuppressorgen *RB1*. Die Abkürzung steht für Retinoblastoma. Wie der Name schon andeutet, kann – vor allem bei Kindern – ein Tumor im Auge entstehen, wenn dieses Gen defekt ist.[161] Und sind die Gene *BRCA1* oder *BRCA2* (für **BR**east **CA**ncer) mutiert, ist das Risiko für eine Brustkrebserkrankung deutlich erhöht. Trägerinnen dieser Mutation müssen aber nicht zwangsläufig Brustkrebs bekommen. Die Genmutation ist also auch hier nicht alleinige Ursache für Krebs, sondern nur einer der Auslöser. Insgesamt treten vererbbare Gendefekte nur selten auf und sind nach heutigem Wissensstand nur für etwa fünf Prozent der Krebserkrankungen mitverantwortlich.

Auch in Zellkulturexperimenten lassen sich durch eine gezielte genetische Veränderung künstlich krebsartige Zellen herstellen: Führt man etwa einige ganz bestimmte Gene in Zellen ein, regen diese Gene das Wachstum der Zellen an und machen sie unsterblich.[188] Interessant dabei ist: Obwohl keines der eingeschleusten Gene direkt den Stoffwechsel beeinflusst, zeigen die Zellen dann den typischen Tumorstoffwechsel mit stark beschleunigter Glykolyse und vermehrter Laktatproduktion, und zwar umso ausgeprägter, je aggressiver die Zellen wachsen.[369]

… oder Stoffwechsel?

Diese Veränderungen des Stoffwechsels bleiben natürlich unbemerkt, wenn nicht gezielt nach ihnen gesucht wird und sie nicht gemessen werden. Dasselbe gilt für alle Disziplinen, die von der alles beherrschenden molekularen Genetik in den Schatten gestellt werden. Die Dominanz eines Forschungszweigs kann sogar dazu führen, dass auf anderen Gebieten irgendwann Fachkräftemangel herrscht. McKnight etwa beklagt, dass es in manchen inzwischen zu Randgebieten herabgestuften, aber vielleicht doch vielversprechenden Disziplinen an entsprechenden Experten fehlt. Weinberg gibt auch dafür den Grund an: Die Nachwuchswissenschaftler wandten sich mehr und mehr von anderen Gebieten ab und wechselten zur Molekularbiologie. Die Krebsforschung bekam viel Geld, und »da wir meist große Arbeitsgruppen hatten, vermehrten sich unsere Schüler wie die Kaninchen«. Das »Häuflein« molekularer Krebsforscher aus den Sechzigerjahren war »später auf Divisionsgröße angewachsen«.[495]

Der Sieg der molekularen Genetik in der Krebsforschung hatte also auch Aspekte eines Verdrängungskrieges gegenüber anderen Forschungsrichtungen. Dabei wäre es höchste Zeit, Frieden zwischen den einzelnen Disziplinen zu schließen, um bei der Erforschung der Ursachen von Krebs weiterzukommen: Eben jener James Watson, von dessen »Baum der Erkenntnis« Weinberg und Kollegen »die Früchte ernten« wollten, beklagt inzwischen selbst einen ganz bestimmten Mangel: Ihm fehlen nicht die talentierten Nachwuchs-Molekularbiologen, sondern die Biochemiker, die Stoffwechselvorgänge erforschen könnten, um bei der Entwicklung wirksamer Krebstherapien zu Erfolgen zu kommen.[493] Den Genetikern allein traut er es nicht zu.

Watson plädiert für eine Zusammenarbeit der verschiedenen Fachrichtungen, also für Frieden statt Krieg. Es gibt Anzeichen, dass die Entwicklung tatsächlich in diese Richtung läuft. So wird die Rolle des Umfelds der Tumorzellen, der Wechselwirkungen zwischen Zellen und Gewebekomponenten, heute generell anerkannt. Ein gutes Beispiel dafür ist Mina Bissell: Während ihre Arbeiten in den Achtzigerjahren des letzten Jahrhunderts führenden Krebsforschern als Fall für den Papierkorb galten,[256] wird sie heute mit Ehrungen überhäuft. Auch der vor fast 100 Jahren schon von Otto Warburg untersuchte Tumorstoffwechsel gilt inzwischen wieder als Topthema in der Krebsforschung. Robert Weinberg selbst hat ihm inzwischen den Status eines »Markenzeichens von Krebs« verliehen.[193] Er ist inzwischen auch Träger der Warburg-Medaille.

Es ist durchaus möglich, dass weitere jahrelange Forschung es irgendwann schaffen wird, weitere gezielt und vielleicht sogar besser gegen die Folgen von Mutationen wirkende Medikamente hervorzubringen. Solche Forschung ist wichtig, und ihre bislang für echte Therapien eher ernüchternde Bilanz ist sicher kein Grund, sie aufzugeben. Und wenn die Genetiker tatsächlich mehr auf jene lange bekämpften anderen Disziplinen zugehen werden, dann werden auch hier die Chancen steigen.

Wer allerdings heute krank ist, kann nicht Jahrzehnte auf Forschungsdurchbrüche warten. Er oder sie sucht nach Möglichkeiten, die es schon heute gibt, die praktikabel und sicher sind. Dieses Buch ist für genau diese Leute – und für die, die ihnen helfen wollen. Die Möglichkeiten, selbst etwas zu tun, liegen logischerweise nicht im Bereich von genetisch maßgeschneiderten Therapien. Sie liegen vielmehr darin, den Stoffwechsel zu beeinflussen. Sie liegen darin, es im Idealfall Krebszellen schwer und gesunden Zellen leicht zu machen. Das ist vor allem über die tägliche Ernährung jedem möglich. Im folgenden Kapitel wird sich diese Sichtweise bestätigen. Dort wird es darum gehen, wie die Krebsforschung derzeit die uralten Befunde der Stoffwechselforschung wiederentdeckt und erweitert.

»Der Stoffwechsel als Ziel einer Anti-Krebs-Strategie: Morgenröte einer neuen Epoche?«

— Tak Mak, James Pan

4

Stoffwechselforschung – eine neue Ära bricht an

Es ist ein Umdenken im Gange. Selbst Top-Wissenschaftler und Meinungsführer auf dem Gebiet der molekulargenetischen Krebsforschung sind dabei, ihre Ansichten zu ändern. Dass etwa der schon mehrfach erwähnte Robert Weinberg den Stoffwechsel mittlerweile nicht mehr als irrelevantes »Epiphänomen« bezeichnet, sondern als »Markenzeichen von Tumorzellen«,[193] war vor ein paar Jahren noch undenkbar.

In jüngster Zeit vertreten tatsächlich mehr und mehr Wissenschaftler die Auffassung, dass gerade der besondere Stoffwechsel ein charakteristisches Merkmal von Krebs ist. So meint zum Beispiel der Krebsexperte Wilhelm Krek, Direktor des Zellbiologischen Instituts an der ETH Zürich, dass es sich hier nicht nur um *ein*, sondern eher um »*das* Markenzeichen« von Krebs handelt.[253] Die Beobachtungen von Warburg erleben heutzutage ein geradezu fulminantes Comeback. Forschergruppen auf der ganzen Welt beschäftigen sich wieder mit dem Warburg Effekt.

Der Umschwung ist allerdings längst nicht allumfassend. Der Name Warburg löst bei Krebsforschern immer noch sehr vielfältige Reaktionen aus: Sie reichen von großer Begeisterung bis zu völliger Ablehnung. Das lässt sich auch dadurch erklären, dass Forscher manchmal nicht zwischen dem *Warburg Effekt* und der *Warburg Hypothese* unterscheiden. Der Warburg Effekt bezeichnet die reine Beobachtung des speziellen Stoffwechsels von Tumorzellen. Dieser Befund ist inzwischen wieder anerkannt. Anders sieht es mit der Warburg Hypothese aus: Sie erklärt diesen Stoffwechsel zur Ursache für die Krebsentstehung.

Nur wenige Wissenschaftler konnten sich bisher mit dieser Hypothese Otto Warburgs anfreunden. Sie besagt, dass eine gestörte Zellatmung in den Mitochondrien als »letzte Ursache« für die Krebsentstehung verantwortlich sein soll.[486, 487] Warburg verwies damit alle anderen Kandidaten – Viren, Chemikalien, Gene – auf die Plätze. Ihr Einfluss kommt laut Warburg nur mittelbar zur Geltung, indem sie die Atmung stören. Er unterschied »entfernte« und »letzte« Ursachen und versuchte, das mit einem Vergleich deutlich zu machen: »Zum Beispiel ist die letzte Ursache der Pest der Pestbazillus, aber entfernte Ursachen der Pest sind der Schmutz und die Ratten und die Flöhe, die den Pestbazillus von den Ratten auf die Menschen übertragen.«.[488] Ohne den Bazillus als »letzte Ursache« würden also auch der schlimmste Dreck und die größte Rattenplage keine Pest zur Folge haben. Für Krebs sah er das ähnlich: All die »entfernten« Ursachen – Gifte, Gene und dergleichen – würden keinen Krebs auslösen, wenn Atmung und Stoffwechsel nicht gestört wären.

Warburgs Hypothese wurde zunächst sehr beachtet und ernst genommen. Doch das änderte sich irgendwann. Schon 1966, als er sie wieder einmal auf einer Tagung von Nobelpreisträgern in Lindau am Bodensee vortrug, lehnten die meisten Kollegen sie ab, wie der *Spiegel* damals protokollierte.[426] Daran hat sich lange Zeit nichts geändert.

»Irgendwo wird Warburg schmunzeln«

Seit einigen Jahren mehren sich jedoch die Hinweise, dass Warburg Recht gehabt haben könnte. Der Harvard-Onkologe William Kaelin überschrieb 2009 eine Zusammenfassung zum Stand der Dinge mit dem Titel: »Irgendwo wird Warburg schmunzeln«.[237] Er beschreibt, wie in mehreren Labors entdeckt worden war, dass verschiedene Krebsformen entstehen können, wenn der Stoffwechsel in den Mitochondrien gestört ist. In diesem Zustand können in Zellen auch Stoffwechselprodukte *(Metabolite)* gebildet werden, die direkt in die epigenetischen Prozesse eingreifen, wie sie im Kapitel 3 beschrieben worden sind. Eine Substanz verhindert etwa die Abspaltung von Methylgruppen und führt so zu einer verstärkten Methylierung.[282, 456]

Derartige Stoffe werden nun *Onkometabolite* genannt, analog zu den Onkogenen. Damit wird das übliche Verständnis der Abfolge von Ereignissen auf den Kopf gestellt: Onkometabolite bewirken zunächst reversible Veränderungen des Erbguts. Erst danach und sekundär entstehen die vielfältigen Mutationen, wie man sie üblicherweise in den Krebszellen findet, auch Mutationen in Onkogenen und Tumorsuppressorgenen. Auch wenn dies vielleicht nicht in allen Fällen von Krebsentstehung so abläuft, so ist es also doch prinzipiell möglich, dass »ein veränderter zellulärer Stoffwechsel Zellen transformieren kann«.[255] Im Klartext: Veränderungen im Stoffwechsel können Krebs erzeugen.

Der Biologe Thomas Seyfried vom Boston College in Massachusetts würde vielleicht sagen, dass durch die neuen Erkenntnisse das Verständnis nicht auf den Kopf gestellt wird, sondern eher wieder auf die Füße. Er ist überzeugt, dass Krebs tatsächlich eine »Krankheit des Stoffwechsels« ist.[410] Eine zentrale Rolle spielen für ihn die aus dem vorigen Kapitel schon bekannten Mitochondrien. Sie gelten ihm als die »wahren Tumorsuppressoren«, wie er in seinem Buch argumentiert.[408] Ähnlich sieht es auch der Mitochondrienspezialist Douglas Wallace. Das Problem liegt nach Wallace weniger im Erbgut des Zellkerns, sondern eher im Energiestoffwechsel.[478] Das gelte nicht nur bei Krebs, sondern auch bei anderen »komplexen« Krankheiten wie etwa Diabetes.

Die Schwerpunkte in der Wissenschaft ändern sich also allmählich – weg von der alleinigen Beachtung der molekularen Genetik und hin zu einem verstärkten Interesse an Stoffwechselprozessen. Das könnte zu einem tieferen Verständnis sowohl der Ursachen für die Krebsentstehung als auch der speziellen Eigenschaften von Krebszellen führen. Es könnte den Weg für ganz neue Therapien eröffnen.

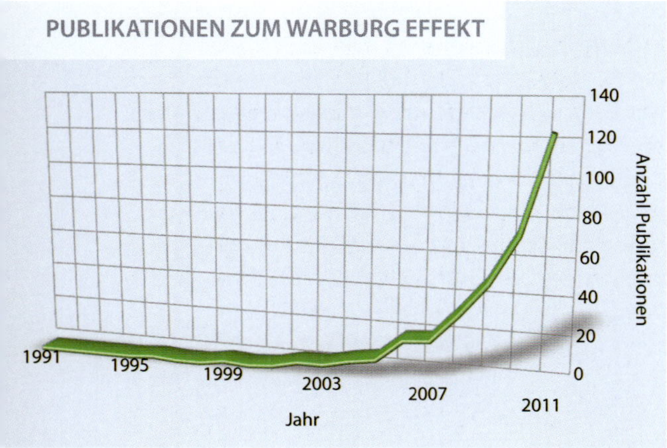

Abbildung 7: Das wissenschaftliche Interesse am Tumorstoffwechsel wächst rasant. Die Zahl der Fachpublikationen in der Datenbank Pubmed zum Stichwort »Warburg Effect« ist in den letzten zwölf Jahren massiv gestiegen. Bis ins Jahr 2000 wurde kaum eine Arbeit dazu veröffentlicht.

Nobelpreisträger als Kronzeuge des »postgenomischen Zeitalters«

»Die Morgenröte einer neuen Epoche in der Krebstherapie« hoffen einige Krebsmediziner in jüngster Zeit zu erblicken. Sie meinen damit die Möglichkeit, den Stoffwechsel zu beeinflussen.[341] Andere sehen im Tumorstoffwechsel gar die »Achillesferse« von Krebs, die eine gezielte Behandlung ermöglichen sollte.[260] James Watson, der Entdecker der Struktur der Erbsubstanz, Nobelpreisträger und Ikone der molekularen Genetik, rief im Sommer 2009 in der *New York Times* zu einem erneuten »War on Cancer« auf.[493] Ihm erscheint aufgrund der neuen Einsichten zur Bedeutung des Tumorstoffwechsels nun endlich ein Erfolg möglich. Ausdrücklich würdigte er Otto Warburg, »den großen deutschen Biochemiker«. Watson erinnerte daran, dass Warburg als erster Forscher davon überzeugt gewesen war, dass alle Krebszellen eines gemein haben: ihren Stoffwechsel, der durch die ausgeprägte Vergärung von Zucker zu Milchsäure gekennzeichnet ist.

Die Renaissance des Interesses am Stoffwechsel der Tumoren belegt auch die steil ansteigende Anzahl von wissenschaftlichen Veröffentlichungen zum Stichwort »Warburg Effect« (siehe Abbildung 7). Eine Ursache für das wiedererwachte Interesse liegt in der klinischen Praxis: Die starke Zuckeraufnahme von Krebszellen – in der wissenschaftlichen Literatur manchmal auch flapsig als »süßer Zahn von Krebs« bezeichnet[61, 250] – wird heute vielfach in der onkologischen Diagnostik genutzt. Sogenannte PET-Scanner *(Positronen-Emissions-Tomografie)* finden Tumoren und Metastasen allein deshalb, weil diese viel mehr zuckerhaltiges Kontrastmittel aufnehmen als alle anderen Gewebe.

Krebsdiagnostik mit PET – den Zuckerhunger des Tumors sichtbar machen

Diese sehr empfindliche Technik zum Nachweis von Krebsgeschwüren beruht also auf dem Warburg Effekt. Mit der PET kann man zwar auch andere klinische Fragestellungen abklären – der weitaus größte Teil aller PET-Untersuchungen (über 90 Prozent) wird aber im Rahmen der onkologischen Diagnostik als FDG-PET durchgeführt.[45] Bei einer FDG-PET-Untersuchung bekommt der Patient eine Lösung mit einem radioaktiv markierten Zucker in die Vene gespritzt. Dieses mit radioaktivem Fluor markierte Zuckermolekül namens F-18-2-Fluoro-2-Deoxyglukose (FDG) nehmen Zellen wie normale Glukose auf. Sie können es aber nicht weiterverarbeiten, es sammelt sich in ihnen an. Weil Krebszellen dem Blut aber viel mehr Zucker entnehmen als die gesunden Körperzellen, enden auch die markierten Zuckermoleküle hauptsächlich im Tumor. Das dadurch entstehende radioaktive Signal wird mit dem PET-Scanner erfasst. Der Tumor erscheint bildhaft als dunkle Masse im Körper.

Mit dieser ganz praktischen diagnostischen Anwendung des Warburg Effekts kann anhand der Zuckeraufnahme sogar der Grad der Bösartigkeit bestimmt werden. Gerade bösartige, schnell wachsende Tumoren nehmen besonders viel Zucker auf. Schlägt eine Therapie an, sinkt die Zuckeraufnahme und das PET-Signal wird schwächer oder es verschwindet sogar ganz. PET kann deshalb heute auch dazu eingesetzt werden, den Erfolg oder Misserfolg einer Therapiestrategie frühzeitig einzuschätzen. Die Onkologin oder der Onkologe kann dann entscheiden, ob die Behandlung beibehalten oder geändert wird. Die Bedeutung dieser Untersuchungsmethode wird auch daran klar, dass gerade die kombinierten PET- und Computertomografie-Scanner (PET/CT) auf dem Gesamtmarkt aller medizinischen Großgeräte derzeit die höchste Zuwachsrate haben.

Ein anderer Grund für die machtvolle Rückkehr der Stoffwechselwissenschaft liegt in der Erkenntnis, dass der für Tumoren typische Stoffwechsel eigentlich gar nichts Besonderes ist. Er ist vielmehr eine allgemeine und notwendige Eigenart von schnell wachsenden Zellen und Geweben. Ohne die massive Zufuhr von Energie und Bausteinen für den Aufbau von Zellmaterial unter Bedingungen von verringerter Zellatmung ist weder das enorme Wachstum von Embryonen noch das von Krebsgeschwüren möglich.[105,463] Auch das hatte Warburg beim Vergleich von Tumorgeweben mit Hühnerembryonen schon erkannt und 1924 beschrieben, »...dass die große glykolytische Wirksamkeit keine besondere Eigenschaft der Tumoren ist, sondern offenbar eine allgemeine Eigenschaft wachsenden Gewebes«.[484]

Und was macht der Tumor mit dem vielen Zucker?

Den Zucker (mehr Informationen zu Zucker, den verschiedenen Zuckerarten und Kohlenhydraten im Anhang) brauchen Krebszellen, weil sie mit seiner Hilfe zwei grundverschiedene Aufgaben bewältigen: Sie müssen für ihren eigenen Unterhalt und ihre Funktionstüchtigkeit sorgen – genau wie alle anderen Körperzellen auch. Außerdem müssen Krebszellen wachsen und sich vermehren. Darin unterscheiden sie sich von fast allen anderen Körperzellen. Eine gute Zuckerversorgung ist dafür aus zwei Gründen notwendig:

I) Die Krebszellen brauchen Baumaterial.
II) Die Krebszellen brauchen Energie.

Zucker ist für beide Aufgaben bestens geeignet: Einerseits ist er ein vielseitiger Rohstoff für die Herstellung von Baumaterial. Andererseits ist Zucker ein guter Energielieferant. Die Prozesse und chemischen Reaktionen, auf die Krebszellen zurückgreifen, um sich mit Baustoffen und Energie zu versorgen, sind völlig normale Vorgänge. Auch gesunde Körperzellen benutzen sie, um Energie zu gewinnen, um schadhafte Zellbestandteile zu erneuern oder wenn sie sich teilen. Das tun etwa die Zellen unserer Darmwand oder der Haut ständig zu ihrer Erneuerung. Die Teilung gesunder Zellen ist auch notwendig, wenn beispielsweise eine Schnittwunde wieder verheilt.

Zucker als Rohstoff für Baumaterialien

In jeder Zelle fallen dauernd Reparatur- und Erneuerungsarbeiten an. Oft sterben auch alte Zellen ab und werden durch neue ersetzt. Diese permanente Renovierungstätigkeit ist die Grundlage für die Erhaltung von Struktur und Funktion unserer Organe und Gewebe wie Haut, Muskeln oder auch des Blutsystems über unser gesamtes Leben hinweg.

Möglicherweise muss die Erbsubstanz einer Hautzelle repariert werden, weil sie nach einem langen Sonnenbad Schaden genommen hat. Wenn ein Protein nicht mehr richtig funktioniert, muss es ersetzt werden. In manchen Situationen werden Proteine ganz neu hergestellt, wenn zum Beispiel bei einer Infektion Antikörper zur Keimbekämpfung oder nach einem üppigen Mahl viele Verdauungsenzyme benötigt werden. Für ihren eigenen Unterhalt und ihre Funktionstüchtigkeit sorgen alle Zellen selbst und auch im Falle der Zellteilung stellen sich die Zellen die Bestandteile für die neue Tochterzelle selbst her.

Letztendlich macht die Zelle nichts anderes als etwa ein Hausbesitzer, der sein Haus instand hält oder durch einen Anbau erweitert. Auch er braucht dazu unterschiedlichstes Material. Während er allerdings in den Baumarkt fahren kann, muss die Zelle sich fast alle ihre Baumaterialien selbst herstellen. Bis auf die sogenannten essenziellen Aminosäuren und essenziellen Fettsäuren, die wir über die Nahrung aufnehmen müssen, produziert sie die Bauteile für Reparaturarbeiten und gegebenenfalls für ihr Wachstum selbst. Über die Blutgefäße zugeliefert werden ihr dafür nur die Grundmaterialien. Auch die Energieträger und der für die Energieherstellung in den Mitochondrien notwendige Sauerstoff kommen auf diesem Wege.

Wenn eine Zelle wächst und sich teilt, muss sie all ihre Bestandteile verdoppeln. Ihr Baustoffbedarf ist also hoch. Mit neuen Fettsäuren vergrößert sie ihre Membranen, zu denen auch ihre Zellhülle gehört. Sie braucht neue Aminosäuren, um zusätzlich Proteine herzustellen. Sie muss auch die Grundbausteine für einen ganzen Satz Erbsubstanz neu produzieren. Als Rohstoff greift sie für all dies auf drei verschiedene Grundmaterialien zurück: Kohlenhydrate in Form von Glukose, Proteine in Form des Proteins Albumin und einzelner Aminosäuren und Fettsäuren (siehe Abbildung 8). Gerade Glukose ist ein vielseitig einsetzbares Rohmaterial – sie ist die Grundlage für eine ganze Reihe von unterschiedlichen Baustoffen. Sobald die wachsende Zelle die Glukose aus dem Blut aufgenommen hat, zerlegt sie den Zucker im Zellplasma in mehreren Schritten durch die Glykolyse. Während der Glykolyse fallen unterschiedliche Zwischenprodukte an. Einige davon zweigt die Zelle ab und speist sie in andere, spezialisierte Produktionsprozesse ein. Damit stellt sie Fettsäuren und Fette, aber auch Aminosäuren oder die Erbsubstanz her.

In einige dieser Produktionsprozesse, etwa in den für die Erbsubstanz, fließen noch andere Baustoffe mit ein. Die Zwischenprodukte der Glykolyse reichen als Startmaterial dafür allein nicht aus. Die Zelle braucht noch

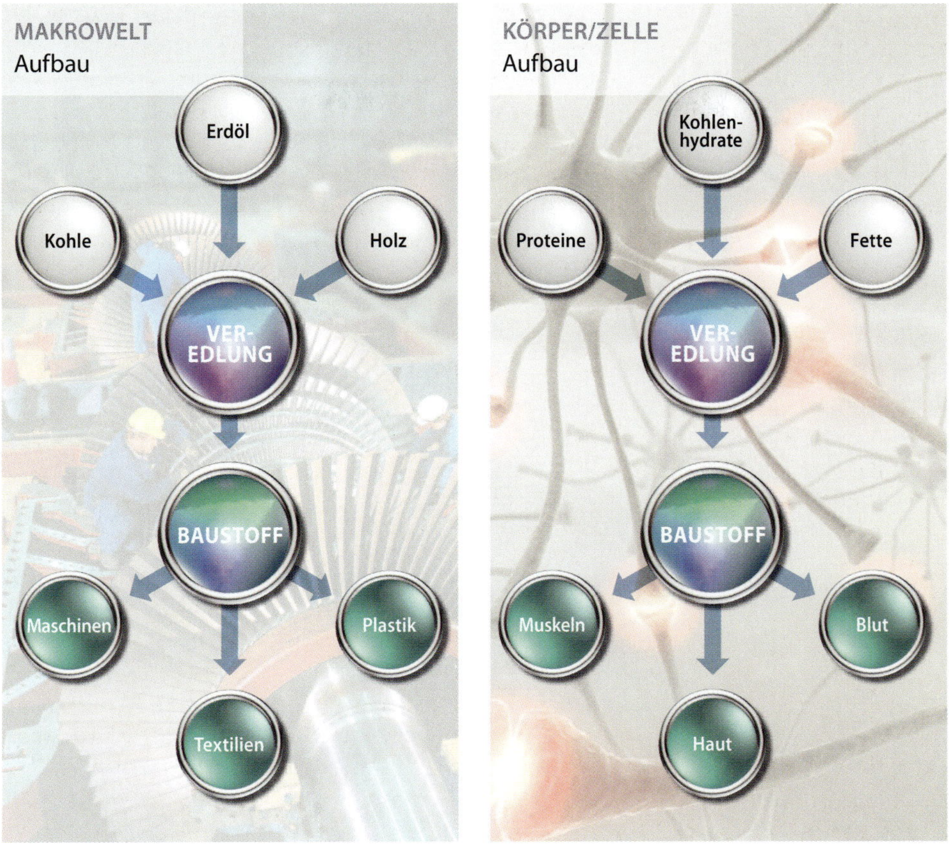

Abbildung 8: Energiereiche natürliche Ressourcen kann man veredeln und daraus Baustoffe machen. Aus Kohle, Erdöl oder Holz werden Baustoffe für ganz unterschiedliche Produkte gemacht. In den Körperzellen werden aus Proteinen, Kohlenhydraten oder Fetten sämtliche Zellbestandteile hergestellt, die Grundlage für Körpergewebe und Organe.

einen zweiten Hauptlieferanten für Baustoffe, den sie ebenfalls in ganz unterschiedlichen Produktionsprozessen einsetzt. Dieser Rohstoff ist eine Aminosäure namens Glutamin. Das Glutamin nimmt die Zelle genauso wie die Glukose aus dem Blut auf, entweder direkt als Aminosäure oder als Bestandteil des Proteins Albumin. Mit den beiden Grundstoffen Glukose und Glutamin ist die Rohstoffversorgung einer Zelle fast komplett. Hinzu kommen nur noch die essenziellen Aminosäuren und die essenziellen Fettsäuren: Keine unserer Körperzellen kann sie selbst herstellen, wir müssen sie mit unserer Nahrung aufnehmen. Ohne ausreichende Versorgung mit diesen essenziellen, also lebensnotwendigen, Baustoffen entstehen Mangelkrankheiten, die im Extremfall sogar tödlich enden können.

Zucker als Energielieferant

Selbst wenn die Zelle über alle erforderlichen Baumaterialien verfügt, könnte sie ohne Energie nichts mit ihnen anfangen.

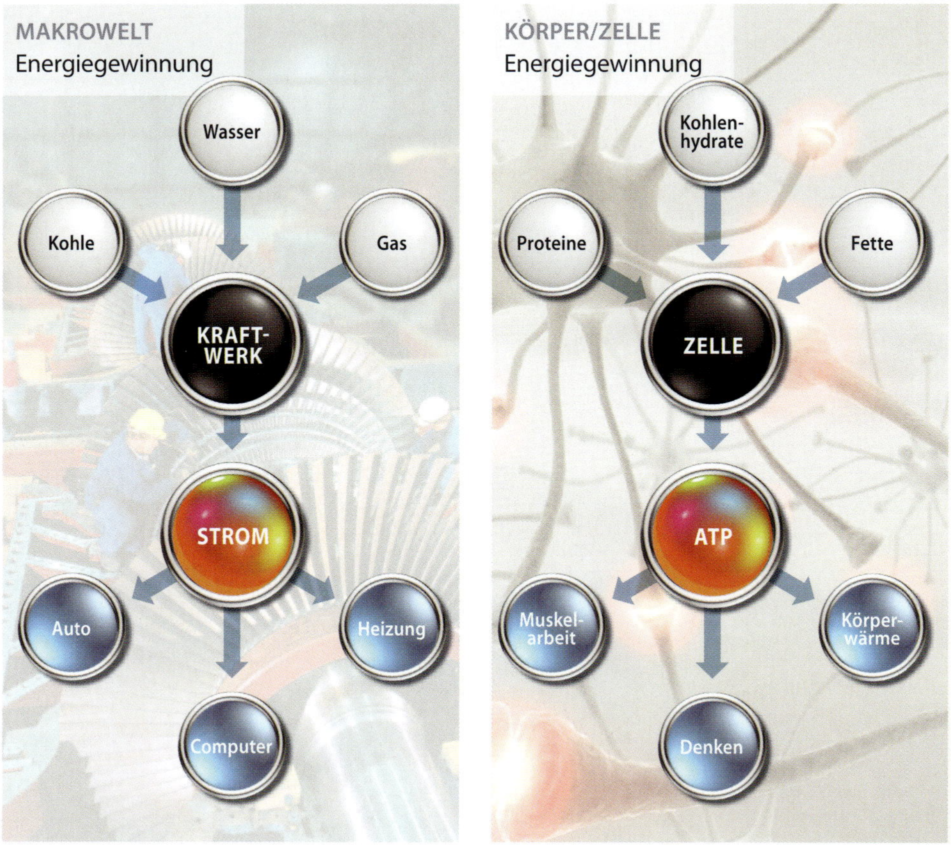

Abbildung 9: Unterschiedliche Energieträger können in ein und dieselbe Energieart umgewandelt werden. Im Kraftwerk werden Kohle, Gas oder Wasser verstromt und ihre Energie so vielfältig nutzbar gemacht. Die Körperzellen wandeln in den Mitochondrien und im Zellplasma Proteine, Kohlenhydrate oder Fette in energiereiches ATP um und betreiben damit energieaufwendige Prozesse.

Energie ist notwendig, um alle anfallenden Reparaturarbeiten zu erledigen. Sie wird gebraucht, um beschädigte oder alte Zellbestandteile zu entsorgen und durch funktionstüchtige neue zu ersetzen. Nur mit Energie kann die wachsende Zelle zusätzliche Baustoffe herstellen und dahin transportieren, wo sie gebraucht werden. Eine gute Energieversorgung ist für jede Zelle lebensnotwendig. Um die Versorgung zu gewährleisten, nutzt sie mehrere Systeme zur Energiegewinnung.

In diese Systeme speist sie verschiedene Energielieferanten ein und stellt daraus ihren Universaltreibstoff her. Das ist vergleichbar mit der Umwandlung der primären Energie etwa aus Wasser oder Kohle in Strom, der auch als Energielieferant für alle möglichen Prozesse in Haushalt und Industrie eingesetzt werden kann, von der Kaffeemaschine über die Elektroheizung bis hin zum ICE (Abbildung 9). Die Zelle benutzt als Haupttreibstoff ein energiereiches Molekül namens *Adenosintriphosphat*, abgekürzt

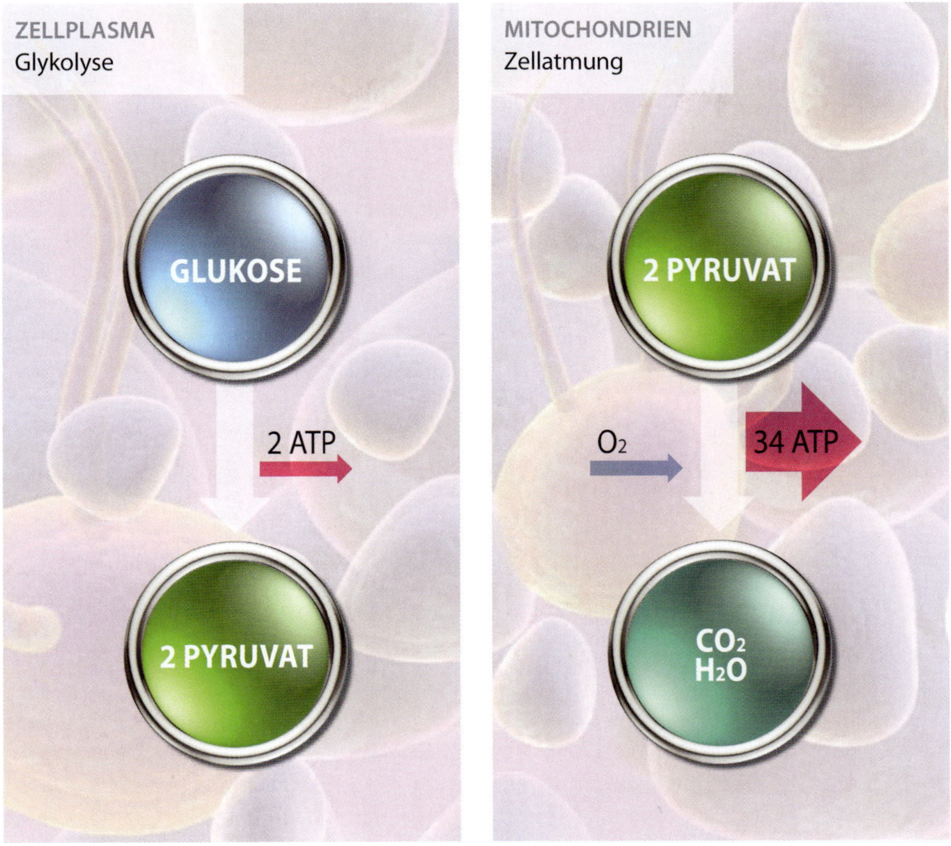

Abbildung 10: Maximale Energieausbeute bei der Kopplung von Glykolyse und Zellatmung. Aus der Glukose gewinnt die Zelle bei der Glykolyse nur zwei Moleküle energiereiches ATP. Verschiebt sie anschließend das Endprodukt der Glykolyse, das Pyruvat, in die Mitochondrien und verbrennt es dort mithilfe von Sauerstoff (O2) zu Kohlendioxid (CO2) und Wasser (H2O), entstehen zusätzlich 34 ATP-Moleküle. So gewinnt die Zelle all die Energie, die in der Glukose steckt.

ATP. Wenn wir etwa Sport treiben, wird die chemische Energie von ATP in mechanische Energie bei der Muskelkontraktion umgewandelt. ATP wird aber auch verbraucht, wenn Motorproteine eine bestimmte Fracht von einem Ende der Zelle zum anderen transportieren – und ATP liefert Energie, wenn einzelne Aminosäuren zu einem neuen Protein zusammengebaut werden. Ohne ATP geht in der Zelle fast gar nichts.

Zur ATP-Gewinnung speisen Zellen ihre Energielieferanten – Kohlenhydrate, Aminosäuren und Fettsäuren – in zwei verschiedene Systeme ein. Die Umwandlung der Kohlenhydrate in ATP startet im Zellplasma mit der Glykolyse und wird mit der Zellatmung in den Mitochondrien (siehe auch Kapitel 3) vollendet. Dabei werden sie komplett verbrannt. Nur für die Kohlenhydrate benutzen Zellen beide Energiegewinnungssysteme, also sowohl die Glykolyse als auch die Zellatmung. Die anderen Energielieferanten, also Aminosäuren und Fettsäuren, verarbeiten sie ausschließlich in den Mitochondrien. Den Sauerstoff für die Verbrennung in der Zellatmung liefern die roten Blutkörperchen, die ihn von der Lunge zu den Zellen transportieren. Jeder Atemzug ermöglicht so die Energiegewinnung in den Mitochondrien.

Die Zelle erzeugt zwar aus beiden Prozessen, der Glykolyse und der Zellatmung, Energie – die Energieausbeute ist allerdings sehr unterschiedlich: Bei der Glykolyse erntet die Zelle nicht einmal ein Zehntel der Energiemenge, die bei der Zellatmung anfällt. Das liegt daran, dass bei der Glykolyse die Energie, die eigentlich im Zucker steckt, nicht komplett in ATP umgewandelt werden kann. Der Wirkungsgrad ist also ziemlich schlecht. Im Endprodukt der Glykolyse, dem sogenannten *Pyruvat,* steckt logischerweise dann noch jede Menge Restenergie. Um auch diese Energie nutzbar zu machen, verschiebt die Zelle das Pyruvat in ihre Mitochondrien und verbrennt es dort in der Zellatmung. Von der Glukose, die zu Beginn in die Glykolyse eingespeist wurde, bleibt letztlich nach der Verbrennung nichts übrig als Kohlendioxid, Wasser und Energie (Abbildung 10). Erst wenn sie die Glykolyse an die Zellatmung koppelt, kann die Zelle die Energie der Glukose also in vollem Umfang nutzbar machen.

Die Tumorstrategie: viel Gärung, wenig Atmung

Krebszellen allerdings verzichten weitgehend auf diese effiziente Energiegewinnung. Sie beziehen ihren ATP-Treibstoff eher aus der Glykolyse als aus der Zellatmung. Tumorzellen atmen also nicht im gleichen Ausmaß wie gesunde Körperzellen. Sie fahren ihre Mitochondrien mehr oder weniger stark herunter. Obwohl die Energieausbeute der Glykolyse so niedrig liegt, haben die Krebszellen nicht weniger Energie als ihre atmenden, gesunden Nachbarn zur Verfügung. Denn bei ihnen läuft die Glykolyse meist sehr viel schneller als in normalen Zellen ab, weil sie mehr Zucker als normale Körperzellen aufnehmen und verarbeiten. Messungen an Patienten mit einem Kolonkarzinom (Darmkrebs) haben etwa gezeigt, dass bis zu 30-mal mehr Zucker von Krebszellen aus dem Blut abgezogen wird als von normalen Zellen.[214] Dieser Befund stimmt übrigens auch gut mit den schon vor fast 100 Jahren erhobenen Daten von Otto Warburg und seinen Forscherkollegen überein: Sie hatten bei gutartigen menschlichen Tumoren, etwa Nasenpolypen oder Blasenpapillomen, eine etwa zehnfach höhere Glykolyse als bei normalem, ruhenden Gewebe gefunden. Bei bösartigen menschlichen Tumoren war die Glykolyse im Vergleich zu ruhendem Gewebe um das Vierzigfache gesteigert.[484] Selbst wenn die Glykolyse allein also zehnmal ineffizienter als die Atmung mithilfe der Mitochondrien ist, würde das Vierzigfache an Zuckeraufnahme bedeuten, dass ihr trotzdem viermal mehr Energie zur Verfügung steht.

So ist die gesteigerte Glykolyse vom energetischen Standpunkt aus betrachtet zwar eine enorme Verschwendung von Zucker – ein Problem für die Krebszellen stellt das allerdings nicht dar. Sie werden über das Blut stetig mit Zucker versorgt. Damit der Zuckernachschub gewährleistet bleibt, schütten die Tumorzellen selbst Botenstoffe ins Blut aus: Diese regen die Leber dazu an, neuen

Zucker zu bilden. Für die Zuckerneubildung, die Glukoneogenese, greift die Leber, wenn nötig, auch auf körpereigene Reserven zurück, um genügend Rohstoffe zur Verfügung zu haben. In diesem Fall ist das vor allem die Muskulatur, deren Eiweiß dafür abgebaut wird. Die Aminosäuren aus dem abgebauten Muskeleiweiß nimmt die Leber aus dem Blut auf und benutzt sie dann zur Glukoneogenese. Den so neu produzierten Zucker gibt sie wieder ins Blut ab.

Den Krebszellen steht also immer genug Blutzucker zur Verfügung. Damit können sie ihre verschwenderische, ressourcenfressende Glykolyse betreiben. Sie schlagen damit aber auch die sprichwörtlichen zwei Fliegen mit einer Klappe – denn die Glykolyse liefert ihnen nicht nur Energie, sondern die Zwischenprodukte der Glykolyse werden auch zur Herstellung von Baustoffen genutzt. Somit gewinnen die Zellen mit einer verstärkten Glykolyse sowohl ausreichend Energie als auch viel Baumaterial für ihr Wachstum. Allerdings bildet sich durch die gesteigerte Glykolyse so viel von dem Endprodukt Pyruvat im Zellinneren, dass es selbst mit aktiven Mitochondrien gar nicht komplett abgearbeitet werden könnte. Je nach Krebsart, und vor allem je bösartiger der Tumor ist, desto mehr Pyruvat fällt an.

Was macht die Krebszelle mit dem vielen Pyruvat? Es bleibt vorerst im Zellplasma. Es würde sich aber nach und nach so stark anhäufen, dass es die Glykolyse verstopfen würde. Als Ausweg kann eine Zelle das Pyruvat ohne Sauerstoff in einer letzten Reaktion zu Milchsäure vergären. Genau dies – die starke Milchsäuregärung von Krebsgeweben selbst bei ausreichender Sauerstoffversorgung – ist der nach seinem Entdecker benannte Warburg Effekt. Und die Milchsäure ist für eine Tumorzelle kein nutzloser Abfall. Sie kann ihr sogar helfen, sich auszubreiten.

Die Krebszellen ziehen aus ihrer wenig effizienten Energieherstellung mittels der Glykolyse indirekt noch weitere Vorteile: Sie fahren im Gegenzug zur verstärkten Glykolyse ihre Zellkraftwerke, die Mitochondrien, herunter, sofern diese nicht schon von vornherein in ihrer Funktion gehemmt sind. Gedrosselte Mitochondrien sind ein Maß für den Grad der Bösartigkeit von Krebszellen und ihre Wachstumsgeschwindigkeit.[200] Eine verringerte Aktivität der Mitochondrien ist für sie aus mehreren Gründen sehr vorteilhaft.

Weniger Gift

Wachsende und aktive Zellen fahren besser mit der Gärung, denn dadurch verringern sie die Menge an giftigen Substanzen, die bei der Zellatmung als Abfallprodukt entstehen können. Gerade beim Betrieb der Mitochondrien fallen Radikale an – das sind besonders aggressive, reaktionsfreudige chemische Verbindungen des Sauerstoffs. Diese freien Radikale können unter anderem die Erbsubstanz schädigen. Durch das Herunterfahren der Mitochondrien und die Umstellung auf die Gärung senkt die Tumorzelle in ihrem Inneren den Gehalt an freien Radikalen. Damit sinkt das Risiko, dass diese freien Radikale die Erbsubstanz angreifen, während diese bei der Zellteilung gerade verdoppelt wird. Dieses Ausschalten der Mitochondrien zur ROS-Verringerung geschieht übrigens in jeder Zelle, die sich gerade teilt – etwa in den Keimzellen, bei der Spermienproduktion, aber auch, wenn weiße Blutkörperchen sich vermehren und Krankheitskeime bekämpfen.[52]

Keine Zell-Entsorgung

Die Krebszelle profitiert noch auf andere Weise von der Drosselung der Mitochondrien. Sie schützt sich damit auch vor dem sogenannten programmierten Zelltod, der *Apoptose.* Denn auch für diesen Mechanismus, der gerade dafür da ist, abnorme und kranke Zellen zu beseitigen, sind funktionierende Mitochondrien notwendig. Wenn in einer Zelle etwas schiefgeht beim Wachstum, sich in der Erbsubstanz Mutationen anhäufen, wenn insgesamt zu viele Dinge aus dem Ruder laufen und die Zelle unter hohem Stress steht, dann wird sie normalerweise in den Selbstmord getrieben. Dafür sind aber aktive Mitochondrien notwendig.[82]

Das Selbstmordprogramm ist in jede Zelle eingebaut. Es wird zum Beispiel immer aktiviert, wenn eine verbrauchte Zelle in der Haut oder im Darm ersetzt werden muss oder wenn es in einer Zelle zu viele Fehler gegeben hat. So schützt sich der Organismus davor, dass geschwächte oder kranke Zellen überleben und ihn so insgesamt schädigen könnten. Diese Art des zellulären Selbstmords geschieht täglich milliardenfach in jedem menschlichen Körper.[131, 372] Er ist so überlebensnotwendig wie die Luft zum Atmen. Logischerweise ist jede Zelle, die eigentlich auf diese Weise entsorgt werden müsste, das Selbstmordprogramm aber abschaltet und weiterlebt, eine potenzielle Gefahr für den gesamten Organismus.

Im Falle einer Krebserkrankung passiert genau das: Die fehlerhaften, kranken, unkontrolliert wachsenden Krebszellen überleben auch deshalb, weil ihre Mitochondrien vorwiegend abgeschaltet sind und das Selbstmordprogramm nicht ausgeführt werden kann.[47, 178, 480]

Weniger Sauerstoffbedarf

Und es gibt noch einen weiteren Pluspunkt der gedrosselten Aktivität der Mitochondrien für die Krebszelle: Weil sie auch in Gegenwart von Sauerstoff weitgehend auf diesen verzichtet, kommt sie auch, wenn der Sauerstoff tatsächlich knapp wird, weiter gut zurecht. Sie kann also auch in Bereichen ohne gute Blutversorgung wachsen. Solche Regionen gibt es gerade in schnell wachsenden Tumoren praktisch immer,[170] vor allem in deren innerem Bereich. Die schnell ansteigende Tumormasse kann durch das vorhandene Gefäßsystem nicht mehr in normalem Umfang durchblutet werden. Mit Signalstoffen, etwa dem Wachstumsfaktor VEGF, schaffen es diese Zellen aber auch, das Wachstum und Einsprießen von neuen Blutgefäßen in diese Zone zu stimulieren.[405, 410] Solche Blutgefäße sind ziemlich wirr und ungeordnet angelegt und bezüglich der Sauerstoffversorgung nicht so funktionstüchtig wie normale Adern. Auch hier ist also die weitgehende Unabhängigkeit von Sauerstoff für die Tumorzellen wieder von Vorteil.[299] Die neuen Blutgefäße verbessern aber trotzdem die Versorgung des schnell wachsenden Tumors, vor allem mit Zucker, auf den sie nicht verzichten kann.

Glykolyse steigern, Zellatmung verringern – gesunde Zellen tun es auch

Auch gesunde Zellen nutzen unter bestimmten Bedingungen eine verringerte Zellatmung und profitieren von einer gesteigerten Glykolyse. Dass Zellen von der Atmung auf die Gärung umschalten, ist ein völlig normaler Vorgang. Er läuft in gesunden Geweben ganz kontrolliert ab. Bei Krebszellen aber ist dieser Prozess völlig außer Kontrolle geraten. Sie können nicht wieder zurückschalten.

Gesunde Zellen sind zwar meist im Atmungsmodus, schalten je nach Situation aber zwischen der Gärung und der Zellatmung hin und her. Nach einer Phase der Gärung wieder komplett auf die Atmung zurückzuschalten, ist ihr Normalprogramm. Auf diese Weise wechseln gesunde Zellen von einem aktivierten Zustand in ihren Ruhezustand zurück. So betreiben etwa weiße Blutkörperchen verstärkt Glykolyse, wenn sie aktiviert sind, denn dann müssen sie sich vermehren und Krankheitskeime unschädlich machen[52] (Abbildung 12). Den wachsenden Immunzellen hilft die verminderte Zellatmung dann genauso wie den Krebszellen, ihr Erbmaterial während der Verdopplung nicht unnötig den Attacken von freien Radikalen auszusetzen. Wenn die Arbeit aber getan ist und die Keime abgetötet sind, nehmen die Mitochondrien der weißen Blutkörperchen ihre Arbeit wieder auf und die Zellatmung läuft wieder normal.

Auch wenn ein Embryo wächst und sich entwickelt, schalten die wachsenden Zellen zwischen Gärung und Zellatmung hin und her: Die befruchtete Eizelle arbeitet noch vorwiegend mit der Zellatmung. Sobald aber starkes Wachstum einsetzt, wird die Atmung reduziert und stattdessen mehr Glykolyse betrieben.[196] Ab einer bestimmten Größe kommt es auch im wachsenden Embryo zu Sauerstoffmangel, wodurch die Produktion von Signalstoffen wie etwa HIF (siehe Kapitel 3) und damit die Ausbildung eines Blutversorgungssystems ausgelöst wird. Das geschieht jedoch auf völlig geordnete Weise und nicht wie beim Krebsgewebe unkontrolliert und wirr. Der Sauerstoffmangel ist sogar notwendig, damit sich das Blutgefäßsystem überhaupt ausbilden kann.[417]

Selbst im Körper eines Erwachsenen gibt es noch Regionen, in denen dauerhaft der Sauerstoffgehalt verringert ist. Diese Zonen beheimaten Stammzellen. Der permanent niedrige Sauerstoffgehalt in diesen sogenannten Stammzellnischen hilft dabei, die Teilungsfähigkeit zu erhalten. Außerdem, was nicht weniger wichtig ist, wird deren Erbinformation dadurch geschützt.[311]

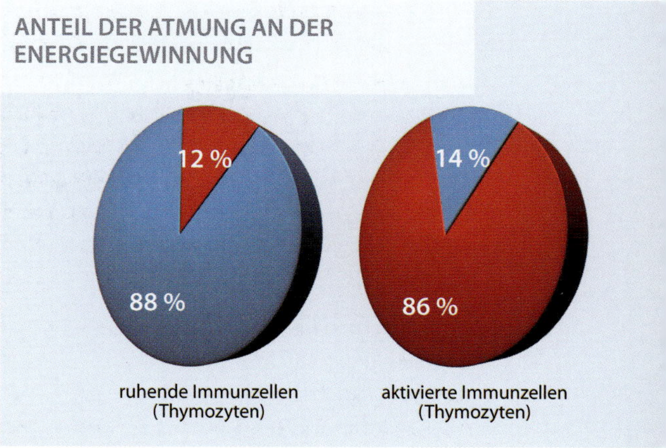

Abbildung 11: Aktivierte Immunzellen gewinnen Energie aus der Gärung, genau wie Krebszellen. In Ruhe decken Thymozyten ihren Energiebedarf vorwiegend über die Zellatmung (blau). Werden sie bei einer Immunreaktion aktiv, drosseln die Immunzellen die Zellatmung und beziehen nun aus der Milchsäuregärung (rot) die meiste Energie.[52]

Auch in normalem Körpergewebe kann akut und vorübergehend der Sauerstoff knapp werden. Das passiert etwa in der Muskulatur eines untrainierten Menschen. Wer plötzlich anstrengenden Sport treibt, dessen Muskeln werden oft nicht mit genügend Sauerstoff versorgt. Dann bleibt dem Muskel nur die Vergärung von Zucker zu Milchsäure. Die kann im Blut mit einem Laktattest gemessen werden. Bei einem Leistungssportler kann das ebenfalls passieren, aber erst bei sehr viel höherer Belastung als bei einem untrainierten Menschen oder Hobbysportler. Die Höhe der sogenannten Laktatschwelle ist daher ein Maß für den Trainingszustand und die Leistungsfähigkeit. Sie wird in sportmedizinischen Untersuchungen zur Trainingskontrolle gemessen.

Sobald die Belastung wieder aufhört, der Sauerstoffbedarf auf Normalmaß absinkt und die Blutgefäße genug Sauerstoff liefern können, schalten Muskeln zur Zellatmung zurück. Dieses Phänomen wird nach seinem Entdecker, dem französischen Naturwissenschaftler Louis Pasteur, auch Pasteur

Effekt genannt. Pasteur hat das Phänomen vor 150 Jahren bei einer bestimmten Schimmelpilzgattung entdeckt. Diese Einzeller, die auch »Pasteurscher Mucor« genannt werden, vergärten in den Experimenten bei Sauerstoffmangel Glukose. Sie hörten aber sofort damit auf, wenn sie belüftet, also mit Sauerstoff versorgt, wurden. Dann wurde die Glukose wieder veratmet.[347,348]

Aber nicht alle Mikroorganismen verhalten sich so. Bierhefe etwa vergärt Zucker immer – auch in Anwesenheit von Sauerstoff, wenn genügend Zucker zur Verfügung steht. Untersucht hat das Otto Warburg. Klar erkannte er, »dass Carzinomgewebe sich nicht verhält wie der Muskel oder der Pasteursche Mucor, sondern wie Hefe«.[483] Warburg hat wegen dieser Ähnlichkeit auch die Bierhefe als einfaches Modellsystem genutzt, um den Stoffwechsel von Krebszellen zu untersuchen.

Das tun Forscher heute immer noch.[119] Der Unterschied zwischen dem Pasteur Effekt in unseren Muskeln und dem Warburg Effekt der Krebszellen liegt also darin, dass der Pasteur Effekt reversibel ist, der Warburg Effekt nicht: Sobald wieder genug Sauerstoff in den Muskeln zur Verfügung steht, atmen die Muskelzellen wieder. Die Krebszellen bleiben dagegen selbst bei einer ausreichenden Sauerstoffversorgung vorrangig bei der Gärung von Zucker zu Milchsäure. Und auch die Milchsäure ist den Krebszellen in vielerlei Hinsicht sehr nützlich.

Milchsäure – ein Multifunktionswerkzeug

Milchsäure fällt in der Zelle als Endprodukt sowohl bei der Zuckervergärung als auch bei der Verarbeitung der Aminosäure Glutamin an. Durch den erhöhten Stoffwechsel in der Krebszelle entsteht insgesamt sehr viel Milchsäure. Die Zelle muss sie loswerden. Täte sie das nicht, wäre es dort irgendwann buchstäblich zu sauer und die Zelle würde dadurch abgetötet. Also schafft sie die Säure nach außen. Das erhöht den Säuregehalt in der Umgebung der Zellen, dem sogenannten extrazellulären Raum.

Ein Tumor kann daraus in mehrfacher Hinsicht einen Nutzen ziehen: Milchsäure zerstört einerseits die Gerüststruktur aus Proteinen, die alle Zellen umgibt und in die sie eingebettet sind. Als erster hatte das schon 1927 Robert Bierich, der Direktor des damaligen Krebsinstituts Hamburg-Eppendorf, beobachtet.[38] Ist das Gerüst aufgelöst, hat eine Tumorzelle viel mehr Bewegungsfreiheit und kann aus dem Tumorverbund auswandern. Erst dann ist ein Tumor auch in der Lage, Metastasen zu bilden. Mit steigender Bösartigkeit steigern Krebszellen weiter den Auflösungsvorgang, indem sie zusätzlich zur Milchsäure noch Enzyme produzieren und freisetzen, die das Gerüst aktiv zerschneiden und so die Wanderung in entfernte Gebiete ermöglichen.[172]

Milchsäure löst aber nicht nur das enge Proteinkorsett um die Krebszellen auf. Der hohe Säuregehalt im extrazellulären Raum treibt die umliegenden, gesunden Zellen auch noch in den Selbstmord.[169] Die Säure aktiviert in den gesunden Zellen wichtige Steuerelemente, die neben den funktionstüchtigen und arbeitenden Mitochondrien für den korrekten Ablauf des Selbstmordprogramms notwendig sind. Sind diese Steuerelemente aktiviert, wird das Selbstmordprogramm angeschaltet und die Zelle stirbt. Tumorzellen benutzen Milchsäure somit als chemische Waffe, um gesunde Zellen in der Umgebung aus dem Weg zu räumen. Sie selbst sind gegen diese Wirkung der Milchsäure immun, da sie, wie schon beschrieben, vor dem Selbstmordprogramm geschützt sind.

Die Krebszellen schaffen sich mit der Milchsäure also Freiraum, um zu wachsen. Und die Wanderung in entfernte Gebiete, die Bildung von Metastasen, wird ebenfalls leichter.

Auch das körpereigene Abwehrsystem, das die Krebszellen eigentlich angreifen und beseitigen sollte, wird durch die Milchsäure ausgebremst. Hohe Konzentration von Milchsäure im extrazellulären Raum hemmen diejenigen Zellen unseres Immunsystems, die spezialisiert sind auf die Bekämpfung von Krebszellen.

Diese sogenannten *zytotoxischen T-Zellen* können so ihre Aufgabe nicht richtig erfüllen.[146] Die Säure fördert zudem auch noch die Ansiedlung gerade solcher Immunzellen im Tumorbereich, die das Tumorwachstum mit speziellen Botenstoffen sogar stimulieren. Diese *tumorassoziierten Makrophagen* (kurz TAM) spielen eine wichtige Rolle für das Krebswachstum.[291] Sie bewirken eine entzündliche Reaktion im Gewebe. Diese wiederum regt unter anderem die Bildung von neuen Blutgefäßen an,[415] sodass der Tumor noch besser mit Nährstoffen versorgt wird. Im Rahmen der Entzündungsreaktion laufen noch weitere Prozesse ab, die ebenfalls die Bedingungen für das Tumorwachstum verbessern (siehe Kapitel 6).

Damit aber noch immer nicht genug. Die Milchsäure gelangt auch in den Blutkreislauf. Wenn sich zu viel Milchsäure im Blut ansammelt, droht es zu übersäuern. Es kann dann zur sogenannten Laktatazidose kommen. Die Milchsäure muss also unschädlich gemacht werden. Das passiert in der Leber. Sie macht aus dem Laktat unter Energieaufwand neuen Zucker. Diese Fähigkeit der Leber wurde vor über 80 Jahren erstmals beschrieben.[92, 93] Die Umwandlung von Milchsäure zu Zucker heißt Cori-Zyklus. Namensgeber waren seine Entdecker – die beiden in Prag geborenen Forscher, Nobelpreisträger und Eheleute Gerty und Carl Cori.

Die aus der Milchsäure neu gebildete Glukose gibt die Leber ins Blut ab, von wo sie auch die Krebszellen wieder aufnehmen: Damit schließt sich der Kreis. In der Bilanz lohnt es sich also für die Krebszellen, auf die Atmung zu verzichten und stattdessen Zucker zu Milchsäure zu vergären.

Stoffwechsel als Ansatzpunkt für eine Therapie?

Der für das Tumorwachstum notwendige Stoffwechsel eint die meisten, vielleicht gar alle, Krebszellen: Selbst wenn graduelle Unterschiede zwischen gutartigen und bösartigen Tumoren bestehen, betreiben sie alle die Glykolyse in stärkerem Maß als die ruhenden Körperzellen. Möglicherweise ist das tatsächlich ein wunder Punkt für die Krebszelle, eben ihre »Achillesferse«.

Der eingangs erwähnte Nobelpreisträger James Watson rief in seinem Artikel in der *New York Times* denn auch dazu auf, dass sich nun Molekularbiologen mit Biochemikern zusammentun sollten, um der Ursache für die Entstehung von Krebs mit einer gemeinsamen Kraftanstrengung auf den Grund zu gehen.[493]

Watson spricht aber nicht nur die wissenschaftliche Grundlagenforschung an, sondern er hat auch die Erforschung der ganz praktischen Anwendungen im Blick. Deshalb plädiert er für neue wissenschaftliche, aber auch finanzielle Anstrengungen, um eine zentrale Frage zu beantworten: Haben Substanzen, die in den Stoffwechsel der Krebszellen eingreifen, Potenzial als Medikament zur Behandlung von Krebs? Genau das ist in der Praxis, für den einzelnen Betroffenen, das drängendste Thema. Für Patienten steht die Aussicht im Vordergrund, neue Optionen für eine erfolgreiche Therapie zu bekommen. Wenn gezielte und effektive Eingriffe in den Stoffwechsel möglich wären, würde sich das Spektrum der Krebstherapien um einen ganz neuen Aspekt erweitern.

Tatsächlich versuchen Wissenschaftler und Pharmafirmen derzeit, Medikamente zu entwickeln, mit denen der Stoffwechsel gezielt zu beeinflussen ist. [260, 341, 446]

Neue Medikamente für künftige »metabolische Krebstherapien«

Gezielt heißt in diesem Falle, nicht die genetischen, sondern die Stoffwechsel-Unterschiede zwischen Tumoren und dem normalen Gewebe auszunutzen. Krebszellen nehmen mehr Glukose auf, betreiben eine verstärkte Glykolyse, reduzieren die Atmung in den Mitochondrien und produzieren ständig neue Bausteine für das permanente Wachstum. Es bieten sich also viele Einzelschritte an, die man einzeln oder in Kombination beeinflussen könnte. Viele dieser Stoffwechselwege werden jedoch auch gemeinsam geregelt, und deshalb wären wohl auch Maßnahmen sinnvoll, die Einfluss auf die »Regler« dieser Stoffwechselwege nehmen könnten.

Könnte man etwa den Zellen die Glykolyse erschweren? [352] Hier gibt es mehrere Möglichkeiten: Man kann den Krebszellen etwa eine Substanz verabreichen, die fast genauso aussieht wie Glukose, die aber in der Glykolyse gar nicht verarbeitet werden kann. Das entspräche in etwa der Situation, einen Benzinmotor mit Diesel betreiben zu wollen. Eine solche Substanz gibt es. Sie heißt 2-Deoxyglukose. Sie blockiert den normalen Zuckerumsatz. Diese Substanz ist schon vor langer Zeit experimentell untersucht worden. Sie wird derzeit in verschiedenen klinischen Studien, allein oder in Kombination mit konventionellen Chemotherapeutika oder auch mit Bestrahlung, auf Verträglichkeit und Wirksamkeit geprüft. [127]

Man kann die Krebszellen auch einer »Zwangsbeatmung« unterziehen. Das hat für sie fatale Folgen. So konnten etwa der kanadische Arzt und Forscher Evangelos Michelakis und seine Kollegen zeigen, dass eine Substanz namens Dichlorazetat (kurz DCA) Krebszellen in den programmierten Zelltod treibt und Tumoren in Ratten schrumpfen lässt. [47] DCA zwingt die Krebszellen, Pyruvat in die Mitochondrien zu verschieben und zu veratmen. Das wiederum führt dazu, dass das eingebaute Selbstmordprogramm der Zellen aktiviert wird und sie absterben. [47]

DCA ist eine sehr preiswerte und nicht patentierbare Chemikalie. Möglicherweise deshalb fand sich nach diesen sehr vielversprechenden Ergebnissen der Tierstudien kein finanzkräftiger Partner zur Durchführung einer klinischen Studie beim Menschen. So mussten Michelakis und seine Kollegen erst Geld sammeln, bevor sie eine kleine klinische Pilotstudie durchführen konnten. Einigen wenigen, zum Teil austherapierten Patienten, die an einem Gehirntumor mit äußerst ungünstiger Prognose (Glioblastom) litten, wurde das Mittel dann gegeben. Die Patienten begannen mit der Einnahme von DCA, gegebenenfalls zusätzlich zur Standardtherapie. Bis auf einen der austherapierten Patienten, dessen Erkrankung sehr weit fortgeschritten war und der bereits früh an einem Gehirnödem verstarb, waren alle anderen Patienten 18 Monate später immer noch am Leben. Ein positiver Aspekt beim Einsatz von DCA ist die Tatsache, dass die Verträglichkeit und Nebenwirkungen bereits untersucht und dokumentiert sind, denn die Substanz ist seit Jahren zur Behandlung einer Stoffwechselerkrankung im Einsatz. Bei einer anderen Substanz, dem im Tierversuch sehr erfolgreichen 3-Bromopyruvat (3-BPA), ist das noch nicht der Fall. Hier müssten also zuerst die Verträglichkeit und mögliche Nebenwirkungen geklärt werden. Wenn 3-BPA tumortragenden Ratten gespritzt wird, dann verschwinden die Tumoren, selbst wenn sie enorm groß sind. Das fanden Peter Pedersen und seine Kollegen von der Johns Hopkins Universität in Baltimore heraus.[254] Das 3-BPA greift in den Energiehaushalt der Krebszellen ein – wohl hauptsächlich, weil es die Glykolyse blockiert. Es ist aber genau wie DCA nicht patentierbar. Und Pedersen ist inzwischen frustriert und enttäuscht darüber, dass sich trotz eines Aufrufs der Johns Hopkins Universität bislang kein einziger finanzkräftiger Investor finden ließ, um diese Substanz im Rahmen von klinischen Studien weiter zu untersuchen.

Auch öffentliche Gelder stehen für die klinische Erforschung dieser experimentellen Substanzen kaum oder gar nicht zur Verfügung, obwohl das Potenzial von etlichen Wissenschaftlern durchaus gewürdigt wird. Es waren just die ersten Experimente mit DCA, die einigen Onkologen als »Morgenröte« einer neuen Krebstherapie auf Grundlage des Stoffwechsels erschienen.[341] Sogar von einem »neuen Paradigma« für Krebstherapeutika, die auf den Krebsstoffwechsel wirken, sprechen inzwischen andere.[344]

Bekannte Mittel, neue Wirkung

Es gibt noch zwei weitere infrage kommende Medikamente, die in der Medizin für andere Indikationen sogar längst etabliert sind. Zur Zeit laufen Dutzende von Studien mit dem Diabetesmittel Metformin und dem Immunsuppressivum Rapamycin. In ihnen wird untersucht, inwieweit diese Mittel in der Krebstherapie eingesetzt werden können. Beide Medikamente wirken nicht auf einzelne Schritte des Stoffwechsels, sondern auf übergeordnete Steuermoleküle, die etliche Schritte des Stoffwechsels beeinflussen.

Das Diabetesmittel Metformin etwa senkt sowohl den Insulin- als auch den Blutzuckerspiegel, letzteres vorwiegend durch Hemmung der Glukoneogenese in der Leber. Die Entdeckung als potenzielles Krebsmedikament passierte eher zufällig: Es zeigte sich, dass bei mit Metformin therapierten Diabetikern seltener Krebs auftrat als bei Diabetikern, die mit anderen Medikamenten behandelt wurden.[135] Wichtig für Brustkrebspatientinnen ist die Beobachtung, dass Metformin in Kombination mit einer Chemotherapie die Erfolgsaussichten der Behandlung deutlich erhöht. Das wurde in einer 2009 veröffentlichten Studie gezeigt. Bei diabetischen Patientinnen, die während ihrer Chemotherapie auch Metformin bekamen, gab es dreimal häufiger eine Totalremission (der Tumor verschwand vollständig) als bei Diabetikerinnen, die kein Metformin schluckten. Auch im Vergleich zu den Patientinnen, die nicht an Diabetes litten, gab es mehr Totalremissionen bei gleichzeitigem Einsatz von Metformin.[233]

Ähnliche Erfahrungen wurden mit Rapamycin als Krebstherapeutikum gemacht. Die Substanz gehört zu den Immunsuppressiva. Sie wird normalerweise eingesetzt, um nach einer Transplantation die Abstoßungsreaktion des Immunsystems zu unterdrücken. Und diese künstliche Drosselung des Immunsystems erhöht normalerweise das Krebsrisiko bei Transplantationspatienten. Es stellte sich aber heraus, dass Patienten, die nach einer Nierentransplantation mit Rapamycin behandelt wurden, weniger an Krebs erkrankten als Patienten, die andere Immunsuppressiva bekamen.[243]

Eine leicht veränderte Variante von Rapamycin ist in Deutschland und anderen Ländern inzwischen zur Therapie von Nierenkrebs zugelassen. Weltweit laufen momentan viele klinische Studien, in denen die Wirkung von Metformin und Rapamycin, auch in Kombination mit Standardtherapien, auf ganz unterschiedliche Tumortypen untersucht wird. Bis auf Rapamycin, mit dem Nierenkrebspatienten behandelt werden können, ist derzeit noch keine der erwähnten Substanzen zur Krebstherapie zugelassen. Vermutlich wird es noch eine gewisse Zeit dauern, bis weitere Kandidaten-Substanzen die vom Gesetzgeber für eine Zulassung vorgeschriebenen, zeit- und kostenintensiven Prüfungen absolviert haben werden. Bei Substanzen, die nicht patentierbar sind oder bei denen der Patentschutz bald abläuft, ist es zudem fraglich, ob überhaupt irgendjemand die nötigen Studien bezahlt.

Bis also in der klinischen Routine derartige Medikamente als Therapiemöglichkeit für Patienten verfügbar sind, stellt sich die Frage, wie man den auffälligen Stoffwechsel von Krebszellen auf andere Weise nutzen könnte, um gegen die Krankheit vorzugehen. Bei der Beantwortung dieser Frage helfen Beobachtungen aus einem ganz anderen Wissenschaftsbereich. Denn sie zeigen auffällige Parallelen zu den Befunden aus der Krebsforschung: Interessanterweise verringern Metformin und Rapamycin bei Mäusen nicht nur das Auftreten von Tumoren, sie haben auch noch eine ganz andere Wirkung. Beide verlängern generell die Lebensspanne der Tiere.[8, 198] Hier trifft die Krebsforschung also auf die Erforschung von Alterungsprozessen. Aber wo ist die Verbindung?

Pseudo-Hunger

Sie liegt möglicherweise beim Zellstoffwechsel. Sowohl Metformin als auch Rapamycin wirken auf Sensoren in der Zelle, welche die aktuelle Versorgungslage mit Nährstoffen und Energie registrieren.[32, 197, 294, 406, 465–467] Beide Substanzen gaukeln der eigentlich wohlversorgten Zelle einen Mangel an Energie und Nährstoffen vor – nichts anderes als Hunger.

Das Vortäuschen von Hunger hemmt also das Wachstum von Tumoren und lässt die Tiere länger leben.

Genauso verlängert echtes Hungern, in Form von Fasten oder Nahrungsbeschränkung, bei vielen Organismen die Lebensspanne. Und nicht nur das: Bei Säugetieren verringert es auch das Wachstum von Krebsgeschwüren. Das weiß man schon seit über 100 Jahren,[313] wobei die Tumorarten unterschiedlich empfindlich darauf reagieren.[240, 500]

Der Grund für die einerseits lebensverlängernde und andererseits tumorhemmende Wirkung des Hungerns ist offensichtlich derselbe: Für den lebensverlängernden Effekt des Hungerns wurde schon sehr früh erkannt, dass hier eine verringerte Produktion von Insulin und vor allem des Insulinähnlichen Wachstumsfaktors (*Insulin-like Growth Factor*, kurz IGF) eine große Rolle spielen.[245] Das scheint auch beim Krebswachstum der Fall zu sein. Dafür häufen sich in letzter Zeit die Indizien.[361]

Krebsexperten, wie etwa Jann Arends von der Klinik für Tumorbiologie der Universität Freiburg, sind der Meinung, dass niedrige Blutzucker-, Insulin- und IGF-Spiegel tatsächlich ein verringertes Risiko für die Entstehung oder Rückkehr von Krebs bedeuten.[13] Diese Sicht bestätigt auch eine Studie mit Brustkrebspatientinnen. Die Frauen mit den niedrigsten Insulinkonzentrationen im Blut hatten hier eine mehr als doppelt so große Chance, dass der Krebs nicht wiederkehrte, wie die Patientinnen mit den höchsten Insulinwerten.[180]

Es gibt also mehr als deutliche Hinweise darauf, dass der Stoffwechsel eine wichtige Rolle bei Krebserkrankungen spielt. Und es ist sicher, dass das, was wir essen und nicht essen, entscheidende Stoffwechselprozesse beeinflussen kann.

Das bedeutet, dass man hier wirklich selbst etwas tun kann. Es bedeutet auch, dass man selbst etwas tun kann, was – anders als auf einzelne Mutationen zielende Medikamente – sogar auf viele Abläufe gleichzeitig Einfluss nimmt.

Tatsächlich scheint der echte Hungerstoffwechsel Tumoren stark zu hemmen. Allerdings ist aus nachvollziehbaren Gründen kaum eine Ärztin oder ein Arzt bereit, einen vielleicht schon geschwächten Patienten auch noch hungern zu lassen. Doch es gibt Möglichkeiten, einige der positiven Wirkungen des Hungerstoffwechsels auch mit sehr kurzen Fastenphasen oder sogar ganz ohne Hungern zu erreichen. Wie das funktionieren kann, und wie es sogar die Erfolgsaussichten anderer Therapien verbessert und den Körpern vor deren Nebenwirkungen schützen kann, darum wird es unter anderem im folgenden Kapitel gehen.

5

Mit gezielter Ernährung dem Tumor das Leben schwer machen

Krebs ist Gewebe außer Kontrolle. Deshalb wird alles nur mögliche unternommen, um das Gewebe zu entfernen oder abzutöten.

Die heutige Krebstherapie setzt mit Operation, Bestrahlung und Chemotherapie fast ausschließlich auf diese Strategie. Damit sind auch beachtliche Erfolge und Fortschritte erzielt worden. Noch 1980 verstarben mehr als zwei Drittel der Patienten an ihrer Erkrankung, heute sind es weniger als die Hälfte. Wird etwa ein Tumor früh erkannt, sind die Aussichten auf eine Heilung sehr gut. Und bei manchen Krebsarten führt eine Chemotherapie zu teils spektakulären Heilungserfolgen. Das ist der Fall bei Hodenkrebs, selbst wenn er schon metastasiert ist.[126] Auch bei manchen Erkrankungen des Blutsystems, bei denen die Betroffenen früher sehr schlechte Aussichten hatten[481] (siehe auch Kapitel 3), haben sich die Chancen dramatisch verbessert. Und auch bei anderen Krebsformen gibt es Fortschritte in der Therapie, und neue Medikamente und Behandlungsformen werden kontinuierlich getestet. In vielen Fällen ist Krebs aber nach wie vor schwer zu behandeln, das zeigen schon die oben erwähnten Zahlen. Wenn es also zusätzliche Möglichkeiten gibt, die Chancen und das Leben von Krebspatienten zu verbessern, sollte man sie nutzen. In diesem Buch geht es genau darum, solch zusätzliche Optionen aufzuzeigen und zu begründen. Die bisherigen Kapitel haben gezeigt, wie viel Potenzial in diesen und im Prinzip nicht einmal neuen Optionen steckt. Die folgenden Seiten werden sogar zeigen, dass man diese Ansätze durchaus auch mit Behandlungsformen wie etwa der Chemotherapie verbinden könnte. Die vorigen Kapitel haben auch gezeigt, dass es reichlich Hinweise darauf gibt, wie aggressiven Zellen ihr krank machendes Dasein erschwert werden könnte. So eröffnen sich Möglichkeiten, das »Gewebe außer Kontrolle« wieder besser unter Kontrolle zu bringen, Krebszellen am Wachsen zu hindern, sie in ihrer Aggressivität zu bremsen.

Die Krebszellen unterscheiden sich von gesunden Zellen in einem ganz konkreten, aber universellen Merkmal: in ihrem Stoffwechsel. Neue Medikamente, die darauf zielen, sind eine Option. Doch wer heute krank ist, kann kaum warten, bis diese vielleicht einmal auf den Markt kommen.

Die andere Möglichkeit liegt im täglichen Leben, in körperlicher Aktivität (siehe Kapitel 8) und in dem, was wir essen – und nicht essen. Diese Möglichkeit gibt es schon heute. Jeder Krebspatient kann hier selbst aktiv werden, selbst die Kontrolle übernehmen. Er kann auch in Zeiten, in denen er keine anderen Therapien bekommt, selbst bewusst, gezielt, wissenschaftlich begründet etwas für seine Gesundheit und gegen seine Krankheit tun. Und Angehörige können ihn dabei unterstützen.

Fasten – eine Option mit Einschränkungen

Im vorigen Kapitel ging es unter anderem darum, dass es bei Krebs sinnvoll zu sein scheint, Blutzucker-, Insulin- und IGF-Spiegel zu senken. Machbar ist das für fast jede und jeden über körperliche Aktivität und die Ernährung. Man kann zum Beispiel schlicht etwas weniger essen. Eine solche Reduktion der Kalorien bewirkt allerdings nur eine relativ geringe Absenkung der relevanten Blutwerte.[271] Anders sieht es beim Fasten aus: Hier geht der Blutzuckerspiegel nur moderat zurück, aber die Insulin- und IGF-Spiegel sacken sehr stark ab (siehe Kapitel 4). Viele Krebszellen sind abhängig von den Signalen, die sie von diesen beiden Hormonen empfangen, sie sind regelrecht süchtig nach ihnen.[445]

Langfristiges Fasten, wie es manche Alternativmediziner tatsächlich propagieren, ist natürlich eine Option mit begrenztem Spielraum. Gerade Krebspatienten verlieren durch ihre Krankheit und die Nebenwirkungen von Therapien häufig Gewicht. Und je mehr sie abnehmen, desto schlechter werden ihre Chancen. Natürlich will kein Mediziner den bei Tumorpatienten häufigen Gewichtsverlust auch noch fördern.

Valter Longo von der Universität von Südkalifornien in Los Angeles sucht deshalb nach Möglichkeiten, die Vorteile des Fastens nutzbar zu machen, ohne dass Patienten dabei auf die Dauer Gewicht verlieren. Eine Möglichkeit sehen er und seine Kollegen in wiederholtem Fasten über wenige Tage.[272] Sie haben solch ein Vorgehen an Mäusen mit implantierten Tumoren ausprobiert. Den Tieren reichten nach einer zwei- bis dreitägigen Fastenperiode fünf Tage mit Zugang zu Futter, um wieder ihr normales Gewicht zu erreichen. Das funktionierte auch, wenn die Fastenperioden mehrfach wiederholt wurden.

Diese Zyklen ganz ohne Futter bewirkten bei den Mäusen messbar die erhofften Effekte. So wurde das Wachstum von Melanomen und Brusttumoren mit zwei Fastenzyklen genauso effizient gehemmt wie durch zwei Runden Chemotherapie. Und wurden die Tiere in den Fastenzyklen gleichzeitig mit einer Chemotherapie behandelt, verstärkte sich der Effekt sogar noch dramatisch. Viele Tiere mit metastasiertem Krebs lebten danach noch vergleichsweise lange oder blieben nach dieser Kombinationsbehandlung sogar über den Versuchszeitraum komplett krebsfrei. Chemotherapie oder Fastenkur für sich reichten für dieses Wunschergebnis in keinem Falle aus.

Natürlich sind Mäuse keine Menschen. Und die Erfahrung lehrt, dass positive Ergebnisse von Tierversuchen sich beim Menschen danach oft nicht bestätigen. Auf der anderen Seite sind Tierversuche aber auch der Ausgangspunkt aller heute erfolgreichen modernen Medikamente gewesen.

Longo und seine Kollegen glauben jedenfalls, dass derartige Fastenzyklen bei Patienten im Frühstadium der Krankheit eine Alternative zur Chemotherapie bieten könnten. In fortgeschrittenen Stadien erwarten sie, dass Patienten mit einer Kombination aus Fastenzyklen und Chemotherapie zumindest länger überleben werden.

Tatsächlich scheint Fasten Tumoren besonders anfällig für eine Chemotherapie zu machen, die gesunden Teile des Körpers dagegen aber in einen besonders widerstandsfähigen Zustand zu versetzen.

Diese Beobachtung hatten die Wissenschaftler schon vor einigen Jahren mit unterschiedlichen Organismen gemacht: Gesunde Zellen sind demnach während des Fastens weitgehend vor den Effekten der Chemo-Zellgifte geschützt. Im Gegensatz dazu sind Krebszellen dann sogar noch empfindlicher.[368]

Gesunde Zellen fahren bei Mangel an Nährstoffen und Wachstumssignalen ihr Wachstum zurück. Genau das passiert, wenn beim Fasten Glukose-, Insulin- und IGF-Spiegel sinken. Sie erzeugen dann auch vermehrt Abwehrstoffe gegen den Hungerstress, um ihr Erbmaterial und andere wichtige Teile der zellulären Maschinerie zu schützen. Krebszellen dagegen können offenbar nicht so angepasst auf diese Situation reagieren. Sie bekommen Probleme, sie stehen ebenfalls unter Stress, haben aber kaum Möglichkeiten, diesen Stress abzuwehren. Er allein kann schon fatal wirken, wie die Experimente gezeigt haben. Und ein zusätzlicher Stress durch ein bei einer Chemotherapie verabreichtes Zellgift wirkt nun noch zerstörerischer auf die Krebszellen.

Als diese Ergebnisse 2008 veröffentlicht wurden, erregte das bereits einige Aufmerksamkeit. Das Wissenschaftsmagazin *Science* berichtete damals dann auch über Patienten, die während ihrer Chemotherapie auf eigene Faust eine Fastenperiode einlegten, anscheinend zu ihrer Zufriedenheit. Ein älterer Patient etwa konnte kurz nach der Chemo wieder eine komplette Golfrunde spielen, was ohne das Fasten für ihn undenkbar gewesen wäre.[98]

Wenig später ist auch eine Fallstudie mit zehn Patienten erschienen, die den positiven Effekt einer Fastenperiode bestätigte.[390] Zur Zeit des Redaktionsschlusses dieses Buches laufen einige größere klinische Studien, um zu klareren Ergebnissen zu kommen. Hanno Pijl in Leiden und David Quinn in Los Angeles leiten zwei davon. Beide sind erfahrene Onkologen und nicht etwa Alternativmediziner. Und sie berichten von bislang sehr ermutigenden Zwischenständen ihrer Untersuchungen.[158] Vielleicht ist Fasten aber nicht einmal notwendig. Effekte wie niedrige Spiegel von Glukose, Insulin und IGF etwa lassen sich auch ohne den Verzicht auf Essen erreichen. Der Ernährungsmediziner Michael Ristow von der Uni Jena sieht als Alternative zum strengen Fasten zum Beispiel eine ketogene Ernährung: »Wenn ich die Wahl hätte, würde ich Keto vorziehen« äußerte er sich gegenüber der *Frankfurter Allgemeinen Sonntagszeitung,* als diese über die Versuche von Valter Longo berichtete.[158]

Ristow beschäftigt sich schon lange mit den Interaktionen des Stoffwechsels mit dem Krebswachstum (siehe auch Kapitel 3) und hat beispielsweise 2008 unter dem Titel »Glukosestoffwechsel und Tumorwachstum« geschrieben:[377]

»Hierauf aufbauend ist vorstellbar, dass Ernährungsformen, welche eine spezifische Reduktion des Kohlenhydratgehalts umfassen, gleichermaßen zu einer Reduktion der Tumorzellproliferation führen können. Ob diese sogenannten ketogenen Diäten den wissenschaftlichen Nachweis in entsprechend validierten, klinischen Studien standhalten können, bleibt jedoch abzuwarten.«

Auch der Initiator der Fastenstudien, Valter Longo, sucht nach einer Alternative, bei der Patienten nicht hungern müssen. Er tut dies auch aus ökonomischen Gründen. Die Firma L-Nutra, an der er beteiligt ist, entwickelt Nahrungsmittel, die einen Fastenstoffwechsel auch ohne Fasten erzeugen sollen. Diese sind laut Longo im Prinzip ebenfalls ketogen. Ihre genaue Zusammensetzung verrät er allerdings nicht. Klinische Versuche sind 2012 geplant.

Ob das Produkt von L-Nutra die erwartete Wirkung hat und ob es Vorteile gegenüber einer einfachen ketogenen Ernährung haben wird, ist bislang also nicht untersucht.

Die entscheidenden Effekte des Fastens, etwa die erhöhte Stressresistenz normaler Zellen und Gewebe, bewirkt jedenfalls auch die ketogene Ernährung (siehe Kapitel 1).

Zumindest aber hat Longos Firma inzwischen genug Geld akquiriert, um eine klinische Studie mit Patienten beginnen zu können. Leider ist genau das aber bei vielen möglichen Therapien oder unterstützenden Maßnahmen für Krebspatienten ein Riesenproblem.

Das Problem der klinischen Studien

Wer als Patient beschließt, sich einer Therapie zu unterziehen, erwartet normalerweise vor allem eines: deren Wirksamkeit und Sicherheit sollte wissenschaftlich nachgewiesen sein. Dafür sind immer große, teure klinische Studien in mehreren Stufen notwendig. Gegenwärtig geben Arzneimittelfirmen nicht selten mehr als eine Milliarde Euro aus, bis ein neues Medikament auf den Markt gebracht werden kann. Allein deshalb kosten neue Therapien dann auch meist sehr, sehr viel Geld.

Natürlich wäre es wünschenswert, auch die ketogene Ernährung auf diese Weise zu testen und in großen und aussagekräftigen klinischen Studien ihr Potenzial für die Prävention oder Therapie von Krebs zu untersuchen. Und natürlich gibt es diese Studien bislang nicht. Es wird sie wohl auch nie geben. Schon allein die extremen Kosten sind Grund genug. Denn wenn nicht irgendein Multimilliardär großzügig in die Tasche greift, wird es niemanden geben, der diese Studien finanziert. Es winken schlicht keine Gewinne, die die Investition rechtfertigen würden. Eine Ernährungsstrategie mit lauter Zutaten, die es längst gibt, ist eben nicht patentierbar. Das ist keine Kapitalismuskritik, sondern eine schlichte, ein wenig traurige, aber auch nachvollziehbare ökonomische Tatsache.

Es gibt aber auch noch ein paar andere Gründe für die praktische Unmöglichkeit großer, maximal aussagekräftiger Studien. Eine Untersuchung etwa, die dem sogenannten Goldstandard genügt, wäre auch mit allem Geld der Welt nicht machbar. Denn den Goldstandard erfüllt eine klinische Interventionsstudie nur, wenn sie randomisiert, placebokontrolliert, doppelblind und multizentrisch durchgeführt wird. Auf Deutsch: Die Patienten müssen zufällig ausgewählt sein. Eine Gruppe Patienten muss den Wirkstoff bekommen, eine andere ein Placebo. Weder Patienten noch Ärzte dürfen während der Studiendauer wissen, welcher Patient zu welcher dieser Gruppen gehört. Und die Studie sollte möglichst an mehreren Studienzentren durchgeführt werden.

Schon das erste Kriterium, die Zufallsauswahl, wird kaum möglich sein: Es dürfte zumindest schwer werden, zufällig ausgewählten Patienten vorzuschreiben, wie sie ihre tägliche Nahrung zusammenzustellen haben. Ebenso wenig kann man das Essen »verblinden«, denn jeder sieht ja deutlich, was er auf dem Teller hat. Und was sollte bei einer solchen Studie als Placebo dienen?

Tatsache ist also, dass Patienten, Therapeuten und auch jene, die nur vorbeugend mit ihrer Ernährung etwas für sich tun wollen, immer mit weniger aussagekräftigen und damit oft auch angreifbaren Studien werden leben müssen. Es hat also wenig Sinn, für die ketogene Ernährung auf Resultate großer Studien zu warten. Das gilt vor allem für die, die nicht warten können. Allerdings steht die ketogene Ernährung hier alles andere als allein da. Viele alte Medikamente, die heute noch verwendet werden, haben vor ihrer Markteinführung nie solche Riesenstudien durchlaufen, weil zur Zeit ihrer Entwicklung die Regeln für die Neuzulassung von Medikamenten weit weniger streng waren. Penicillin ist nur ein Beispiel. Dessen Wirksamkeit steht wohl außer Zweifel.

Außerdem gibt es zahlreiche sogenannte traditionelle Arzneimittel, etwa aus der Naturmedizin oder der Traditionellen Chinesischen Medizin, die als Medikamente gelten. Sie werden von Ärzten verordnet, in Apotheken verkauft, haben aber nie entsprechende Großstudien durchlaufen. Die Heilsversprechen dieser Mittel werden von vielen Medizinern bezweifelt. Ihre Hersteller verweisen dagegen auf jahrzehnte-, jahrhunderte- oder gar jahrtausendealte Erfahrungen, die die Wirksamkeit angeblich belegen.

Doch es geht in diesem Buch nicht um Umckaloabo, Johanniskraut oder Bärentatzen. Sie im Vergleich zur ketogenen Ernährung zu erwähnen, ist aber vielleicht trotzdem ganz erhellend. Denn in der Rubrik »langjährige Erfahrungen« liegt diese einsam an der Spitze. Man könnte ihr durchaus das Etikett »jahrhunderttausendelang geprüft« anheften (siehe Kapitel 1). Und im Vergleich kann sich das, was man über die Wirkung ketogener Ernährung weiß, auch durchaus sehen lassen.

Die gesamte Datenlage aus Experimenten mit Zellkulturen und Labortieren (siehe Kapitel 2, 4 und 6) ist wissenschaftlich plausibel und überzeugend. Zudem gibt es viele präklinische, einige wenige klinische, aber auch große epidemiologische Untersuchungen, die darauf hinweisen, dass eine ketogene Ernährung sowohl zur Vorbeugung als auch bei einer bereits bestehenden Krebserkrankung positiv wirken sollte.

Im nächsten Kapitel (Kapitel 6) wird es speziell um ihr Potenzial bei der Stärkung des Körpers gegen die Erkrankung gehen. Auf den kommenden Seiten dieses Kapitels dagegen folgt ein Überblick darüber, was über mögliche direkte Wirkungen gegen die Tumoren selbst, deren Entstehung und Wachstum bekannt ist.

Epidemiologie liefert klare Hinweise

Welche Bevölkerungsgruppen ein erhöhtes Krebsrisiko haben und welche Faktoren dabei von Bedeutung sein könnten, wird in epidemiologischen Studien untersucht. Diese ergeben ein ziemlich einheitliches Bild: Bei einem erhöhten Blutzuckerwert und/oder einem hohen Insulinspiegel steigt das Risiko für eine Krebserkrankung. Wer bereits erkrankt ist, für den wird die Prognose ungünstiger, wenn die Laboruntersuchung erhöhte Werte von Zucker und Insulin ergibt. Weitere Risikofaktoren sind chronische Entzündungen und ein hohes Körpergewicht. Eine ketogene Ernährung beeinflusst all diese Faktoren in günstiger Weise.

Wenn der Blutzucker zu hoch ist

Für den Blutzucker sieht der wissenschaftliche Kenntnisstand folgendermaßen aus: Große Kohortenstudien zeigen ziemlich eindeutig, dass bei erhöhten Blutzuckerwerten auch die Krebshäufigkeit ansteigt.[432] Auch Diabetiker haben ein höheres Risiko, an Krebs zu erkranken.[472] Das ist keine neue Erkenntnis, sondern schon seit vielen Jahrzehnten bekannt.[175]

Epidemiologische Studien in mehreren Ländern haben außerdem gezeigt, dass eine Ernährung mit hoher Glykämischer Last, also mit vielen schnell verfügbaren Kohlenhydraten, die Wahrscheinlichkeit für eine Krebsdiagnose steigert. So war etwa bei knapp 50.000 kanadischen Frauen das Risiko, an einem Eierstockkarzinom zu erkranken, bei hoher Gykämischer Last der Nahrung um 72 Prozent höher als bei niedriger Glykämischer Last.[416]

Auch wenn man bereits krebskrank ist, kommt es auf den Blutzuckerwert an: Hohe Spiegel stehen statistisch klar mit einer verkürzten Überlebenszeit in Zusammenhang. Eine prospektive Untersuchung aus Korea mit über einer Million Teilnehmern ergab bei erhöhten Blutzuckerwerten nicht nur ein gesteigertes Risiko, an Krebs zu erkranken – die Wahrscheinlichkeit, an der Krankheit zu versterben, war dann erhöht.[232] Und speziell für Eierstockkrebs ist nicht nur, wie bereits erwähnt, das Erkrankungsrisiko bei hohem Blutzucker größer, sondern auch das Sterberisiko, wenn die Krankheit bereits ausgebrochen ist.[264] Und eine Untersuchung mit Teilnehmern aus drei Ländern kam außerdem zu dem Ergebnis, dass sich die Prognosen für unterschiedliche Krebsarten bei hohem Blutzucker verschlechtern.[439]

Die Hyperglykämie, der chronisch erhöhte Blutzuckerwert, kommt vor allem bei Diabetikern und übergewichtigen Menschen mit metabolischem Syndrom vor. Sie begünstigt vermutlich ganz direkt das Wachstum von Krebszellen und das Fortschreiten einer Erkrankung, denn Tumorzellen profitieren in vielfältiger Weise von hohen Blutzuckerwerten. Sie wachsen beispielsweise schneller, wenn sie viel Glukose bekommen, wie Wissenschaftler der Universität Witten/Herdecke kürzlich herausfanden. Um das Wachstum zu beschleunigen, reichte eine Glukosekonzentration, wie sie im Blut von Diabetikern auftreten kann. Auch die für die Metastasenbildung wichtige Bewegungsfähigkeit der Krebszellen wurde verstärkt. Sie waren aktiver und legten größere Strecken zurück.[296] Umgekehrt verlangsamte sich das Wachstum bei einer Glukosemenge, die der Hälfte des normalen Blutzuckerspiegels entsprach.

Hohe Glukosemengen können zudem die Produktion von Hormonen anregen, die die Teilung von Krebszellen stimulieren. Das ist kürzlich bei Bauchspeicheldrüsenkrebszellen gezeigt worden.[191] Der Zucker regt sie dazu an, einerseits vermehrt den sogenannten *Epidermalen Wachstumsfaktor* (*Epidermal Growth Factor,* kurz EGF) herzustellen. Andererseits aktiviert die Glukose auch noch die Andockstelle des EGF und fördert damit die Zellteilung noch einmal zusätzlich.

Zu dieser krebsfördernden Doppelwirkung kommt noch eine weitere hinzu – denn Glukose kann nicht nur das Wachstum und die Teilung von Zellen aktivieren, sondern sie bewirkt auch eine Umstellung des Zellstoffwechsels hin zur Glykolyse und weg von der Zellatmung.[478] Sie fördert also genau den Stoffwechsel, den Tumorzellen bevorzugen (siehe Kapitel 3 und 4).

Sowohl die epidemiologischen Daten als auch die Resultate von Untersuchungen an Krebszellen in Kultur lassen darauf schließen, dass es sinnvoll ist, längerfristig über

BLUTZUCKERSPIEGEL
Nach verschiedenen Mahlzeiten

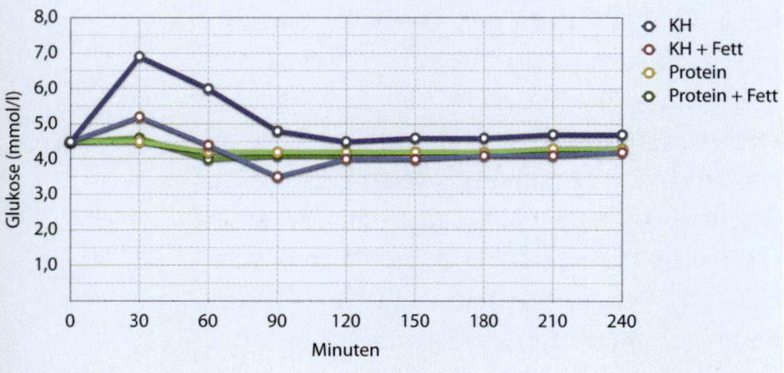

INSULINSPIEGEL
Nach verschiedenen Mahlzeiten

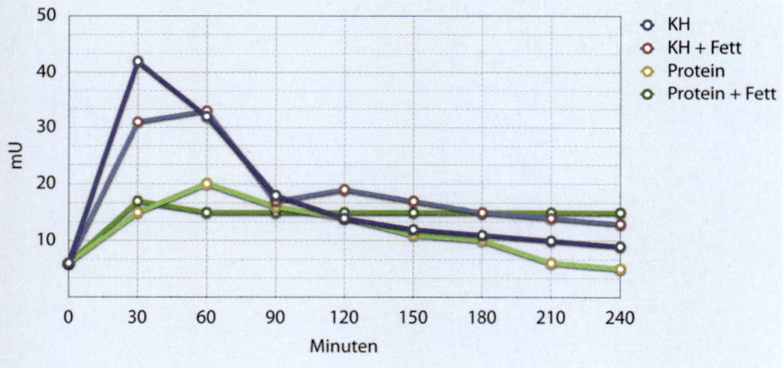

Abbildung 12: Eine protein- und fettreiche Mahlzeit erhöht nicht nennenswert den Glukose- (oben) oder Insulinspiegel (unten) im Blut, eine kohlenhydratreiche Mahlzeit (KH) dagegen schon.[86]

das Normalmaß erhöhte Blutzuckerwerte zu vermeiden. Die ketogene Ernährung hat eine sehr niedrige Glykämische Last, der Blutzuckerwert bleibt vergleichsweise niedrig und es gibt auch keine großen Schwankungen: In einer Untersuchung in Australien, bei der gesunde junge Freiwillige entweder viele Kohlenhydrate in Form von gekochten Kartoffeln (mit oder ohne Butter) oder viel Eiweiß, in diesem Falle Kalbfleisch (mit oder ohne Butter) verzehrten, gab es den größten Blutzuckeranstieg bei der reinen Kartoffelmahlzeit. Sowohl mit Kalbfleisch als auch mit Fleisch und dem Fett aus der Butter gab es kaum einen Blutzuckeranstieg und auch keine nennenswerte Insulinausschüttung[86] (siehe Abbildung 12).

Bei einer ketogenen Ernährung und beim Fasten stellen sich im Körper Verhältnisse ein, die eine Krebserkrankung mit Sicherheit nicht fördern: Die Blutzuckerwerte sinken auf ein normales Nüchternzucker-Niveau, die Glykolyse ist gehemmt[378] und die Zellatmung aktiviert.[478] Längerfristig erhöhte Nüchternblutzuckerwerte gehen wieder zurück, wenn kohlenhydratarm gegessen wird.[101, 411, 473] Auch bei Krebspatienten sank der Blutzuckerspiegel mit fettreicher, ketogener Nahrung schon innerhalb kurzer Zeit, in etwa zwei Wochen.[140]

Wenn der Blutzuckerspiegel sich normalisiert, wirkt sich das auch auf die Insulinwerte aus – und gerade das ist bei Krebserkrankungen ebenfalls sehr wünschenswert.

Zu viel Insulin, zu viele Wachstumsfaktoren

Insulin ist eines der wichtigsten, geradezu überlebenswichtigen, Hormone. Normalerweise erfüllt es sehr gesundheitsförderliche Dienste: Wenn der Blutzuckerspiegel nach einer Mahlzeit steigt, wird es von der Bauchspeicheldrüse ausgeschüttet und sorgt dafür, dass die Körperzellen den Zucker aus dem Blut aufnehmen. Dieses ganz genau regulierte System, das normalerweise sicherstellt, dass der Blutzuckerwert nie zu hoch ist, kann aber aus der Balance geraten. Körperzellen können etwa bei Typ2-Diabetes oder starkem Übergewicht ihre Fähigkeit, auf das Insulinsignal mit verstärkter Zuckeraufnahme zu reagieren, zunehmend verlieren: Sie werden *insulinresistent*. Das führt dazu, dass mehr Zucker im Blut bleibt. Auf ihn reagiert die Bauchspeicheldrüse dann mit noch mehr Insulinausschüttung – eine Art Teufelskreis. Die Folge: Sowohl der Blutzuckerwert als auch der Insulinspiegel sind dauerhaft erhöht. Das ist ganz allgemein nicht gesund. Hohe Insulinspiegel und eine Insulinresistenz begünstigen beide speziell auch die Entstehung und das Fortschreiten einer Krebserkrankung. Bei Frauen nach den Wechseljahren steigt mit hohem Insulinwert das Risiko für eine Brustkrebserkrankung. Das zeigt sich etwa in den Ergebnissen der großen, als sehr vertrauenswürdig eingestuften amerikanischen Langzeituntersuchung namens *»Women's Health Initiative Observational Study«*.[184]

Bei Männern erhöht eine Insulinresistenz das Risiko für das Wachstum von Darmpolypen, die Vorläufer von Darmkrebs.[334] Hohe Insulinspiegel und Insulinresistenz steigern aber auch das Risiko für die Entstehung anderer Krebsarten.[177] Entscheidend scheint dafür das Insulin zu sein: Wer insulinresistent ist, hat ja, wie oben beschrieben, einen hohen Blutzuckerwert, der dann wieder zu vermehrter Insulinausschüttung und hohen Insulinspiegeln führt. Der Stoffwechsel stellt sich daraufhin um: Weg von der Zellatmung und hin zur für Krebszellen typischen Glykolyse. Vermittelt wird diese Umstellung durch das Insulin.[478] Das Hormon steuert also nicht nur die Glukoseaufnahme in die Zellen, sondern auch ihre Verarbeitung.

Insulin kontrolliert aber nicht nur den Zuckerhaushalt. Es ist ein ganz zentrales Hormon in unserem Körper und hat vielfältige, sogenannte *anabole* (also aufbauende) Funktionen. Über diese kann es noch in anderer Weise das Zellwachstum begünstigen. Es greift zum Beispiel in Zellteilungsvorgänge ein – entweder direkt[177] oder indirekt, indem es andere Botenstoffe beeinflusst. Insulin kann bestimmte Hormone sogar in ihrer Wirkung ersetzen, zum Beispiel den Wachstumsfaktor IGF *(Insulin-like Growth Factor)*. Sowohl für Insulin als auch für IGF gibt es eigene, spezielle Andockstellen, sogenannte Rezeptoren, auf der Zelloberfläche. An diese *Rezeptoren* binden beide und entfalten über sie ihre Wirkung im Zellinneren. Die beiden Rezeptoren für Insulin und für IGF sind sich sehr ähnlich. Deshalb kann IGF auch an den Insulinrezeptor binden[404] und umgekehrt.[9] Der Insulinrezeptor, der IGF-Rezeptor und Mischformen davon sind bei vielen Krebszelltypen vermehrt auf der Zelloberfläche vorhanden.[33, 343] Deshalb glauben Forscher, dass Insulin direkt, genauso wie IGF, das Wachstum von Krebszellen stimulieren könnte.[149]

All diese Details muss man sich natürlich nicht merken, aber eine Grunderkenntnis vielleicht schon: Hohe Insulinwerte sind alles andere als erstrebenswert.

Insulin fördert zusätzlich auch noch die Freisetzung eines Hormons namens *Leptin* aus dem Fettgewebe. Leptin hat genau wie Insulin vielfältige Aufgaben: Zuerst wurde erkannt, dass es zusammen mit vielen anderen Signalstoffen die Nahrungsaufnahme kontrolliert.[3] Leptin dient aber zum Beispiel auch als Wachstumssignal und aktiviert die Zellteilung.[397, 412] Gibt man in Zellkulturexperimenten Leptin und IGF zusammen zu Brustkrebszellen, können sie besser wachsen und Metastasen bilden.[398] Leptin sorgt dafür, dass neue Blutgefäße in Tumoren der Brust einwachsen können und diese dann besser mit Nährstoffen versorgt werden. Und es verändert die Umgebung des Tumors, sodass zum Beispiel entzündungsfördernde Immunzellen angelockt werden, was ebenfalls dem Tumor zugute kommt.[6] Das im Fettgewebe hergestellte Hormon gilt als mitverantwortlich dafür, dass fettleibige Menschen ein höheres Risiko für eine Krebserkrankung haben – und eine ungünstigere Prognose.[6]

Die zahlreichen, sich zum Teil auch noch selbst verstärkenden negativen Wirkungen von erhöhten Zucker- und Insulinspiegeln können durchaus Angst einflößen. Sie bedeuten aber auch, dass man andersherum vielleicht allein dadurch, dass man diese beiden Faktoren in den Griff bekommt, auch all diese potenziell krebsfördernden Vorgänge zum Teil eindämmen oder aufhalten kann.

Wie kann man also erreichen, dass es gar nicht erst dazu kommt, dass Zucker, Insulin oder Leptin übermäßig Zellteilungsvorgänge stimulieren können?

Man kann sich zum Beispiel ketogen oder zumindest kohlenhydratarm ernähren. Das hilft sowohl dabei, kurzfristige, starke Insulinschwankungen zu vermeiden als auch längerfristig erhöhte Insulin- und Leptinspiegel wieder auf das normale Maß herabzusenken. Für fettleibige Menschen mit Anzeichen des Metabolischen Syndroms etwa, zu dem chronisch erhöhte Insulin- und Leptinwerte im Blut gehören, ist eine ketogene Ernährung bestens geeignet, genau diese Werte zu senken. Das zeigt zum Beispiel eine Studie mit übergewichtigen Freiwilligen, die sich über einen Zeitraum von zwölf Wochen ketogen ernährten.[473] Auch in der schon im Kapitel 1 erwähnten Untersuchung mit israelischen Freiwilligen, die sich über zwei Jahre kohlenhydratarm ernährten, lagen der Insulin- und Leptinspiegel nach 24 Monaten niedriger als zu Beginn der Studie.[411]

Chronische, unterschwellige Entzündungen

Genau wie erhöhte Glukose-, Insulin- oder Leptinspiegel gehört auch eine chronische, unterschwellige Entzündung zu den Risikofaktoren für eine Krebserkrankung.[316] Infektionen können solche Entzündungen hervorrufen und so verschiedene Krebsarten sogar auslösen. Dafür gibt es ein paar sehr bekannte und unbestrittene Beispiele: Die Infektion des Magens mit dem Bakterium *Helicobacter pylori* etwa kann zu Magenkrebs führen.[262] Eine Infektion der Leber mit Hepatitisviren (Hepatitis B und C), gefolgt von einer chronischen Entzündung, kann Leberkrebs auslösen.[316]

Es gibt aber auch andere Ursachen von Entzündungen. Eine chronische Entzündung etwa der Speiseröhre kann durch Reflux (Sodbrennen) bedingt sein und Speiseröhrenkrebs zur Folge haben.[316] Auch im Fettgewebe, besonders bei übergewichtigen und fettleibigen Menschen, kann es zu langfristigen, chronischen Entzündungen kommen. Sie sind wie die hohen Blutzuckerspiegel und die Insulinresistenz ein Markenzeichen des Metabolischen Syndroms.[53] Und vermutlich tragen alle diese Faktoren zusammen auch dazu bei, dass Fettleibigkeit mit einem höheren Krebsrisiko verbunden ist.

Entzündungen fördern nicht nur die Entstehung von Tumoren, sondern auch ihr Wachstum. Manche können sich nur dann entwickeln und ausbreiten, wenn eine entzündliche Reaktion im Gewebe um die Krebszellen herum abläuft.[295] Krebszellen stellen sogar selbst entzündungsfördernde Stoffe her und geben sie in ihre Umgebung ab.[292] Sie profitieren von der Entzündung, weil damit unter anderem die Durchblutung des Gewebes verstärkt und so die Versorgung des Tumors mit Nährstoffen und Energielieferanten verbessert wird. Die Entzündungsreaktion führt auch dazu, dass die gesunden Zellen des Körpers nicht mehr auf Insulin reagieren. Sie werden insulinresistent und nehmen Glukose schlechter auf.[332] Tumorzellen dagegen sind für ihre Glukoseaufnahme gar nicht auf Insulin angewiesen. Sie schalten so die gesunden Zellen als Konkurrenten um die Glukose aus. Aber auch Nahrung kann Entzündungsreaktionen auslösen und unterstützen. Zucker etwa wirkt ganz direkt

OMEGA-3-FETTSÄUREN

Fettsäure (g/100g)	Wildlachs, roh, Alaska	Zuchtlachs, roh	Makrele, roh	Makrele, geräuchert	Leinsamen
Alpha-Linolensäure (18:3)	0,01	0,15	0,16	0,1	22
EPA (20:5)	0,5	0,9	0,9	0,5	0
DHA (22:6)	1,4	1,1	1,4	0,7	0

Quelle: USDA Datenbank.
Die Zahlen hinter den Fettsäurenamen geben die Fettsäurelänge (18 bis 22 Kohlenstoffatome) und die Sättigung (drei- bis sechsfach ungesättigt) an.

Tabelle 1: Gehalt an mehrfach ungesättigten, langkettigen Omega-3-Fettsäuren (Alpha-Linolensäure, EPA, DHA) in verschiedenen Fischen im Vergleich zu Leinsamen

entzündungsfördernd. Bei Versuchspersonen, die Zuckerwasser zu trinken bekamen, waren innerhalb kurzer Zeit für Entzündungen typische Zellen des Immunsystems aktiviert und blieben dies über Stunden.[70] Kurzfristige, starke Blutzuckerschwankungen können in Blutgefäßzellen lang andauernde Änderungen hervorrufen, die Entzündungsreaktionen und damit eine Atherosklerose begünstigen. Selbst wenn der Blutzuckerspiegel schon längst wieder normalisiert ist, sind diese Veränderungen noch messbar. Blutzuckerspitzen bewirken langfristige epigenetische Veränderungen in den Zellen der Adern.[132]

Neben Zucker gelten auch einige Nahrungsfette als entzündungsfördernd, die Omega-6-Fettsäuren. Diese finden sich vor allem in den üblicherweise in der Küche verwendeten Ölen aus Sonnenblumenkernen, Mais- und Weizenkeimen und damit auch in Margarine und industriellen Fetten, die vor allem in Billigprodukten tonnenweise verbacken werden. Im Körper sind sie die Ausgangsstoffe zur Herstellung einer ganzen Reihe von entzündungsfördernden Substanzen. Omega-3-Fettsäuren wirken dagegen im Körper antientzündlich. Das gilt vor allem für die etwa in Fischöl vorkommenden langkettigen Omega-3-Fettsäuren namens EPA und DHA (siehe auch Kapitel 7). Erst kürzlich wurde entdeckt, dass einige Immunzellen einen speziellen Rezeptor auf ihrer Zelloberfläche tragen, mit dem sie Omega-3-Fettsäuren registrieren können. Diese Zellen zeigen nach Zugabe von DHA eine robuste und weitreichende antientzündliche Reaktion. Auch Zellen von anderen Körpergeweben, in denen entzündungsmodulierende Stoffe gebildet werden, reagieren auf diese Weise auf die Omega-3-Säure.[327] Zum Beispiel im Fettgewebe ist das der Fall.

Es spricht also vieles dafür, dass die ketogene Ernährung hilfreich ist, entzündliche Prozesse im Körper zu bremsen oder gar ganz zu vermeiden. Allein die Reduktion der Kohlenhydrate wirkt schon positiv. Hier hat etwa der Mediziner Wolfgang Lutz gute Erfahrungen gemacht. Gerade bei Patienten mit entzündlichen Erkrankungen (etwa der chronischen Darmentzündung *Morbus Crohn*) hat er mit kohlenhydratreduzierter Kost Verbesserungen erzielt.[286] Einen zusätzlichen Nutzen hat man dann, wenn man auch auf ein niedriges Omega-6/Omega-3-Fettsäurenverhältnis achtet: Fetthaltiger Fisch enthält viele der biologisch aktiven, langkettigen Omega-3-Fettsäuren (siehe Tabelle 1). Alternativ kann man Algen-, Fisch- oder Krillölkapseln schlucken. Gesunde männliche Freiwillige hatten weniger entzündungsfördernde Stoffe in ihrem Blut, wenn sie Fischölkapseln einnahmen.[454] Auch Krillöl wirkt antientzündlich und lindert Symptome von Arthritis.[110]

Omega-3 und Omega-6: Auf das Verhältnis kommt es an!

Wer auf ein günstiges Omega-6/Omega-3-Fettsäurenverhältnis in seiner Nahrung achtet und eher weniger Omega-6-Fettsäuren konsumiert, dämpft nicht nur Entzündungen. Er kann damit möglicherweise auch ganz direkt das Wachstum von Tumoren beeinflussen. Experimente mit tumortragenden Ratten geben jedenfalls Anlass zu dieser Vermutung. Überraschenderweise beschleunigte Hunger das Wachstum von Tumoren bei diesen Tieren.[393]

Als Ursache dafür waren ursprünglich gesättigte Fettsäuren und Ketonkörper im Verdacht. Schließlich gelangen gerade sie beim Hungern schnell aus den Fettspeichern in den Blutstrom. Tatsächlich zeigte sich aber später, dass sie völlig unschuldig sind.[395] Das beschleunigte Wachstum verursachten vielmehr allein Omega-6-Fettsäuren, vor allem Linolsäure und zum Teil auch Arachidonsäure, die beim Hungern ebenfalls vermehrt im Blut auftauchten.[394] Das lag an der einseitigen Fütterung der Tiere vor der Fastenperiode. Der Fettanteil ihres Futters bestand praktisch ausschließlich aus Maisöl. Auch wenn man den Tieren reine Linolsäure ins Futter gibt, wachsen Tumoren deutlich schneller.[395, 396]

Linolsäure greift in eine ganze Reihe von Vorgängen ein, die etwa die Durchblutung und damit die Versorgung der Tumoren fördern[325] oder die für das Fortschreiten von Krebs wichtig sind.[133] In der typischen westlichen Ernährung ist Linolsäure die häufigste mehrfach ungesättigte Fettsäure. Deshalb wird vermutet, dass eine niedrigere Linolsäuremenge in der Nahrung die Entwicklung von Krebs verlangsamen könnte.[325] Tatsächlich enthält das Brustfettgewebe von amerikanischen Brustkrebspatientinnen, die die Wechseljahre schon hinter sich haben, deutlich höhere Mengen an Linolsäure als das Brustfettgewebe von gleichaltrigen japanischen Patientinnen.[207] Insofern bietet eine relativ niedrige Aufnahme von Linolsäure keinen absoluten Schutz vor Brustkrebs, aber statistisch erkranken und versterben weitaus weniger Japanerinnen als US-Amerikanerinnen daran.[392] Traditionell wird in Japan sehr viel Fisch verspeist. Wahrscheinlich trägt auch ein günstigeres Omega-6- zu Omega-3-Fettsäurenverhältnis in der Ernährung von Asiatinnen dazu bei, dass bei ihnen Brustkrebs seltener auftritt.

Auch der Sportphysiologe Loren Cordain von der Universität von Colorado (siehe auch Kapitel 8), der vor allem den Einfluss der westlichen Ernährung auf die Entstehung von Zivilisationskrankheiten untersucht, weist immer wieder auf eines hin: Die Ernährung von Menschen in Industrienationen unterscheidet sich eklatant von dem, was traditionell lebende Jäger- und Sammlergesellschaften essen. Und ein wichtiger Unterschied im Detail ist das in der westlichen Durchschnittsernährung sehr hohe Verhältnis von Omega-6- zu Omega-3-Fettsäuren.[76] Cordain plädiert klar dafür, den Anteil der Omega-6-Fettsäuren in der Nahrung zu reduzieren und wieder mehr Omega-3-Fettsäuren zu essen. Interessanterweise heben die Omega-3-Fettsäuren

ALA und EPA die fördernde Wirkung der Omega-6-Fettsäuren auf das Wachstum von Tumoren bei Ratten auf.[395] Eine ketogene Ernährung mit einem hohen Fettanteil, vielen Omega-3-Fettsäuren und einer ausreichenden Eiweißversorgung wirkt sich günstig auf alle Faktoren aus, die das Risiko für eine Krebserkrankung oder für das Fortschreiten einer Erkrankung erhöhen: Langfristig erhöhte Blutzuckerspiegel sinken wieder auf normale Werte oder leicht darunter ab. Das Gleiche gilt für über das Normalmaß gestiegene Insulin- und Leptinwerte. Auch chronische, unterschwellige Entzündungsreaktionen werden mit ketogener Ernährung eher vermieden oder abgeschwächt. All das sind beste Voraussetzungen, um es gar nicht dazu kommen zu lassen, dass sich ein Tumor entwickelt. Auch wenn ein Tumor bereits da ist, sollte ihm die Normalisierung dieser Faktoren durch die ketogene Ernährung das Leben erschweren. Möglicherweise wirken Ketonkörper, die bei einer ketogenen Ernährung verstärkt gebildet werden, aber auch noch direkt auf einen Tumor. Das lassen die Ergebnisse aus Zellkulturexperimenten und Tierversuchen vermuten.

Krebszellen in Ketose

Wie Tumorzellen selbst auf verschiedene Nährstoffe reagieren, dazu hat es weltweit schon zahlreiche Experimente mit Zellkulturen gegeben. Dabei wurde die Wirkung von ganz unterschiedlichen Kombinationen geprüft oder untersucht, wie sich die Einschränkung eines bestimmten Stoffes auswirkt. Wenn man speziell herausfinden möchte, ob und wie Ketonkörper auf Tumorzellen einwirken, sind Experimente mit einer Kombination von Glukose und Ketonkörpern sehr geeignet. Sie entspricht der Situation bei einer ketogenen Ernährung: Aus dem Nahrungsfett werden Ketonkörper gebildet und ins Blut abgegeben. Der Blutzucker liegt dann bei einem normalen Wert oder leicht darunter. Er sinkt aber nie auf Null ab – denn das würde man nicht überleben. Während die meisten Körperzellen ohne Zucker auskommen können, brauchen zum Beispiel rote Blutkörperchen die Glukose unbedingt. Der Körper stellt sie, wenn keine Kohlenhydrate gegessen werden, in dem Maße, das er unbedingt braucht, selbst aus Aminosäuren und Fettbestandteilen her (siehe auch Kapitel 1). Eine Ketose bedeutet also nicht, dass statt Zucker jetzt Ketonkörper im Blut sind, sondern nur zusätzlich zur Glukose. Entsprechend müssen auch Zellkulturexperimente, die Fragen zur Wirkung einer ketogenen Diät beantworten sollen, angelegt sein. In ihnen wird also untersucht, wie sich eine Mischung von Glukose und Ketonkörpern auf gesunde und auf Tumorzellen auswirkt. Diese Beobachtungen werden dann verglichen mit der Wirkung von Glukose allein, so wie sie typisch für eine normale, reichlich Kohlenhydrate enthaltende Ernährung ist. Und tatsächlich beeinflusst die Mischung aus Glukose und Ketonkörpern Tumorzellen anders als gesunde Zellen.

Gesunde Zellen überleben besser mit Ketonkörpern

In Experimenten zeigte sich, dass gesunde Körperzellen mit der Keto-Gluko-Mischung hervorragend zurechtkamen, oft viel besser als Krebszellen. Auch die Auswirkungen eines Mangels an Glukose, wie er im Körper allerdings aus den genannten Gründen normalerweise nicht vorkommt, wurden untersucht. Ihn verkraften gesunde Gehirnzellen besser mit Ketonkörpern. Aggressiven Gehirntumorzellen, sogenannten Gliomazellen, helfen die Ketonkörper dagegen nicht. Das ergab eine Studie von Forschern der Universität Frankfurt.[298] Sie gaben den Zellen nur die Hälfte der normalen Blutzuckermenge. Das führte dazu, dass beide Zelltypen nach einer gewissen Zeit abstarben. Gaben die Forscher aber Ketonkörper hinzu, dann lebten gesunde Gehirnzellen trotz Zuckermangels deutlich länger. Die Gehirntumorzellen dagegen starben gleich schnell ab. Wenn die Versuchsbedingungen also auch deutlich von den normalen physiologischen Verhältnissen abwichen, so zeigten die Ergebnisse doch, dass zumindest Gliomazellen Ketonkörper ganz offensichtlich nicht als Ersatz-Energielieferanten nutzen konnten. Und auch unter Bedingungen, die den realen Verhältnissen im Gewebe eher entsprechen – also mit ausreichend Glukose – hatten Gliomazellen keinen Zusatznutzen durch Ketonkörper. Sie wuchsen dann nicht besser als mit Glukose allein, sondern langsamer.[298, 349]

Es spricht also einiges dafür, dass Ketonkörper eher nichts für Krebszellen sind. Sie konnten Ketonkörper praktisch nicht verwerten – Ketonkörper setzten ihnen sogar messbar zu.

Das haben auch amerikanische Forscher um den Nuklearmediziner Eugene Fine vom Albert Einstein College of Medicine in New York beobachtet.[144] Sieben unterschiedliche, allesamt aggressive menschliche Brust- oder Darmkrebszelltypen wuchsen schlechter und hatten weniger Energie, wenn sie mit einer Mischung von Glukose und Ketonkörpern statt mit Glukose allein versorgt wurden. Dagegen wuchsen gesunde Zellen des Bindegewebes sowohl mit als auch ohne Ketonkörper gut.

Ketonkörper blockieren auch Leukämiezellen, sogenannte Lymphoblasten. Das haben australische Forscher aus Adelaide schon vor über 30 Jahren nachgewiesen.[289] Im Vergleich zu gesunden Zellen waren sie in ihrem Wachstum deutlich gehemmt. Das Gleiche passierte auch bei tierischen Nierenkrebszellen und menschlichen sogenannten *HeLa-Zellen*, der ältesten und bekanntesten Krebszelllinie, die in Labors weltweit in Experimenten verwendet wird.

Ketonkörper stören die Zuckerverwertung

Doch wie können Ketonkörper Krebszellen am Wachstum hindern, obwohl eigentlich genug Glukose zur Verfügung steht? Ein Grund könnte sein, dass sie die Zuckerverwertung der Krebszellen behindern – Eugene Fine jedenfalls vermutet das.[144] Der Unterschied zwischen Krebszellen und normalen Zellen liegt in der mangelnden Flexibilität der Krebszellen. Normale Zellen können Ketonkörper oder Fettsäuren als Energielieferanten nutzen. Wenn sie dies tun, dann fahren sie die Energieproduktion aus Glukose stark herunter. Denn sonst wäre ein schädliches Überangebot an energiereichen ATP-Molekülen (siehe auch Kapitel 4) die Folge. Damit das nicht passiert, werden bestimmte Zwischenprodukte des Fettsäuren- und Ketonkörperstoffwechsels aus den Mitochondrien in die Zellflüssigkeit abgegeben, wo sie die Glykolyse behindern. Beschrieben hat das schon vor fast 50 Jahren der britische Wissenschaftler Philip Randle, der damals an der Universität Cambridge tätig war. Der Prozess heißt deshalb auch *Randle-Zyklus*.[168, 370] Erst, wenn man erneut kohlenhydratreich isst, läuft die Glykolyse wieder an.

Warum können aber Krebszellen, die ja Ketonkörper gar nicht zu nutzen scheinen, in deren Gegenwart sogar Probleme bekommen? Nach Eugene Fines Auffassung nehmen sie die Ketonkörper durchaus auf und speisen sie in ihre Mitochondrien ein. Weil jene sprichwörtlichen Zellkraftwerke bei Krebszellen aber normalerweise gehemmt sind (siehe Kapitel 4), liefern die Ketonkörper dort jedoch kaum messbar Energie. Die Zwischenprodukte ihres Abbaus setzen aber trotzdem, wie bei gesunden Zellen, die Glykolyse herab. Die Folge: Den Krebszellen steht durch diese Hemmung weniger Energie zur Verfügung.[144] Ob diese konkrete Modellvorstellung der Wirklichkeit entspricht, müssen Experimente erst noch zeigen. Wichtig und relevant ist aber vor allem die Tatsache, dass Ketonkörper Krebszellen hemmen können, auf welchen molekularen Wegen das im Detail auch geschehen mag.

Zwar variieren die Ergebnisse je nach untersuchter Krebszellart und den besonderen Versuchsbedingungen, und sicher sind noch viele Experimente wünschenswert, um die offenen Fragen zu klären. Die Resultate der bisherigen Versuche mit Zellen zeigen jedoch eines bereits recht deutlich: Im Vergleich zu gesunden Kontrollzellen ziehen Krebszellen keinen zusätzlichen Nutzen aus Ketonkörpern. Sie sind sogar eher blockiert, wenn Ketonkörper vorhanden sind.

Und zu ähnlichen Resultaten kommen Wissenschaftler auch in Experimenten mit Versuchstieren.

Versuchstiere in Ketose

Es gibt eine ganze Reihe von Experimenten, bei denen im Tierversuch getestet wurde, ob sich ein Eingriff in den Krebsstoffwechsel auf einen Tumor in einem Organismus auswirkt, der mit kohlenhydratarmem Futter versorgt wurde. Dieses kann tatsächlich bewirken, dass Tumoren langsamer oder gar nicht wachsen. Die bereits oben erwähnten australischen Forscher fütterten Mäuse, denen sie Melanomzellen (Hautkrebszellen) in die Schwanzvene eingespritzt hatten, entweder nur mit Wasser und Pflanzenöl oder mit Zuckerwasser. Zur Eiweißversorgung bekamen beide Versuchstiergruppen zusätzlich ab und zu kurz Gelegenheit, normales Futter zu fressen. Bei der Ernährung mit Wasser und Öl waren die Tiere schnell in der Ketose. Sie hatten dann auch zwei Drittel weniger Metastasen in der Lunge als die Tiere, die Zuckerwasser zu trinken bekommen hatten.[289]

An der Uniklinik in Würzburg sind Experimente mit aggressiven menschlichen Magenkrebszellen gemacht worden: Mäuse bekamen sie unter die Haut gespritzt. Eine Gruppe der Tiere wurde danach mit einer kohlenhydrathaltigen Standardkost gefüttert, eine andere mit ketogenem Futter, das nur ganz wenige Kohlenhydrate enthielt. Letztere kamen ebenfalls deutlich messbar in die Ketose. Zwar bildeten sich auch bei ihnen Krebsgeschwülste; diese wuchsen aber deutlich langsamer als bei den Kontrolltieren – und die Tiere überlebten mit ketogenem Futter länger.[336] Wenn Mäuse das ketogene Futter fressen, verlangsamt sich der Stoffwechsel ihrer Tumoren. Sie bilden zum Beispiel auch deutlich weniger Milchsäure als Tumoren von Tieren mit Standardfutter (siehe Abbildung 13).

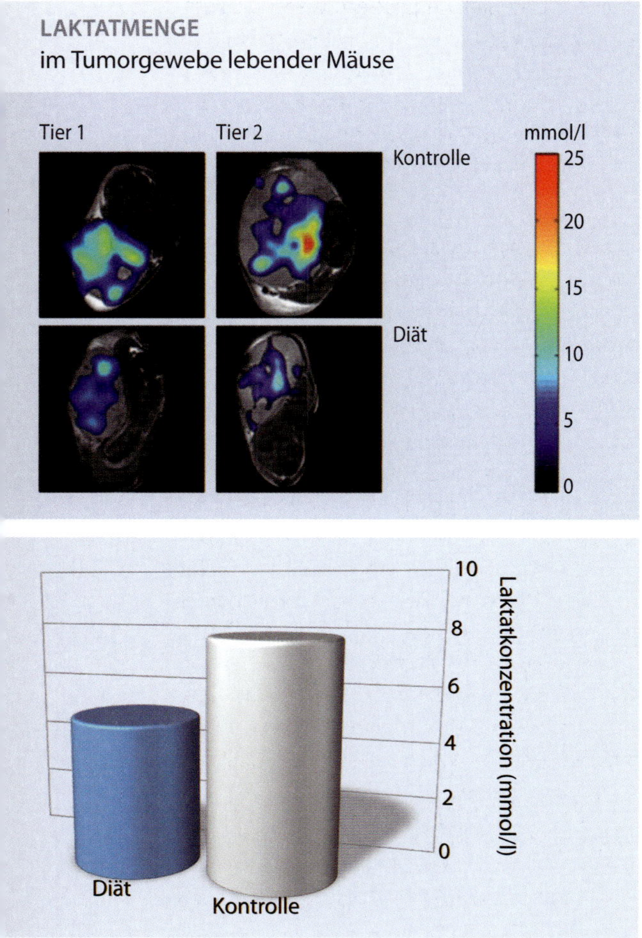

Abbildung 13: Laktatmenge im Tumorgewebe lebender Mäuse. Die Spect-MT-Aufnahme (oben) zeigt: Normal gefütterte Tiere (Kontrolle) haben große Tumoren mit viel Laktat (gelb-rot). Mit ketogenem Futter versorgte Tiere (Diät) haben kleinere Tumoren mit weniger Laktat. Die untere Abbildung zeigt die mittlere Laktatmenge der Tumoren. Aufnahme Dr. G. Melkus, Institut für experimentelle Physik 5, Universität Würzburg.

Die schon erwähnten Wissenschaftler der Universität Frankfurt untersuchten ebenfalls, ob Tumoren in Mäusen langsamer wachsen, wenn die Tiere ketogenes Futter fressen. Sie spritzten den Tieren Gliomazellen, dieselben Hirntumorzellen also wie in ihren Zellkulturversuchen. Die Tiere kamen mit dem ketogenen Futter ebenfalls in die Ketose, die Gehirntumoren wuchsen jedoch genauso wie bei den Mäusen, die normales Futter bekamen. Nach Einschätzung der Forscher reagieren verschiedene Krebszelltypen schlicht unterschiedlich auf eine Ketose.[298] Tatsächlich beobachteten etwa amerikanische Forscher bei einer anderen Gliomazellart und etwas anderem ketogenen Futter, dass bei ihren Versuchstieren bösartige Gliomazelltumoren langsamer wuchsen.[430] Wenn die Tiere das ketogene Futter zu fressen bekamen, wurden bei ihnen auch nachweislich andere Gene aktiv. Das Muster der Genwirkung bei ihnen ähnelte wieder eher dem von gesunden Gehirnzellen. Die ketogene Ernährung hatte bei den Mäusen die Krebszellen also so beeinflusst, dass sie wieder normalen Hirnzellen ähnelten.[399]

Von Befunden wie den gerade erwähnten aus Frankfurt, die den erwünschten Effekt einer ketogenen Ernährung nicht zeigen, sollte man nicht zu enttäuscht sein. Tatsächlich sind in den allermeisten bisher publizierten Versuchen Tumorzellen oder Tumoren zumindest langsamer gewachsen, wenn sie einer Ketose ausgesetzt waren.[144,289,450,459] In einigen Versuchen fand sich zwar kein Effekt – auch das überrascht selbst von den positiven Wirkungen einer ketogenen Ernährung überzeugte Forscher nicht. Denn manche besonderen Tumor-Varianten könnten Mutationen haben, die sie gegen eine Ketose unempfindlich machen.[139,144] Wichtig ist aber vor allem, dass es nur extrem wenige und in der Fachwelt sehr umstrittene Hinweise[48] darauf gibt, dass eine Ketose einen Tumor in seinem Wachstum unterstützen könnte.

Noch eines fällt bei einem genauen Blick auf die Ergebnisse der bisher gemachten Versuche auf: Bei den Experimenten, in denen sich die kohlenhydratarme oder ketogene Ernährung positiv auswirkte und die Tumoren langsamer wuchsen, waren im Blut der Tiere erhöhte Ketonkörpermengen vorhanden.

Wenn man es dem Krebs tatsächlich schwer machen will, scheint es also wichtig zu sein, tatsächlich in eine Ketose zu kommen. Und je ausgeprägter die Ketose ist, desto weniger scheint dies dann einem Tumor zu bekommen.

Hungern für die Wissenschaft

In diesen Zustand, mit erhöhten Ketonkörpermengen im Blut, gelangt man als Tier nicht nur mit ketogenem Futter oder als Mensch mit ketogener Ernährung. Vom Fasten und wie es Glukose, Insulin und IGF beeinflusst, war am Anfang des Kapitels ja bereits die Rede. Es bewirkt aber auch eine Ketose. Und auch lediglich eine Kalorienbeschränkung kann sie schon herbeiführen. Schon vor Jahrzehnten wurde untersucht, ob bei Tieren, die über längere Zeiträume wenig zu fressen bekommen, Tumoren besser oder schlechter wachsen als bei Artgenossen, die unbegrenzt Futter zur Verfügung haben. In vielen Fällen wurde die Nahrungsmenge dadurch eingeschränkt, dass einfach ein Teil der Maisstärke, also der Kohlenhydrate, im Futter weggelassen wurde. Bei einer speziellen Maus-Zuchtlinie, bei der oft spontan Tumoren in der Brustdrüse entstehen, entwickelten Tiere unter diesen Bedingungen in einem gewissen Zeitraum weniger Krebsgeschwüre als solche, die unbegrenzt fressen konnten.[442] Auch wenn Tiere nicht nur weniger Stärke, sondern insgesamt weniger zu fressen bekamen, entstanden Tumoren erst später und sie wuchsen langsamer.[443]

Der Biologe Thomas Seyfried vom Boston College in Massachusetts untersucht speziell, wie eine ketogene Ernährung oder eine Kalorienreduktion (oder eine Kombination von beidem) auf das Wachstum von Tumoren im Gehirn von Mäusen wirkt. Wenn die Tiere insgesamt wenig zu fressen bekommen, wachsen die Hirntumoren langsamer.[409] Das Gleiche passiert, wenn sie ketogenes Futter, ebenfalls kalorienreduziert, bekommen. Ohne Reduktion der Kalorien blieb der Effekt allerdings aus[516] – ein Befund, der an die oben erwähnten Ergebnisse mit ähnlichen Tumoren aus Frankfurt erinnert.

Seyfried hat zusammen mit Ärzten aus Italien auch eine Patientin mit einem bösartigen Hirntumor, einem Glioblastom, mit einer ketogenen und kalorienreduzierten Diät behandelt.[518] Nach einer Operation, bei der die Geschwulst teilweise entfernt wurde, und während einer Bestrahlung und Chemotherapie bekam die Patientin die ketogene Kost. Sie vertrug das Essen gut und fühlte sich wohl, ihr Blutzuckerspiegel war niedrig und die Ketonkörpermenge im Blut erhöht. Über einen Zeitraum von etwa sechs Monaten gab es bei der Patientin keine Anzeichen eines Rückfalls. Danach gab sie die Diät auf. Etwa drei Monate später musste sie sich erneut einer Chemotherapie unterziehen, da der Tumor wieder zu wachsen begonnen hatte.

Allerdings darf man solche Einzelfälle sicher nicht als Beweise der Wirksamkeit beim Menschen interpretieren. Gerade in diesem Beispiel etwa ist es nicht ausgeschlossen, dass es der Patientin auch ohne ketogene Kost ganz genau so ergangen wäre. Seyfried allerdings favorisiert zur Behandlung von Hirntumoren eine ketogene Ernährung. Und für eine optimale Wirkung empfiehlt er die Verbindung von ketogener Ernährung mit einer Kalorienreduktion. Er vermutet, dass sich bei dieser Kombination schneller und stärker eine Ketose einstellt und die Ketonkörpermengen im Blut dann auch größer sind. Er berichtet auf Nachfrage auch von »zahlreichen Patienten«, mit denen er in Kontakt steht, die sich nach diesem Schema ernähren.

Irrungen und Wirrungen

Wer dieses Buch – und auch dieses Kapitel – bis hierher gelesen hat, hat auch schon mehrfach die Erfahrung gemacht, dass der Stand der Wissenschaft oft alles andere als eindeutig ist – und dass Expertenmeinungen sogar noch deutlicher auseinandergehen können. Auch wenn dadurch die Lektüre sicher nicht einfacher wird, so halten wir es doch für wichtig und fair, die Dinge nicht einfacher darzustellen, als sie sind – und auch alle Stimmen zu Wort kommen zu lassen. Und tatsächlich gibt es einen Forscher, der mit seinen Mitarbeitern vehement die Meinung vertritt, dass Ketonköper das Wachstum von Tumoren nicht hemmen, sondern sogar fördern können. Die Wissenschaftler um den Mediziner Michael Lisanti von der Thomas Jefferson Universität in Philadelphia sind nicht nur genau davon überzeugt. Sie glauben auch, dass Krebszellen Glukose gerade nicht vergären, nicht einmal einen erhöhten Glukosestoffwechsel haben, sondern in erster Linie Ketonkörper und Milchsäure mit Sauerstoff vollständig zu Kohlendioxid verbrennen.

Hätten sie Recht, würde das vieles von dem, was in diesem Buch steht, ins Gegenteil verkehren. Doch betrachtet man die Gesamtheit der wissenschaftlichen Arbeiten bisher, so steht Lisantis Sichtweise in krassem Gegensatz zu der universellen Beobachtung, dass wachsende, sich teilende Zellen von Zellatmung auf Glykolyse umschalten (siehe Kapitel 4). Dieser Meinung sind alle bisher dazu befragten Wissenschaftler, die auf diesem Gebiet aktiv sind, etwa Thomas Seyfried, der Krebswissenschaftler Matthew Vander Heiden vom MIT in Boston und auch der Jenaer Ernährungsmediziner Michael Ristow. Außerdem ist wegen der oft verringerten Durchblutung Sauerstoff in Tumoren Mangelware, was ebenfalls gegen eine effektive Verbrennung der Ketonkörper spricht.

Warum meint Lisanti, dass Ketonkörper das Wachstum von Tumoren fördern? In einem Experiment spritzte er Mäusen Brustkrebszellen in die Flanken und danach injizierte er über drei Wochen täglich Ketonkörper in deren Bauchhöhlen. Die Tiere bekamen in diesem Zeitraum normales, kohlenhydratreiches Mäusefutter zu fressen. Bei denjenigen, die Ketonkörper in der Bauchhöhle hatten, waren die Tumoren letztlich sogar größer als bei den Kontrolltieren.[48]

Allerdings muss die Arbeitsgruppe aus Philadelphia sich schon allein wegen ihrer Methoden sehr grundsätzliche Kritik von Kollegen gefallen lassen. Eine Injektion von Ketonkörpern in den Bauchraum ist beispielsweise absolut nicht vergleichbar mit einer Ketonkörperbildung durch kohlenhydratarme Ernährung. Die Tiere hatten ständig viele Kohlenhydrate im Futter verfügbar. Es wäre also durchaus möglich, dass die gesunden Zellen des Körpers verstärkt von den Ketonkörpern gelebt haben, während für die Brustkrebszellen dadurch dann mehr Glukose zur Verfügung stand. Grundsätzlich ist ein Zustand mit gleichzeitig hohen Spiegeln von Glukose und Ketonkörpern unphysiologisch – er ähnelt eher dem des entgleisten Diabetes. Dabei übersäuert der Körper und kommt in die gefährliche Ketoazidose. Azidosen wiederum können bei den Tieren krebsfördernde Entzündungsreaktionen auslösen.

Lisanti hat jedenfalls ein wichtiges Kontrollexperiment gar nicht durchgeführt. Er hat nicht geprüft, ob die Brustkrebszellen mit Ketonkörpern überhaupt etwas anfangen können und sie verstoffwechseln. Genau das hat allerdings Eugene Fine getan: In seinen Zellkulturexperimenten hat er neben vielen anderen Krebszelltypen auch genau diese speziellen Brustkrebszellen untersucht: Sie wuchsen bei einer Kombination von Glukose mit Ketonkörpern deutlich schlechter, als wenn in der Kulturschale allein Glukose vorhanden war.[144] Das spricht dagegen, dass die Krebszellen Ketonkörper effizient nutzen können.

Und was machen menschliche Tumoren mit Ketonkörpern?

Weiteren Aufschluss darüber, ob und wie gut Tumoren Ketonkörper überhaupt nutzen können, geben noch ein paar andere Studien. Der Internist Eggert Holm hat etwa untersucht, ob Tumoren überhaupt Ketonkörper aus dem Blutstrom entnehmen.[214] An Patienten, die wegen Dickdarmkrebs operiert wurden, hat er vor der Entfernung des Tumors mit Kanülen Blut entnommen: Einerseits aus der Arterie, die den Tumor mit Nährstoffen versorgte, und andererseits aus der Vene, in die das Blut aus dem Tumor wieder abfloss. Er bestimmte die verschiedenen Nährstoffe in den beiden Blutproben und konnte so messen, wie viel davon der Tumor jeweils aus dem Blut entnommen hatte. Die gleiche Prozedur führte er mit Blutgefäßen der Beinmuskulatur durch und konnte so den Unterschied zwischen Tumorgewebe und gesundem Muskelgewebe bestimmen. Ergebnis: Die Glukoseaufnahme der Tumoren war im Schnitt 30-mal höher als beim gesunden Muskelgewebe. Umgekehrt gab das Tumorgewebe etwa 43-mal mehr Milchsäure ins Blut ab als die Muskulatur.

Bei Fettsäuren und bei Ketonkörpern allerdings war kein nennenswerter Unterschied zwischen dem arteriellen und dem venösen Blut feststellbar. Die Tumoren entnahmen von diesen beiden Nährstoffen praktisch nichts aus dem Blut. Da die Patienten zur OP schon lange vorher »nüchtern« sein mussten, befanden sie sich im Fastenzustand mit einem niedrigen Glukosewert und leicht erhöhten Spiegeln von Ketonkörpern. Sowohl Dickdarm- als auch Magentumoren nehmen im Vergleich zu gesundem Körpergewebe prozentual nur sehr wenige Ketonkörper auf, etwa fünf bis zehn Prozent der verfügbaren Menge gegenüber etwa 30 Prozent im gesunden Muskelgewebe.[215]

Allerdings ist auch hier die Datenlage insgesamt nicht ganz eindeutig. Bei Patienten mit fortgeschrittenen Tumoren im Hals- und Nackenbereich (sogenannten Plattenepithelkarzinomen der Schleimhäute von Zunge, Kehlkopf oder des Rachenbereichs) etwa nahmen die Tumoren aller Patienten neben großen Mengen Glukose auch in je nach Patient unterschiedlichem Ausmaß Ketonkörper auf.[374] Dieser Befund ist ein weiterer Hinweis darauf, dass sich einzelne Patienten und einzelne Tumorarten offenbar auch hier voneinander unterscheiden.

Und auch innerhalb eines Tumors gibt es unterschiedliche Zelltypen. Einiges spricht dafür, dass besonders aggressive, bösartige Zellen mit Ketonkörpern deutlich weniger anfangen können – oder sogar eher durch sie geschädigt werden – als Tumorzellen, die eher normalen Körperzellen ähneln und auch weniger gefährlich sind. Außerdem zeigen einige Experimente, dass Tumorzellen, die Ketonkörper anscheinend irgendwie verwerten können, dadurch sogar ihre Bösartigkeit zumindest teilweise verlieren und sich wieder eher wie gesunde Zellen verhalten.[430]

Insgesamt ist bei jenen Tumorzellen, die Ketonkörper aufzunehmen imstande sind, noch weitgehend unklar, ob sie diese überhaupt für sich nutzen können. Und es gibt noch mehr Hinweise darauf, dass Ketonkörper in Krebszellen für Patienten sogar positive Auswirkungen haben könnten. Denn möglicherweise verlangsamen sie, wie bereits erwähnt, das Wachstum des Tumors.[336] Das war zumindest das Ergebnis der schon erwähnten Zellkulturstudien mit verschiedensten Krebszellen.[144]

Die wichtigste Frage ist natürlich, wie sich eine ketogene Ernährung konkret bei Krebspatienten auswirkt. Wie am Anfang dieses Kapitels bereits erwähnt, gibt es dazu keine großen Studien, die sichere Schlussfolgerungen erlauben würden. Kleinere Untersuchungen aber hat es schon einige gegeben. 1995 etwa veröffentlichte Linda Nebeling vom National Cancer Institute in Bethesda die Ergebnisse ihrer Erfahrungen mit ketogener Ernährung in einer sogenannten Einzelfallstudie mit zwei Mädchen mit Gehirntumoren.[322] Beiden Patientinnen ging es, als damit begonnen wurde, sie ketogen zu ernähren, insgesamt bereits sehr schlecht. Bei einer von ihnen musste eine Chemotherapie aufgrund der Nebenwirkungen sogar abgebrochen werden.

Nebeling behandelte beide mit ketogener Kost. Mit der Diät erholte sich das Mädchen, das die Chemotherapie nicht vertragen hatte, gut und die Krankheit schritt nicht fort. Auch bei der zweiten Patientin verbesserte sich deren Zustand. Die Tumoren beider Kinder nahmen unter der Diät weniger Glukose auf, das zeigten Untersuchungen im PET-Tomografen. Zumindest eines der Kinder lebte noch zehn Jahre später.[156] Schon 1995 schlug Nebeling deshalb vor, Krebspatienten mit einer fettreichen ketogenen Diät zu ernähren.[321]

Solche einzelnen Studien, aber vor allem das wiedererwachte Interesse am Stoffwechsel von Tumoren und die neuen Erkenntnisse haben dazu geführt, dass inzwischen einige klinische Studien geplant sind oder durchgeführt werden. In ihnen wird zunächst untersucht, wie Krebspatienten eine kohlenhydratreduzierte oder ketogene Ernährung vertragen. Das ist immer der erste Schritt bei klinischen Versuchen. Andererseits kann man in den Studien aber auch zum Teil schon untersuchen, ob und wie eine derartige Ernährung auf den Tumor wirkt.

Klinische Studien

Eine der ersten solcher Studien wurde an der Uniklinik Würzburg durchgeführt. Dort wurde untersucht, wie Krebspatienten eine ketogene Ernährung vertragen.[401] Die insgesamt 16 freiwilligen Studienteilnehmer mit ganz unterschiedlichen Krebsarten waren allesamt jeweils in einem sehr weit fortgeschrittenen Stadium der Erkrankung. Diese Männer und Frauen galten als schulmedizinisch bereits austherapiert. Weder Onkologen noch Chirurgen noch Radiologen konnten ihnen also noch eine Behandlung anbieten. Der Grund, dass nur solche Patienten teilnehmen durften, ist einfach. Es war schlicht das innerklinische Reglement, das vorschrieb, dass Patienten zunächst alle erprobten und konventionellen Therapien sowie laufende Medikamentenstudien angeboten werden mussten. Erst jemand, für den letztlich all diese Optionen wegfielen, kam daher für die Studie infrage.

Nach gründlicher Beratung über die Umstellung der Ernährung begannen die Patienten, sich ketogen zu ernähren. Einige bewerteten die Kost als mäßig oder sogar unzumutbar. Eine Patientin brach ihre Teilnahme deshalb schon nach drei Tagen ab, eine andere nach vier Wochen. Eine Patientin schied aus familiären Gründen aus der Studie aus. Zwei Patienten verstarben, weil ihre Krankheit bereits zu weit fortgeschritten war, in den ersten

Wochen der Studie. Insgesamt blieben elf Patienten, die sich über einen Zeitraum von sechs bis zwölf Wochen ketogen ernährten. Davon vertrugen neun die Ernährung gut (sie bewerteten sie als gut bis sehr gut) und fühlten sich wohl damit. Bei fast zwei Dritteln der Erkrankten (sieben von elf) verbesserte sich auch das allgemeine Wohlbefinden, sie konnten wieder mit mehr Aktivität am Leben teilnehmen.

Die ketogene Ernährung wurde also selbst von Patienten in einem sehr weit fortgeschrittenen Stadium der Erkrankung meistens gut vertragen und war für sie im Alltag auch gut. Ob die Ernährung den weiteren Krankheitsverlauf der Patienten beeinflusste, kann wegen der geringen Zahl der Patienten, ihrer Verschiedenheit und der großen Bandbreite der Tumorarten nicht eindeutig beantwortet werden: Bei sechs Patienten schritt die Krankheit fort und sie hörten mit der ketogenen Diät auf. Fünf Patienten ernährten sich über zwölf Wochen ketogen, sie alle waren am Ende der Studie in einem stabilen Zustand.

Aus wissenschaftlicher Sicht gilt aber Folgendes: Die bisherigen klinischen Studien sind zu klein, um sichere Schlüsse ziehen zu können. Das wird auch von Kritikern immer wieder ins Feld geführt. Und es stimmt. Es gilt aber in beide Richtungen. Die Tatsache, dass bislang meist nur sehr, sehr kranke Patienten überhaupt teilnehmen durften, wirkt sich sicher nicht positiv auf die Ergebnisse der Studien aus. Die Tatsache aber, dass die Patienten, die sich konsequent ketogen ernährten, sogar stabil waren, ist vor diesem Hintergrund sogar ein unerwartet positiver Befund.

Wir wissen von weiteren Patienten, die sich zum Zeitpunkt des Redaktionsschlusses dieses Buches im Rahmen von Studien oder selbstständig ketogen ernähren. Manche von ihnen haben schon in der Öffentlichkeit über ihre Erfahrungen berichtet. So etwa eine Patientin des Universitätsklinikums Mannheim, die in einer Sendung der Reihe »Visite« des NDR vorgestellt wurde. Bei dieser Frau musste die Operation eines fortgeschrittenen invasiven Eierstocktumors im Mai 2010 vorzeitig abgebrochen werden, da während des Eingriffs eine schwere Bauchfellentzündung festgestellt wurde. Nach einer Chemotherapie, zu deren Beginn sich die Patientin auf eine ketogene Ernährung umgestellt hatte, erschien bei einer Untersuchung Anfang 2011 der Tumor kleiner. Auch in der Folgezeit behielt sie ohne weitere Therapie die ketogene Ernährung bei. Und als die Ärzte im April 2011 in einer zweiten Operation versuchen wollten, die verbliebenen Tumormanifestationen zu entfernen, waren diese komplett verschwunden. Sie hat die ketogene Ernährung auf einer Basis von 15 bis 20 Gramm Kohlenhydraten pro Tag konsequent beibehalten. Ihr geht es momentan sehr gut (Stand März 2012). Sie hat uns gegenüber zum Ausdruck gebracht, dass es für sie sehr wichtig gewesen sei, selbst etwas gegen die Erkrankung tun zu können und dass sie es auch als ausgesprochen positiv empfunden habe, sich mit etwas Neuem, der ketogenen Ernährung, zu beschäftigen.

Wir haben weitere Patienten detailliert befragt. Grundsätzlich berichten vor allem solche Patienten, dass sie sich wohlfühlen und die Krankheit, soweit bekannt, nicht weiter fortschreitet, bei denen ein paar Faktoren zusammenkommen: Sehr konsequente ketogene Ernährung, hohe Motivation, Unterstützung dabei in der Familie und im sozialen Umfeld, gleichzeitige ausgeprägte körperliche Aktivität.

Zu wenig klinische Forschung bisher

Auch hier wäre es wissenschaftlich unseriös, aus solchen Einzelfällen allgemeine Schlüsse abzuleiten. Einzelne Menschen sprechen sicher auf die ketogene Kost unterschiedlich an. Manche Tumoren sind für deren Wirkungen wahrscheinlich auch anfälliger als andere. Die Konsequenz kann aber nicht lauten, aufgrund der dürftigen Datenlage das Konzept zu verwerfen. Ganz im Gegenteil sind weitere Studien unbedingt notwendig. Dieser Meinung sind nicht nur die Autoren dieses Buches, sondern auch viele Onkologen. Mehrere deutsche Tumorzentren wollen gemeinsam versuchen, so schnell wie möglich eine größere randomisierte Studie zu organisieren.

Andere Studien laufen zum Zeitpunkt des Redaktionsschlusses dieses Buches.

Der Nuklearmediziner Sudershan Bhatia von der Abteilung für Strahlenonkologie der Universität von Iowa ist federführend bei einer Studie namens *Ketopan*. Bei ihm werden Patienten mit Bauchspeicheldrüsenkrebs zusätzlich zu ihrer Chemo- und Bestrahlungstherapie mit ketogener Ernährung behandelt. Untersucht wird, wie die Patienten die Ernährung vertragen und ob sich damit die Überlebenszeit verändert.

Bhatia leitet noch eine weitere klinische Studie. Sie heißt *Ketolung* und in ihr soll die Wirkung einer ketogenen Ernährung bei Patienten mit Lungenkrebs, zusammen mit Chemo- und Bestrahlungstherapie, untersucht werden. Für beide Studien des Mediziners werden zum Zeitpunkt des Redaktionsschlusses dieses Buches noch Studienteilnehmer gesucht.

Der Nuklearmediziner Eugene Fine wiederum leitet eine klinische Studie mit Patienten mit unterschiedlichen Krebserkrankungen, deren Tumoren auf eine chemotherapeutische Behandlung nicht mehr ansprechen: Getestet wird die Verträglichkeit einer stark kohlenhydratreduzierten Ernährung. Anhand von PET-Aufnahmen wird aber auch geprüft, ob die Tumoren der Patienten auf diese Ernährung ansprechen – also ihr Wachstum verlangsamen oder vielleicht sogar schrumpfen. Unter der Federführung des Mediziners Stephen J. Freedland von der Duke University in North Carolina werden auch Patienten mit Prostatakrebs gesucht, die sich ein Jahr lang ketogen mit einer Atkins-Diät ernähren sollen. Am Uniklinikum in Mannheim läuft ebenfalls eine Studie unter der Leitung von Benjamin Tuschy und Sebastian Berlit, hier speziell für gynäkologische Krebspatientinnen. Weitere Studien in Deutschland sind geplant und in Vorbereitung.

Erste Ergebnisse auf Kongressen vorgestellt

Abgeschlossen ist eine Studie des Dr. Senckenbergischen Instituts für Neuroonkologie der Universität Frankfurt. Bei dieser ERGO genannten Untersuchung wurde unter der Leitung des Neuroonkologen Johannes Rieger geprüft, wie eine ketogene Ernährung bei besonders aggressiven Gehirntumoren (Glioblastomen) nach einer Bestrahlungstherapie vertragen wird. Dafür stellten Patienten, für die ebenfalls keine anderen Möglichkeiten zur Therapie mehr bestanden, ihre Ernährung auf eine ketogene Kost um. Mit einem Kernspintomografen wurde zudem verfolgt, ob der Tumor wuchs. Außerdem sollte herausgefunden werden, ob die Kost im täglichen Leben überhaupt praktikabel ist. 2010 stellte die Arbeitsgruppe beim alljährlichen Kongress der *American Society of Clinical Oncology* (ASCO) in Chicago vorläufige Resultate vor. Sie zeigten, dass die Patienten eine ketogene Ernährung gut einhalten konnten und dass es sogar eine Antitumorwirkung gab.[376] Auch Eugene Fine hat die ersten Daten von insgesamt zehn Patienten seiner klinischen Studie beim ASCO-Kongress 2011 vorgestellt.[145] Seine Patienten,

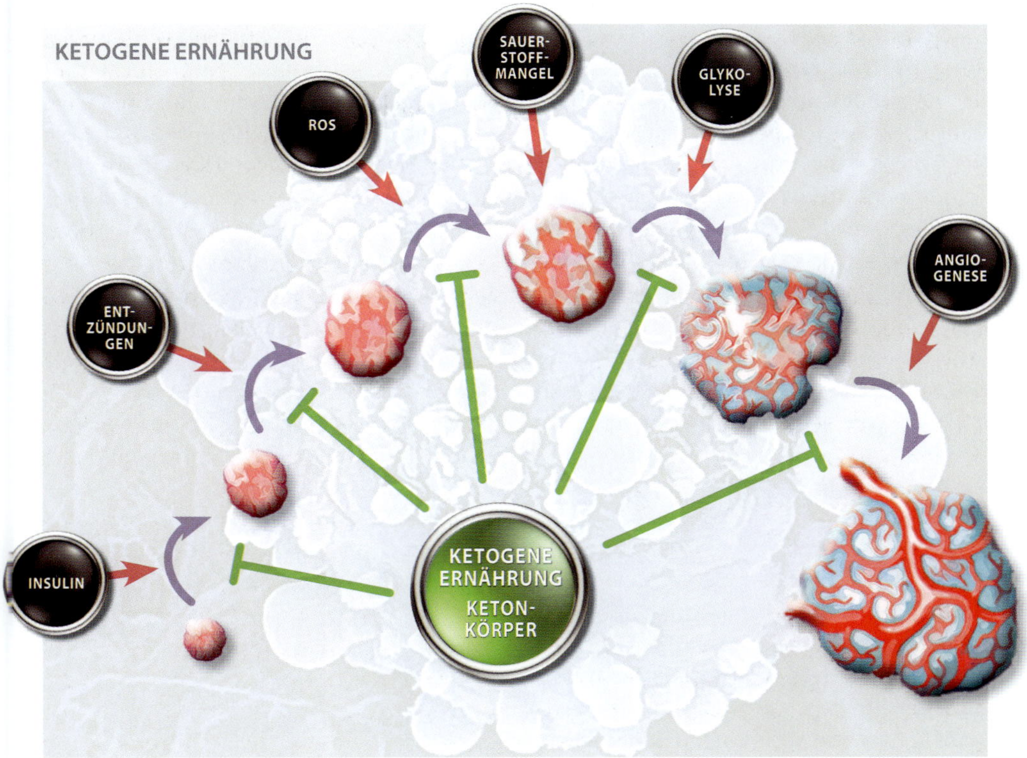

Abbildung 14: Ketogene Ernährung kann an verschiedenen Punkten in das Wachstum eines Tumors eingreifen. Verschiedene Faktoren wie etwa Insulin und andere Wachstumsfaktoren, Entzündungen oder freie Radikale (ROS) fördern die Krebszellen. Die ketogene Ernährung und die Ketonkörper können diese Faktoren beeinflussen.

die bereits an Krebs im fortgeschrittenen Stadium litten, vertrugen eine vierwöchige Ernährung mit ketogener Kost allesamt gut. Durch die Ernährungsumstellung kamen die Studienteilnehmer in die Ketose, und der Grad der Ketose fiel dabei tatsächlich individuell unterschiedlich aus. Bei der Hälfte der Patienten schritt die Erkrankung nicht weiter fort. Sie waren entweder stabil oder der Tumor ging sogar zurück. Diese positiven Ergebnisse zeigten sich bei genau denjenigen Patienten, bei denen die Ketose besonders stark ausgeprägt war. Fine und seine Kollegen schlagen daher weitere Untersuchungen vor, mit denen einerseits die generellen Effekte der ketogenen Ernährung und andererseits ihre Eignung als ergänzende Maßnahme zu Standardtherapien weiter geprüft werden sollen.

Inzwischen werden also immer mehr Studien begonnen. Das bedeutet einerseits, dass sich die Kenntnislage in Zukunft deutlich verbessern wird. Es bedeutet für die Gegenwart aber vor allem, dass – im Gegensatz zur Situation noch vor wenigen Jahren – immer mehr Mediziner das Potenzial der ketogenen Ernährung in der Krebstherapie sehen.

Natürlich will jemand, der heute mit der Krankheit zu kämpfen hat, nicht noch Jahre auf weitere Studienergebnisse warten. Wer seine Ernährung aber umstellen will, sollte das immer mit einem Arzt oder einer Ärztin absprechen und sich von ihm oder ihr begleiten lassen. Zwar sind viele Ärzte hier noch immer skeptisch, und manche wissen schlicht zu wenig über das Konzept der ketogenen Ernährung bei Krebs. Jeder gute und vertrauenswürdige Therapeut wird aber bereit sein, sich zu informieren – etwa auch aus diesem Buch oder der hier aufgeführten wissenschaftlichen Originalliteratur.

Ketogene Ernährung wirkt auf vielfältige Weise

Dieses Kapitel hat gezeigt, dass eine ketogene Ernährung mit kaum Kohlenhydraten und stattdessen mehr gesundem Fett und ausreichend Eiweiß sich vermutlich auf ganz unterschiedliche Arten günstig auswirken kann – und das gilt sowohl für die Entstehung von Tumoren als auch für das Wachstum und die Vermehrung der Krebszellen (siehe Abbildung 14).

Die eklatanten Unterschiede zwischen Tumor und gesundem Gewebe bezüglich der Nährstoffaufnahme und ihrer Nutzung, wie sie etwa Eggert Holm beschreibt,[215] weisen aber noch in eine ganz andere Richtung: Wahrscheinlich kann eine ketogene Ernährung mindestens genauso effektiv darin sein, Patienten zu kräftigen – also die großen Teile ihres Körpers, die nicht von der Krankheit befallen sind, zu stärken. Die Ernährungsform ist optimal angepasst an die speziellen Bedürfnisse des Krebspatienten: Das gesunde Körpergewebe, das aufgrund der Krankheit oft Probleme hat, Zucker zu verwerten, bekommt Fett als Energiequelle – und der gesteigerte Proteinbedarf wird durch den ausreichenden Eiweißgehalt gedeckt.

Der Körper kommt mit dieser Ernährungsform wahrscheinlich auch gut zurecht. Je nach Situation des Patienten kann mit ihr einer ungewünschten Gewichtsabnahme vorgebeugt oder ein schon bestehender Gewichtsverlust gebremst, gestoppt oder gar teilweise rückgängig gemacht werden. Inzwischen empfehlen offizielle Institutionen wie etwa das amerikanische National Cancer Institute und Fachgesellschaften wie die Europäische Gesellschaft für klinische Ernährung und Stoffwechsel bereits eine fett- und eiweißhaltige Ernährung für Krebspatienten. Dazu mehr im nächsten Kapitel.

»Eine milde Ketose hat therapeutisches Potential für eine Reihe ganz unterschiedlicher Erkrankungen.«

— Richard Veech

6

Mit gezielter Ernährung den Patienten stärken

Wohl jeder, der mit der Diagnose »Krebs« konfrontiert wird, wird bald nach Möglichkeiten suchen, durch das eigene tägliche Verhalten die Therapie und den Verlauf der Krankheit so positiv wie möglich zu beeinflussen. »Kann ich mit meiner Ernährung etwas dafür tun?« ist hier häufig die erste Frage. Wer sich eigentlich ganz gesund und kräftig fühlt, wird sie genau so stellen wie jemand, der vielleicht unverhofft abgenommen hat oder bereits durch die Krankheit geschwächt ist. Auch wer sich im Krankenhaus einer Behandlung unterzieht, sei es Operation oder Chemotherapie, oder dessen Erkrankung wiedergekommen oder weiter fortgeschritten ist, mag sich überlegen, ob und wie sich die Ernährung in die Therapie einbeziehen lässt.

Im vorangegangenen Kapitel hat sich bereits gezeigt, dass eine kohlenhydratarme Kost die Krebserkrankung an sich günstig beeinflussen könnte. Es ging dort um die direkte Wirkung auf den Tumor und seinen Stoffwechsel, Wirkungen *gegen* die Krankheit also. Mindestens ebenso wichtig ist es natürlich, gleichzeitig etwas *für* die Gesundheit zu tun – also nicht nur zu versuchen, *die Krankheit zu schwächen,* sondern auch *die gesunden Teile des Körpers zu stärken.* Eine kohlenhydratarme, dafür an gesunden Fetten reiche Kost scheint auch für die gezielte Stärkung gerade von Krebspatienten besonders geeignet zu sein. Warum das so ist, darum wird es in diesem Kapitel gehen.

Ernährungsberatung – vielerorts Fehlanzeige

Das Thema Ernährung bei einer Krebserkrankung wurde auf beiden Seiten des Atlantiks lange Zeit eher stiefmütterlich behandelt. Das könnte auch mit daran liegen, dass es nur sehr wenige klinische Studien gibt, mit denen nach Antworten auf die hier entscheidenden Fragen gesucht wurde: Wirkt sich eine bestimmte Ernährung – oder eine Ernährungsberatung – als unterstützende Maßnahme der Krebsbehandlung positiv aus? Wenn ja, wie? Und welche Empfehlungen sind für welche Patienten am besten geeignet? Entsprechend spärlich ist es vielerorts um Informationen für Betroffene bestellt. Wer nach Empfehlungen sucht, wird weder bei der *Deutschen Gesellschaft für Ernährung* (DGE) noch auf der Internetseite des Verbraucherdienstes AID (*Auswertungs- und Informationsdienst für Ernährung,* ein vom *Bundesministerium für Ernährung, Landwirtschaft und Verbraucherschutz* geförderter Verein zur unabhängigen Information über

Ernährung) fündig. Auch bei den verschiedenen Berufsverbänden der Diätassistenten und Ernährungsberater findet sich schlicht nichts.

Ist gesunde Ernährung nur etwas für Gesunde? Oder sollen Kranke einfach dasselbe essen wie alle anderen auch? Im Krankenhaus oder beim behandelnden Arzt bekommt man tatsächlich oft den Rat, das zu essen, was einem schmeckt, aber dabei darauf zu achten, sich »gesund« zu ernähren: viele Vollkorngetreideprodukte, Obst und Gemüse, ganz nach den Richtlinien der DGE für gesunde Menschen.[111] Für Patienten, die noch nicht abgenommen haben, die noch nicht deutlich geschwächt sind, empfiehlt das auch der blaue Ratgeber der *Deutschen Krebshilfe e. V.* nach wie vor. Ziel der Ernährung sollte es demnach sein, das Allgemeinbefinden und die Lebensqualität zu verbessern und einer Mangelernährung vorzubeugen.

Solche Empfehlungen werden sicher auch deshalb ausgesprochen, weil man Patienten nicht auch noch ihr Essen, an das sie gewöhnt sind, das ihnen schmeckt, ausreden will. Wie in den vorhergehenden Kapiteln schon erörtert, spricht andererseits aber doch vieles dafür, dass es Krebspatienten von Anfang an hilft, sich auf eine spezielle, kohlenhydratarme Ernährungsweise umzustellen. Und speziell für jemanden, der ungewollt abgenommen hat und vielleicht einen massiven operativen Eingriff, belastende Chemotherapien oder Bestrahlungen durchzustehen hatte oder hat, für den sind die Standardempfehlungen nicht unbedingt sinnvoll.Wer sich normal ernährt, aber ungewollt Gewicht verliert, bei dem ist es ganz offensichtlich, dass die Standardkost ihn eben gerade nicht kräftigt. Und wer eine aggressive Therapie aushalten muss, bei dem sind oft auch die für die Nahrungsverarbeitung zuständigen Organe von den Nebenwirkungen betroffen. Oder der Appetit vergeht, vieles schmeckt nicht mehr. Die Gefahr einer Mangelernährung ist in solchen Fällen akut, weil der Körper selbst bei einem reichhaltigen Angebot normales Essen nicht mehr ausreichend verwerten kann, oder weil die Nahrung vielleicht eher dem Tumor als den gesunden Teilen des Körpers nützt.

Astronautenkost und Sondennahrung

Für den Fall, dass ein Patient aufgrund seiner Behandlung nur eingeschränkt essen kann oder wieder zu Kräften und mehr Gewicht kommen muss, verweist der blaue Ratgeber unter anderem auch auf die Möglichkeiten von unterstützenden Maßnahmen wie etwa hochkalorischer Trinknahrung. Diese sogenannte Astronautenkost enthält in geringem Volumen viele Kalorien. Geeignet könne auch eine Ernährung über Magen/Darm-Sonden bis hin zu Infusionslösungen sein.

Auch der Krebsinformationsdienst des Deutschen Krebsforschungszentrums in Heidelberg verweist auf seiner Homepage für Patienten, die Gewicht verlieren, auf Trink- und Sondennahrung. Er bezieht sich dabei auf die Empfehlungen und Leitlinien der *Deutschen Gesellschaft für Ernährungsmedizin* (DGEM). Diese Leitlinien zur enteralen (mittels Trinknahrung oder Sonde) und parenteralen (mittels Infusion) Ernährung von Krebspatienten wurden von der DGEM unter Mitwirkung des Freiburger Ernährungsmediziners Jann Arends herausgegeben.[10]

Die *Europäische Gesellschaft für Klinische Ernährung und Stoffwechsel* (ESPEN) hat ebenfalls Leitlinien zur enteralen Ernährung verfasst.[11] Es geht in diesen Vorgaben allerdings nur darum, wann und mit welcher technischen Methode ein Patient ernährt werden sollte. Von der Nährstoffzusammensetzung ist nicht einmal die Rede. Für Patienten sind diese Empfehlungen, obgleich der Krebsinformationsdienst auf sie verweist, denkbar ungeeignet. Die Frage etwa, was man als Patient essen sollte oder aus was die fertigen Trinknahrungen idealerweise bestehen sollten, wird in diesen Leitlinien nicht beantwortet.

Viele Krebskranke sind bereits bei der Diagnose mangelernährt. Und bei vielen besteht die Gefahr, dass sie im Lauf ihrer Behandlung unter Mangelernährung leiden werden. Das ist Medizinern auch durchaus bekannt. Und es gibt zwar wenige, aber doch klare Empfehlungen zur Behandlung. In neueren wird sogar bereits angeraten, Patienten dann mit viel Fett zu versorgen. Allerdings werden die meisten dieser Maßnahmen eben überhaupt erst erwogen, wenn ein Patient bereits deutlich Gewicht und Kraft verloren hat.

Dabei wäre es viel sinnvoller, von Anfang an darauf zu achten, dass es gar nicht zur Mangelernährung und damit einhergehend zu Gewichtsverlust kommt. Eine »Essen Sie, was Ihnen schmeckt«-Strategie nach den Regeln der DGE ist hier allerdings nicht unbedingt der richtige Weg. Dafür spricht allein schon die bereits erwähnte Tatsache, dass viele Patienten schon vor der Diagnose, also während einer Zeit, in der sie wahrscheinlich essen, was ihnen schmeckt, deutlich Gewicht verlieren und sich schwächer fühlen. Eine solche Ernährung ist schlicht nicht geeignet für den Stoffwechsel eines Krebspatienten. Eine sehr klare Position bezieht hier der Mannheimer Internist Eggert Holm in einem Artikel in der Zeitschrift *Aktuelle Ernährungsmedizin* aus dem Jahr 2011: »Es liegt nahe, das Ernährungsregime bereits in einer [...] frühen Krankheitsphase nach dem Stoffwechsel auszurichten, um der klinischen Malnutrition *(Mangelernährung, Anm. der Autoren)* vorzubeugen. Wer empfiehlt, den Eintritt eines ungewollten Gewichtsverlusts zunächst abzuwarten, sollte diesen Standpunkt begründen; er läuft nämlich Gefahr, zu spät zu handeln.«. [216]

Die Angst des Mediziners vor der Mangelernährung

Was ist eigentlich so schlimm daran, wenn man abnimmt? Manch einer mag sich freuen, ein paar Pfund scheinbar ohne Mühen loszuwerden, schließlich gilt schlank ja allseits als gesund. Man bekommt vielleicht sogar Komplimente dafür. Wenn das aber immer weitergeht, schleicht sich vielleicht doch ein mulmiges Gefühl ein und statt Komplimenten bekommt man eher die Frage: »Sag mal, bist Du krank?« zu hören.

Irgendwann geht man dann doch zum Arzt, und der schöpft sofort Verdacht, wenn er hört, dass man in kurzer Zeit und eigentlich ohne es zu planen deutlich abgenommen hat. Denn im Gegensatz zu einem gewollten Gewichtsverlust im Rahmen einer Diät oder eines Sportprogramms ist eine ungewollte und schnelle Gewichtsabnahme ein deutliches Zeichen für eine schwere Erkrankung, die sich vielleicht anderweitig bis dahin gar nicht bemerkbar machte.

Diese Erkrankung kann dazu führen, dass der Körper seine eigenen Reserven angreift, neben den Fettspeichern auch und vor allem die lebenswichtige Muskulatur. Die Reserven werden über die Ernährung nicht wieder aufgefüllt, der Körper ist mangelernährt, ein für jeden Mediziner besorgniserregender Zustand.

Mangelernährung kann Krebs anzeigen

Bei vielen Menschen wird ein Tumor deswegen bemerkt, weil sie wegen ungeplanten Gewichtsverlustes einen Arzt aufgesucht haben. So hatte etwa eine ursprünglich normalgewichtige Würzburger Patientin in relativ kurzer Zeit elf Kilogramm Gewicht verloren. Bei einer Untersuchung stellte sich dann heraus, dass sie an Eierstockkrebs erkrankt war, der sich ansonsten nicht bemerkbar gemacht hatte. Dieser Fall ist typisch – viele Krebspatienten haben häufig schon früh Probleme mit ihrer Ernährung und nehmen Gewicht ab. Und noch vor einem deutlichen Gewichtsverlust kann es dazu kommen, dass sie etwa unter Völlegefühl, vorzeitigem Sättigungsgefühl oder Appetitlosigkeit, aber auch Mundtrockenheit oder Übelkeit leiden.[183] Ungewolltes Abnehmen kann auch andere, weniger ernste Ursachen haben, etwa eine unbewusste Ernährungs- oder Lebensstil-Umstellung (ein neuer Koch in der Kantine, ein neuer, körperlich besonders aktiver Partner etc.). Auch eine gut behandelbare Fehlfunktion der Schilddrüse kommt als Auslöser infrage. Man sollte also nicht immer gleich das Schlimmste vermuten. Ein Besuch bei einem Arzt empfiehlt sich aber auf jeden Fall.

Wer allerdings mit einer gesicherten Krebsdiagnose auch unter Mangelernährung leidet, hat eine eher ungünstige Prognose – das gilt für eine ganze Reihe von Krebserkrankungen.[96, 113] Oftmals vermindert Mangelernährung zudem die Leistungsfähigkeit und die Lebensqualität. Sogar Depressionen treten dann häufiger auf.[519] Für den Patienten und seine Familie ist das nicht nur eine sehr belastende Begleiterscheinung der Erkrankung – sie erschwert auch die Therapie und therapiebegleitende Maßnahmen.

Patienten, die viel Gewicht verlieren, vertragen oftmals auch eine Behandlung mit Chemotherapien oder anderen aggressiven Verfahren, die auf den ganzen Organismus wirken, nicht gut. Das bedeutet auch, dass sie deshalb nicht so effektiv therapiert werden können.[7] Auch deshalb ist es wichtig, eine Mangelernährung früh zu erkennen, ihre Ursachen zu beseitigen und wenn irgend möglich, eine ungewollte Gewichtsabnahme des Patienten zu verhindern.

Mangelernährung rechtzeitig erkennen

Um eine Mangelernährung zu diagnostizieren, kommen unterschiedlichste Fragebögen und Messmethoden zum Einsatz. Eine international verbindliche Liste von Kriterien dafür gibt es allerdings bisher nicht.[14] Kliniken behelfen sich vor allem mit folgenden Kriterien, die in Fragebögen wie etwa dem »Subjective Global Assessment«[109] oder dem »Nutritional Risk Screening«[257] abgefragt werden:

Der Betroffene

- hat in kurzer Zeit (innerhalb von sechs Monaten) ungewollt etwa fünf bis zehn Prozent oder mehr seines Körpergewichts verloren
- hat keinen Appetit und die Menge, die er isst, deckt nicht seinen Bedarf
- hat gesunde Körpermasse verloren und leidet an ausgeprägter Schwäche, der sogenannten Fatigue.

Die DGEM fordert, eine solche Befragung regelmäßig schon bei der Aufnahme des Patienten in die Klinik und auch bei längerem Klinikaufenthalt immer wieder durchzuführen.[494] Je nach Krebsart, dem Stadium der Erkrankung und der Therapie sind 30 bis 90 Prozent der Erkrankten mangelernährt,[519] in deutschen Krankenhäusern sind es ca. 40 Prozent aller Tumorpatienten.[360] Ein Abmagern bei Krebspatienten wird oft als unvermeidlich angesehen und erstaunlich wenig wird gezielt dagegen unternommen. Die portugiesische Ernährungsmedizinerin Paula Ravasco vertritt dagegen die Auffassung, dass »die Integration einer frühen intensiven Ernährungsintervention und ein vernünftiges Zusammenarbeiten mit den Patienten« der »Schlüssel zum Erfolg« einer Krebstherapie ist.[371] Und in einem von der DGEM herausgegebenen Buch[494] wird die »Deklaration von Prag« vorgestellt: In dieser Erklärung aus dem Jahr 2009 fordern die Gesundheitsministerien der EU-Staaten und die wichtigsten europäischen Fachgesellschaften einen »STOP der krankheitsbedingten Mangelernährung und der Krankheiten, die durch Mangelernährung bedingt sind«.

Um frühzeitig etwas gegen die Mangelernährung zu tun, sie zu verhindern oder zu stoppen, hilft es nicht, dem Patienten einfach »nur viel zu essen« zu geben. Die Erwartung, dass er oder sie dann schon nicht abnehmen oder wieder zunehmen wird, erfüllt sich damit häufig nicht. Die Ernährung muss vielmehr schon früh darauf ausgerichtet sein, statt der Symptome die Ursachen und Auslöser der Appetitlosigkeit und darauf folgenden Abmagerung zu bekämpfen. Dann bestehen gute Aussichten auf Erfolg. So konnte ein junger Mann mit einem sehr fortgeschrittenen Melanom selbst mit 4500 Kilokalorien täglich (die er nur schaffte, weil er sehr viel Cola und Schokoriegel zu sich nahm) nicht verhindern, dass er pro Woche ein halbes Kilo Gewicht verlor.

Nach Umstellung auf eine Ernährung mit viel Fett und Eiweiß, aber wenig Kohlenhydraten, reichten ihm 2500 Kilokalorien. Damit konnte er sein Gewicht stabilisieren und sogar wieder gesunde Körpermasse aufbauen.

Wer krank ist, isst nicht

Jeder kennt das: Liegt man mit einer Infektion im Bett, hat man keine Lust zu essen. Man ernährt sich dann vorwiegend von heißen Getränken, vielleicht auch einer Suppe oder ab und zu einer Scheibe Zwieback. Auch wenn es auf den ersten Blick erstaunlich erscheint: Der Appetitmangel und das Fasten bei einer Krankheit helfen dem Körper, besser mit den Krankheitskeimen fertigzuwerden.

Das zeigt eindrucksvoll ein Versuch, bei dem Mäuse mit einer akuten bakteriellen Infektion mit einer Sonde ernährt wurden. Normalerweise fressen die Tiere bei einer solchen Infektion nur noch etwa 60 Prozent ihrer sonst normalen Futtermenge. Sie bekamen im Experiment aber zwangsweise wieder genauso viel wie gesunde Tiere. Von 30 dieser Tiere überlebten nur zwei die Infektion. Anders sah es bei 30 vergleichbar kranken Mäusen aus, die über die Sonde nur etwas Flüssigkeit zu ihrer (reduzierten) Fressmenge dazu bekamen. Hier überlebten 17 Tiere.[317] Die überlebenden Mäuse verloren im Schnitt 22 Prozent ihres Ausgangsgewichts. Die 13 Mäuse, die ohne Zwangsfütterung trotzdem gestorben waren, hatten nur 16 Prozent Körpergewicht eingebüßt. Kranke Mäuse, die besonders viel Gewicht verloren, starben also sogar seltener.

Man könnte jetzt einwenden, dass diese Ergebnisse ja nur von Mäusen stammen. Mit Menschen wird man solche Versuche allerdings sicher nicht machen wollen. In der Medizin gilt es als gesicherte Erkenntnis, dass es bei einer akuten und auf wenige Tage beschränkten Erkrankung durchaus sehr sinnvoll sein kann, nichts oder kaum zu essen. Wer dann keinen Appetit hat, sollte sich auch nicht zwingen. Die Reaktion des Körpers ist ganz normal und Teil des Keimbekämpfungsprogramms. Sobald man wieder auf dem Wege der Besserung ist, kehrt auch der Hunger zurück. Er kann sogar in Heißhunger umschlagen, um den Gewichtsverlust schnell wieder aufzuholen. Doch bei chronisch Kranken besteht die große Gefahr, dauerhaft keinen Appetit zu haben und immer mehr an Gewicht und Kraft zu verlieren.

Wer chronisch krank ist, isst zu lange nicht

Die klassische chronische Erkrankung mit deutlichem Gewichtsverlust ist die Tuberkulose. Sie wurde früher auch Schwindsucht genannt, weil die Patienten immer mehr abmagerten, förmlich Pfund für Pfund dahinschwanden. Der Mediziner und Mikrobiologe Robert Koch entdeckte im 19. Jahrhundert den Erreger der Schwindsucht, das *Mycobacterium tuberculosis.* Die chronische Infektion der Lunge mit diesen Bakterien führt unbehandelt zu Appetitlosigkeit und zu einem starken Gewichtsverlust. An dessen Ende steht die völlige Auszehrung und der Tod der Patienten. Auch heute noch versterben weltweit jährlich Millionen von Menschen an den Folgen einer Tuberkulose. Bis zur Entwicklung von Antibiotika wurden in Mitteleuropa Tuberkulosekranke in Lungensanatorien in Luftkurorten behandelt, etwa im schweizerischen Davos, bekannt aus Thomas Manns »Zauberberg«. Wer den Roman gelesen hat, weiß, dass die Therapie hauptsächlich aus Essen und Liegen bestand, die ernsthaft Kranken aber nicht recht essen wollten. Doch war bei ihnen die Infektion überwunden, kamen auch hier der Appetit und das Gewicht zurück. Ein anderes Beispiel für chronische Infektionen, die eine Mangelernährung mit sich bringen, sind AIDS-Patienten. Bei ihnen kommt es ohne medikamentöse Behandlung zu einem massiven Gewichtsverlust im fortgeschrittenen Stadium der Erkrankung. In vielen Ländern und Gegenden haben Betroffene nach wie vor nur wenig oder gar keinen Zugang zu Therapien. Sie versterben völlig ausgezehrt und entkräftet.

Es gibt auch chronische Erkrankungen, die nicht durch Infektionen verursacht sind, die den Patienten aber trotzdem den Appetit verderben und sie zusehends abmagern lassen. Wenn Patienten etwa dialysepflichtig sind oder wenn sie an einer entzündlichen Herzerkrankung leiden, kommt dies häufig vor. Auch, wer mit der sogenannten »chronisch obstruktiven Lungenerkrankung« (COPD) mit dauerhaft verengten Bronchien und ständiger Atemnot zu kämpfen hat, verliert oft Appetit und Gewicht. Auch Krebs gehört zu diesen chronischen Erkrankungen. Er entwickelt sich lange unbemerkt – und oft ist die schwindende Lust am Essen eines der ersten Symptome überhaupt.

Der Grund für Appetitlosigkeit, vorübergehend etwa beim grippalen Infekt und lang andauernd bei chronischen Erkrankungen, ist eine im ganzen Körper ablaufende, sogenannte »systemische« Entzündungsreaktion, die ihn in Alarm versetzt.

Die Alarmsirene des Körpers: Entzündung

Wer an einer Grippe leidet, dessen Körper ist entzündet. Diese generelle Entzündungsreaktion dient als Alarmsignal, das die körpereigene Abwehr in Stellung bringt. Dass einem dabei die Lust aufs Essen vergeht, liegt daran, dass die systemische Entzündung nicht nur die Immunzellen aktiviert, sondern auch auf die Steuerung des Hungers und des Appetits im Gehirn einwirkt. Damit nicht genug. Man fühlt sich zusätzlich müde und abgeschlafft. Man würde am liebsten den Tag mit Heilschlaf verbringen. Auch das ist durchaus sinnvoll, denn wer keinen Appetit hat und lieber schläft, dessen Muskulatur und dessen Gehirn verbrauchen wenig Energie. Diese steht nun vermehrt dem Immunsystem zur Verfügung. Das braucht, um seine Aufgaben erfüllen zu können, sehr viel davon: Die Immunzellen müssen wachsen und sich vermehren, sie müssen auf der Suche nach den Krankheitskeimen im ganzen Körper patrouillieren. Und um das alles zu koordinieren, müssen sie eine ganze Reihe von Botenstoffen herstellen.[338]

Botenstoffe als Appetithemmer

Bei der Entzündungsreaktion wird eine Vielzahl von verschiedensten Botenstoffen und Hormonen gebildet. Es sind Signalmoleküle, die vielfältige Wirkungen haben können. Einige beeinflussen etwa das Gehirn und sorgen dafür, dass wir uns müde und erschöpft fühlen und keinen großen Hunger mehr haben.

Wie das funktioniert, ist noch nicht bis ins letzte Detail aufgeklärt.[269] Klar ist aber, dass ein ganzer Cocktail von entzündungsfördernden Zell-Botenstoffen, sogenannte *proinflammatorische Zytokine,* dabei eine Schlüsselrolle spielen. Dazu gehören *Interleukine* wie etwa das *Interleukin-1* (kurz *IL-1* genannt, mit den Unterformen *alpha* und *beta*), *IL-6* und *IL-8,* der *Tumornekrosefaktor alpha (TNF-alpha)* und das *Interferon gamma (IFN-gamma).*[20, 267] Diese Zytokine gelten als hauptverantwortlich für die vorübergehende Appetitlosigkeit bei einer Infektion, aber auch für den häufig lang andauernden schlechten Appetit bei einer Krebserkrankung.[244, 407, 469]

Die Botenstoffe wirken auf mehreren Wegen. Einerseits stimulieren sie Nervenbahnen im Körper, vor allem den *Vagusnerv,* andererseits gelangen sie über die Blutbahn zum Gehirn, wo sie an spezielle Nervenzellen andocken und diese aktivieren. Die Zytokine regen zusätzlich auch noch andere Gewebe dazu an, Hormone herzustellen, die wiederum auf das Gehirn Einfluss nehmen. So wird das Signal nochmals verstärkt.

Diese ganze Kaskade von Botenstoffen wirkt auf unterschiedliche Bereiche des Gehirns, etwa jenen, der unseren Schlaf-Wach-Rhythmus steuert. Aber auch in den Hirnarealen, wo Hunger und Sättigungsgefühle geregelt werden, kommen solche Signale an. Die zentrale Schaltstelle für den Appetit ist der sogenannte *Hypothalamus.* In diesem Bereich des Gehirns wird der Energiehaushalt gesteuert und bei Energiemangel ein Hungersignal ausgelöst.

Die Folge: Der Mensch will essen und tut dies auch, wenn er kann. Bei Energieüberfluss dagegen wird ein Sättigungssignal ausgesendet. Die Folge: Der Mensch hört auf zu essen.[403] Auch auf diesen Bereich zielen die Entzündungs-Zytokine. Kommen sie oder ihre Signale im Hypothalamus an, dann werden schneller Sättigungssignale ausgelöst. Die Folge: Der Mensch isst seltener und weniger[338] (siehe Abbildung 15).

In der Fachsprache heißt das dann *Anorexie.* Dieser aus dem Griechischen stammende Begriff bedeutet nichts anderes als Nicht-Appetit.

Ratten fressen etwa nur noch ein Fünftel der normalen Futtermenge, wenn man ihnen eine Mischung von proinflammatorischen Zytokinen direkt ins Gehirn gibt.[423] Und wenn bei tumortragenden abgemagerten Ratten die Andockstellen für Zytokinmoleküle in den Gehirnzellen blockiert sind, verbessert sich ihr Appetit und sie fressen wieder mehr.[268] Die Entzündungsbotenstoffe lösen also direkt Sättigungssignale aus. Außerdem vermindern sie die Lust auf Essen weiter, indem sie die Bildung von appetithemmenden Hormonen im Magen-Darm-Trakt, im Gehirn selbst und im Fettgewebe anregen.

Eines dieser Hormone heißt *Cholecystokinin (CCK).* Wenn wir Fett essen, wird es vor allem von den Zellen des Zwölffingerdarms hergestellt und ausgeschüttet. CCK stimuliert dann den Vagusnerv. Als Reaktion sendet das Gehirn ein Signal an den Magen, sich langsamer zu entleeren. Dadurch fühlt man sich gesättigt. CCK wird nach einer Mahlzeit auch im Gehirn gebildet. Dort unterdrückt es direkt den Appetit.[226, 380] Proinflammatorische Zytokine aktivieren ebenfalls die Bildung von CCK in der Hypothalamus-Hirnregion, das ergaben Versuche mit Ratten.[329] Und in einem entzündeten Darm wird mehr CCK produziert und ins Blut abgegeben. Das wurde bei Mäusen beobachtet, die in der Folge auch weniger fraßen.[300]

Die entzündungsfördernden Botenstoffe können auch die Bildung von Leptin (siehe Kapitel 5) in Fettzellen stimulieren.[137, 231] Diese schütten dieses Hormon dann aus. Über das Blut gelangt es ins Gehirn und wirkt dort ebenfalls appetithemmend.

Das Zusammenspiel aller Faktoren ist letztlich entscheidend dafür, wie stark sich beim Einzelnen Appetitlosigkeit einstellt. Ob man nur vorübergehend oder sogar langfristig die Lust auf Essen verliert, hängt davon ab, ob die Entzündungsreaktion wieder abklingt oder nicht. Sobald etwa eine akute Infektion vorüber ist, verschwinden normalerweise die typischen Begleiterscheinungen, zu denen neben Appetitlosigkeit auch Fieber, Rötungen und Schwellungen gehören können.

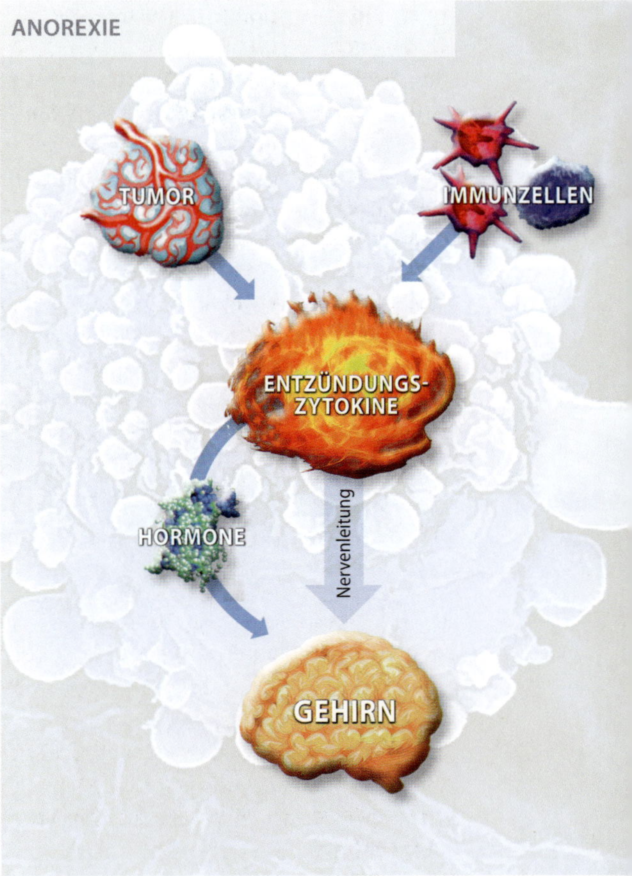

Abbildung 15: Entzündungsbotenstoffe hemmen den Appetit und machen müde. Tumorzellen und Immunzellen produzieren Zytokine, die doppelt auf das Gehirn wirken: direkt über den Vagusnerv und indirekt über die Bildung von Hormonen. Im Gehirn ruft das die Anorexie und die Fatigue hervor.

Eine Krebserkrankung dagegen ist praktisch immer von einer dauerhaften Entzündung begleitet. Ihre Folgen gehen weit über die Beeinträchtigung des Appetits hinaus. Sie betreffen den gesamten Stoffwechsel des Patienten.

Stoffwechsel bei einer Entzündung: Zucker

Wer eine akute, systemische Entzündung im ganzen Körper hat, dessen Stoffwechsel verändert sich vorübergehend massiv. Auch hier sind es die entzündungsfördernden Botenstoffe, die im Organismus die entsprechenden Schalter extrem effizient umlegen. Als Strategie für die Krankheitsabwehr ergibt dies normalerweise auch sehr viel Sinn. Der Körper stellt damit den Immunzellen ausreichend Baustoffe und Energie für ihren Kampf gegen Krankheitserreger zur Verfügung.

In der gleichen Weise – aber dauerhaft – ändert sich der Stoffwechsel bei der unterschwelligen, chronischen Entzündung infolge einer Krebserkrankung. Doch anstatt der Immunzellen profitieren die Krebszellen. Sie nehmen in gewisser Weise die körpereigenen Abwehrkräfte als Geiseln. Nun sind es die Krebszellen, denen ausreichend Baustoffe und Energie für ihr Wachstum zur Verfügung stehen. Sie ziehen ganz direkt Nutzen aus der Entzündungsreaktion – und sie verstärken diese noch dadurch, dass sie selbst entzündungsfördernde Botenstoffe produzieren und ausschütten und auch Immunzellen anregen, dasselbe zu tun.

Der geänderte Stoffwechsel liefert den Krebszellen genau das, was sie dringend brauchen: Glukose! Die Konkurrenten um diesen Nährstoff werden ausgebremst: Muskulatur, Leber, Fettgewebe – sie alle werden durch den Entzündungsaufruhr, durch Signale der proinflammatorischen Botenstoffe, insulinresistent. Das Insulin, welches Körperzellen normalerweise dazu befähigt, Zucker aus dem Blut aufzunehmen, verliert dann bei ihnen an Wirkung. Sie können deshalb, genau wie die Körperzellen eines Diabetikers, diese Glukose nicht mehr so effizient ins Zellinnere aufnehmen.

So gewinnen die Krebszellen den Kampf um Ressourcen. Der Tumor kann wachsen, während der Rest des Körpers eher an Substanz verliert.

Gesundes Gewebe wird insulinresistent

Die proinflammatorischen Zytokine verhindern die normale und gesunde Reaktion auf das Hormon Insulin, indem sie in Prozesse innerhalb der Zellen eingreifen. Sie stören den Ablauf von Reaktionen, die dort normalerweise ausgelöst werden, wenn Insulin an die Zelloberfläche bindet.[400] Wenn diese Reaktionen nicht richtig funktionieren, können die Zellen weniger gut Zucker aufnehmen. Obwohl also das Insulin das richtige Signal sendet, kann die Zelle dieses nicht mehr richtig verstehen. In welchem Ausmaß Krebspatienten Zucker noch verwerten können und wie insulinresistent sie sind, ist in vielen Studien genau bestimmt worden. Die Medizinerin Christine Waterhouse verglich schon in den 60er- und 70er-Jahren des letzten Jahrhunderts den Stoffwechsel von Gesunden und Krebskranken.[490, 491] Wenn etwa nach einer kurzen, nächtlichen »Fastenzeit« der Stoffwechsel im Fettverbrennungsmodus läuft, stellt er sich bei Gesunden schnell um. Sobald über das Essen wieder Glukose ins Blut gelangt, wird statt Fett auch wieder bevorzugt Zucker verbrannt. Anders bei den Krebskranken: Die Fettverbrennung wurde bei weitem nicht so stark zurückgefahren und es wurde auch viel weniger Glukose verwertet. Auch wenn man Krebspatienten Insulin spritzt, sinkt ihr Blutzuckerwert im Vergleich zu Gesunden weniger stark ab – das ergab eine Studie von 1978.[284] Das Gewebe aus einer Muskelbiopsie der Patienten konnte Glukose auch nicht mehr so gut verwerten, wie es das Muskelgewebe von gesunden Probanden tat. Sobald aber der Tumor entfernt wird, spricht der Körper wieder besser auf Insulin an.[511]

Gesteigerte Fettverwertung im gesunden Gewebe

Wenn bei der chronischen Entzündung das gesunde Körpergewebe durch den Mix aus Entzündungsbotenstoffen dazu gebracht wird, weniger Glukose zu verwerten, dann braucht es eine andere Energiequelle. Fettgewebe liefert reichlich davon. Tatsächlich greift das gesunde Körpergewebe für seinen Unterhalt auf die Energiereserve Fett zurück.

Die erste maßgebliche Studie zur Klärung, wie Krebspatienten im Vergleich zu anderen Patienten ohne Krebserkrankung Fett verwerten, publizierten 1986 der Biochemiker Alan Shenkin und seine Mitarbeiter aus Glasgow.[195] Der Gesamtenergieumsatz war nach Shenkins Analysen im Schnitt zwar bei allen Patienten gleich – die Tumorpatienten deckten aber einen größeren Teil ihres Energiebedarfs durch Fett. Sie verbrannten täglich 25 Prozent mehr Fett als Patienten ohne Krebs. Hatten sie auch Lebermetastasen, stieg ihre Fettverbrennungsrate noch weiter an, sie verbrauchten nun fast 60 Prozent mehr Fett. Die Zuckerverwertung war dagegen nur halb so hoch wie bei den Vergleichspatienten.

Gesteigerte Fettverbrennung beobachteten auch Berliner Mediziner bei Patienten mit Tumoren des Magen-Darm-Traktes. Besonders bei Kranken, die Gewicht verloren, war die Fettverbrennung im Körper deutlich erhöht.[258] Kein Wunder also, dass Krebspatienten häufig abmagern.

Genau wie die eingeschränkte Glukoseverwertung wird die verstärkte Freisetzung von Fett aus dem Fettgewebe durch Botenstoffe koordiniert. Sie sorgen dafür, dass Fettzellen ihr gespeichertes Fett aufspalten und Fettsäuren abgeben oder dass sie besonders empfindlich auf andere Hormone reagieren, die sie zum Fettabbau anregen.[452] Manche hindern Fettzellen auch daran, Fettsäuren aus dem Blut aufzunehmen und damit wieder Reserven aufzubauen. In Summe kommen mehr Fettsäuren aus der Fettzelle heraus als hineingehen; die Fettzelle schrumpft – der Mensch nimmt ab.

Der Mehrverbrauch an Fett ist aber nicht der einzige Grund, weshalb es bei Krebspatienten zu einem Gewichtsverlust kommen kann. Wenn die Betroffenen abnehmen, kann das auch daran liegen, dass sie Muskelmasse verlieren.

Gesteigerter Eiweißverlust im gesunden Gewebe

Wer mit einer Diät abnehmen will oder sogar fastet, der verliert vielleicht am Anfang etwas Muskelmasse – sobald sich der Körper aber auf das verringerte Nahrungsangebot eingestellt hat, nimmt man hauptsächlich Fett ab. Wer allerdings an einer systemischen Entzündung im ganzen Körper leidet, bei dem wird die Muskelmasse in Mitleidenschaft gezogen. Auch das ist normalerweise sinnvoll. Die freigesetzten Eiweißbestandteile werden schließlich gebraucht, um neben Glukose auch das ganze Arsenal an Botenstoffen herzustellen, die bei akuten Entzündungen für den Abwehr- und Heilungsprozess notwendig sind. Der Muskeleiweiß-Abbau dauert auch nur so lange an, bis man auskuriert ist und die Entzündung abklingt. Bei einer chronischen Entzündung allerdings ist oft auch der Muskelabbau ein chronischer und langfristig lebensgefährlicher Prozess.

Auch den Abbau von Muskelmasse, die *Sarkopenie,* steuern Signalstoffe. Teil der molekularen Szenerie sind wieder die proinflammatorischen Zytokine. Im Fall einer Krebserkrankung wird auch hier das Tumorgewebe als Produzent von Signalstoffen zu seinem eigenen Vorteil aktiv. Die Botenstoffe fördern den Abbau der Muskulatur. Im Fachjargon werden sie, abgeleitet vom altgriechischen Wort für *Kräfteverfall*, als *katabol* bezeichnet. Sie blockieren den Aufbau von Eiweiß und aktivieren gleichzeitig dessen Abbau.[124] Das tut auch der vom Tumor eigens für den Muskelabbau hergestellte *Proteolyse induzierende Faktor*, kurz PIF genannt.[451, 452] PIF ist im Harn von gewichtsverlierenden Krebspatienten zu finden – und spritzt man PIF aus menschlichem Harn in Mäuse, nehmen sie sofort ab und verlieren Muskelmasse.[73]

Das abgebaute Muskeleiweiß gelangt über das Blut in die Leber, die daraus einerseits weitere Signalstoffe für die Entzündung und andererseits Glukose herstellt. Bei einer akuten Entzündung kommt dies dem Immunsystem zugute, bei der Krebserkrankung profitieren davon die Krebszellen.

Schwächende Schwäche

Wer als Krebspatient keinen Appetit hat, Muskelmasse und Gewicht verliert, der fühlt sich schnell erschöpft und geschwächt. Er leidet an der *Fatigue*. Diese ausgeprägte Erschöpfung kommt auch bei anderen chronischen Krankheiten vor. Dazu gehören etwa schwere Herz- und Lungenerkrankungen, Autoimmunerkrankungen und AIDS. Bei der Fatigue nimmt die körperliche Belastungsfähigkeit ab. Das hat dann auch den Effekt, dass man sich schont. Das wiederum begünstigt, weil das Training für die Muskulatur dann weitgehend fehlt, weiteren Muskelabbau. Man wird noch schwächer. Ein Teufelskreis. Viele Krebspatienten leiden vor allem während einer Chemotherapie, aber auch bei Bestrahlung an der Fatigue. Nach Ende der Therapie bessert sie sich nur langsam wieder.

Allerdings sind nicht alle Krebspatienten von der Fatigue betroffen oder nehmen Gewicht und Muskelmasse ab. Warum das so ist, ist wissenschaftlich nicht abschließend geklärt. Sicher ist aber, dass die individuelle Situation und die jeweilige Mischung und Menge von Signalstoffen im Körper hier wichtige Rollen spielen. Wenn bei Patienten dieser Prozess aber in Gang kommt und sie abnehmen, und wenn dies nicht rechtzeitig erkannt und gegengesteuert wird, kann das schwerwiegende Konsequenzen haben. Dann sind die Patienten möglicherweise bald nicht mehr nur mangelernährt und erschöpft, sondern kommen in die Auszehrung, die *Kachexie*.

Krebspatienten können an der Kachexie versterben, wenn lebenswichtige Muskeln zu stark schwinden, etwa die des Herzens oder die Atemmuskulatur. Es kommt auch vor, dass Patienten dann Chemotherapien schlechter vertragen. Das kann dann dazu führen, dass die Behandlung aufgrund der starken Nebenwirkungen abgebrochen werden muss.[337]

Kachexie – wenn der Tumor den Patienten verzehrt

Eine Expertenkommission hat 2008 im Rahmen der »Cachexia Consensus Conference« den Prozess der Auszehrung so definiert: »Eine Kachexie ist ein komplexes Syndrom bei einer chronischen Erkrankung, welches durch den Verlust von Muskulatur mit oder ohne den Verlust von Fettgewebe gekennzeichnet ist«.[136]

Trotz ihrer extremen Bedeutung für das Überleben der Patienten wird in der Onkologie zu wenig aktiv und gezielt gegen die Kachexie unternommen. Dieses bittere Fazit zog ein internationales Expertenteam im Mai 2011 in der angesehenen Zeitschrift *Lancet Oncology*.[138] Die Autoren des Artikels fordern auch, schon vor oder zu Beginn einer offensichtlichen Kachexie entsprechende Maßnahmen zur Stabilisierung der Patienten einzuleiten. Andere Mediziner wie etwa Eggert Holm (siehe oben) fordern, noch früher entsprechende Ernährungsmaßnahmen zu ergreifen, damit es gar nicht erst zu einer Mangelernährung kommt. Und wenn schon eine solche besteht, so geringfügig sie zunächst vielleicht auch sein mag, solle man sofort dagegen angehen.

Mit herkömmlichen Methoden, jener fast allseits empfohlenen normalen gesunden Ernährung, ist einer Mangelernährung aber nur schlecht beizukommen. Ein aktueller Forschungsartikel fasst hier den derzeitigen Kenntnisstand zusammen. Dort steht zu lesen, dass in klinischen Studien bisher weder eine Ernährungsmaßnahme mit Standardkost – also wenig Fett und vielen Kohlenhydraten – noch eine medikamentöse Behandlung (zum Beispiel zur Appetitanregung) die Mangelernährung nachhaltig lindern konnten.[337] Als verantwortlich gilt der geänderte Stoffwechsel und der chronische Appetitverlust der Krebspatienten. Aber auch die Tatsache, dass zwar Experten wie Eggert Holm oder auch die DGEM als Fachgesellschaft ernährungsmedizinische Maßnahmen schon frühzeitig fordern, diese aber von Onkologen oft zu spät erwogen werden, wird als Ursache genannt. Die Standardernährung mit wenig Fett und vielen Kohlenhydraten kann also den Ernährungszustand eines Kranken nicht wesentlich verbessern. Ursache dafür ist der durch die Krankheit veränderte Stoffwechsel des Patienten. Es liegt also nahe, die Ernährung frühzeitig auf die Besonderheiten des Stoffwechsels und an die Bedürfnisse des gesunden Körpergewebes anzupassen. Mit der ketogenen Ernährung tut man genau das.

Ketogene Ernährung: Dem Körper endlich das geben, was er braucht!

Dass eine ketogene Ernährung für einen Krebspatienten genau das Richtige sein könnte, ist nicht neu. Die Idee kam Forschern und Medizinern in den letzten gut 100 Jahren sogar mehrfach und unabhängig voneinander.

Die Überlegungen gingen einerseits dahin, mit einer streng kohlenhydratarmen Kost dem Tumor die Nahrungsgrundlage zu entziehen, weil er die Kohlenhydrate für sein Wachstum braucht – diese grundlegende Erkenntnis ist ja alles andere als neu (siehe Kapitel 2). Aus ihren Beobachtungen zum Zuckerverbrauch von Tumoren haben etwa schon Ernst Freund und einige seiner Zeitgenossen im 19. und frühen 20. Jahrhundert eine kohlenhydratarme Ernährungsstrategie zur Krebsbehandlung entwickelt.

Andererseits erschien es aber auch schlüssig, dass Krebskranken Fett helfen sollte. Für diejenigen Forscher, die den Körperstoffwechsel von Krebspatienten untersuchten, war es sogar eine eindeutige logische Schlussfolgerung, dass Erkrankte eher Fett als Kohlenhydrate essen sollten. Schließlich hatten sie herausgefunden, dass das gesunde Gewebe eines Krebskranken bevorzugt Fett und kaum Kohlenhydrate verbraucht.

Seither weisen wirklich so ziemlich alle wissenschaftlichen Daten – seien es Zellkulturstudien zum Krebsstoffwechsel, tierexperimentelle Untersuchungen über das Tumorwachstum und die Wirkung von Ernährung bei Kachexie oder Untersuchungen zum Stoffwechsel von Krebskranken – in dieselbe Richtung: Für Tumorpatienten ist eine eiweiß- und fettreiche, kohlenhydratarme Ernährung bestens geeignet, um das gesunde Gewebe zu kräftigen.

Fett hilft kachektischen Mäusen …

Können Mäuse, die an Darmtumoren leiden, die dadurch Gewicht verlieren und kachektisch werden, mit fettreicher Ernährung wieder zunehmen? Diese Frage stellten sich vor 25 Jahren der Biochemiker Michael J. Tisdale von der Ashton Universität im britischen Birmingham und sein Kollege, der Mediziner Kenneth Fearon, damals an der Universität in Glasgow. Sie wussten, dass die speziellen Darmtumorzellen, die sie den Versuchstieren spritzten und die den Gewichtsverlust auslösten, etwa tausendmal mehr Glukose als Fett verbrauchen und Ketonkörper dagegen aber gar nicht verwerten.[449] Die Überlegung lag nahe, Fett statt Kohlenhydrate zu füttern.

Die Tiere bekamen also statt des normalen kohlenhydratreichen Mäusefutters fettreiches zu fressen. Bis zu 80 Prozent der Energie lieferten mittelkettige Fettsäuren (*Medium Chain Triglycerides*, MCT, siehe auch Kapitel 7). Einer Gruppe von Tieren wurde noch ein spezieller Ketonkörper (Beta-Hydroxybutyrat, siehe Glossar) mit ins Futter gemischt. Die Kontrolltiere erhielten das normale Mäusefutter.

Je mehr Fett die Tiere fressen konnten, desto besser ging es ihnen. Sie nahmen am wenigsten ab – sowohl ihr eigentliches Fettgewebe als auch die fettfreie Masse (also auch die Muskulatur) blieben am besten erhalten. Zudem wuchsen die Tumoren signifikant langsamer. Die Autoren fassten die Ergebnisse wie folgt zusammen: »Wir haben gezeigt, dass ein höherer Fettgehalt in der Nahrung den Gewichtsverlust (…) verhindert und gleichzeitig die Tumorgröße reduziert.«[450]

Auch bei Ratten gibt es sehr ähnliche Ergebnisse. Der Mediziner Gordon Buzby und seine Kollegen von der Universität von Pennsylvania in Philadelphia ernährten Ratten mit Tumoren unter der Haut per Infusion sehr fettreich und kohlenhydratfrei. Die Tiere hielten ihr Körpergewicht deutlich besser als kohlenhydratreich und fettfrei ernährte Tiere. Auch ihre Tumoren wuchsen langsamer. Eine dritte Gruppe von Versuchstieren bekam eine Infusionslösung, die wie eine »westliche« Ernährung zusammengesetzt war: mit einer Mischung aus jeweils 50 Prozent Kohlenhydraten und Fett. Bei ihnen gab es keine positiven Effekte. Die Forscher schlossen daraus, dass eine fettbasierte Ernährung möglicherweise geeignet ist, Tumorpatienten adäquat zu ernähren, ohne das Tumorwachstum anzuregen.[63]

In dieser Zeit, den 70er- und 80er-Jahren des vergangenen Jahrhunderts, wurde auch aufgrund der Stoffwechseluntersuchungen erstmals gezielt und kontrolliert versucht, Krebspatienten mit fettreicher ketogener Kost gegen Kachexie zu helfen. Es funktionierte.

… und kachektischen Menschen

Mit einer fettreichen Infusionslösung nahm zum Beispiel eine australische Patientin mit metastasiertem Leberkrebs nicht weiter ab. Auch der Abbau ihrer Muskelmasse verlangsamte sich. Mit ihrer normalen Ernährung hatte sie zuvor viel Gewicht verloren.[87]

Den gleichen positiven Effekt erzielte Kenneth Fearon mit mehreren kachektischen Krebspatienten in einem weit fortgeschrittenen Stadium der Erkrankung. An der Universität Glasgow, wo er arbeitete, hatte sein Kollege Alan Shenkin kurz zuvor schon den Stoffwechsel von Krebspatienten untersucht (siehe oben). Nun prüfte Fearon in seiner Studie erstmals systematisch, wie sich eine ketogene im Vergleich zu einer normalen Ernährung auf das Körpergewicht bei schwer kranken Menschen auswirkt.[140]

Fearon und seine Mitarbeiter versorgten über eine Magensonde fünf extrem abgemagerte Krebspatienten, die im Schnitt täglich nur noch 1100 Kilokalorien zu sich nahmen. Sechs Tage lang bekamen sie zunächst eine herkömmliche Sondennahrung (55 Prozent Kohlenhydrate, 31 Prozent Fett und täglich 1,5 Gramm Eiweiß pro Kilogramm Körpergewicht). Damit bekamen die Patienten täglich etwa 600 Kilokalorien mehr Energie, als sie vorher geschafft hatten. Immerhin drei Patienten verloren in dieser Woche nicht weiter Gewicht oder nahmen sogar leicht zu. Zwei Patienten nahmen jedoch weiter ab.

Nach den sechs Tagen bekamen die Patienten dann eine ketogene Diät mit gleicher Kalorien- und Eiweißmenge, jetzt aber mit 70 Prozent der Kalorien als Fett (in Form von MCT-Fetten), mit nur 30 bis 40 Gramm Glukose pro Tag und zusätzlich noch einem Ketonkörper, Beta-Hydroxybutyrat. Mit dieser Sondennahrung nahmen alle fünf Patienten innerhalb einer Woche im Schnitt zwei Kilogramm zu. Sie bauten nicht nur Fett, sondern auch die lebenswichtige Eiweißmasse im Körper wieder auf. Damit war gezeigt worden, dass mit einer ketogenen Diät der gefährliche Gewichts- und vor allem Eiweißverlust selbst bei extrem kachektischen Patienten verhindert und sogar in gewissem Maße wieder rückgängig gemacht werden kann.

Eine fettreiche Ernährung half auch leicht mangelernährten Patienten mit Tumoren im Magen-Darm-Trakt, die von Eggert Holm und seinen Kollegen behandelt wurden.[57] Holm hatte vorher (siehe auch Kapitel 5) den Stoffwechsel von Patienten mit Darmkrebs untersucht: Das gesunde Muskelgewebe der Patienten entnahm dem Blut sehr viel Fettsäuren und auch Ketonkörper. Er schloss daraus, dass eine Ernährung mit viel Fett und wenig Kohlenhydraten dem Tumor nichts nützt, sehr wohl aber den Bedürfnissen des Patienten entgegenkommt.[214]

Holm ernährte zwölf Teilnehmer seiner klinischen Studie acht Wochen lang mit einer Diät, bei der ca. 40 Prozent des täglichen Kalorienbedarfs durch »normales« Essen und 60 Prozent über eine sehr fettreiche, künstliche Trinknahrung abgedeckt wurden. Nur »normales« Essen bekamen die elf Kontrollpatienten. Nach acht Wochen hatten die Patienten mit fettreicher Zusatznahrung zugenommen und so ihren Körpermassenindex, den BMI (Body Mass Index), um durchschnittlich 0,6 gesteigert. Die Patienten der Kontrollgruppe verloren in dieser Zeit 0,7 BMI-Punkte. Mit der fettreichen Kost legten Patienten vor allem fettfreie Masse zu, also Muskulatur, durchschnittlich etwa ein Kilogramm. Die normal essenden Patienten verloren in den acht Wochen dagegen im Schnitt ein Kilogramm ihrer Muskelmasse. Was auf dem Niveau der Zellen und Gewebe schon bekannt war, bestätigte sich also ganz konkret bei Patienten: Fettreiche Nahrung hilft dem nicht direkt vom Tumor befallenen Teil des Körpers, aber sie hilft dem Tumor nicht. Was aus Sicht eines Patienten aber wahrscheinlich am wichtigsten ist: Die Teilnehmer der Studie, die fettreiche Kost bekamen, berichteten auch von einer deutlich verbesserten Lebensqualität. Sie waren auch wieder vermehrt aktiv, ihre Blutwerte zeigten nicht nur einen verbesserten Ernährungszustand, sondern auch eine verringerte Entzündungsreaktion im Körper an. Eine mögliche Schlussfolgerung aus diesem Experiment lautet also auch, dass die fettreiche Ernährung nicht allein deshalb gut für Krebspatienten ist, weil gesunde Körperzellen nun besser an Energielieferanten herankommen, sondern dass auch die Hemmung der Entzündungsreaktionen mit ausschlaggebend sein könnte.

Fett mildert Entzündungsreaktionen

Eine solche Vermutung widerspricht auf den ersten Blick zahlreichen anderen Befunden. Denn tatsächlich zeigen viele Studien, dass Fett Entzündungen nicht abmildert, sondern dass nach einer fettreichen Mahlzeit im Blut die Spiegel von Entzündungsbotenstoffen sogar ansteigen. Bei diesen Studien wurde aber den Probanden in der Regel eine fettreiche, »westliche« Ernährung vorgesetzt. Diese Testmenüs enthalten zusätzlich zum Fett auch reichlich Kohlenhydrate. Nach der Mahlzeit tauchen im Blut tatsächlich vermehrt Signalstoffe für Entzündungen auf.[318]

Ganz anders sieht es aber aus, wenn fettreich, aber gleichzeitig kohlenhydratarm gegessen wird. Dann steigen Entzündungsmarker im Blut nicht an, sondern sinken ab. Das ergab etwa eine Studie, bei der die Teilnehmer eine sehr fettreiche und gleichzeitig kohlenhydratarme Mahlzeit mit Salami, Käse und fettem Joghurt bekamen, mit wahlweise noch Olivenöl oder Walnüssen.[95] Wenn fettleibige Männer mit einer kohlenhydratarmen Ernährung abnahmen[234] oder Diabetiker sich mit wenig Kohlenhydraten ernährten,[102] gingen die Spiegel von Entzündungsmarkern im Blut ebenfalls zurück. Und auch in der schon früher beschriebenen (siehe Kapitel 1) zweijährigen Langzeitstudie mit israelischen Freiwilligen waren bei den Testgruppen, die sich kohlenhydratarm ernährten, die Blutwerte für das sogenannte *C-reaktive Protein* (CRP) signifikant verringert.[411] CRP ist ein allgemeiner Entzündungsmarker, der leicht im Labor zu messen ist. Doch wie kommt die entzündungshemmende Wirkung von Nahrungsfetten zustande? Es ist ein Sättigungshormon, das hier offenbar eine wichtige Rolle spielt.

Forscher aus Maastricht haben herausgefunden, dass das schon beschriebene Cholecystokinin (CCK) nicht nur signalisiert, dass die Mahlzeit jetzt beendet werden kann, sondern auch einen antientzündlichen Regelmechanismus im Körper aktiviert. Dieser ist offenbar dazu da, eine Entzündungsreaktion zu begrenzen, sodass diese zum Beispiel auf einen Ort oder auch zeitlich beschränkt bleibt und nicht zu stark wird.[453] In ihren Experimenten verursachten die niederländischen Wissenschaftler bei Ratten eine starke Entzündungsreaktion im ganzen Körper der Tiere. Wurden diese vorher mit fettreichem Futter versorgt, war die Reaktion viel schwächer, im Blut gab es weniger proinflammatorische Zytokine.[287] Das lag am CCK. Es wird nach fettreichem Essen im Darm gebildet und setzt den antientzündlichen Regelmechanismus in Gang. Das geschieht, indem CCK den Vagusnerv und die Bildung eines antientzündlichen Botenstoffes namens *Acetylcholin* (ACH) aktiviert. Dieses ACH wirkt direkt auf Immunzellen. Diese stellen dann ihrerseits weniger Entzündungsbotenstoffe her. So wird die Entzündungsreaktion gedämpft. Bei einer systemischen Entzündung im Körper bewirken die proinflammatorischen Zytokine selbst die Bildung von CCK im Darm. Das mag überraschend klingen, denn warum sollten Entzündungsbotenstoffe, deren Zweck es ja ist, Entzündungen zu fördern, auf einem solchen Weg letztlich eine entzündungshemmende Wirkung entfalten?

Tatsächlich ist dieser Vorgang aber nur einer von unzähligen Regelmechanismen, die im Körper für Ausgleich sorgen. Allzu starken Reaktionen wird so gegengesteuert, damit letztlich wieder eine Balance entsteht, die im Idealfall Gesundheit heißt. In diesem speziellen Fall ist die Folge einerseits, dass eine akute Entzündung auf ein sinnvolles Maß begrenzt wird und dass man sich andererseits satt fühlt, obwohl man gar nichts gegessen hat. Beides ist, wie oben schon beschrieben, bei einer akuten Entzündung sehr sinnvoll. Eine fettreiche Ernährung bei einer chronischen Entzündung führt dagegen dazu, dass man wirklich satt ist. Der gesunde Teil des Körpers wird in diesem Fall ausreichend versorgt – gleichzeitig werden aber trotzdem die Entzündungsreaktionen vermindert.[287] Bei einer Krebserkrankung ist das sehr hilfreich.

Nicht nur Fett selbst wirkt, vermutlich über CCK, entzündungshemmend. Auch Omega-3-Fettsäuren entfalten positive Effekte: Kachektische Krebspatienten, die mit Fischölkapseln versorgt wurden, konnten damit ihr Gewicht stabil halten. Fachleute nehmen an, dass auch hier die Entzündungshemmung eine Rolle spielt.[452]

Überwiegen dagegen Omega-6-Fettsäuren im Fett, wie etwa im Maiskeimöl oder Sonnenblumenöl, dann sind Öle entzündungsfördernd.[165] Entsprechend sind die Empfehlungen für die Ernährung der Krebspatienten diesbezüglich inzwischen eindeutig: viele Omega-3-Fettsäuren, wenige Omega-6-Fettsäuren. Wer sich fettreich mit reichlich Omega-3-Fettsäuren ernährt, reduziert den Entzündungsstatus seines Körpers. Eine sehr fettreiche Ernährung ist aber immer auch kohlenhydratarm – und das bedeutet, dass dann Ketonkörper gebildet werden. Diese Ketonkörper beeinflussen den Stoffwechsel des Körpers in sehr positiver Weise.

Fettreich + kohlenhydratarm = Ketonkörper

Sind keine Kohlenhydrate in der Nahrung, dafür aber viel Fett, dann nutzt das Gehirn als Hauptenergiekonsument des menschlichen Körpers vorwiegend Ketonkörper als Energielieferanten. Beim Fasten kommt man am schnellsten in die Ketose: Die als Glykogen in Leber und Muskeln gespeicherte Glukose ist in kurzer Zeit verbraucht und die körpereigene Neuherstellung von Glukose (Glukoneogenese) wird aktiviert. Der Blutzuckerspiegel sinkt dann leicht ab und die Ketonkörper steigen in wenigen Tagen im Blut stark an[67] (siehe Abbildungen 16 und 17).

Bei der ketogenen Ernährung passiert das Gleiche, nur etwas langsamer. Den Ketonkörpern haben wir es zu verdanken, dass unsere Leber nicht ständig neue Glukose aus Eiweißbestandteilen, den Aminosäuren, herstellen muss. Die Biochemiker George Cahill und Richard Veech[66] haben das kurz und knapp auf den Punkt gebracht: »Ketonkörper lassen Aminosäuren im Muskel übrig«, schreiben sie. Die lebenswichtige Muskelmasse wird also geschont. Die von einigen Zellen des Körpers zur Energieversorgung unbedingt benötigte Glukose produziert die Leber auch aus dem Nahrungseiweiß. Bei der ketogenen Ernährung für Krebspatienten ist dessen Menge an die gesteigerten Bedürfnisse angepasst.

Ketonkörper reduzieren nicht nur massiv die Notwendigkeit, Aminosäuren in Glukose umzuwandeln – sie hemmen auch direkt den Abbau von Muskulatur.[448] Die Ketonkörper verhindern dafür speziell die Freisetzung der Aminosäure Alanin aus den Muskeln. Alanin ist jedoch genau die Aminosäure, die die Leber bevorzugt zur Glukoseherstellung nutzt. Bei gesunden Freiwilligen sanken Alaningehalt und Glukosespiegel im Blut sehr schnell, wenn sie den Ketonkörper Beta-Hydroxybutyrat als Infusion verabreicht bekamen. Fastende Probanden, die den Zustand der Ketose erreicht hatten, hatten allein schon dadurch weniger Alanin im Blut, und mit der Infusion sank der Alaningehalt weiter ab. Bei denjenigen Versuchspersonen, die stabil in einer ausgeprägten Ketose waren, wurde deutlich weniger Muskelmasse abgebaut.[414]

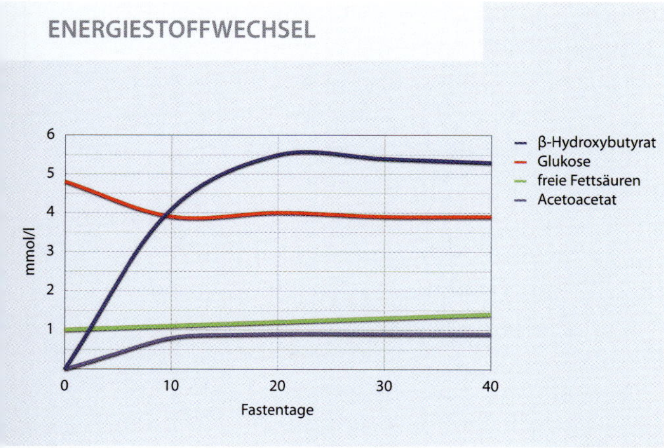

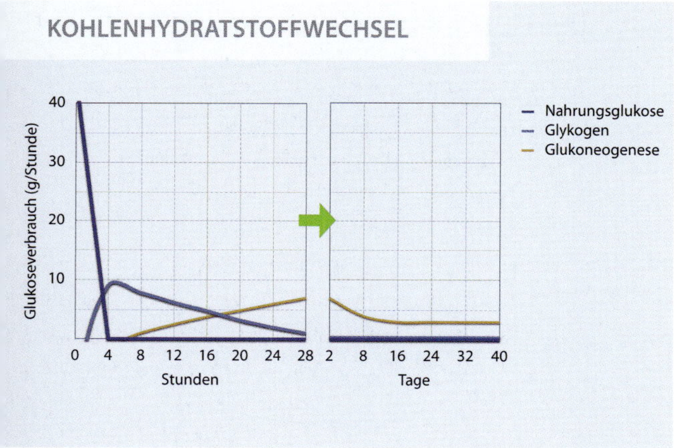

Abbildung 16: Blutspiegel von Energielieferanten beim Fasten. Bei gesunden Menschen steigen nach wenigen Tagen des Fastens die Ketonkörpermenge (Acetoacetat und Beta-Hydroxybutyrat) und die Fettsäuremenge im Blut an, der Blutzuckerspiegel sinkt um etwa ein Fünftel.[66]

Abbildung 17: Der Kohlenhydratstoffwechsel beim Fasten. Nach der letzten kohlenhydrathaltigen Mahlzeit nutzt der Körper innerhalb weniger Stunden statt Nahrungsglukose die gespeicherte Glukose (Glykogen), um seinen Zuckerbedarf zu decken. Parallel dazu läuft die Glukoneogenese an. Die Zuckerneubildung sinkt nach zwei Tagen wieder ab, weil der Körper nun auch Ketonkörper zur Energiegewinnung nutzt.[67]

Eine Ketose bremst beziehungsweise verhindert also mindestens auf zwei bisher bekannte Arten den Abbau der gesunden Körpersubstanz: Mit Ketonkörpern braucht das Gehirn einerseits weniger Glukose. Deshalb kann es sich der Körper sparen, große Mengen Muskeleiweiß für die Herstellung von Glukose im Prozess der Glukoneogenese zu verbrauchen. Andererseits hemmen Ketonkörper auch den Abbau von Eiweiß in den Muskeln, mit gleich zwei wichtigen und wünschenswerten Folgen: Die Muskulatur selbst wird geschützt und weniger Alanin steht für die Glukoneogenese zur Verfügung. Der Körper stellt also weniger Glukose selbst her.

Bodybuilder machen sich das schon lange zunutze: Während jeder, der sich kohlenhydratreich ernährt, nachts ein wenig Muskulatur abbaut, um die Zuckerversorgung des Gehirns sicherzustellen, verhindern Kraftsportler genau dies durch eine ketogene Diät. Ihre Gehirne verbrauchen auch im Schlaf vor allem Ketonkörper. Am nächsten Tag müssen die Sportler nicht erst den nächtlichen Abbau ausgleichen, sondern können sofort durch Training und eiweißreiche Kost noch mehr Muskeln aufbauen. Auf Dauer summiert sich so mehr Muskelmasse – ein im Bodybuilding angestrebter Effekt.

Der wäre auch bei Krebspatienten wünschenswert, um einen Muskelabbau zu bremsen und eventuell verlorene Muskeln (wenn möglich zusammen mit Kraftsport, siehe Kapitel 8) sogar wieder aufzubauen.

Es ist erstaunlich. Es gibt all diese unbestrittenen Erkenntnisse zum Stoffwechsel und den Nährstoffbedürfnissen im gesunden Gewebe von Krebspatienten. Doch jahrzehntelang haben diese sich nicht in konkreten, offiziellen Ernährungsempfehlungen für die Betroffenen niedergeschlagen. Erst in jüngster Zeit wird immerhin etwa im »Blauen Ratgeber Ernährung bei Krebs« der *Deutschen Krebshilfe e. V.* angeraten, Speisen mit Fett anzureichern. Fett soll demnach mindestens 50 Prozent der Energie, die nicht aus Eiweiß stammt, bereitstellen. Als Ziel einer solchen Strategie wird dort angegeben, möglichst viel Energie zuzuführen und so der tumorbedingten Mangelernährung Rechnung zu tragen.

Wenn auch sehr langsam und teilweise nicht sehr konsistent, so scheinen doch die Erkenntnisse der Stoffwechselforschung nun also schrittweise Einzug in offizielle Empfehlungen zu halten. Doch es sind kleine Schritte. Im blauen Ratgeber etwa wird eine solche »metabolisch angepasste Ernährung« nur empfohlen, wenn es bereits zu einem offensichtlichen Gewichtsverlust gekommen ist. Warum das erst so spät geschehen soll, bleibt unerklärt. Viel logischer wäre es, den drohenden Begleiterscheinungen einer Krebserkrankung schon vorbeugend etwas entgegenzusetzen – aus zwei Gründen: Erstens könnte man Gewichts- und Kraftverlust wahrscheinlich wirklich häufig aufhalten oder stark verzögern. Das legen die in diesem Kapitel besprochenen Forschungsergebnisse zumindest nahe. Und zweitens ist jemand, dem es noch einigermaßen gut geht, viel eher in der Lage, selbst seine Ernährung entsprechend umzustellen, anders einzukaufen und zu lernen, anders zu kochen als bisher.

Amerika – den Europäern einen Schritt voraus

Auf der Homepage des US-amerikanischen *National Cancer Institute* können sich Patienten rund um das Thema Krebs und auch über Ernährung bei einer bestehenden Erkrankung informieren. Auch dort tut man sich offensichtlich schwer, zu den geänderten Ansprüchen eines Krebspatienten im Hinblick auf seine Ernährung klar Stellung zu beziehen. Zuallererst gibt es eher allgemeine Hinweise. Dort wird gesagt, dass eine gute, gesunde Ernährung für Krebspatienten wichtig sei und dass ein gesundes Essverhalten Krebspatienten helfe, ihr Körpergewicht zu halten. Zudem könne so das Körpergewebe gesund erhalten und Infektionen effektiv vom Körper selbst bekämpft werden. Dass dies, wenn überhaupt, dann nur teilweise richtig ist, ist in diesem Kapitel klar geworden. Immerhin wird dann aber erwähnt, dass die Ernährung, die einem Krebspatienten gut tut, ganz anders zusammengesetzt sein kann als das, was in den normalen Richtlinien für eine gesunde Ernährung empfohlen wird. Für eine ausreichende Energieaufnahme und gute Wundheilung nach einer Operation etwa wird dann tatsächlich *offiziell* folgendes Spektrum von Lebensmitteln als gute Wahl für Krebspatienten vorgestellt: Eier, Käse, Vollmilch, Eiscreme, Nüsse, Erdnussbutter, Fleisch, Geflügel und Fisch. All das passt zu einer sehr fett- und proteinreichen Ernährung.

Man kann sich in der Fantasie ausmalen, welche heißen Diskussionen es in den Gremien, die diese Empfehlungen erarbeiten, zwischen der alten Garde und denen, die die Ergebnisse der Krebs-Stoffwechselforschung nicht mehr ignorieren wollen, gegeben haben könnte. Jedenfalls haben es diese zumindest in weiten Teilen sinnvollen Empfehlungen nun endlich auf die offiziellen Internetseiten der obersten amerikanischen Gesundheitsbehörde geschafft. Sollten die Amerikaner also hinsichtlich der geeigneten Lebensmittel schon weiter sein als unsere deutschen Einrichtungen, die Fleisch und Eier für Krebspatienten noch immer ablehnen? Jedenfalls lässt diese Entwicklung hoffen, denn erfahrungsgemäß folgen die deutschen Fachgesellschaften irgendwann den amerikanischen Leitlinien. (http://www.cancer.gov/cancertopics/pdq/supportivecare/nutrition/Patient/page4)

Diese langsame, aber unübersehbare Anpassung der Ernährungsempfehlungen spricht auch dafür, dass die Vorurteile, fettreiche Nahrung sei generell ungesund, ebenfalls langsam verschwinden. Dafür gäbe es zumindest eine Menge guter Gründe. Um die geht es im folgenden Kapitel.

7
Und das soll gesund sein?

Bei der ketogenen Ernährung fallen die Kohlenhydrate als Energielieferanten fast komplett weg. Damit kein Kalorienmangel entsteht, ersetzt man die Kohlenhydratkalorien durch solche aus Fett. Für einen großen Teil der Patienten bedeutet das eine radikale Umstellung ihrer bisherigen Ernährungsgewohnheiten: Kein Brot und keine Nudeln, weder Reis noch Kartoffeln werden gegessen – und süßes Obst und stärkehaltige Gemüsearten fallen auch weg.

Stattdessen kommt gegebenenfalls mehr Eiweiß und vor allem viel mehr Öl und Fett auf den Tisch. Davor schrecken viele vermutlich erst einmal zurück. Es mag ja noch akzeptabel sein, mehr Eiweiß zu sich zu nehmen und hochwertige Pflanzenöle beim Kochen einzusetzen. Doch Milchprodukte nur in der Rahmstufe zu essen und dort sogar noch zusätzlich Öl hineinzurühren, ist schon sehr gewöhnungsbedürftig – ebenso wie beim Metzger nun nicht mehr auf magerem Fleisch oder fettarmer Wurst zu bestehen. Dazu gesellt sich möglicherweise die Sorge, dass bei einer derartigen Ernährungsform der Obst- und Gemüsekonsum zu kurz kommt und man zu wenig gute Pflanzeninhaltsstoffe – also etwa Vitamine, Ballaststoffe, Antioxidantien – zu sich nimmt.

Gute Pflanzeninhaltsstoffe mit dem richtigen Obst und Gemüse

Allerdings muss wirklich niemand befürchten, dass bei der ketogenen Ernährung nur noch Fleisch und Käse auf dem Speisezettel stehen. Denn es wird nicht nur Eiweiß und Fett, sondern auch viel Gemüse gegessen. Kohlenhydratarmes Gemüse etwa gibt es in großer Auswahl. Die jüngst in medizinischen Untersuchungen sehr positiv bewertete *spanische mediterrane ketogene Diät* etwa basiert auf Olivenöl, grünem Gemüse, Fisch und Rotwein. Sie ist also ganz offensichtlich weder einseitig noch vitaminarm, und als öde Krankenkost wird sie auch niemand bezeichnen.

Ein weiteres gutes Beispiel ist die nach ihrem Erfinder, dem amerikanischen Mediziner Robert Atkins, benannte Atkins-Diät. Sie ist eine ketogene Ernährungsweise, die vor allem zum Abnehmen konzipiert wurde. Und anders als es Kohlenhydrat-Befürworter immer wieder warnend behaupten, besteht auch sie aus mehr als nur gestapelten Fettaugen. Eine typische Atkins-Mahlzeit kann sich etwa aus »einer halben Avocado, gegrilltem Lachs mit Knoblauchsauce und gedünstetem Spinat, grünem Salat mit Kirschtomaten und Zitronen-Dill-Vinaigrette«[499] zusammensetzen. Allein mit dieser Mahlzeit hat man schon ganz unterschiedliche Gemüsearten und Pflanzeninhaltsstoffe verzehrt.

Die Auswahl an Gemüsesorten, die bei der ketogenen Ernährung zur Verfügung stehen, ist ziemlich groß. Erlaubt ist alles, was nicht zu stärkehaltig ist (siehe auch Kapitel 9). Wenn man also viel Gemüse essen möchte, steht dem nichts im Wege – und die Sorge, nicht genug Pflanzeninhaltsstoffe zu verspeisen, ist unbegründet. Es ist zwar in der schon im ersten Kapitel dieses Buches erwähnten EPIC-Studie gezeigt worden, dass der regelmäßige Konsum von viel Obst und Gemüse das Risiko für das Auftreten von Krebserkrankungen nicht überzeugend senkt.[46] Pflanzliche Lebensmittel erhöhen aber die Vielfalt und bereichern, richtig zubereitet, den Geschmack der Nahrung. Das ist gerade für Krebspatienten wichtig, denn sie können möglicherweise, zum Beispiel bei einer Chemotherapie, nur eingeschränkt essen. Eine größere Auswahl an Lebensmitteln, die vielleicht doch zum Essen anregt, ist gerade dann wünschenswert.

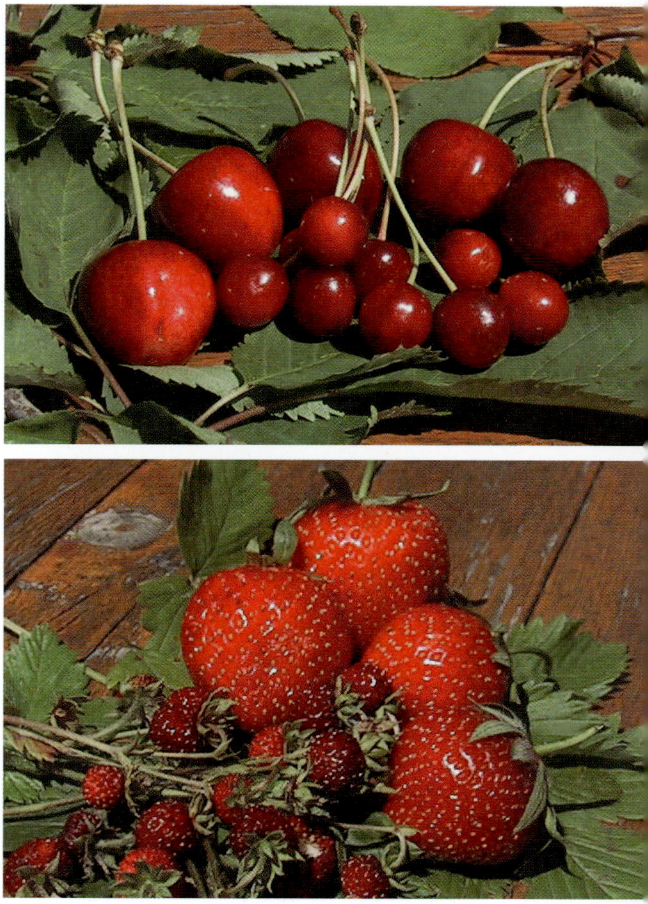

Abbildung 18: Heutige, hochgezüchtete große Obstsorten (Kirschen, Erdbeeren) und ihre deutlich kleineren Wildformen: gleicher Gehalt an sekundären Pflanzenstoffen bei weniger Zucker!

Gemüse kann, wenn es stärkearm ist, auch in größeren Mengen bei einer ketogenen Ernährungsweise gegessen werden. Beim Obst sieht die Sache etwas anders aus. Die weitaus meisten Obstsorten enthalten im Vergleich zu Gemüse deutlich mehr Kohlenhydrate. Sie sind schließlich genau daraufhin gezüchtet. Sie sind süß. Damit ist man bei der Auswahl geeigneter Obstsorten und der möglichen Obstmenge also eingeschränkt. Ein hoher Zuckergehalt verträgt sich nicht mit der ketogenen Ernährung. Er verträgt sich vor allem nicht mit den Wirkungen, die sie gegen den Tumor und für die gesunden Teile des Körpers entfalten soll. Wer etwa eine ganze Banane isst, macht den ganzen ansonsten vielleicht durchgehaltenen Ernährungsplan für diesen Tag zunichte.

Zusätzlich zum Gemüse kann man aber durchaus mit geeigneten, relativ zuckerarmen Obstsorten wie etwa Beeren weitere Pflanzenstoffe aufnehmen. Hier sind zum Beispiel alte oder ursprüngliche, nicht auf hohen Zuckergehalt gezüchtete Sorten geeignet, wie etwa kleine Walderdbeeren oder kleine Wildkirschen (Abbildung 18). Die sind zwar nicht so süß wie ihre hochgezüchteten Nachkommen, dafür aber oft aromatischer. Und sie enthalten ebenfalls – und meist sogar in höheren Konzentrationen – die gewünschten Pflanzeninhaltsstoffe wie etwa bestimmte Vitamine, Mineralien und Flavonoide. Wenn es um die Deckung des Vitaminbedarfs geht, kann man sich aber auch auf Fleisch verlassen.[130] Das ist, vor allem, wenn man auf gute Qualität und Herkunft achtet, viel vitamin- und mineralienreicher als häufig dargestellt – und man versorgt sich dann gleichzeitig noch mit gutem Eiweiß.

Eiweiß – in der richtigen Dosierung

Die *Europäische Gesellschaft für klinische Ernährung* (ESPEN) empfiehlt in ihren Richtlinien als minimale Eiweißmenge 1,2 bis 1,5 Gramm pro Kilogramm Körpergewicht und Tag für einen Krebspatienten.[12] Ein beispielhafter, 70 Kilogramm schwerer Mann sollte demnach pro Tag 84 bis 105 Gramm Protein zu sich nehmen. Das ist gar nicht weit entfernt von dem jahrzehntelang gültigen »Voitschen Kostmaß«, das der Münchner Professor und Ernährungswissenschaftler Carl von Voit im 19. Jahrhundert aufgestellt hat: Nach seinen Untersuchungen benötigte ein Arbeiter mit 70 Kilogramm Körpergewicht täglich 118 Gramm Eiweiß, was knapp 1,7 Gramm/Kilogramm Körpergewicht pro Tag entsprach.[75] Sein amerikanischer Kollege Wilbur Atwater hielt für amerikanische Arbeiter gar 125 Gramm für angemessen.

Der gesunde, westliche Durchschnittsbürger bewegt sich, vielleicht instinktiv und wie das auch heute noch Jäger- und Sammlergesellschaften tun, mit seinem Eiweißverzehr eher am oberen Ende der von den Fachgesellschaften empfohlenen Menge: So verspeisten in den 1990er-Jahren US-amerikanische Männer in der Altersgruppe von 19 bis 30 Jahren im Mittel täglich 104 Gramm Protein, bei dem 70 Kilogramm schweren männlichen Beispiel wären das 1,5 Gramm pro Kilogramm Körpergewicht und Tag.[225] Selbst bei der Gruppe mit dem höchsten Eiweißkonsum (2,7 Gramm pro Kilogramm Körpergewicht und Tag) wurden keine negativen Auswirkungen auf die Gesundheit beobachtet. Das offizielle amerikanische *Food and Nutrition Board,* das diese Daten in seinem Bericht zusammengefasst hatte, empfiehlt unter manchen Umständen, beispielsweise in der Schwangerschaft, eine höhere Aufnahme als die allgemein empfohlenen 0,8 Gramm Eiweiß pro Kilogramm Körpergewicht und Tag. Die amerikanischen Ernährungsrichtlinien erlauben heute einen breiten Bereich zwischen 10 und 35 Prozent der Energiemenge.[457]

Auch Vegetarier kommen auf ihre Kosten

Um als Krebskranker die von der Europäischen Gesellschaft für klinische Ernährung empfohlene tägliche Eiweißmenge zu essen, muss man nicht notwendigerweise zu Fleisch greifen. Auch bei einer fleischlosen Ernährungsweise ist ein ausreichender Eiweißkonsum sehr gut zu realisieren. Je nachdem, welche Art des Vegetarismus man verfolgt, können Eier oder fettreiche Milchprodukte wie Joghurt, Quark oder Käse auf dem Speiseplan stehen. Gute Eiweißlieferanten für Veganer sind kohlenhydratarme Produkte wie Sojaeiweiß als Tofu oder Weizeneiweiß als Seitan. Auch Sojamilch und Sojajoghurt haben nur einen geringen Kohlenhydratgehalt und können zur Eiweißversorgung beitragen. Die Befürchtung, dass man beim Verzehr von Sojaprodukten nicht alle essenziellen Aminosäuren, hier vor allem die schwefelhaltige Aminosäure Methionin, in ausreichendem Maß zu sich nimmt, scheint unbegründet: Schon im Jahr 1979 wurde in einer Übersichtsarbeit auf Stoffwechselstudien mit Freiwilligen hingewiesen, die gezeigt hatten, dass Sojaprotein qualitativ gleichwertig ist zu tierischem Eiweiß.[512] Es ist aber gar nicht notwendig, seinen Eiweißbedarf ausschließlich mit Sojaprodukten zu decken. Auch Samen und Nüsse sind gute Eiweißquellen. Sie bieten außerdem den Vorteil, dass sie gute Fettlieferanten sind. Allerdings können einzelne Nussarten wie etwa Haselnüsse, Cashewnüsse oder Pinienkerne durchaus einen ziemlich hohen Kohlenhydratgehalt haben und sollten daher nur eingeschränkt oder gar nicht verzehrt werden. Das Gleiche gilt für Hülsenfrüchte wie zum Beispiel Linsen, die bei vegetarischer oder veganer Ernährung oftmals als Eiweißlieferanten dienen. Sie enthalten so viele Kohlenhydrate, dass bei einer Ernährung mit Hülsenfrüchten eine Ketose praktisch nicht möglich ist. Ausnahme ist hier wieder Soja. Es hat einen hohen Eiweiß- und niedrigen Kohlenhydratgehalt. Zudem ist es variantenreich erhältlich und verwendbar: von Tofu für die Hauptmahlzeit bis hin zu gerösteten Kernen, die sich auch als Snack eignen. Wichtig ist insgesamt vor allem eines: In der Summe für alle Lebensmittel, die man bei einer ketogenen Ernährung im Laufe des Tages verzehrt, sollte der Kohlenhydratanteil auf jeden Fall vergleichsweise sehr niedrig sein. Er darf nicht höher liegen als für das Erreichen der persönlichen, individuell unterschiedlichen Ketoseschwelle notwendig ist (siehe zu den praktischen Aspekten Kapitel 9). Vom relativen Anteil an Kohlenhydraten und Eiweiß her gesehen, sind hier die Eiweißquellen Seitan und Tofu, aber eben auch bestimmte Käsesorten sowie Fleisch und Fisch sicher am besten geeignet.

Tierisches Eiweiß – tierisches Fett

Wenn man seinen Eiweißbedarf mit dem Verzehr von tierischen Produkten deckt, erhöht sich zwangsläufig auch der Anteil tierischer Fette. Allerdings werden diese häufig als ungesund eingestuft, vor allem wegen der gesättigten Fette und des Cholesterins im Tierfett. Die *Deutsche Gesellschaft für Ernährung* (DGE) empfiehlt, weniger als 30 Prozent der täglichen Kalorienmenge über Fett zu decken und den Anteil gesättigter Fette möglichst niedrig zu halten.[111] Im Ernährungskreis der DGE ist die Spalte, in der das reine und fast nur pflanzliche Fett abgebildet ist, mit Abstand die schmalste. Noch extremer ist die Darstellung auf der Internetseite »ChooseMyPlate« (frei übersetzt: »Auswahl für meinen Teller«) des US-amerikanischen Landwirtschaftsministeriums. ChooseMyPlate zeigt grafisch die offiziellen amerikanischen Ernährungsrichtlinien. Der Teller ist gefüllt mit Lebensmitteln: Dort gibt es Gemüse, Obst, Getreide, Protein und fettfreie oder fettreduzierte Milchprodukte. Fett taucht in der Grafik gar nicht auf (http://www.choosemyplate.gov/).

Wer sich solche Empfehlungen bislang zu Herzen genommen hat und das Fett von der Scheibe des gekochten Schweineschinkens abschnitt, bevor er sie aß, steht der fetthaltigen ketogenen Ernährung vielleicht kritisch gegenüber. Was ist, wenn man sich den Vorteil bei der Krebserkrankung mit einem höheren Risiko für einen Herzinfarkt erkauft? Gerade zur Vorbeugung von Erkrankungen des Herz-Kreislauf-Systems wird von offizieller Seite weltweit empfohlen, den Verzehr vor allem von gesättigten Fetten niedrig zu halten. Verschlechtern sich mit viel Fett in der Nahrung nicht alle Blutwerte, etwa der Blutfettwert oder das Cholesterin?

Keine Angst vor Fett

Die Vermutung klingt logisch, dass sich bei fetthaltiger Ernährung auch der Blutfettwert erhöht (die sogenannten *Triglyzeride*, kurz TG). In vielen wissenschaftlichen Studien ist inzwischen allerdings gezeigt worden, dass dem nicht so ist. Ganz im Gegenteil norma-

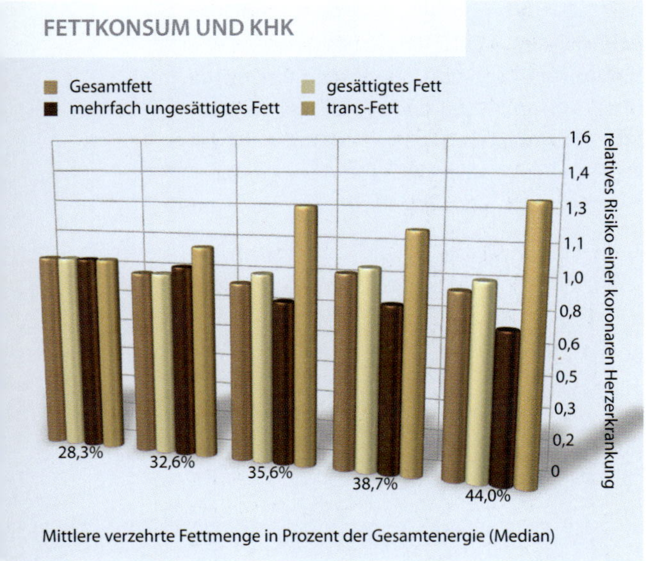

Abbildung 19: Gesättigtes Fett erhöht nicht das relative Risiko für eine koronare Herzerkrankung (KHK). Unabhängig davon, ob man wenig oder viel (gut 28 bis 44 Prozent der täglichen Gesamtenergie) Fett isst: Weder das gesamte noch das gesättigte Fett steigern dieses Risiko. Es ist nur bei einem großen Anteil von trans-Fetten erhöht. Beim Konsum von vielen mehrfach ungesättigten Fetten sinkt das Risiko. Die erste Gruppe von Balken ist (willkürlich) auf den Wert eins normiert.[328]

lisieren sich bei einer solchen Kost die Blutfettwerte. Das hat etwa bei übergewichtigen Frauen der Vergleich von vier verschiedenen Diäten, darunter auch die ketogene Atkins-Diät, gezeigt.[167] Die Wahrscheinlichkeit, dass der Blutfettwert ansteigt, ist umgekehrt gerade dann erhöht, wenn sehr viele Kohlenhydrate verzehrt werden, vor allem in Form von Zucker und besonders Fruchtzucker. Das Phänomen heißt »Kohlenhydrat-induzierte Hypertriglyzeridämie«.[346] Der Anstieg kommt daher, dass der Körper etwas mit diesen vielen Kohlenhydraten anfangen muss. Ist der Kohlenhydratspeicher, der als Glykogen vor allem in der Leber und den Muskeln angelegt wird, schon voll, dann macht die Leber aus Kohlenhydraten Fett. Das speichert sie einerseits selbst ab; so können Kohlenhydrate letztendlich sogar zu einer Verfettung dieses Organs führen. Ein einleuchtendes Beispiel hierfür ist die Stopfleber der Mastgänse. Diese Tiere bekommen kein Fett zu fressen. Sie werden stattdessen »genudelt«, also mit Kohlenhydraten überfüttert. Die Leber gibt, wenn sie aus Kohlenhydraten Fett produziert, dieses aber auch ins Blut ab. Dort zirkuliert es und kann dann zum Beispiel von Muskelzellen oder dem Fettgewebe wieder aufgenommen werden und sich in den Fettdepots oder der Muskulatur ablagern.

Keine Angst vor gesättigten Fetten

Auch die Befürchtung, dass ein hoher Anteil von gesättigten Fettsäuren in der Nahrung das Risiko für das Auftreten von koronaren Herzkrankheiten erhöht, ist nicht gerechtfertigt. Das haben Studien in den letzten Jahren gezeigt. In einer Untersuchung australischer Forscher speckten etwa Freiwillige mit einer stark kohlenhydratreduzierten Diät ab, die viel gesättigtes Fett enthielt. Unter diesen Bedingungen war über einen Zeitraum von acht Wochen keine Verschlechterung der Risikofaktoren für koronare Herzkrankheiten zu beobachten.[246] Kritiker wenden hier häufig ein, dass solche Untersuchungen nicht lange genug durchgeführt wurden und man deshalb keine Aussage über einen langfristigen Effekt treffen könne. Es gibt allerdings auch Daten aus Langzeitstudien, etwa aus der sogenannten Krankenschwesternstudie *(Nurses Health Study)*, die 1976 in den USA gestartet und 1989 erweitert wurde: Nach einer Zeitdauer von 20 Jahren und bei fast 80.000 Teilnehmerinnen wurde keine Beziehung zwischen dem Konsum von gesättigten Fetten und koronaren Herzkrankheiten gefunden. Das relative Risiko für eine solche Erkrankung blieb gleich, egal ob die Frauen nur wenig oder ziemlich viel dieser Fette verspeisten[328] (siehe Abbildung 19). Das galt nicht nur für die gesättigten Fettsäuren (mit einem Anteil von 10 bis fast 18 Prozent an der Gesamtenergie-Aufnahme), sondern auch für die Fettmenge, die insgesamt gegessen wurde (hier lag der Anteil zwischen etwa 28 bis 44 Prozent an der Gesamtenergie). Im Klartext: Selbst bei einem Anteil von 44 Prozent Fett an der Gesamtenergie-Aufnahme eines Menschen – einem Wert, der etwa den Empfehlungen der DGE komplett zuwiderläuft – hat sich in einer riesigen, langfristigen und damit sehr zuverlässigen Studie keinerlei negativer Effekt auf Herz und Kreislauf gezeigt.

Trotzdem empfiehlt der amerikanische Arzt und Ernährungsforscher Walter Willett, Mitautor der obigen Studie und an der Krankenschwesternstudie maßgeblich beteiligt, gesättigtes Fett zu meiden und bevorzugt mehrfach ungesättigte Fette zu essen. Das tut er hauptsächlich, weil bei einem hohen Anteil von mehrfach ungesättigten Fettsäuren in der Nahrung das relative Risiko für eine Herzkrankheit sinkt. Insofern ist es nicht unlogisch, eher ungesättigte Fettsäuren zu verspeisen. Dass hier die Art der Fettsäuren von Bedeutung ist, wird später in diesem Kapitel eine Rolle spielen. Gesättigte Fette allerdings sind deshalb nicht ungünstig für die Gesundheit. Die Daten sagen schlicht aus, dass ihre Wirkung offenbar absolut neutral ist, dass sie das Risiko für eine Herzerkrankung gar nicht beeinflussen.[21]

Die Krankenschwestern hatten nur dann ein höheres Risiko für das Auftreten einer koronaren Herzerkrankung, wenn sie verstärkt sogenannte trans-Fette verspeisten. Die trans-Fettsäuren verändern das Blutfettprofil. Sie entstehen bei der industriellen Härtung von Fetten, zum Beispiel pflanzlichen Ölen. Noch vor etwa zehn Jahren war der Gehalt an trans-Fettsäuren in verschiedenen Lebensmitteln, etwa Pommes frites, Popcorn, Frühstückscerealien, Fertigsaucen oder Backwaren, relativ hoch. Bis gut 30 Prozent der Fettmenge konnten trans-Fettsäuren sein.[17,461] Nach einem Gutachten der Europäischen Behörde für Lebensmittelsicherheit aus dem Jahr 2004[134] enthalten Lebensmittelprodukte heute aber eher niedrigere Mengen künstlich erzeugter trans-Fettsäuren. 2012 erschien eine Studie, die zeigte, dass der Konsum von trans-Fetten speziell in den USA stark gesunken ist.[471]

Trans-Fettsäuren gibt es auch natürlicherweise in fetthaltigen Produkten, die keinem künstlichen Veredelungsprozess unterzogen wurden. Natürliche trans-Fettsäuren sind etwa in Fleisch, Milch oder Milchprodukten vorhanden. Die künstlich erzeugten und die natürlichen unterscheiden sich aber massiv in ihrer Wirkung auf Blutfett- und Cholesterinwerte. So erhöhen natürliche trans-Fettsäuren zum Beispiel den Wert des »guten« HDL-Cholesterins – im Gegensatz zu den industriellen Produkten.[84]

Keine Angst vor Cholesterin

HDL-Cholesterin gilt deshalb als »gut«, weil es höchstwahrscheinlich gegen Entzündungen und Verkalkung der Blutgefäße *(Arteriosklerose)* wirkt. Umgekehrt wird *LDL-Cholesterin* als »schlecht« bezeichnet, weil es solche Prozesse eher fördern soll.[74] Wer beim Arzt eine Blutprobe abgibt, um seinen Cholesterinwert bestimmen zu lassen, bekommt anschließend Auskunft über sein Gesamtcholesterin und den HDL- und LDL-Cholesterinwert. Wirklich gemessen wird bei der Blutanalyse nur das gesamte und das HDL-Cholesterin. LDL-Cholesterin wird geschätzt. Grund für dieses Verfahren ist, dass es noch andere Unterarten gibt, etwa das sogenannte *VLDL*-Cholesterin (Englisch: *Very Low Density Lipoprotein*) und das *IDL*-Cholesterin (Englisch: *Intermediate Density Lipoprotein*), die routinemäßig gar nicht bestimmt werden. Die Differenz von Gesamt- und HDL-Cholesterin und geschätztem VLDL-Cholesterin gilt als LDL-Cholesterin.

Damit nicht genug, sowohl HDL- als auch LDL-Cholesterin teilen Forscher abhängig von ihrer Größe und Dichte ebenfalls noch in weitere Untergruppen auf. Diesen werden unterschiedlich starke Effekte auf das Risiko für eine koronare Herzkrankheit nachgesagt,[74] wobei die Datenlage selbst von Forschern in diesem Feld nicht als eindeutig gesehen wird.[228]

In der klinischen Praxis wird vor allem ein hoher HDL-Cholesterinwert, möglichst gepaart mit einem niedrigen Gesamtcholesterinwert, als günstig angesehen.

Der Arzt Wolfgang Lutz hat über Jahrzehnte Patienten mit kohlenhydratarmer Diät behandelt und dabei auch die Entwicklung ihrer Cholesterinwerte kontinuierlich verfolgt. Nach seiner Erfahrung stieg nach dem Umstellen der Ernährungsweise der Gesamtcholesterinwert nicht an, sondern sank sogar eher ab. Das war vor allem dann der Fall, wenn der Wert anfänglich ziemlich hoch gelegen hatte oder wenn die Patienten noch jung waren.[286] Diese Befunde decken sich mit den Ergebnissen der Untersuchungen an der Würzburger Universitätsklinik: Krebspatienten, die sich ketogen ernährten, hatten einen signifikant niedrigeren Gesamtcholesterin- und LDL-Cholesterinwert. Auch hier war der Effekt am deutlichsten bei den Patienten, die zu Beginn stark erhöhte Werte gehabt hatten.[401]

Inzwischen gibt es immer mehr Studien, die belegen, dass eine fettreiche, kohlenhydratarme Ernährung den Cholesterinspiegel im Blut nicht verschlechtert, sondern wenn es eine Veränderung gibt, diese eher positiv ausfällt. In einer Studie in Kuwait etwa untersuchten Mediziner den Effekt einer ketogenen Ernährung auf die Blutwerte von fettleibigen, aber gesunden Personen und solchen, deren Werte sich bereits in Richtung Diabeteserkrankung bewegten. Nach gut einem Jahr war bei den Testpersonen der Gesamtcholesterinwert und der LDL-Wert im Blut im Mittel um knapp 20 beziehungsweise 29 Prozent gesunken. Der HDL-Wert dagegen stieg um gut 50 Prozent an.[101] In einer amerikanischen Studie wurde die Wirkung verschiedener Diäten bei übergewichtigen Frauen untersucht. Hier waren nach einem Jahr mit einer fett- und proteinreichen Diät die HDL-Werte positiv verändert, die LDL-Werte blieben fast konstant und das Verhältnis von Gesamtcholesterin zu HDL hatte sich verbessert.[167] In diese Richtung geht auch das Ergebnis der schon erwähnten (siehe Kapitel 1), zwei Jahre dauernden Langzeitstudie mit israelischen Freiwilligen: Die Umstellung auf eine kohlenhydratarme, fettreiche Ernährung führte bei den Probanden zu einem Anstieg des HDL-Cholesterinwertes, hingegen war der LDL-Wert sogar leicht gesunken.[411] Auch hier ergab sich somit eine Verbesserung des Verhältnisses.

Eine fettreiche, kohlenhydratarme Ernährung beeinflusst die Cholesterinwerte im Blut also eher in eine Richtung, die als positiv angesehen wird. Dagegen ruft die Kombination von Fett und Kohlenhydraten im Essen den Effekt hervor, vor dem die Fachgesellschaften für Ernährung so eindringlich warnen: Das Blutfettprofil verschlechtert sich. Nach einer Studie eines internationalen Forscherteams mit gut 1000 Teilnehmern steigt dann das VLDL-Cholesterin an. VLDL-Cholesterin soll genau wie LDL-Cholesterin an der Bildung arteriosklerotischer Ablagerungen, sogenannter »Plaques«, an den Wänden der Blutgefäße beteiligt sein. Der HDL-Cholesterinwert dagegen sinkt ab, wenn gleichzeitig Fett und viele Kohlenhydrate gegessen werden.[507]

Eine Schlussfolgerung aus solchen Ergebnissen könnte lauten, dass man den Fettkonsum einschränken und dafür mehr Kohlenhydrate essen sollte, um so das Risiko für koronare Herzkrankheiten zu verringern. Für einen Krebspatienten oder eine -patientin wäre das aus den schon genannten Gründen sicher keine gute Strategie (siehe Kapitel 5). Und auch bezüglich des Herzrisikos wird eine solche Nahrungsauswahl durchaus kritisch gesehen, besonders wenn man vermehrt industriell raffinierte Kohlenhydrate verspeist: Diese können das Blutfettprofil verschlechtern, weil sie im Blut die Menge einer bestimmten Untergruppe des LDL-Cholesterins erhöhen. Gerade diese Moleküle werden mit einem erhöhten Risiko für koronare Herzkrankheiten in Verbindung gebracht.[420]

Fett, Fauna, Flora

Die gängige Theorie, dass der Verzehr von Fett auch das Risiko einer Krebserkrankung erhöht, konnte in großen Studien nicht belegt werden.[366, 502] Der schon erwähnte Ernährungsphysiologe Walter Willett von der Harvard University schrieb dazu in einem Übersichtsartikel: »Die vielen prospektiven Studien, die keine bedeutende Assoziation zwischen Nahrungsfetten und dem Auftreten von Brustkrebs und anderen Krebsarten fanden, lassen darauf schließen, dass fettarme Ernährung ab einem mittleren Alter kein geeignetes Mittel ist, das Krebsrisiko deutlich zu verringern«.[502] Und es gibt sogar fettreiche tierische Lebensmittel, für die eine positive Wirkung auf Krebs und andere Erkrankungen vermutet wird. Ein Beispiel dafür ist die Butter.

Ein Loblied auf die Butter

Der Merksatz »Butter ist gut für die Lunge« gehört zu den vielen uralten Ernährungs-Volksweisheiten. Früher bekamen die Beschäftigten von Spitälern, in denen Tuberkulosekranke behandelt wurden, Extrarationen Butter zugeteilt. In Schweizer Sanatorien tranken im 19. Jahrhundert Lungenkranke kurmäßig Molke und bekamen eine fett- und eiweißreiche Kost mit dem Ziel, die Patienten zu stärken. Besonders Milch und Milchprodukte aus den Bergen galten als gesund.[212] Ob nun die Butter oder andere Milchprodukte tatsächlich bei der Heilung von Lungenleiden halfen oder ob sie ihre Wirkung über eine allgemeine Kräftigung des Betroffenen erzielten, ist nicht bekannt. Es gibt aber Untersuchungen, die eine Schutzwirkung bei Erkrankungen des Herz-Kreislauf-Systems nahelegen, möglicherweise auch bei Krebserkrankungen. Für die positive Wirkung werden bestimmte Inhaltsstoffe der Milch verantwortlich gemacht, die sogenannte konjugierte Linolsäure (CLA), die es in verschiedenen Varianten gibt, und die Alpha-Linolensäure (ALA). Wie viel CLA und ALA in Butter enthalten ist, hängt stark von der Haltung und Fütterung der Kühe ab: Besonders viel ist in der Milch und dann auch in der Butter von Tieren, die in den Bergen gehalten werden und Gras und Heu, aber kein Kraftfutter zu fressen bekommen.[273] Die *konjugierte* Linolsäure und die *Alpha-Linolensäure* stecken nicht nur in der Butter, sondern auch im Käse und dem Fleisch der Tiere. Und Bergkäse hat einen höheren Gehalt als Käse, der im Flachland hergestellt wird.[199]

Forscher vermuten, dass der hohe Gehalt dieser Fettsäuren im Bergkäse für das sogenannte »Alpen-Paradox« mitverantwortlich ist: Bewohner von Bergregionen essen zwar fettreich mit viel Butter und Käse – die Sterblichkeit aufgrund von Erkrankungen des Herz-Kreislauf-Systems ist bei ihnen aber niedriger als bei Leuten aus dem Flachland, die in der Summe genauso viel Fett oder gar weniger zu sich nehmen.[199] Mehrere epidemiologische Studien haben gezeigt, dass Personen, die viel ALA über ihre Nahrung aufnahmen, weniger an Herz-Kreislauf-Erkrankungen litten und auch seltener daran starben.[4, 104, 219]

Wichtig ist, die konjugierte Linolsäure nicht mit der eigentlichen Linolsäure zu verwechseln. Diese kommt etwa in Sonnenblumenöl und deshalb auch in Margarine in hohen Konzentrationen vor und sollte vor allem von Krebspatienten sogar eher gemieden werden (siehe Kapitel 5).

Die konjugierte Linolsäure CLA aber könnte sich sogar günstig auf das Auftreten und den Verlauf von Krebserkrankungen auswirken: In Zellkulturexperimenten und bei Tieren sind positive Effekte bei verschiedenen Tumorarten klar gezeigt worden. CLA beeinflusst etwa das Verhalten von Darmkrebszellen: Im Laborversuch unterdrückte es die für die Ausbreitung von Krebs entscheidende Fähigkeit der Zellen, sich zu bewegen und zu wandern. Und bei Versuchstieren mit künstlich erzeugtem Darmkrebs reduzierte CLA tatsächlich auch die Bildung von Lungenmetastasen.[422] In hohen Dosen verabreicht, hemmte sie zudem stark die Bildung von Magentumoren in Mäusen.[186] Und wenn weibliche Ratten CLA in einer Menge, die in etwa derjenigen entspricht, die Menschen verzehren, zu fressen bekamen, bildeten sich bei ihnen weniger Tumoren in der Brustdrüse als bei Tieren, die keine konjugierte Linolsäure mit der Nahrung aufnahmen.[227] In Zellkulturexperimenten konnten auch die genauen Effekte der konjugierten Linolsäure aufgeklärt werden: Sie wirkt unter anderem antientzündlich. Sie verändert aber auch die Fettverarbeitung von Zellen und beeinflusst eine ganze Reihe weiterer Prozesse.[34]

Beim Menschen ist die Datenlage nicht so eindeutig wie bei den Tierexperimenten – es gibt insgesamt weniger Veröffentlichungen. Publiziert wurden zum Beispiel Ergebnisse aus epidemiologischen Untersuchungen an unterschiedlich großen Bevölkerungsgruppen. In Finnland ergab etwa eine prospektive Untersuchung mit fast 5000 Teilnehmerinnen, dass Frauen, die viele Milchprodukte konsumierten, weniger an Brustkrebs litten als Frauen, die kaum Milch oder Milchprodukte verzehrten.[252] In einer Fall-Kontrollstudie wurden finnische Brustkrebspatientinnen gefragt, wie viel CLA-haltige Lebensmittel sie konsumierten: Ihr durchschnittlicher Verzehr und auch die CLA-Menge in ihrem Blutserum war signifikant geringer als bei Frauen, die keinen Brustkrebs hatten.[18] Bei einer Ernährung mit vielen Milchprodukten hatten in einer US-amerikanischen Studie schwere Raucher deutlich weniger Prostatakrebs.[323] In der schon in Kapitel 1 erwähnten groß angelegten, prospektiven europäischen EPIC-Studie, in der sogar deutlich mehr Männer und auch nicht nur Raucher untersucht wurden, wurde dieser Effekt allerdings nicht beobachtet.[99]

Die Daten aus den Studien zu CLA bei den unterschiedlichen Personengruppen weisen also nicht immer in eine positive Richtung – doch schädliche Effekte ergaben sich zumindest nie. Dies lässt die Schlussfolgerung zu, dass der Konsum einer guten Alpenbutter und von würzigem Käse aus Bergregionen nicht nur sehr schmackhaft ist, sondern unter Umständen auch vor Krebs schützt und bei einer Krebserkrankung hilfreich sein kann. Das mag nicht zuletzt auch daran liegen, dass Butter neben CLA und ALA auch noch andere Fettsäuren enthält, die gerade bei Krebserkrankungen dem Patienten zugute kommen. Zum Beispiel enthält Butter sogenannte *mittelkettige Triglyzeride,* in der englischen Abkürzung auch MCT (von *Medium Chain Triglycerides*) genannt.

MCTs – beste Fette (nicht nur) in der Butter

MCTs nehmen eine Sonderstellung im Stoffwechsel ein. Diese Fette sind aus Fettsäuren mit einer mittleren Kettenlänge von sechs bis zwölf Kohlenstoffatomen zusammengesetzt. Sie kommen sowohl in tierischen als auch pflanzlichen Nahrungsmitteln vor. Es gibt sie in der Milch und in Milchprodukten wie zum Beispiel Butter[293] (Tabelle 2). Auch in der menschlichen Muttermilch kommen sie vor.[56] Spitzenreiter bei den pflanzlichen MCT-Lieferanten sind Kokosnüsse. Bei ihnen machen MCTs mehr als 50 Prozent ihrer Fette aus.[293] Obwohl diese Fettsäuren gesättigt sind, bleiben die mittelkettigen Fettsäuren wegen ihrer geringen Größe beweglich. Sie sind – jedenfalls im Sommer – eher weich oder sogar flüssig. Ihre langkettigeren und damit größeren Verwandten in der Fettsäurenfamilie sind dagegen ziemlich unbeweglich und daher fest.

Mittelkettige Fettsäuren haben wegen ihrer geringen Größe eine ganze Reihe von Vorteilen gegenüber den langkettigen Fettsäuren: Die MCTs im Nahrungsfett (wenn man etwa Kokosöl zum Kochen verwendet, wie das unter anderem in Sri Lanka üblich ist) werden schneller und effizienter im Darm aufgespalten und vom Körper aufgenommen als Fette mit langkettigen Fettsäuren.[293] Sogar wenn das Enzym aus der Bauchspeicheldrüse, das Fette während der Verdauung im Darm aufspaltet, oder die zur Emulsion von Fetten notwendigen Gallensalze fehlen, können die MCTs immer noch von den Zellen der Darmschleimhaut aufgenommen werden.[23] Aus diesem Grund werden sie seit ungefähr 50 Jahren eingesetzt, um Patienten zu behandeln, bei denen die Verdauung oder Aufnahme von Fett mit längeren Fettsäureketten in den Körper nicht richtig funktioniert.[263]

GESÄTTIGTE, MITTELKETTIGE FETTSÄUREN (MCT)

Fettsäure (g/100g)	Kokosfett	Butter	Ziegenkäse, hart
6:0	0,6	2	0,8
8:0	7,5	1,2	1
10:0	6	2,5	3,4
12:0	44,6	2,6	1,6

Quelle: USDA Datenbank.
Die Zahlen in der Spalte »Fettsäure« geben die Fettsäurelänge (sechs bis zwölf Kohlenstoffatome) und die Sättigung (0: gesättigt) an.

Tabelle 2: Gehalt an gesättigten, mittelkettigen Fettsäuren (MCT) in Kokosfett, Butter und Ziegenkäse

Die Fettsäuren mit mittlerer Kettenlänge werden schnell von Körperzellen aufgenommen, vor allem den Leberzellen. Im Zellinneren werden sie eher verbrannt oder umgebaut als gespeichert.[23,293] Sie liefern also eher direkt Energie als »anzusetzen«. Bei einer MCT-reichen Ernährung produziert die Leber Ketonkörper aus den vielen mittelkettigen Fettsäuren, die sie zur Verfügung gestellt bekommt. Sie gibt die Ketonkörper ins Blut ab – so werden sie im Körper verteilt. Normale Körperzellen können sie dann zur Energiegewinnung nutzen, Krebszellen dagegen höchstwahrscheinlich nicht.[263]

Aufgrund all dieser Eigenschaften gelten MCTs als schnelle und leicht verfügbare Energielieferanten. Man benutzt sie deshalb auch in Krankenhäusern bei der künstlichen

Ernährung von Patienten. In der Klinik kommen Lipidemulsionen zum Einsatz, welche etwa bei der sogenannten »parenteralen Ernährung« über eine Infusion in eine Vene in den Körper geleitet werden. Das ist seit einigen Jahren Routine etwa auf Intensivstationen, wenn geschwächte und ausgezehrte Patienten ernährt werden müssen – seien es Erwachsene oder Kinder. Die Beimischung von MCTs, aber auch von anderen Fetten wie etwa Fischölen zu der ursprünglich verwendeten Emulsion aus reinem Sojabohnenöl hat sich dabei als günstig erwiesen. Diese Emulsionen werden besser verstoffwechselt und haben keine unerwünschten Nebeneffekte, wie sie bei reinen Sojaölemulsionen noch auftraten.[122, 476]

Auch für Krebspatienten empfiehlt der Internist Eggert Holm eine MCT-reiche Kost oder, wenn eine Infusion erforderlich ist, eine MCT-haltige Lipidemulsion.[215] Das stärkt die Patienten. Dies wurde auch schon vor über 20 Jahren von einer schottischen Forschergruppe gezeigt: Sie ernährten bereits stark geschwächte Patienten mit einer MCT-reichen Sondennahrung (70 Prozent MCT) und konnten damit den Gewichtsverlust der Erkrankten aufhalten[140] (siehe Kapitel 6). In Tierversuchen wurde zudem gezeigt, dass eine MCT-haltige Lipidemulsion das Wachstum von Tumoren bei Ratten verlangsamt[279, 307] und MCT-reiches Futter bei Mäusen das Wachstum von Magenkrebszellen hemmt.[336]

Es gibt allerdings bislang keine vergleichbaren Untersuchungen bei Menschen. Das liegt vor allem daran, dass kaum jemand bereit ist, solche Studien zu bezahlen – denn es wird ja kein patentierbares Medikament getestet. Ein weiterer Grund ist, dass man schon stark geschwächten Patienten die für eine gute Studie nötigen regelmäßigen Untersuchungen auch nicht zumuten will. Deshalb sind klare Schlussfolgerungen für die Praxis schlicht nicht möglich. Zumindest aber sprechen die Befunde, die es gibt, dafür, dass MCTs auch für Krebspatienten in doppelter Hinsicht nützlich sein könnten: Sie werden nachgewiesenermaßen gut aufgenommen und stellen Energie für die gesunden Teile des Körpers bereit. Und, wenn beim Menschen nicht alles anders ist als bei Versuchstieren, dann hemmen sie wahrscheinlich auch den Tumor.

Fettsäuren mit mittlerer Kettenlänge sind also höchstwahrscheinlich eine gute Wahl für Krebspatienten. Der Verzehr von Kokosfett oder Butter sollte Vorteile bringen. Und wenn man die Butter dann noch mit einem Stück Fisch kombiniert, ist der Nutzen vielleicht sogar noch größer.

Fette Fische – Omega-3

Fette Kaltwasserfische sind eine besonders reiche Quelle für *essenzielle Fettsäuren,* die unser Körper nicht selbst herstellen kann und die wir mit unserer Nahrung aufnehmen müssen. Besonders wichtig dabei ist das Verhältnis der sogenannten *Omega-3-Fettsäuren* zu den *Omega-6-Fettsäuren,* das im Fisch besonders günstig ist. Eine 100 Gramm schwere Portion roher Silber-Wildlachs aus Alaska enthält nach Angaben des US-amerikanischen Landwirtschaftsministeriums (USDA) knapp sechs Gramm Fett, davon sind etwa zwei Gramm Omega-3-Fettsäuren, am meisten davon EPA und DHA[458] (siehe Information zu Fetten im Anhang). Das ist ein vergleichsweise hoher Anteil. Zudem liegt auch noch das Verhältnis der beiden Fettsäurearten zueinander deutlich auf der Seite der Omega-3-Fettsäuren. Der Gehalt an Omega-3 ist mehr als doppelt so hoch wie der an Omega-6. Unsere heutige, westliche Nahrung enthält dagegen überproportional viel Omega-6- und drastisch weniger Omega-3-Fettsäuren: Das Verhältnis liegt bei 15- bis 20-mal mehr

Omega-6 als Omega-3. Im Gegensatz dazu findet sich in der Nahrung von heute noch traditionell lebenden Jäger- und Sammlergesellschaften ein mit etwa zwei zu eins viel niedrigeres Verhältnis Omega-6 zu Omega-3.[89]

Der Gesundheit scheint es nicht gerade zuträglich zu sein, wenn vergleichsweise wenig Omega-3-Fettsäuren im Essen sind. So vermuten Forscher einen Zusammenhang zwischen der Verfügbarkeit von Omega-3-Fettsäuren und neurologischen Leiden wie der Alzheimerschen Krankheit, schweren Depressionen oder manisch-depressiven Erkrankungen. Unser Gehirn enthält eine ganze Menge Fett, es macht etwa die Hälfte seiner Trockenmasse aus.[190] Ein gehöriger Anteil davon sind mehrfach ungesättigte Fettsäuren und davon wiederum sind etwa ein Drittel Omega-3-Fettsäuren.[190]

Wenn also offensichtlich viele dieser Fettsäuren im Gehirn gebraucht werden, könnte eine geringe Aufnahme über lange Zeiträume an der Entstehung solcher Krankheiten durchaus beteiligt sein. So fanden US-amerikanische Forscher aus Chicago in einer Studie mit älteren Personen heraus, dass es in der Gruppe von Senioren, die viel Fisch und damit viel Omega-3-Fettsäuren verzehrten, weniger Alzheimer-Diagnosen gab.[315] Das bedeutet streng wissenschaftlich noch nicht zwangsläufig, dass der Verzehr von viel Omega-3-Fettsäuren Ursache der geringeren Erkrankungsrate war. Mehrere Studien weisen aber in die gleiche Richtung,[28, 241, 375] insofern wäre ein solch positiver Effekt durchaus möglich.

Das Gehirn ist nicht das einzige Organ, das von einem niedrigen Omega-6/Omega-3-Verhältnis profitiert. Auch das menschliche Herz-Kreislauf-System scheint weniger anfällig für Erkrankungen zu sein, wenn mehr Omega-3 auf den Tisch kommt.[28, 241] Auch bei einer Reihe von Erkrankungen, etwa Entzündungen oder Autoimmunkrankheiten,[418] wirken sich diese Fettsäuren positiv aus. Vor etwa 50 Jahren gab es bei Ureinwohnern Grönlands, die sich damals noch weitgehend traditionell ernährten, im Gegensatz zu vergleichbaren Altersgruppen in Dänemark nur wenig entzündliche oder autoimmune Erkrankungen. Gänzlich unbekannt war bei ihnen Multiple Sklerose.[418] In epidemiologischen Studien wurde zudem beobachtet, dass Männer weniger häufig an Prostata- oder Dickdarmkrebs erkrankten, wenn ihr Speiseplan viel Fisch enthielt.[85, 189]

Omega-3 – nicht nur im Fisch

Nicht nur Fische haben Omega-3-Fettsäuren in ihrem Fett – auch im fetthaltigen Fleisch anderer Tiere kommen sie vor, etwa in dem von Rindern. Dabei kommt es aber sehr darauf an, wie die Tiere gehalten werden. Eine amerikanisch-italienische Forschergruppe untersuchte bei Rindern aus dem US-amerikanischen Bundesstaat Wyoming das Fett von verschiedenen Teilen des Rückens, der Schulter und der Beinmuskulatur: Bei Weiderindern, also freilaufenden, Gras fressenden Tieren, war nicht nur der Gesamtfettgehalt dieser Fleischteile deutlich niedriger als bei Mastrindern, auch das Verhältnis der beiden Fettsäuren war weitaus besser. Es lag im Bereich von etwa zwei zu eins (Omega-6 zu Omega-3) gegenüber sechs zu eins bei den Mastrindern und etwa neunzehn zu eins bei der Hähnchenbrust[388] (Abbildung 20). Ähnliche Ergebnisse zeigten sich in einer britischen Untersuchung beim Vergleich von Biomilch mit Milch aus konventioneller Landwirtschaft: Das Verhältnis von Omega-6- zu Omega-3-Fettsäuren war in der Biomilch günstiger als in der Standardmilch, es war nur etwa halb so hoch.[128]

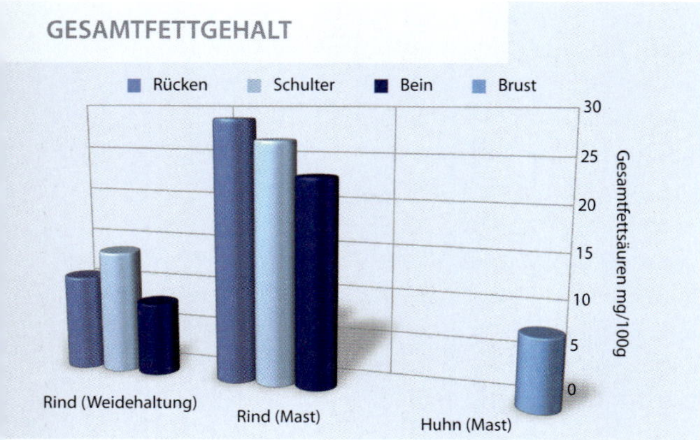

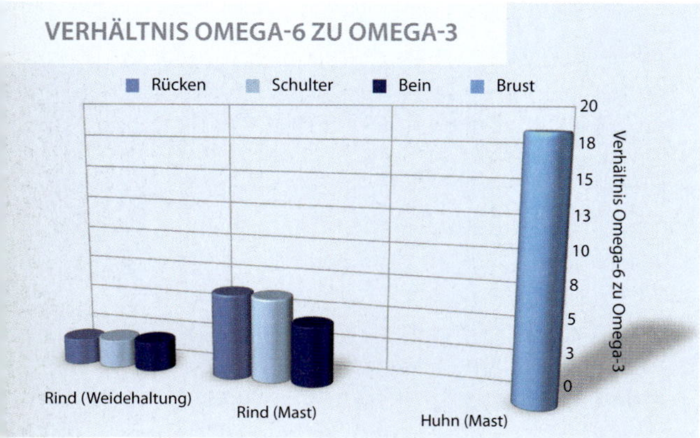

Abbildung 20: Der Gesamtfettgehalt und das Verhältnis von Omega-6- zu Omega-3- Fettsäuren in Fleisch hängt von den Haltungsbedingungen der Tiere ab. Weiderinder haben weniger Fett in ihrer Muskulatur als Mastrinder und ein günstiges, niedriges Omega-6/Omega-3-Verhältnis, deutlich niedriger (sogar bei Mastrindern) als bei Mastgeflügel.[388]

In derselben Studie wurde auch das Verhältnis von gesättigten zu ungesättigten Fettsäuren im Fleisch der Tiere bestimmt. Auch hier war das Muskelfleisch von Rindern aus Weidehaltung dem der Mastrinder überlegen (siehe Abbildung 21), denn der relative Anteil an ungesättigten Fettsäuren war höher.[388] Der Fettgehalt und das gesamte Fettsäurenprofil der Weidetiere entsprach viel eher dem von Wildtieren.

Wenn man also kein Vegetarier ist, dann sprechen nicht nur ethische Gründe dafür, so oft wie möglich Fleisch von Tieren aus artgerechter Haltung zu verspeisen (Abbildung 22). Es bringt auch ganz handfeste gesundheitliche Vorteile, Fleisch etwa von Rindern aus Weidehaltung, von Wildtieren oder anderen Tieren aus artgerechter Haltung zu essen.

Omega-3 dämpft Entzündungen

Von den Omega-Fettsäuren sind vielfältige Wirkungen auf Zellen und Signalwege innerhalb des Organismus bekannt. In Tierversuchen gibt es deutliche Effekte auf Immunzellen, die entweder blockiert oder aktiviert werden können – je nachdem, welche Fettsäure verabreicht wird.[418] Der Körper stellt aus Omega-3-Fettsäuren Signalstoffe her, die antientzündliche Effekte haben. Omega-6-Fettsäuren bewirken genau das Gegenteil: Aus ihnen werden Signalmoleküle gemacht, die Entzündungsprozesse verstärken. Wenn sich durch die westliche Ernährung also das Verhältnis von entzündungsfördernden zu entzündungshemmenden Signalstoffen im Körper verschoben hat und deshalb leichte, unterschwellige Entzündungen möglicherweise häufiger auftreten, dann könnte dies die Entwicklung einer ganzen Reihe von Krankheiten fördern. Auch die Entstehung und das Fortschreiten von Tumoren wird durch solche sogenannten *pro-entzündlichen* Verhältnisse begünstigt.

Die Erkenntnis, dass Entzündungsreaktionen im Körper Krebserkrankungen fördern, ist nicht neu: Schon vor 140 Jahren vermutete der deutsche Pathologe Rudolf Virchow, dass die Entstehung und das Wachstum von Krebszellen durch eine unterschwellige Entzündung begünstigt wird. Inzwischen gibt es eine ganze Reihe von experimentellen Daten, die zeigen, dass er mit seiner Vermutung Recht hatte und ganz unterschiedliche Krebsarten mit Entzündungen gekoppelt auftreten. Durch die dann vorherrschenden Bedingungen hat der Tumor mehrere Vorteile: Er wird zum Beispiel besser durchblutet und Krebszellen können besser auswandern und Metastasen verursachen.[335] Ein Beispiel hierfür sind die Geschwülste, die wachsen, wenn das nach seinem Entdecker Peyton Rous benannte »Rous-Sarkoma-Virus« Hühnern eingespritzt wird: Ein Tumor bildet sich nur da, wo die Injektionsnadel das Gewebe verletzt und sich das Gewebe anschließend entzündet hat[120] (siehe Kapitel 3). Auch bei der Entstehung von Magenkrebs wird eine wesentliche Rolle der chronischen Entzündung der Magenschleimhaut zugeschrieben, verursacht meist durch eine Infektion mit dem Bakterium *Helicobacter pylori*.[30]

Dass die Omega-3-Fettsäuren beim Menschen ihren positiven Effekt tatsächlich über eine Wirkung auf das Immunsystem ausüben, wird zumindest vermutet. Eindeutig belegt ist es allerdings bislang nicht. Einerseits sind die Mengen, die in Studien von den Teilnehmern normalerweise verzehrt werden, deutlich niedriger als bei Tierstudien. Die Wirkung auf die menschlichen Immunzellen ist unter diesen Umständen geringer.[163] Andererseits sind in Untersuchungen mit Freiwilligen tatsächlich reduzierte Mengen von entzündungsfördernden Wirkstoffen gefunden worden, wenn sie Fischölkapseln schluckten.[454]

Diese Befunde werden für die positiven Effekte auf die Auszehrung und den Gewichtsverlust bei Krebspatienten, die Nahrungsergänzungsmittel mit Omega-3-Fettsäuren einnehmen, zumindest mitverantwortlich gemacht.[162] Hier besteht also noch Forschungsbedarf, um den Mechanismus vollständig aufzuklären. Für die Praxis gilt aber als sicher, dass eine Omega-3-reiche Diät einem Krebspatienten zugute kommt. Sie wird auch von auf therapieergänzende Maßnahmen spezialisierten Onkologen wie etwa Jutta Hübner von der Frankfurter Uniklinik empfohlen.[158]

VERHÄLTNIS VON GESÄTTIGTEN ZU UNGESÄTTIGTEN FETTSÄUREN

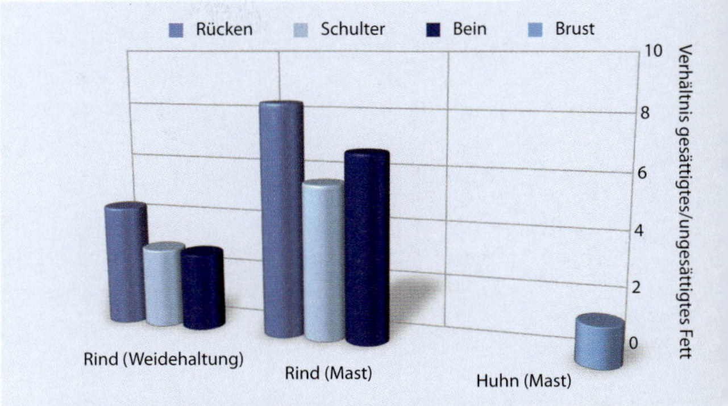

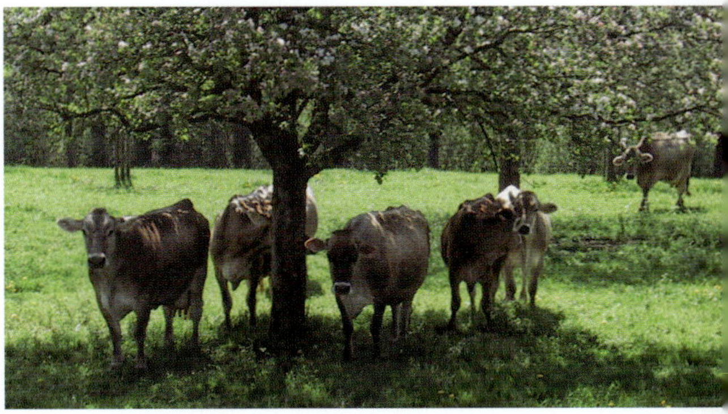

Abbildung 21: Das Verhältnis von gesättigten zu ungesättigten Fettsäuren in Muskelfleisch hängt von den Haltungsbedingungen der Tiere ab. Rinder in Weidehaltung haben ein vorteilhaftes, niedriges Verhältnis von gesättigten zu ungesättigten Fettsäuren.[388]

Abbildung 22: Kühe wie diese, aus artgerechter Weidehaltung haben ein deutlich besseres Fettmuster in Milch, Käse und Fleisch.[128, 273, 388]

Wenn man nicht regelmäßig Fisch essen will, kann man auf Fischöl-Kapseln zurückgreifen. Eine interessante Alternative sind auch Krillöl-Kapseln. Bei ihnen werden die in Fisch möglichen Belastungen mit Schwermetallen weitgehend vermieden. Ein positiver Effekt von Krillöl auf Entzündungen ist klinisch belegt.[110] Im Tierversuch schneiden die Krillöl-Kapseln sogar besser ab als solche mit Fischöl.[29]

Omega-Fettsäuren in Pflanzen

Essenzielle Omega-3-Fettsäuren sind auch in Pflanzenfetten enthalten. Genau wie Alpenbutter ist auch Leinöl eine reiche Quelle von *Alpha-Linolensäure,* einer Omega-3-Fettsäure. In Leinöl steckt zwar auch die Omega-6-Fettsäure Linolsäure, aber das Verhältnis der beiden zueinander ist günstig. Nach einer Analyse der staatlichen *Canadian Grain Commission* liegt das Verhältnis von Omega-6- zu Omega-3-Fettsäuren im Leinöl rekordverdächtig bei gut eins zu vier.[314] Leinöl war früher in bestimmten Regionen – und ist es zum Teil dort heute noch – ein fester Bestandteil der Ernährung. In Schlesien etwa tranken die Menschen regelmäßig ein Gläschen davon oder mischten es unter ihren Quark. Der Geschmack von Leinöl ist aber sehr speziell. Wem er nicht liegt, der kann auf andere Öle zurückgreifen, zum Beispiel Hanföl. Denn auch das Öl aus den Samen der Hanfpflanze hat ein sehr gutes Verhältnis der beiden Fettsäurearten zueinander (etwa zwei zu eins) und ein Großteil seines Gesamtfetts, über 80 Prozent, sind mehrfach ungesättigte Fettsäuren.[71] Als drittes Öl in dieser Runde sei noch das Walnussöl erwähnt. Es enthält ebenfalls einen relativ hohen Anteil an Omega-3-Fettsäuren. Beim Einkauf sollte darauf geachtet werden, dass alle diese Öle kalt gepresst und gut vor Licht und Luft geschützt verpackt sein sollten. Zur Zubereitung von Speisen dürfen sie auch nicht erhitzt werden, da sie sonst zerstört werden. Aus der Alpha-Linolensäure, die in den genannten Pflanzenölen vorkommt, macht der Körper die längerkettigen Omega-3-Fettsäuren, die im Fisch schon vorhanden sind. Ein Nachteil der erwähnten Pflanzenöle besteht aber darin, dass die Umwandlung nicht besonders effizient ist: Nur ein Bruchteil der aufgenommenen Alpha-Linolensäure wird auch tatsächlich zu EPA oder DHA umgewandelt.[19, 504]

Der Hauptteil dieser beiden Omega-3-Fettsäuren muss also nach derzeitigem Kenntnisstand als Fisch, Fleisch, Krill oder ähnlichem aufgenommen werden. Die Effizienz der Umwandlung von Alpha-Linolensäure zu EPA kann aber offensichtlich gesteigert werden, wenn die tägliche Nahrung nicht zu viele Omega-6-Fettsäuren enthält. Diese können die Umwandlung blockieren. So steigerten etwa gesunde männliche Freiwillige den Gehalt an EPA in ihrem Blut deutlich, wenn sie nur vier Wochen lang die Omega-6-Fettsäuremenge ihrer Ernährung absenkten: von einem Omega-6- zu Omega-3-Fettsäurenverhältnis von zehn zu eins auf vier zu eins.[280] Ein solch niedriges Verhältnis entspricht eher dem noch etwas geringeren von zwei bis drei zu eins im Muskelgewebe von Wildtieren,[90] von denen sich Menschen Hunderttausende Jahre lang ernährt haben.

Naturvölker – Fitness, Fett und wenig Zucker

Die kohlenhydratarme Ernährung wird manchmal auch »Steinzeitdiät« genannt, weil Menschen sich die längste Zeit ihrer Geschichte so ernährt haben. Nicht zu vernachlässigen ist auch die Tatsache, dass wir uns mit dieser Diät zu dem entwickelt haben, was wir heute sind – etwa hinsichtlich unserer Hirngröße und Denkleistung. Die Evolution des Menschen hat weitgehend mit dieser Ernährungsweise stattgefunden.

Zwar sind ethische und moralische Einwände dagegen, Tiere zu essen, sehr nachvollziehbar. Trotzdem ist eines sicher: Ungezählte Generationen der Vorfahren des heutigen Menschen haben sich kohlenhydratarm und fleisch- oder fischreich ernährt. Der Mensch ist also durch seine Evolution an diese Nahrungskombination angepasst. Seine Physiologie ist auf sie eingerichtet.

Nicht wenige Wissenschaftler vermuten auch, dass eine solche Ernährung mit viel Fett und Eiweiß und wenigen – und wenn, dann nicht industriell raffinierten – Kohlenhydraten nicht nur eine normale und gesunde Entwicklung gewährleistet. Sie sind sicher, dass diese Ernährungsweise vor heute weit verbreiteten Krankheiten der westlichen Zivilisation schützt: etwa vor Diabetes, Herz-Kreislauf-Erkrankungen und eben auch Krebs.[76] Sicher ist auch hier wissenschaftlich noch nicht das letzte Wort gesprochen. Kritiker der Paläo-Diät argumentieren etwa, dass die Evolution vor allem Eigenschaften hervorbringt, die zu Fortpflanzungserfolg in der Jugend führen und nicht unbedingt solche, die Gesundheit bis ins hohe Alter fördern. Doch das, was man über die Gesundheit von eher traditionell lebenden Bevölkerungen – und auch deren Senioren – weiß, ist durchaus beeindruckend.

Früher bei den Schweizern …

Der amerikanische Zahnmediziner Weston A. Price bereiste in der ersten Hälfte des letzten Jahrhunderts mit seiner Frau viele Länder in der ganzen Welt. Er wollte wissen, ob es einen Zusammenhang gab zwischen der Ernährung von verschiedenen Bevölkerungsgruppen und der Ausformung ihrer Kieferknochen und ihrer Zahngesundheit. Eine seiner Stationen war die Schweiz, die er während der Jahre 1931 und 1932 besuchte. Dort fand er bei den Bewohnern von abgeschiedenen Bergtälern, etwa im Lötschental, einen allgemein guten Gesundheitszustand vor. Er berichtet von ebenmäßigen Gesichtszügen und gut ausgebildeten, normal gewachsenen Kieferknochen. Die Bewohner hatten zwar nach den heute gültigen Zahnputzregeln keine perfekt gesäuberten, aber dennoch oft makellose Zähne.

Zu jener Zeit verzehrten die Leute in den Bergregionen das, was sie selbst produzierten: Milch, Käse und grobes Roggenbrot, im Sommer auch selbst angebautes Gemüse. Fleisch gab es ungefähr einmal in der Woche. Ganz anders war die Lage in den Städten oder tiefer gelegenen Regionen, wo die Ernährung »modern« war. Kohlenhydrate wurden dort oft in Form von Weißbrot, Marmeladen oder Süßigkeiten gegessen, auch Dosengemüse und viele Früchte wurden verzehrt. Bei der Bevölkerung dort waren schon früh Zähne löchrig, fielen sogar aus und auch die Kiefer waren oft deformiert.[367] Den Unterschied führte Price auf die unterschiedliche Ernährung zurück. Schuld war aus seiner Sicht der in der Stadt hohe Konsum von verarbeiteten Kohlenhydraten und der dort im Vergleich zur Bergkäse-Ernährung niedrigere Mineral- und Kalziumgehalt von Essen und Trinken. Er vermutete auch einen niedrigeren Anteil eines im Milchfett enthaltenen »Aktivators X« im Käse aus den flacheren Regionen. Price berichtete über die allgemein hohe Widerstandskraft der von der Außenwelt ziemlich abgeschnitten lebenden Bergbevölkerung gegenüber Krankheiten.[367]

den Inuit …

Auch die Ureinwohner im Norden des amerikanischen Kontinents, die Inuit, die vor knapp 100 Jahren noch abgeschieden und von den Segnungen der Zivilisation fast unberührt lebten, wurden 1933 von

KREBSSTERBEFÄLLE IN ALASKA (1926–1930)

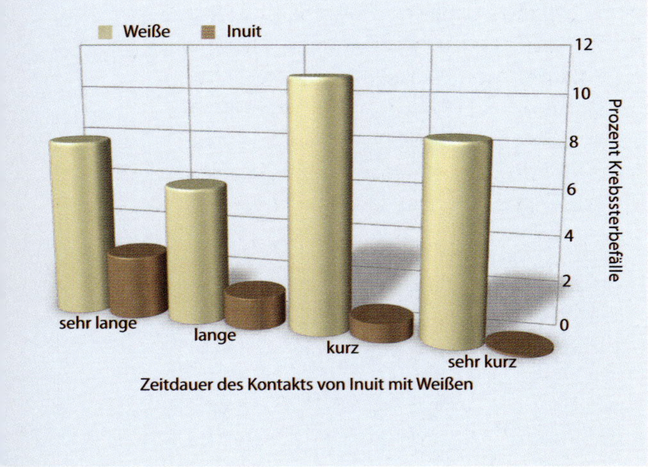

Abbildung 23: Je länger Inuit in Alaska vor etwa 90 Jahren schon Kontakt zu Weißen hatten, desto mehr Krebserkrankungen und damit Krebstodesfälle traten bei ihnen auf. Daneben die Daten der weißen Einwohner am selben Ort zur selben Zeit, die Zahlen schwanken auf deutlich höherem Niveau.[142]

Price auf ihre Zahngesundheit untersucht. Das Ergebnis war das gleiche wie bei den Schweizern: perfekte Zähne und eine sehr gute Konstitution. Auch bei ihnen führte er diese Befunde auf die Ernährung zurück. Bei den traditionell lebenden Inuit gab es fetten Fisch und fettes Fleisch zu essen – hoch geschätzt waren auch Innereien. Zu trinken gab es Wasser. Im kurzen Sommer sammelten und trockneten die Bewohner der Arktis Tang für den Winter. In dieser Jahreszeit wurden auch Blüten und Beeren gepflückt und verzehrt.[367]

Krank schienen Inuit in größerem Ausmaß erst dann zu werden, wenn sie über einen längeren Zeitraum mit Weißen zusammenlebten. Dann kamen sie in Kontakt mit verschiedenen Krankheitserregern, der für die Inuit, genau wie für andere Naturvölker, fatal war.

Dass sie zuvor wahrscheinlich meistens sehr gesund waren, lässt sich auch aus anderen Berichten schließen. Zu Beginn des letzten Jahrhunderts lebte der kanadische Anthropologe Vilhjalmur Stefansson, Sohn isländischer Einwanderer, während seiner arktischen Expeditionen in mehreren Etappen insgesamt über fast zehn Jahre mit Inuit zusammen. Er ernährte sich auch genauso wie sie. Bei seinem ersten längeren Aufenthalt bei einer Inuitfamilie wurde zwar der Fisch noch extra für ihn gegrillt, aber irgendwann ging er dazu über, seine Fischportionen genau wie seine Gastgeber entweder roh oder gekocht zu verspeisen. Bei anderen Inuitfamilien bekam er auch Fleisch zu essen. Stefansson erfreute sich während seiner Aufenthalte bei den Inuit stets bester Gesundheit.

Nach seiner Rückkehr glaubte ihm das kaum jemand. Vor allem Ärzte waren so skeptisch, dass er sich mit seinem dänischen Kollegen Karsten Anderson einer wissenschaftlichen Studie im Bellevue Hospital in New York unterzog. Die beiden verzehrten dafür über ein Jahr lang nur Fleisch und Fett. Ihnen wurde prophezeit, dass das Fehlen von Gemüse Skorbut nach sich zöge und dass sie zu wenig Kalzium und deshalb Kreislauf- und Nierenprobleme bekämen. Schließlich galt schon damals eine »ausgewogene« Kost mit Gemüse und Obst als notwendig, um gesund zu bleiben. Sowohl Stefansson als auch Anderson erging es jedoch prächtig. Die Ergebnisse der Untersuchung wurden 1929 von dem Mediziner Clarence W. Lieb im renommierten *Journal of the American Medical Association* so zusammengefasst: »Health was at it's maximum«.[278] Maximalgesundheit also trotz als maximal ungesund eingestufter Kost.

Stefansson vermutete, dass gerade die traditionelle Nahrung des hohen Nordens, die er »Friendly Arctic Diet« nannte, das Auftreten von Zivilisationskrankheiten wie etwa Herz-Kreislauf-Erkrankungen oder Krebs verhindern half.[433–435] Auch einer seiner Zeitgenossen, der Arzt Samuel Hutton, diagnostizierte während elf Jahren Tätigkeit (von 1902 bis 1913) in Labrador bei keinem einzigen Ureinwohner ein bösartiges Geschwür.[436] Der Mediziner S. F. Fellows, damals Direktor des *Alaska Medical Service,* veröffentlichte 1934 Daten zur Krebssterblichkeit in Alaska: Bei den Ureinwohnern, die am längsten in Kontakt mit Weißen gelebt hatten und von ihnen mit Kohlenhydraten in Form von Mehl oder Zucker versorgt wurden, war die Krebssterblichkeit am höchsten (Abbildung 23). Diejenigen Inuit dagegen, die erst seit kurzem Kontakt zu Weißen gehabt hatten, waren deutlich besser dran. Bei ihnen war der prozentuale Anteil der Krebssterbefälle viel niedriger.[142]

Das Leben der Inuit hat sich inzwischen stark verändert. Das betrifft auch ihr Essen. Es gehört zwar immer noch für viele Menschen dort zum Leben, selbst Fische zu fangen oder frei lebende Tiere zu jagen und zu essen. Nach einer Erhebung des kanadischen Statistikamtes[431] aus dem Jahr 2001 machten selbst erlegte Tiere in 38 Prozent der arktischen Inuithaushalte immer noch mehr als die Hälfte des gesamten Fleischkonsums aus. Es wird aber auch schon mal der fliegende Pizzaservice in Anspruch genommen und Soft Drinks gehören zum Alltag. Heute sind Krebserkrankungen die häufigste Todesursache von Ureinwohnern in Alaska, gefolgt von Herz-Kreislauf-Erkrankungen.[270]

… und anderen Naturvölkern

Nicht nur im hohen Norden und in Mitteleuropa war eine eiweiß- und fettreiche Kost gut für die Menschen – auch im Pazifik profitierten die Insulaner von einer solchen Ernährung. Die Bewohner des polynesischen Inselatolls Tokelau, das seit 1948 zu Neuseeland gehört, lebten bis dahin meist von Kokosnüssen, Fisch und von der Brotfrucht, die seit dem späten 19. Jahrhundert auf den Inseln angebaut wurde.[444] Die Kokosnüsse machten mit mehr als 70 Prozent den größten Teil der Energiemenge aus – von Zivilisationskrankheiten waren die Tokelauer nicht geplagt. Diabetes, Bluthochdruck, Herzkrankheiten, Gicht oder Krebs traten erst auf, als sie verstärkt von Versorgungsschiffen Nahrungsmittel geliefert bekamen: Crackers und Kekse wurden angelandet, der Mehlkonsum versechsfachte sich, der Zuckerverbrauch stieg um das Siebenfache. Dafür gab es weniger Kokosnüsse und Dosenfleisch ersetzte den Fisch.[444] Bei einer Gruppe von Inselbewohnern, die nach Neuseeland umgesiedelt wurde und ihre alten Ernährungsgewohnheiten vollständig aufgab, traten die Zivilisationskrankheiten noch viel schneller auf.

Keine Frage des Alters

Es gibt noch weitere ähnliche, historische Beobachtungen aus den verschiedensten Gegenden. Diese Berichte von Medizinern und Anthropologen beschreiben die Seltenheit von chronischen Erkrankungen wie etwa Typ2-Diabetes, Herz-Kreislauf-Erkrankungen, aber auch Krebs.[76] Bekannterweise tritt Krebs aber vor allem im Alter auf – wie auch viele andere Krankheiten. Wurden und werden die Mitglieder der Naturvölker schlicht nicht alt genug, um überhaupt ein Auftreten von »Zivilisationskrankheiten« inklusive Krebs zu erleben? Diese Frage wurde schon vor hundert Jahren diskutiert,[276] nachdem der *Imperial Cancer Research Fund* aus London eine Untersuchung zur Häufigkeit von Krebs in den britischen Kolonien durchgeführt hatte. In einigen Kolonien, vor allem in Afrika, war überhaupt kein Fall von Krebs registriert worden. In anderen lag die Zahl extrem unter den Werten, die in England und anderen europäischen Ländern üblich war. Neben der Frage nach dem Alter wurde auch die Möglichkeit diskutiert, dass ein Auftreten von Krebs in inneren Organen gar nicht diagnostiziert wurde.

Diese Fragen sind nicht immer zu beantworten gewesen, es gab aber auch Situationen, in denen ordentliche Statistiken möglich waren. Ein Beispiel ist Hongkong. In der britischen Kronkolonie starben in den zehn Jahren rund um die Jahrhundertwende 1900 im Schnitt 4,45 chinesische Einwohner pro hunderttausend Einwohner an Krebs. Im selben Zeitraum betrug diese Rate 71 pro hunderttausend in England. In Hongkong sind in dieser Zeit routinemäßig 15365 Verstorbene obduziert worden, aber nur bei zehn wurde Krebs diagnostiziert. Das entspricht einer Rate von 0,65 pro 1000 Todesfällen. In England lag die Rate zu dieser Zeit bei 38 pro 1000 Todesfällen. Das Alter konnte weitgehend als Faktor für eine Fehlinterpretation ausgeschaltet werden. Zwar war die Bevölkerung in England im Schnitt etwas betagter; dort waren damals 18 Prozent älter als 45 Jahre – in Hongkong aber immerhin 14 Prozent. Dieser Unterschied kann also den enormen Unterschied in der Krebsmortalität nicht erklären.

Isaac Levin von der Columbia Universität in New York hat diese Fragen bei den Ureinwohnern Nordamerikas untersucht.[276] Diese damals noch durchweg als Indianer bezeichnete und nicht einmal den Status von US-Bürgern genießende Bevölkerungsgruppe erschien ihm Anfang des letzten Jahrhunderts als ideal für seine Forschung. Als »Schutzbefohlene« des Staates lebten sie in Reservaten und wurden gründlich überwacht, auch medizinisch. Auf Nachfrage bei den Ärzten in den Reservaten wurden die medizinischen Daten von 115455 Personen übermittelt. Über einen Zeitraum von bis zu zwanzig Jahren waren nur 29 Fälle von Krebs ermittelt worden. Das war ein enormer Unterschied im Vergleich zu den weißen Einwohnern in denselben Gegenden. Levin schloss, die Indianer seien »tatsächlich fast immun«. Am Alter kann es auch hier definitiv nicht gelegen haben, denn es gab sogar sehr viel mehr alte und sehr alte Indianer als in der weißen Bevölkerung. Diese wurden von ihren Mitmenschen sehr geachtet und geschätzt.

Woran kann diese »Immunität« der Indianer gelegen haben? Levin vermutete weniger Stress, weniger mentale Irritationen als bei den Menschen in der »Zivilisation«. Ein Zeitgenosse Levins, ein Dr. Hrdlicka, berichtete, dass die Indianer generell »frohgemut und zufrieden« seien, »wenig Bedürfnisse« hätten und »anhaltende Sorgen praktisch unbekannt« wären.

Schon damals wurde auch vermutet, dass die geringe Krebsanfälligkeit von Urbevölkerungen an deren vermeintlich vegetarischer oder zumindest fleischarmer Kost lag. Dies widerlegte etwa der Missionsarzt G. Prentice in Nyasaland, dem heutigen Malawi. Er beschrieb 1923 die Essgewohnheiten der Einheimischen klar: »Die Neger, wenn sie es bekommen können, essen viel mehr Fleisch als die weißen Leute. … Sie sind nur dann Vegetarier, wenn es sonst nichts gibt. Alles von der Feldmaus bis zum Elefanten wird gerne genommen«.[365]

Auch aktuell wird vielfach angenommen, dass gesammelte Pflanzen die Hauptgrundlage der Nahrung von heutigen Jäger- und Sammlergesellschaften sind, die ihre Nahrung noch »traditionell« erjagen und sammeln. Das scheint aber nicht so zu sein.[89] Der relative Anteil der drei Nährstoffe Protein, Fett und Kohlenhydrate an der Gesamtenergie der Nahrung schwankt beträchtlich, je nachdem, wo die Gesellschaften leben: Im hohen Norden werden kaum oder gar keine Kohlenhydrate gegessen, in tropischen und subtropischen Regionen dagegen kommen auch viele Kohlenhydrate (meist als Früchte und Wurzeln) auf den Tisch. Doch fast drei Viertel der ursprünglich lebenden Gesellschaften decken mehr als die Hälfte ihres täglichen Nahrungsbedarfs aus tierischen Quellen, während nur 14 Prozent der Gesellschaften mehr als die Hälfte ihrer Nahrung aus Kohlenhydraten beziehen.[88] Die Mitglieder der traditionell lebenden Jäger- und Sammlergesellschaften sind meist sehr gesund, Zivilisationskrankheiten sind hier bis heute praktisch unbekannt.[76]

Es soll hier nicht darum gehen, Naturvölker zu romantisieren – dazu ist ihr Leben oft zu hart und ihre Lebensweise zu bedroht. Trotzdem ist der Blick auf diese Menschen, wo er heute noch möglich ist, gerade beim Thema Ernährung lehrreich und bringt oft Überraschendes zutage.

Doch nicht nur Essen und Trinken unterscheiden sich meist fundamental von der heutigen westlichen Zivilisationskost mit ihren vielen verarbeiteten Produkten. Die Jäger und Sammler haben auch eine viel höhere körperliche Fitness als die weitaus meisten Bürger westlicher Industrienationen. Sie bewegen sich viel mehr. Um die körperliche Fitness zu erhöhen und Zivilisationskrankheiten zu vermeiden, empfiehlt der amerikanische Sportphysiologe Loren Cordain von der Universität von Colorado deshalb nicht nur, wie ein Steinzeitmensch zu essen, sondern sich auch so zu bewegen.[90, 91, 331]

Das ist nicht nur ein guter Ratschlag für Leute, die gesund bleiben wollen. Auch wer bereits an Krebs erkrankt ist, sollte versuchen, sich mehr zu bewegen. Es spricht viel dafür, dass er oder sie dann länger und mit weniger Leiden leben wird als ohne Sport. Das ist das Thema des nächsten Kapitels.

8 Ketogene Ernährung und Sport

Mit einer auf den Stoffwechsel angepassten Ernährung kann man den Körper kräftigen und das Wohlbefinden steigern. Im günstigsten Fall stört sie sogar das Wachstum des Tumors. Das sind sehr ermutigende Aussichten. Als Patient kann man damit selbst aktiv werden. Man kann mit eigener Kraft, Initiative und Kreativität die Therapie mitgestalten und beeinflussen.

Damit sind die Optionen aber längst nicht ausgeschöpft. Es gibt sogar noch einige weitere wissenschaftlich begründete Möglichkeiten, selbst und gemeinsam mit anderen etwas zu tun. Spezielle psychologische Betreuung etwa oder bestimmte Meditationsverfahren wie die sogenannte »Mindfulness Meditation« helfen nachweislich nicht nur der Psyche. Sie können sich direkt auch auf ganz physiologische Vorgänge auswirken, die Lebensqualität verbessern, vielleicht das Leben verlängern.[413] Das Gleiche gilt für ein entspanntes, fröhliches Zusammensein mit Freunden und Familie, interessante Freizeitaktivitäten, ein liebevolles Verhältnis zum Partner. Vor allem sollte man versuchen, sich von der Diagnose oder von Rückschlägen nicht kleinkriegen zu lassen und regelmäßig Situationen zuzulassen, in denen man einmal alles vergessen und nur Spaß haben kann. Dass Lachen die beste Medizin ist, ist vielleicht übertrieben, doch dass es wirkt, gilt wissenschaftlich als nachgewiesen.

Bisher nicht erwähnt worden ist körperliche Aktivität. Sie kann, je nachdem, wie fit man noch oder wieder ist, von gymnastischen Übungen im Sitzen bis zum Marathonlauf gehen. Dass und wie sie wirkt, darum geht es in diesem Kapitel.

Wer regelmäßig körperlich aktiv ist, kann einen wichtigen Beitrag dazu leisten, seine Krebstherapie erfolgreich zu überstehen, wieder ganz gesund zu werden oder gegebenenfalls das Risiko für einen Rückfall, ein Rezidiv, zu verringern. Eine Kombination von ketogener Ernährung mit Sport ist ideal. Beide lösen im Körper zum Teil die gleichen Effekte aus. Ihre Wirkungen können sich also ergänzen und sogar gegenseitig verstärken.

Und die weitverbreitete Ansicht, dass man für jede sportliche Leistung unbedingt Kohlenhydrate aus der Nahrung braucht, ist ein Irrtum.

Sport mit ketogener Ernährung – geht das überhaupt?

Bei Volksläufen, Marathons oder Triathlons gibt es oft ein Ritual, das schon am Vorabend stattfindet: die Pasta-Party. Mit vielen Nudeln wird der Körper dabei mit Kohlenhydraten aufgeladen. Am Wettkampftag gibt es an den Versorgungsstationen unterwegs dann Bananen, Energieriegel und auch süße Getränke. Die Profis schlürfen zuckerreiche Energie-Gele. Hintergrund ist die Vorstellung, dass ohne Kohlenhydrate keine sportliche Leistung möglich ist. Auch im Freizeitsport wird immer eine Banane oder eben die Müslischnitte als ideale Zwischenmahlzeit empfohlen, wenn mal die Kraft etwas nachlässt.

Doch Sport – egal ob Kraft- oder Ausdauersport – ist auch ohne diese Extraportionen an Kohlenhydraten nicht nur möglich, sondern manch ambitionierter Sportler hat sich längst vom Zucker verabschiedet, weil er ohne sogar bessere Trainingseffekte erzielt.

Muskelaufbau bei Bodybuildern: ohne Kohlenhydrate schneller zum Ziel

Sucht man im Internet etwa nach »Low Carb« oder »ketogen« und »Muskel«, landet man unweigerlich auf einer der vielen Bodybuilder-Seiten. Für Bodybuilder ist eine Ernährung mit wenig oder sehr wenig Kohlenhydraten längst die Methode der Wahl, um Muskelmasse optimal aufzubauen. Um den Muskelaufbau zu stimulieren, kombinieren die Athleten die Ernährung mit intensivem Krafttraining. Bodybuilder essen relativ proteinlastig, aber das Fett überwiegt. Empfohlen werden etwa 30 bis 35 Prozent Eiweiß, etwa 60 Prozent Fett und nicht mehr als fünf Prozent Kohlenhydrate.[15] Der hohe Eiweißgehalt sichert die ausreichende Versorgung des Körpers mit den Bausteinen für die Vergrößerung der Muskulatur – die Zufuhr von Fett ohne Kohlenhydrate stellt den Stoffwechsel des Körpers auf die Fettverbrennung um. Der sogenannten Metabolen Diät sind inzwischen ganze Foren und auch Bücher[15] gewidmet.

Auch wer seinen Körper nicht unbedingt mit massigen Muskelpaketen bestücken möchte, kann seine Muskulatur mit ketogener Ernährung und Krafttraining einfach nur sehr gut erhalten oder kräftigen. Gerade für Krebspatienten ist das sehr wichtig.

Idealerweise kombiniert man die ketogene Ernährung mit ausreichend Eiweiß und viel Fett mit einem moderateren Krafttraining – angepasst an die eigenen Bedürfnisse. Für den Muskelaufbau und seinen Erhalt kommt es auf das Eiweiß an. Kohlenhydrate sind nicht notwendig. Bei männlichen Freiwilligen, die zuerst ein Krafttraining absolvierten und kurz danach eine Mischung aus Aminosäuren mit zwei unterschiedlichen Mengen an Kohlenhydraten zu trinken bekamen, war der Aufbau von neuem Muskeleiweiß in beiden Fällen gleich.[176] Durch das Krafttraining wird der Muskelaufbau stimuliert. Das funktioniert sowohl bei jungen als auch bei älteren Menschen sehr gut. Bei den Älteren läuft der Prozess im Vergleich zu jungen Menschen lediglich zeitlich leicht verzögert ab.[123]

Und die Ausdauerleistung?

Nicht nur Bodybuilder, auch immer mehr Ausdauersportler wie Triathleten, Radrennfahrer und Biathleten trainieren unter Low-Carb-Bedingungen – und sie greifen dabei nicht etwa auf völlig neue Erkenntnisse der Sportwissenschaft zurück. Es hat eine lange Tradition, sportliche Höchstleistungen mit einer sehr kohlenhydratarmen Ernährung zu vollbringen.

Bereits 1881 beschrieb ein Teilnehmer einer zweijährigen Expedition in der Region der Hudson Bay in der kanadischen Arktis, dass die weißen Expeditionsteilnehmer genau wie die begleitenden Inuit allein von den Ressourcen des Landes lebten. Sie aßen vor allem Rentierfleisch, Walrossfleisch oder -fett und Seehunde.[173] Mit dieser Kost legten sie in zwei Jahren über 5.000 Kilometer zurück. Der Leiter der Expedition, der Mediziner und Leutnant der Dritten US-Kavallerie Frederick Schwatka, notierte in seinen Tagebüchern, dass nach zwei Wochen die Anpassungsprobleme an die »Diät aus Rentierfleisch (und Walfett), mit denen keine sehr anstrengenden Tätigkeiten möglich waren, verschwunden waren«. Meilenweite Touren mit schweren Schlitten im Schlepptau waren möglich.[429] Schwatka legte sogar mit einem Mitstreiter ohne Rast eine Strecke von 75 Meilen (immerhin 120 Kilometer) zurück, mit »nichts als Walross-Blubber« zu essen.[173]

Auch der Polarforscher Vilhjalmur Stefansson (siehe auch Kapitel 7) beschrieb die außerordentliche Ausdauerleistungsfähigkeit und Gesundheit von Inuit und Teilnehmern seiner Expeditionen bei einer Ernährung, die nur aus erlegten Tieren und Fischen bestand.[436] Entscheidend hierbei war offenbar, nicht das magere Fleisch zu essen (das bekamen die Hunde), sondern vor allem Fett (etwa 75 bis 85 Prozent der Nahrung) und nur etwa 15 bis 25 Prozent Protein.[278]

Wissenschaftlich untersucht wurde die körperliche Leistungsfähigkeit im Zusammenhang mit ketogener Diät in jüngerer Zeit vor allem von der Gruppe um den amerikanischen Internisten Stephen Phinney.[359] Bei übergewichtigen Probanden war mit ketogener Diät die Leistungsfähigkeit der Teilnehmer auf dem Laufband innerhalb der ersten Woche nach Diätbeginn deutlich reduziert. Es trat also genau das ein, was schon die Arktisforscher bemerkt hatten. Im Lauf der nächsten Wochen stieg sie aber sogar über die ursprüngliche Leistungsfähigkeit hinaus an.[357]

Etwas später wurden professionelle Radrennfahrer untersucht – mit ähnlichen Ergebnissen: Nach einem anfänglichen, deutlichen Leistungseinbruch erreichten die Sportler bei einer Diät mit nur 20 Gramm Kohlenhydraten pro Tag nach wenigen Wochen wieder ihre ursprüngliche Leistungsfähigkeit bei mittlerer bis hoher Belastungsintensität. Die Belastungsfähigkeit in sehr hohen Bereichen und die Sprintfähigkeit war jedoch stark eingeschränkt, was in diesem Fall bedeutet: Die Radrennfahrer hielten zwar lange Strecken ohne Steigung auch bei hohem Tempo gut durch, beim klassischen Schlussspurt und bei Steigungen im Gelände war ihre Kraft aber schnell verringert[358].

Für alle Nicht-Hochleistungssportler ist eine Reduktion der Sprintkraft beim professionellen Radrennfahren wohl eher nicht von Belang. Ohnehin kehren sich die positiven Wirkungen des Sports bei dauerhaften Extrembelastungen auch oft in ihr Gegenteil. Bereits bei einer mittleren bis mäßig hohen Belastungsintensität kommt man in den Genuss der positiven Wirkungen von Sport auf die Gesundheit. In diesem Belastungsbereich entfalten sich auch bei einer Krebserkrankung günstige Effekte.

Für einen Krebspatienten kann möglicherweise aber schon eine moderate Bewegung sehr anstrengend sein, sodass nur geringe oder gar keine sportlichen Aktivitäten möglich sind. Der Grund kann eine akute Schwächung des Körpers sein. Hier gilt es, ganz behutsam und an die jeweiligen körperlichen Fähigkeiten angepasst, ein entsprechendes Bewegungsprogramm zu beginnen, das mit fortschreitender Kräftigung dann in kleinen Schritten intensiviert werden kann. Aber generell gilt: Sobald man damit beginnt, profitiert man vom Sport.

Sport bei Krebs: eine gute Wahl

Wer nach einer Krebsdiagnose Sport treibt, hat gute Aussichten, damit positiv auf den Verlauf seiner Erkrankung einzuwirken. Regelmäßige sportliche Aktivitäten senken das Risiko, an der Erkrankung zu versterben und die Gefahr, dass nach der Therapie ein Rezidiv auftritt. Dass Sport hilft, gilt inzwischen als evidenzbasiert, ist also in epidemiologischen Studien nachgewiesen worden.[351]

Robert Newton und Daniel Galvao von der australischen Edith Cowan University fassen den Forschungsstand zum Thema Sport bei Krebspatienten so zusammen: »Die Evidenz großer prospektiver Studien zeigt unzweifelhaft, dass regelmäßiger Sport nach einer Krebsdiagnose das Überleben um 50 bis 60 Prozent erhöht, mit der größten bisher nachgewiesenen Wirkung bei Brustkrebs und Darmkrebs«.[324] Bislang ist zwar nicht für alle Krebsarten ein solch direkter, positiver Effekt gefunden worden. Aber selbst wenn Sport den Krankheitsverlauf und damit das Überleben bei einer ganz bestimmten Krebsart nicht direkt beeinflussen sollte, kann er doch indirekt wirken: Sport kann die Nebenwirkungen der klassischen Therapien wie Chemotherapie und Bestrahlung lindern, das Wohlbefinden der Patienten verbessern und den Muskelschwund und die Osteoporose reduzieren.[324] Gerade Osteoporose, aber auch Herz-Kreislauf-Erkrankungen sind je nach Medikament als Nebenwirkung bekannt. Besonders betrifft das Patienten, die bei Brust- und Prostatakrebs über mehrere Jahre eine Antihormontherapie durchführen.

Weil Sport so viele günstige Wirkungen hat, halten ihn Newton und Galvao für die wichtigste Begleittherapie bei Krebserkrankungen.

Mit Sport die Prognose bei einer Krebserkrankung verbessern

Wie viel Sport notwendig ist, um den besten Effekt zu erzielen, hängt von der Krebserkrankung ab und davon, ob Frauen oder Männer betroffen sind. Mit einer maßvollen, aber gezielten sportlichen Freizeitgestaltung war etwa das relative Rückfall- und das Sterberisiko bei Darmkrebspatientinnen, die noch keine nachweisbaren Metastasen hatten, deutlich reduziert. Unabhängig vom Tumorstadium war es nur halb so hoch wie bei Frauen, sie sich sehr wenig bewegten.[308] Die Frauen waren Teilnehmerinnen der großen, prospektiven Krankenschwesternstudie der Universität Harvard mit insgesamt mehr als 120.000 Probandinnen. Die Patientinnen profitierten am meisten vom Sport, wenn sie durchschnittlich sechs bis neun Stunden pro Woche moderat körperlich aktiv waren – mehr Sport hatte keinen zusätzlichen Effekt mehr.

Ein ähnliches Ergebnis ergab das männliche Pendant zur Krankenschwesternstudie, die prospektive, sogenannte *Health Professionals Follow-up Study* der Harvard Universität. Wenn Patienten mit nicht metastasiertem Darmkrebs regelmäßig Sport trieben, hatten sie ein halb so großes relatives Risiko, an der Erkrankung zu versterben wie die Patienten, die sich kaum bewegten. Dieser positive Effekt trat in diesem Falle auf, sobald die Betroffenen mehr als neun Stunden pro Woche aktiv waren. Flotte Spaziergänge reichten dafür schon – und es spielte keine Rolle, wie alt oder in welchem Tumorstadium sie waren oder welcher Therapie sie sich unterzogen hatten.[309]

Auch bei Prostatakrebs profitieren die Betroffenen vom Sport, das ergab eine prospektive Studie mit knapp 1500 Teilnehmern. Waren die Patienten nach ihrer Diagnose für mindestens drei Stunden pro Woche sportlich mit flottem Gehen unterwegs, reduzierten sie signifikant und deutlich die Wahrscheinlichkeit, dass ihre Erkrankung fortschritt. Dieses Risiko war bei ihnen nur etwa halb so hoch wie bei den Patienten, die sich nicht bewegten.[373] Auch Frauen mit Brustkrebs können durch körperliche Aktivitäten den Verlauf ihrer Erkrankung günstig beeinflussen – auch dies ist ein Ergebnis der Krankenschwesternstudie. Mit nur 45 Minuten energischen Spaziergängen an mindestens fünf Tagen pro Woche steigerten die Frauen deutlich die Aussicht, ihre Krankheit zu überleben: Auch sie reduzierten ihr relatives Sterberisiko im Vergleich zu den inaktiven Frauen um etwa die Hälfte.[218]

Mit Sport dem Krebs vorbeugen

Nicht nur, wenn man bereits krank ist, auch zur Krebsvorbeugung ist Sport bestens geeignet: Die Wahrscheinlichkeit sinkt, an bestimmten Krebsarten zu erkranken, wenn man regelmäßig Sport treibt. Das wurde schon vor fast 20 Jahren zum Beispiel für Brustkrebs beobachtet.[35] Kurz darauf bestätigte sich dieser Befund »überzeugend« auch für die Vorbeugung von Dickdarmkrebs.[302] Im Jahr 2006 wurde im renommierten Wissenschaftsmagazin *Nature* unter der Überschrift »Preventing Cancer« (»Krebs vorbeugen«) hervorgehoben, dass körperliche Aktivitäten zur Krebsprävention künftig mehr herangezogen werden sollten.[125] Sport zur Krebsvorbeugung empfehlen auch offizielle Stellen wie etwa das amerikanische *National Cancer Institute* (NCI).[320] Das NCI hebt allerdings die unterschiedliche Datenlage bei bestimmten Tumorarten hervor. Die Belege für den Nutzen von Sport für die Vorsorge sind demnach oft »überzeugend«, manchmal aber auch »ungenügend«. Tatsächlich ist bis jetzt nicht bei allen Krebsarten bekannt, ob Sport vorbeugend wirkt. Entweder zeigen bislang verfügbare Studien nur einen geringen Einfluss, wie etwa für Blasen- oder Nierenkrebs,[274] oder die Datenlage ist unklar, weil es nur sehr wenige Studien gibt. Das ist etwa bei den verschiedenen Blutkrebsarten der Fall.[342] Als überzeugend gilt die Evidenz dann, wenn ein großer Teil der Studien zu dem Ergebnis kommt, dass das Risiko für eine bestimmte Krebsneuerkrankung mit Sport signifikant gesenkt wird. In dieser Hinsicht am überzeugendsten sind die Daten bislang für Darmkrebs, Brustkrebs und Gebärmutterkrebs.[100, 160, 506] Brustkrebs ist die häufigste Krebserkrankung von Frauen in Deutschland und Darmkrebs die zweithäufigste, sowohl bei Frauen als auch Männern.[222] Die vorhandenen Studien, bei denen ein signifikanter positiver Effekt festgestellt wurde, ergeben für alle drei genannten Krebsarten, dass Sport das Risiko für eine Erkrankung um etwa 25 Prozent verringert.

Positive Wirkungen von Sport

Bei körperlicher Aktivität treten sowohl kurzfristige als auch langfristige Effekte auf. Es sind zum Teil genau die gleichen wie bei einer ketogenen Ernährung. Es ist also anzunehmen, dass sich bei einer Kombination von Sport mit ketogener Ernährung diese Effekte wechselseitig verstärken. Die Datenlage ist zur Zeit noch unübersichtlich, welche Faktoren und Mechanismen beim Sport genau und wie zusammenwirken, die letzt-

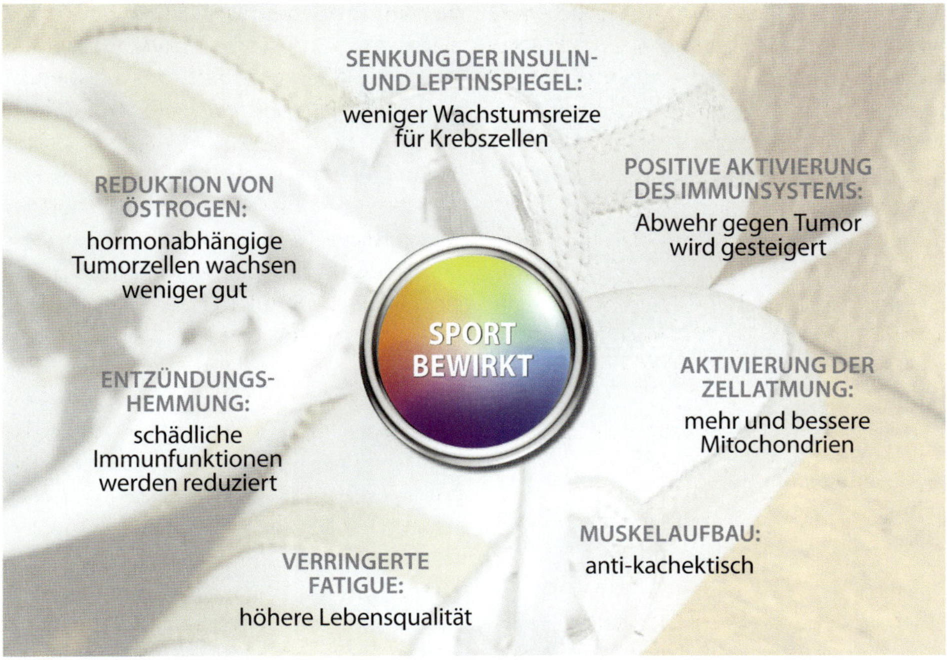

Abbildung 24: Bewegung wirkt in mehrfacher Hinsicht. Ungünstige Einflüsse, die Krebs zum Wachstum anregen oder den Patienten schwächen, werden verhindert oder abgemildert. Die gleichen Effekte erzielt man mit ketogener Ernährung.

endlich das Risiko einer Neuerkrankung senken oder die Prognose eines Krebspatienten verbessern. Klar ist aber, dass Sport in vielerlei Hinsicht auf Prozesse einwirkt, die mit der Entstehung und Entwicklung von Tumoren zusammenhängen (Abbildung 24). Die im Folgenden beschriebenen positiven Wirkungen von Sport wurden in der überwiegenden Anzahl der Studien nachgewiesen. Nach derzeitigem Wissen können sie also als gesichert angesehen werden.

Sport senkt den Insulin- und Leptinspiegel

Insulin und das dem Insulin ähnliche Hormon IGF (der *Insulinähnliche Wachstumsfaktor,* Englisch: *Insulin-like Growth Factor,* es gibt zwei Versionen davon, IGF-1 und IGF-2) können das Wachstum von Krebszellen anregen (siehe Kapitel 5). Das tun sie, indem sie an speziell zu ihnen passende Strukturen, sogenannte Rezeptoren, an der Zelloberfläche andocken und damit die Zelle aktivieren. Da Insulin und IGF einander so ähnlich sind, können sie aber auch an den jeweils auf das andere Molekül spezialisierten Rezeptor andocken und somit zusätzlich Wachstumsprozesse in Gang setzen. Hohe Insulinspiegel im Blut regen zudem die Bildung von IGF-1 in der Leber an, was seinerseits die Bildung von Metastasen erleichtert.[164]

Insulin fördert auch die Freisetzung des Hormons Leptin aus dem Fettgewebe. Leptin hat genau wie Insulin vielfältige Aufgaben: Es kontrolliert zusammen mit vielen anderen Hormonen die Nahrungsaufnahme, kann aber auch als Wachstumssignal fungieren und die Zellteilung aktivieren. Leptin wirkt auch auf Krebszellen: In Zellkulturexperimenten erhöht es zusammen mit IGF die Wachstumsfähigkeit von Brustkrebszellen und die Fähigkeit zur Metastasenbildung.[397, 398, 412]

Je niedriger die Konzentration dieser Botenstoffe im Körper ist, desto besser ist dies für Krebspatienten. Es geht dabei überhaupt nicht darum, die Konzentration dieser Hormone auf Null abzusenken, denn sie sind in der richtigen Menge und zum rechten Zeitpunkt lebensnotwendige Signalstoffe. Was vermieden werden sollte, sind über längere Zeiträume über das Normalmaß erhöhte Werte. Dafür ist Sport ein probates Mittel.[505]

Sportlich aktive, gesunde Teilnehmerinnen einer großen amerikanischen Studie (NHANES) hatten schon bei regelmäßiger, leichter körperlicher Aktivität niedrigere Insulinspiegel als Frauen, die sportlich inaktiv waren.[288] Je aktiver die Frauen waren, desto niedriger war ihr Insulinspiegel.[288] Fettleibige Brustkrebspatientinnen senkten durch Sport mit moderater Intensität innerhalb von sechs Monaten ihren Nüchternwert von IGF-1. Bei Frauen in der Vergleichsgruppe, die keinen Sport trieben, stieg er dagegen an.[230] Wer regelmäßig Sport treibt und sich zusätzlich auch noch ketogen ernährt, sollte seinen Insulinspiegel besonders effektiv senken können, denn kohlenhydratarme Ernährung reduziert ihn ebenfalls. Mediziner der polnischen Akademie der Wissenschaften in Warschau haben diese Vermutung in einer Studie mit untrainierten Versuchsteilnehmern geprüft und bestätigt. Sport in Kombination mit einer ketogenen Diät ergab schon nach drei Tagen, also in der eher kritischen Umstellungsphase des Stoffwechsels, stärkere Effekte als bei den Probanden, die sich normal ernährten: Der Insulinspiegel war niedriger und überraschenderweise war sogar die sportliche Leistungsfähigkeit höher.[266] Ketogene Ernährung zusammen mit Sport stärkt aber nicht nur die Muskelmasse, sondern bringt auch Körperfett zum Verschwinden. Damit sinkt auch der Leptinspiegel. Dieses Hormon wird im Fettgewebe gebildet: je weniger Fett, desto weniger Leptin im Körper. Und Fettgewebe ist auch für die Bildung eines weiteren Hormons wichtig, des Östrogens.

Sport senkt hohe Östrogenmengen im Blut

Geschlechtshormone können das Wachstum von Tumoren anregen, die bekanntesten Beispiele sind Brust- und Prostatakrebserkrankungen.[248] Bei einer Brustkrebserkrankung wird immer geprüft, ob in den Krebszellen Rezeptoren für die Hormone Östrogen und Progesteron vorhanden sind. Bei etwa drei Viertel der Patientinnen ist das der Fall, man spricht von einem »positiven Rezeptorstatus«. Das verbessert ganz klar die Prognose, denn damit eröffnet sich die Möglichkeit für eine Hormonentzugstherapie. Die Patientinnen schlucken entweder Tamoxifen und blockieren damit die Wirkung von Östrogen oder sie nehmen Medikamente ein, welche die Herstellung von Östrogen im Körper unterdrücken. Diese Medikamente hemmen das Enzym Aromatase, das für die Bildung von Östrogen nötig ist.[283]

Eine der Hauptquellen für Östrogen ist bei Frauen neben den Eierstöcken das Fettgewebe. Übergewichtige Patientinnen haben vor allem nach den Wechseljahren häufig einen hohen Östrogenspiegel und eine ungünstigere Überlebensprognose als normalgewichtige Brustkrebspatientinnen.[303] Bei Männern wird im Fettgewebe ebenfalls Östrogen gebildet, auch hier ist die Aromatase vorhanden.[108] Vor allem bei älteren und übergewichtigen Männern ist die Östrogenkonzentration relativ hoch.[470] Gerade

Östrogen scheint bei der Entstehung und dem Fortschreiten von Prostatakrebs eine wichtige Rolle zu spielen.[78, 220, 419]

In diesem Buch mag viel Überraschendes stehen. Die Tatsache, dass Sport oft ein geeignetes Mittel ist, um Fettgewebe abzubauen, gehört sicher nicht dazu.[330, 381, 419] Dieser Fettabbau durch körperliche Aktivität kann aber auch den Östrogenspiegel senken.[304, 312] So reduzierten etwa übergewichtige und fettleibige Frauen nach den Wechseljahren (postmenopausal) ihr Körperfett, wenn sie sich längerfristig sportlich betätigten. Das ergab eine Studie mit 168 Frauen, die ein Jahr lang vermehrt körperlich aktiv gewesen waren.[229] Die weitaus meisten Teilnehmerinnen trieben gar nicht besonders anstrengenden Sport. Sie waren lediglich im Schnitt an dreieinhalb Tagen in der Woche mit moderater Intensität rund drei Stunden mehr pro Woche aktiv als zuvor, vorwiegend mit sportlichem Gehen. In einer anderen Studie hatten Frauen nach den Wechseljahren nachweisbar niedrigere Konzentrationen von Östrogenen in ihrem Blutserum, wenn sie körperlich aktiv waren, als Frauen, die nur wenig Sport betrieben.[305] Da übergewichtige Menschen mit einer ketogenen Ernährung ebenfalls überschüssiges Fett abbauen können, sollte die Kombination von Sport mit ketogener Diät noch effizienter sein.

Sport reduziert Entzündungsreaktionen und verbessert die Immunlage

Eine weitere Gruppe von Substanzen, die das Wachstum und die Ausbreitung von Tumoren beeinflussen, sind Entzündungsfaktoren. Wie unter anderem in Kapitel 5 und 6 deutlich geworden ist, wachsen Krebszellen besser, wenn in ihrer Umgebung Entzündungsreaktionen ablaufen. Ein Tumor fördert solche Reaktionen sogar, indem er selbst Botenstoffe produziert und ausschüttet, die Entzündungen begünstigen. Deshalb ist eine Abschwächung oder Hemmung von Entzündungen für die Vorbeugung und die Behandlung von Krebserkrankungen sinnvoll.[2]

Genau wie die ketogene Ernährung wirkt auch moderater Sport antientzündlich, er verringert krebsfördernde, chronische und unterschwellige Entzündungsreaktionen im Körper.[297] Der positive, entzündungshemmende Effekt von Sport wird etwa in einem wissenschaftlichen Übersichtsartikel[174] bündig unter »Sport ist Medizin« zusammengefasst. Welche Mechanismen und Signalstoffe im Körper nun wie genau diese Wirkung von Sport vermitteln, ist noch nicht eindeutig geklärt. Hier gibt es eine ganze Reihe von Befunden: So sinkt durch Sport etwa die Anzahl bestimmter Immunzellen im Blut, die Entzündungen fördern (sogenannte *proinflammatorische Monozyten*). Auch die Spiegel von antientzündlich wirkenden Signalstoffen (unter anderem *Interleukin-1RA* und *Interleukin-10*) steigen an. Im Fall einer Krebserkrankung ist das durchaus wünschenswert Inzwischen mehren sich auch Befunde, dass die Muskulatur, wenn sie sportlich beansprucht wird, selbst Botenstoffe produziert und aussendet.[350] Diese Muskelhormone nennt man Myokine. Es scheint so, als könnten sie hemmend in Entzündungsreaktionen eingreifen.[297] Dänische Wissenschaftler zeigten kürzlich mit Zellkulturexperimenten, dass ein bestimmtes Myokin sogar direkt auf Krebszellen wirkt. Hier hemmte das myokinhaltige Blutserum von Mäusen, die sich zuvor bewegt hatten, die Vermehrung menschlicher Brustkrebszellen. Sie ging um gut 40 Prozent zurück.[213] Man muss die Muskulatur aber beanspruchen und fordern, damit sie diese Botenstoffe produziert und ins Blut abgibt.

Muskeltraining: gegen Fatigue und Kachexie und für mehr Lebensqualität

Vermutlich jeder, der schon einmal einen Arm oder ein Bein in Gips hatte, kennt diesen Effekt: Wenn der Gips abgenommen wird, ist die zum Vorschein kommende Muskulatur erschreckend schwach geworden – die ruhiggestellten Muskeln sind dahingeschmolzen. Die sogenannte Muskelatrophie beginnt schon innerhalb weniger Tage.[187] Um die Muskeln wieder aufzubauen, beginnt man normalerweise sofort mit einem Training.

Muskeltraining ist auch für Krebspatienten enorm wichtig, damit ein Muskelschwund von vornherein verhindert oder minimiert wird. Trainieren sollte man vor allem auch dann, wenn ein Muskelschwund schon stattgefunden hat und man unter der Fatigue leidet. Das ist eine Herausforderung, denn wer schwach ist, Muskulatur verloren hat, dem fällt auch körperliche Betätigung schwerer. Die Fatigue, die schnelle Erschöpfung, kann dann dazu führen, dass man Aktivitäten weitgehend vermeidet – was wiederum den Muskelabbau und die generelle Auszehrung des Patienten, die Kachexie, fördert. Diesen Kreis gilt es zu durchbrechen. Und das ist durchaus möglich.

Sport wirkt positiv und reduziert die Fatigue.[60, 247, 281] Der australische Professor für Physiotherapie Nicholas F. Taylor und seine Kollegin Meaghan E. Arnold schreiben in einem Kommentar[16] zur Wirkung von Sport auf die Fatigue von Krebspatienten, die wieder zu Hause leben: »Es hat sich gezeigt, dass Sport die effektivste nicht-medikamentöse Maßnahme gegen die Fatigue ist«. Auch Patienten, die noch in klinischer Behandlung sind, profitieren von einem Sportprogramm – auch ihre Fatigue wird verringert. Insgesamt verbessert sich nicht nur die körperliche Leistungsfähigkeit, auch die Lebensqualität nimmt zu.[16, 202] Gerade Kraftsport wirkt sehr effektiv gegen Muskelverlust.[249, 517] Man kann den Kreislauf, in dem Muskelabbau zu Erschöpfung, Erschöpfung zu weniger Bewegung und weniger Bewegung zu mehr Muskelabbau führt, tatsächlich umkehren: Mehr Bewegung führt dann zu weniger Erschöpfung, das macht wieder mehr Bewegung möglich, das führt zu Erhalt und Aufbau von Muskulatur. Und es geht einem dann nicht nur körperlich, sondern auch seelisch besser. Einer der Gründe für den guten Effekt von Sport auf den Erhalt und die Steigerung der Muskelkraft ist die Verbesserung der Mitochondrien. Und auch hier ergänzen sich ketogene Ernährung und Sport.

Sport erneuert die Mitochondrien und verbessert die Zellatmung

Wer ketogene Diät mit sportlicher Aktivität kombiniert, erneuert seine Mitochondrien und vermehrt ihre Zahl in den Zellen. Damit wird auch die Zellatmung aktiviert. Schlecht funktionierende oder zu wenige Mitochondrien führen dagegen zu einer verminderten Zellatmung. Das ist typisch für so unterschiedliche Krankheiten wie Krebs, Typ2-Diabetes, Herz-Kreislauf-Krankheiten, Osteoporose und Demenzkrankheiten, aber auch Fettleibigkeit oder Bluthochdruck. Alle diese gesundheitlichen Probleme häufen sich auch im Alter.[389, 477] Der altersbedingte Schwund und Funktionsverlust der Muskeln steht ebenfalls mit einem Abbau der Mitochondrien in Zusammenhang und wird wahrscheinlich sogar dadurch verursacht.

In Kapitel 3 wurde bereits beschrieben, dass sich die Mitochondrien in immer kleinere Einheiten aufteilen und schlechter arbeiten und mehr Sauerstoffradikale bilden, wenn Zellen viel Zucker verstoffwechseln. Umgekehrt bewirken Ketonkörper eine Neubildung und verbesserte Funktion von Mitochondrien.

Dass Sport Mitochondrien verjüngen kann, haben Experimente mit gesunden älteren und jungen Menschen gezeigt, die über einen Zeitraum von sechs Monaten zweimal pro Woche Kraftsport betrieben.[306] Muskelproben der älteren und der jungen Studienteilnehmer unterschieden sich zu Beginn der Untersuchung deutlich voneinander: Bei den älteren Teilnehmern wurden in den Muskelzellen andere Gene abgelesen als bei den jungen. Das betraf vor allem solche Gene, welche die Mitochondrienfunktion steuern. Das Alter der Personen war also tatsächlich an ihren Mitochondrien ablesbar.

Nach sechs Monaten Krafttraining hatte sich das Muster der abgelesenen Gene bei den älteren Teilnehmern aber drastisch verändert: Es war nun wieder ähnlich wie das Muster bei den jungen Teilnehmern und deutete auf eine verstärkte Tätigkeit der Mitochondrien hin. Gleichzeitig hatten die Muskeln der Älteren auch merklich an Kraft gewonnen.

Zu einem ähnlichen Ergebnis kam eine Gruppe von Forschern aus Kanada und den USA. Sie untersuchten die Auswirkung von Ausdauertraining bei einem besonderen Mäusestamm: Diese Tiere altern besonders schnell und sterben früh, weil die Erbinformation ihrer Mitochondrien sehr anfällig für Mutationen ist. Die Mitochondrien funktionieren deshalb bereits sehr früh im Leben der Tiere nicht mehr gut.[389] Das hat zur Folge, dass bei den Tieren schon im Alter von sechs Monaten viele typische Alterskrankheiten auftreten. Ein mehrmonatiges Ausdauertraining aber schützte die Tiere vor dem Funktionsverlust der Mitochondrien. Sie bildeten sogar mehr Mitochondrien mit verbesserter Funktion, die Zellatmung nahm zu. Die trainierten Tiere lebten eine normale Mäuselebensspanne lang und bekamen auch nicht verfrüht Alterskrankheiten. Auch der sonst bei ihnen typische Gewichts- und Muskelverlust trat nicht ein.

DIE WIRKUNGEN VON SPORT

Das nimmt durch Sport zu	Das nimmt durch Sport ab
Muskelmasse	Übelkeit
Muskelspannung und Muskelkraft	Körperfettmasse
Leistungsfähigkeit des Herz-Kreislauf-Systems	Müdigkeit (Fatigue)
Maximale Laufdistanz	Belastende Nebenwirkungen der Therapien
Kapazität des Immunsystems	Entzündungen
Körperliche Belastbarkeit	Dauer der Krankenhausaufenthalte
Beweglichkeit	Herzfrequenz
Lebensqualität	Blutdruck
Hämoglobinwert	Stress
	Depressionen und Angstzustände

Tabelle 3: Sport hat erstaunlich vielfältige Auswirkungen.

»Gut beieinander« und trotzdem schwach: Muskeltraining hilft bei sarkopener Adipositas

Manche Krebspatienten sehen eigentlich wohlgenährt aus. Und manche nehmen sogar zu. Sie fühlen sich aber meist trotzdem sehr schwach. Die Betroffenen leiden an der sogenannten sarkopenen Adipositas. Der Begriff bedeutet so viel wie Fettleibigkeit mit Muskelmangel. Das Körpergewicht steigt dann zwar an, die Betroffenen bauen aber nur Fettpolster auf. Die Muskeln dagegen schwinden in der Regel.

Die sarkopene Adipositas kann sowohl bei Männern als auch Frauen als Komplikation etwa einer Therapie mit Glukokortikoiden (wie Cortison und Dexamethason) auftreten. Sie kommt aber auch bei Hormonersatztherapien und Chemotherapien[107] vor. Vor allem ist sie aus der Geriatrie bekannt.[438,492] In der Onkologie findet sie aber bislang eher wenig Beachtung. Die sarkopene Adipositas wirkt sich ungünstig auf das Gesamtbefinden und die Prognose der Betroffenen aus.[364,441] Weil nicht nur die Muskeln der Extremitäten abgebaut werden, sondern auch etwa die Atemmuskulatur, drohen auch Atemprobleme und Lungenentzündungen.[421] Deshalb sollten Betroffene frühzeitig dem Muskelverlust vorbeugen oder ihn aufhalten.

Die Tabelle »Wirkungen von Sport« gibt einen Überblick über die Effekte, die speziell bei Krebspatienten in vielen Studien nachgewiesen worden sind.[166]

Insgesamt gilt: Wenn die Muskeln regelmäßig gefordert und trainiert werden, bleibt die Muskulatur erhalten.[496] Unser gesamter Körper und seine Muskulatur wollen bewegt und beansprucht werden. Das gehört zum Menschsein, daran ist der Körper seit Urzeiten bestens angepasst.

Der bewegte Mensch: unterwegs als Jäger und Sammler

Zum Alltag unserer Vorfahren, vom frühesten Anbeginn der Menschheit fast bis heute, gehörte ein anspruchsvolles und abwechslungsreiches Bewegungsprogramm. So würde es jedenfalls ein Sportwissenschaftler heute beschreiben. Über eine Million Jahre entwickelten sich die Hominiden als Jäger und Sammler, nachdem sie davor über drei Millionen Jahre lang als Resteverwerter den großen Raubtieren die Beute – oder was davon übrig blieb – abgenommen hatten. Der »moderne Mensch« bekam vor ca. 35.000 Jahren seine bis heute unveränderte Erscheinungsform. Mit entsprechender Kleidung ausgestattet, könnte man ihn auf der Wall Street wohl nicht vom Börsenmakler unterscheiden. Noch bis vor etwa 10.000 Jahren lebten die Menschen ausschließlich als Jäger und Sammler.

Das Bewegungsprogramm unserer Vorfahren bestand aus körperlicher Anstrengung, die sich mit ausgiebigen Erholungsphasen abwechselte. Das Umherstreifen auf der Suche nach Nahrung und deren Verarbeitung war eine Ausdauerleistung; bei der eigentlichen Jagd kam starke körperliche Anstrengung hinzu – wenn der Hunger gestillt war, gab es Ruhepausen.[345] Die wenigen heute noch bestehenden Jäger- und Sammlergesellschaften mit althergebrachtem Lebensstil zeigen genau diese Aktivitätsmuster: Sie sprinten, klettern, springen, laufen über größere Distanzen. Sie tragen große und kleine Lasten und vieles mehr. Sowohl die Männer als auch die Frauen sind dort außerordentlich fit. Und es werden durchaus auch längere Pausen gemacht, etwa wenn es regnet. Auch wenn ein Tag besonders anstrengend war, wird am nächsten Tag oft ausgeruht.[331]

Der Mensch, der sich so gerne als Krone der Schöpfung sieht, ist dies in einer Hinsicht tatsächlich: Er ist das ausdauerndste Säugetier der Welt. Noch heute gibt es im südlichen Afrika San-Jäger, die jede noch so gut an die dortige Umwelt angepasste Kudu-Antilope oder jedes Zebra in stunden- und tagelangen Ermüdungsjagden im wahrsten Sinne des Wortes »zur Strecke bringen«. Irgendwann liegt das Tier völlig entkräftet in der Savanne und wird aus nächster Nähe mit dem Speer erlegt.[77] Auch die unglaublichen Leistungen der Ultramarathonläufer macht kein anderes Tier nach. Der Mensch ist wirklich, wie das Wissenschaftsmagazin *Nature* über einen Fachartikel des amerikanischen Paläontologen Dennis Bramble titelte, »Born to run«.[51]

Auch als der Ackerbau das Dasein der Menschen bereits bestimmte, war der Alltag durch kontinuierliche und teilweise sehr harte körperliche Arbeit geprägt. Das war hierzulande bis ins letzte Jahrhundert der Fall und ist in bestimmten bäuerlichen Gesellschaften in anderen Regionen heute noch so. In Mitteleuropa hat dagegen die körperliche Belastung für immer mehr Menschen kontinuierlich abgenommen. Und seit dem Einzug von Fernseher und Computer in die Haushalte und die Arbeitswelt verbringt ein Großteil der Bevölkerung die meiste Zeit des Tages im Sitzen.

Nach einer aktuellen und repräsentativen FORSA-Umfrage im Auftrag des BITKOM-Verbandes nutzen heute bereits 80 Prozent der Bundesbürger täglich einen Computer. Fast ein Viertel der Befragten gilt als Intensivnutzer und sitzt mehr als fünf Stunden pro Tag am Rechner. Intensivnutzer sind auch vermehrt jüngere Menschen.[62]

Intensive Computernutzung, Fernsehen und andere Aktivitäten im Sitzen mögen bequem sein. Der menschliche Körper ist aber nicht an eine derartige Lebensweise angepasst. Er ist vielmehr noch immer auf Bewegung programmiert, etwa darauf, kilometerweise zu rennen. Unsere heutige Unbewegtheit ist ein mitentscheidender Grund für gesundheitliche Schwierigkeiten und die sogenannten Zivilisationskrankheiten. Neben Problemen mit der Wirbelsäule[44] gehört dazu auch das Metabolische Syndrom mit seinen Folgeerscheinungen von Diabetes bis Krebs.

Seinem Körper wieder mehr von dem zu geben, was er eigentlich braucht, Bewegung, ist auch eine gute Medizin gegen Krebs, sowohl zur Vorbeugung als auch dann, wenn man erkrankt ist. Am Anfang mag das aus verschiedenen Gründen schwierig sein, sei es, dass man durch die Krankheit körperlich geschwächt ist oder sich nur schwer motivieren kann. Wenn man aber erst einmal eine gewisse Weile körperlich aktiv war und gemerkt hat, wie gut es tut, stellt sich auch die Freude an der Bewegung wieder ein. Ein passionierter Freizeitsportler hat das einmal so ausgedrückt: »Immer, wenn ich morgens am Kölner Rheinufer entlanglaufe, sagt mein Körper »Mehr, mehr!».

Mit Spaß bei der Sache sein

Die Freude an der Bewegung stellt sich sicherlich schneller ein, wenn man sich Aktivitäten aussucht, die man immer gemocht hat. Das ist nachweislich besser, als wenn man nur das tut, was ohnehin erledigt werden muss. Tatsächlich wirkt Freizeitaktivität nachweislich besser als etwa Hausarbeit. Zu diesem Ergebnis kam eine prospektive Studie aus dem Jahr 2009. Für sie wurde untersucht, welche Art von Bewegung das Sterberisiko von Brustkrebspatientinnen am meisten reduzieren kann.[159] Bei den insgesamt 1225 Patientinnen aus der kanadischen Provinz Alberta zeigte sich ein deutlicher Effekt. Die Gefahr, dass die Krankheit fortschritt, ein Rezidiv auftrat oder dem Krebsleiden zu erliegen, war signifikant niedriger, wenn die Frauen in ihrer Freizeit regelmäßig moderat Sport trieben. Schon zwei energische Spaziergänge pro Woche reichten dafür aus. Auch das sogenannte generelle Sterberisiko, das auch alle anderen Todesursachen mit einbezieht, war geringer. Hausarbeiten oder berufliche Aktivitäten nutzten dagegen nicht.

Es ist also offenbar nicht egal, ob man nun den Fußboden schrubbt oder durch den Wald geht. Dabei sollte eigentlich Bewegung gleich Bewegung sein. Den Autoren der Studie merkt man ein gewisses Unwohlsein bei der Diskussion dieses Resultats an. Sie vermuten etwa, dass ein Grund für dieses Ergebnis sein könne, dass Freizeitsport intensiver ist als Arbeit im Haushalt. Allerdings kann man auch beim Schrubben eines Fußbodens gehörig ins Schwitzen geraten. Dass man beim Freizeitsport, möglicherweise in einer Gruppe, einfach mehr Spaß haben könnte, diese Vermutung äußern die Autoren nicht.

Gerade das könnte aber der Grund für diesen Effekt sein. Zumindest legen das die Ergebnisse einer bemerkenswerten Tierstudie nahe, die 2010 in der hoch angesehenen Fachzeitschrift *Cell* veröffentlicht wurde und es sogar auf das Titelblatt der Ausgabe geschafft hat. Die Forscher um den Neurologen Matthew J. During von der Universität von Ohio hatten sich die Frage gestellt, ob ein positives Umfeld bei Mäusen das Wachstum von Tumoren in irgendeiner Art beeinflusst.[72]

Glückliche Mäuse haben weniger Krebs

Um diese Frage zu beantworten, teilten die Forscher ihre Versuchstiere in zwei Gruppen ein, injizierten ihnen Krebszellen und verfolgten die Bildung und das Wachstum von Tumoren. Eine Gruppe von Mäusen musste ihr Leben unter Standardlaborbedingungen fristen. Das bedeutete eine ziemlich eintönige und reizarme Umgebung, bei der den Tieren nur ein monotones Bewegungsprogramm im Laufrad geboten wurde. In dieser Gruppe entwickelten sich bei allen Tieren in kurzer Zeit große Tumoren.

Ganz anders die Situation bei der Gruppe von Mäusen, die ein für sie sehr reizvolles Umfeld hatten: mit vielen Artgenossen, Spielsachen und ausreichend Platz, um sich zu vergnügen und auszutoben. Bei fast einem Fünftel dieser Tiere wuchsen überhaupt keine Tumoren. Und bei den anderen Tieren waren sie nach knapp drei Wochen sogar um fast 80 Prozent kleiner als die Tumoren bei den Mäusen in den Standardkäfigen. Die Forscher fanden auch die Ursache für diesen beeindruckenden Effekt heraus: Im Gehirn und im Körper der Tiere wurden ganz unterschiedliche Signalstoffe gebildet und freigesetzt, die sich gegenseitig beeinflussen. Es entstand ein einzigartiger, schützender Signalstoffmix. Wichtiger Bestandteil dieses Cocktails war ein Botenstoff namens *Brain Derived Neurotrophic Factor* (kurz BDNF), der im Gehirn gebildet wurde und der (über mehrere Zwischenschritte) im Fettgewebe die Herstellung von Leptin verhinderte. Damit wurde also gerade ein Hormon weitgehend ausgeschaltet, das Tumorwachstum besonders fördern kann.

Der schützende Signalstoffmix kam aber nur heraus, wenn die Tiere im reizvollen Umfeld ständig positiv gefordert wurden. Gab man den Tieren nur die vergleichsweise öde

Bewegungsmöglichkeit, wurde der schützende Signalstoffmix nicht gebildet. Weder wurde im Gehirn vermehrt BDNF produziert noch die Leptinproduktion im Fettgewebe verringert.

Hier könnte sich die Erklärung dafür gefunden haben, dass Freizeitsport so gut wirkt: Sport mit Spaß und vielleicht in einer Gruppe wirkt anders als eintönige Bewegung bei einer Tätigkeit, die nur erledigt werden muss.

Tanzen (im Takt bleiben und Kollisionen vermeiden), Radfahren (die Balance halten), Spazierengehen (auch mal abseits der betonierten Wege), Laufen (über Stock und Stein), Motorradfahren (kurvenreiche Alpenpässe) – man muss eigentlich nicht extra betonen, dass dabei mehr passiert als reine Kontraktion von Muskeln. Auf der einen Seite stehen viele und wechselnde Sinneseindrücke, die prompt in entsprechende Reaktionen des Körpers umgesetzt werden. Wenn man etwa im Wald einen umgestürzten Baum überquert, um weiterzukommen, auf Skiern elegant die schneebedeckte Piste hinabwedelt oder versucht, auf einem zwischen Bäumen gespannten Band, der Slackline, zu balancieren, dann beansprucht das den Körper auf vielfältige Weise. Es ruft Wohlbefinden hervor, Stress wird abgebaut,[166] auch Entzündungsbotenstoffe werden gehemmt. Umgekehrt kennt vermutlich jeder auch die Erschöpfung und das Unwohlsein, wenn man Dinge tut, gegen die man sich eigentlich sträubt, die eintönig und öde sind.

Es geht also darum, sich mit Lust zu bewegen, Freude an seinem persönlichen Lieblingssport zu haben, vielleicht auch abzuwechseln und öfter etwas Neues zu probieren. Damit sich die Freude einstellt und sich vor allem nicht wieder verflüchtigt, sollte man als Krebspatient frühzeitig beginnen, sich wieder zu bewegen. Auch hier gilt, wie auch für jeden Freizeitsportler, das individuelle Sportprogramm schrittweise zu entwickeln und sich vor allem zu Beginn nicht gleich mit falschem Ehrgeiz zu überfordern. Dafür kann man sich auch spezialisierte Hilfe suchen, denn immer mehr Kliniken, ambulante Einrichtungen, Krankenkassen, Sportvereine und Fitness-Clubs bieten inzwischen Programme an, die sich sehr gut auch für Krebspatienten eignen.

Auch in diesem Kapitel hat sich wieder ein aus diesem Buch schon bekanntes Grundprinzip offenbart: Die Prozesse im Körper sind komplex, führen aber zu sehr eindeutigen Ergebnissen. Man kann diese Ergebnisse letztlich Gesundheit oder Krankheit nennen – oder auch Stabilität oder Verfall. Das bedeutet aber auch, dass man am besten Einfluss auf das Ergebnis nehmen kann, wenn man auf diese Prozesse auch an so vielen Stellen wie möglich einwirkt. Gerade auf die komplexen Stoffwechselprozesse kann man an den verschiedensten Schlüsselstellen, an zahlreichen Schlüsselmolekülen Einfluss nehmen. Jeder hat diese Möglichkeit: mit der richtigen Ernährung und mit körperlicher Aktivität.

Wie man das beim Sport und der täglichen Kost praktisch umsetzen kann, das ist Thema des nächsten Kapitels.

9
Die Praxis – Ketogene Ernährung und Sport bei Krebs

Eine ketogene Ernährung ist unserer Meinung nach bei Tumorerkrankungen ideal. Sie kräftigt ganz gezielt – und sie birgt sogar deutlich weniger Risiken als eine ganz normale Kost. Auch Gesunde können profitieren, wenn sie die Kohlenhydrate in ihrer Nahrung reduzieren oder sogar ketogen essen. Sie können damit nicht nur ihr eigenes Erkrankungsrisiko verringern, sondern zum Beispiel auch einen kranken Partner, einen Angehörigen, einen Freund oder eine Freundin bei der Ernährungsumstellung unterstützen. Patientinnen und Patienten berichten, dass dadurch das Einhalten der Diät sehr viel einfacher wird.

Aber auch, wenn Partner oder Familie nicht mitmachen wollen, gibt es einfache Möglichkeiten, wie Sie ohne zu viel Aufwand und extra zu kochen eine gute Lösung finden. Diese haben wir Ihnen weiter hinten zusammengestellt, im Abschnitt »Aber die Kinder essen nur Pommes…«.

Wenn Sie sich dazu entschlossen haben, Ihre Ernährung umzustellen, müssen Sie zuerst im Selbstversuch herausfinden, wo Ihr ganz persönliches Kohlenhydrat-Limit liegt, um stabil in die Ketose zu kommen. Wie Sie hierbei vorgehen, erklären wir Ihnen im Abschnitt »Adieu Kohlenhydrate«.

Die Vielfalt der zur Verfügung stehenden Lebensmittel nimmt bei einer ketogenen Ernährung zwar etwas ab, es bleibt aber trotzdem eine so große Fülle von kohlenhydratarmen Lebensmitteln zur Auswahl, dass Sie sich vielseitig und abwechslungsreich ernähren können. Gerade für Krebspatienten ist das wichtig. Wer sich etwa einer Chemotherapie unterzieht, ist möglicherweise sehr geruchsempfindlich oder hat gegen manche Lebensmittel eine starke Abneigung. Zwingen Sie sich bei einer ketogenen Ernährung nicht dazu, etwas zu essen, das Ihnen widerstrebt. Es gibt genug Alternativen.

Zunächst wird Ihnen wahrscheinlich die ketogene Küche vergleichsweise teuer erscheinen. Aber bei längst nicht allen Alternativen treffen Sie auf Preisunterschiede wie den zwischen Weizenmehl und Mandelmehl. Das allermeiste gibt es, ohne an der Kasse insgesamt viel mehr als früher zahlen zu müssen, auch im Supermarkt. Zudem werden Sie merken, dass in Ihrer neuen Kost viel mehr für Sie gut verwertbare Energie steckt, Sie also vergleichsweise wenig verbrauchen. Einige Zutaten jedoch sind durchaus teurer. Das gilt aber generell für wirklich qualitativ hochwertiges Essen. Wenn es der Geldbeutel zulässt, sollten Sie sich diese Qualität gönnen.

In welcher Phase der Erkrankung ist welche Ernährung passend?

Wir empfehlen grundsätzlich, eine ketogene Kost zumindest über drei Monate konsequent durchzuführen, wenn Sie einen Effekt für sich feststellen wollen. Falls die hierzu notwendige starke Begrenzung der Kohlenhydrate für Sie zu problematisch sein sollte, können Sie den Anteil der Kohlenhydrate wieder leicht(!) erhöhen. Versuchen Sie jedoch, diesen so niedrig zu halten, wie für Sie noch akzeptabel ist. Es ist besser, dauerhaft viel Fett und auch etwas Kohlenhydrate zu essen, als immer wieder einmal zu »sündigen« und daraufhin reumütig die Kohlenhydrate ganz wegzulassen. Ihr Körper braucht immer ein paar Tage, um sich auf die Ernährung einzustellen. Wenn Sie ständig wechseln, bekommen Sie Probleme, weil Ihre Zellen nicht wissen, ob sie nun Fett und Ketonkörper verwerten sollen oder Zucker. Dies sollten Sie unbedingt vermeiden.

Wenn Sie also für Ihr ganz persönliches Wohlbefinden mehr Kohlenhydrate brauchen als für eine Ketose geeignet ist, dann hören Sie auf Ihren Körper und zwingen Sie sich nicht gewaltsam zur ketogenen Diät. Der Anteil an Kohlenhydraten sollte jedoch auch dann die bei der LOGI-Ernährung empfohlene Menge von etwa 130 Gramm pro Tag (siehe Tabelle »Diätvergleich« im Anhang) nicht überschreiten. Sie sind damit sicher nicht mehr in der Ketose, aber einige der positiven Effekte, etwa die Vermeidung von massiver Insulinausschüttung, bleiben Ihnen. Die ketogene Ernährung ist grundsätzlich für Tumorpatienten in allen Krankheits- und Therapiephasen geeignet. Es gibt aber ein paar Besonderheiten zu beachten.

1
Wenn Sie sich derzeit einer klassischen Therapie mit Operation, Chemotherapie und/oder Bestrahlung unterziehen

Sie können mit der ketogenen Ernährung begleitend zu Standardtherapien beginnen. Sprechen Sie sich hierzu unbedingt mit Ihrem Onkologen ab. Es ist aber sicher am einfachsten, die Ernährung während eines therapiefreien Intervalls umzustellen, also zum Beispiel während einer längeren Chemotherapiepause, wenn Ihr Magen-Darm-System nicht gerade akut geschädigt ist und Sie keine Übelkeit empfinden.

Wenn Sie trotz laufender Chemotherapie mit der Umstellung beginnen wollen, dann essen Sie hochwertiges Eiweiß und scheuen Sie vor allem nicht davor zurück, reichlich gutes Fett in Ihren Ernährungsplan mit einzubeziehen und den Fettanteil immer mehr zu steigern. Mit stärkearmem Gemüse, saftigem Beerenobst und geeigneten Salatsorten bekommen Sie Farben und Frische ins Essen. Bei Übelkeit oder Anorexie helfen Ihnen eventuell selbst gemachte Fett-Eiweiß-Shakes (Grundrezepte finden Sie im Anhang) und die Tipps, die wir im Abschnitt »Schwierigkeiten mit dem Essen« zusammengefasst haben. Falls Sie bereits unter deutlichem Gewichtsverlust und/oder allgemeiner Schwäche leiden und nicht mehr genug essen können, kommt für Sie vielleicht eine frühzeitig begonnene parenterale Ernährung (also eine Infusion) infrage. Sie kann verhindern, dass Sie zu viel Körpermasse verlieren und helfen, sogar wieder Gewicht zuzulegen. Auch die Infusionslösung sollte viel Eiweiß und Fett mit einem hohem Anteil an Omega-3-Fettsäuren, dafür aber wenig Kohlenhydrate enthalten.

Über sogenanntes *Individuelles Compounding* können Infusionslösungen individuell zusammengesetzt werden. So sind Infusionslösungen mit etwa einem Gramm Kohlenhydrate pro Kilogramm Körpergewicht problemlos herstellbar, sofern sie der Arzt verschreibt. Solche Infusionen können Sie über einen venösen Zugang auch zu Hause über Nacht bekommen, sodass Sie in Ihrem Alltag dadurch nicht eingeschränkt werden. Sprechen Sie diese Möglichkeit der unterstützenden Therapie frühzeitig bei Ihrem Onkologen an, wenn Sie merken, dass Sie einfach nichts hinunterbekommen und immer mehr abnehmen.

2 Wenn Sie in einem therapiefreien Intervall sind oder die Erkrankung bei Ihnen bereits stark fortgeschritten ist oder der Tumor nicht (mehr) auf die Therapie anspricht

Versuchen Sie, sich für einen Zeitraum von zunächst drei Monaten strikt ketogen zu ernähren. Wenn Sie die Diät gut vertragen und Sie sich gut damit fühlen, verlängern Sie nochmals drei Monate. Ob der Tumor dann langsamer oder im besten Fall gar nicht wächst, sollte sich in routinemäßigen Untersuchungen Ihres Krankheitsverlaufs zeigen. Achten Sie vor allem darauf, genug Kalorien aufzunehmen. Sie sollten möglichst mit einer ketogenen Diät nicht mehr ungewollt Gewicht verlieren. Es gibt Situationen, wo die Schulmedizin schon in einem frühen Stadium einer Tumorerkrankung keine wirksame Therapie mehr anbieten kann. Das kann bei inoperablen und chemoresistenten Tumoren der Fall sein, oder wenn sich bei der ersten Diagnose schon Lebermetastasen gebildet haben, die auf eine Therapie nicht ansprechen. In solchen Fällen fühlt sich der Betroffene aber oft körperlich noch gut und hat noch kein oder nur wenig Gewicht verloren. Hier ist ein Versuch mit der ketogenen Ernährung sehr sinnvoll – auch und vor allem, um von vornherein eine Auszehrung zu verhindern oder aufzuhalten und damit (in Verbindung mit angemessenem Krafttraining) die lebenswichtigen Muskeln zu erhalten. Auch wenn die Krankheit schon weiter fortgeschritten ist, Sie sich aber einigermaßen wohlfühlen, ist eine ketogene Ernährung vorteilhaft, weil sie den Patienten stärkt und die Lebensqualität steigern kann.

3 Wenn bei Ihnen kein Tumor mehr nachweisbar ist oder Sie als rezidivfrei gelten oder Sie vorbeugend etwas für ihre Gesundheit tun möchten

Es gibt viele Menschen, die sich aus den verschiedensten Gründen auch ohne Krankheitsdiagnose ketogen ernähren. Auch wer als Patient eine erfolgreiche Therapie hinter sich hat und als rezidivfrei gilt, kann die Diät fortsetzen. Sie können es unter diesen Vorzeichen aber auch mit der LOGI-Methode als Erhaltungsdiät versuchen. Diese lässt mehr Spielraum bei den Kohlenhydraten. LOGI steht für *Low Glycemic and Insulinemic,* also für Lebensmittel mit niedriger Glykämischer Last, welche den Blutzuckerspiegel nur wenig steigen lassen. Aus epidemiologischen Studien weiß man, dass eine Ernährung mit hoher Glykämischer Last, die also den Blutzuckerspiegel stark ansteigen lässt, das Risiko für das Auftreten von Krebs- und anderen Erkrankungen erhöht. Viele Wissenschaftler vertreten inzwischen die Ansicht, dass eine reduzierte Glykämische Last (Erläuterungen dazu im Anhang, unter »Glykämischer Index, Glykämische Last«) bezüglich der Ernährung wohl der einzige Weg ist, um viele Zivilisationskrankheiten in den Griff zu bekommen. Informationen zur LOGI-Methode finden Sie im Internet und in vielen Büchern beschrieben. Auf den Glykämischen Index und die Glykämische Last zu achten, gilt natürlich auch für die ketogene Ernährung.

4
Wenn Sie eine strikt ketogene Ernährung als unzumutbar empfinden

Versuchen Sie, sich fettreich und kohlenhydratreduziert mit ca. 70 bis 130 Gramm Kohlenhydraten pro Tag zu ernähren. Auch hier empfiehlt sich die LOGI-Ernährung. Auch sie ist fett- und eiweißreich (siehe Tabelle »Diätvergleich« im Anhang) und damit ideal geeignet für Krebspatienten mit ihrem veränderten Stoffwechsel. Neben Eiweiß aus Fleisch, Fisch, Ei, Tofu und Milchprodukten sowie Fetten und stärkearmem Gemüse könnten Sie gelegentlich etwas Brot essen, Bier trinken und mehr Obst verzehren. Ein Vorteil der ketogenen Ernährung – die zusätzliche Wirkung der Ketonkörper – fällt dann zwar weg, eine solch kohlenhydratreduzierte, fettreiche Ernährung ist aber immer noch hilfreicher als eine kohlenhydratreiche Normalkost.

Adieu Kohlenhydrate – die Umstellung der Ernährung

Die Ketose war vermutlich bis zur Erfindung des Ackerbaus das Standardprogramm des Stoffwechsels. Der menschliche Körper funktioniert bestens damit. Trotzdem muss er sich heute erst wieder daran gewöhnen, kohlenhydratarm versorgt zu werden. Die vollständige Anpassung des Körpers an die Ketose kann einige Zeit dauern. Diese Erfahrung machten etwa Polarforscher, die sich wie die Ureinwohner der arktischen Gebiete ketogen ernähren mussten, nachdem ihre Vorräte aufgebraucht waren. Sie berichteten, dass die Anpassung zwei bis drei Wochen dauert und dass in dieser Zeit auch die Leistungsfähigkeit vermindert ist. Studien über die Leistungsfähigkeit von Sportlern bei ketogener Ernährung (siehe Kapitel 8) ergaben eine etwas längere Anpassungszeit von etwa drei bis vier Wochen. Dabei war es wichtig, dass die Teilnehmer konsequent auf Kohlenhydrate verzichteten. Wurden zwischendrin gelegentlich wieder Kohlenhydrate gegessen, war die sportliche Leistung reduziert. Wenn Sie sich nun entscheiden, auf kohlenhydrathaltige Lebensmittel weitgehend zu verzichten und sich ketogen zu ernähren, wird die größte Herausforderung für Sie sein, Ihre bisherigen persönlichen Ernährungsmuster zu durchbrechen. Diese sind einerseits kulturell bedingt, aber auch individuell ganz unterschiedlich ausgeprägt. Mit einer Umstellung auf ketogene Kost streicht man gewohnte und lieb gewonnene Lebensmittel vom Speisezettel – vielleicht das morgendliche Müsli oder das Marmeladenbrot. Für viele Menschen mag der Titel des Buches »Leben ohne Brot« des Mediziners Wolfgang Lutz ziemlich abschreckend klingen. Brot gilt schließlich als Grundnahrungsmittel. Wie soll das gehen, kein Brot mehr zu essen, und wo legt man dann die ja durchaus empfohlene Wurst oder den Käse drauf? Vor allem am Anfang braucht man viel Fantasie und Experimentierfreude bei der Speisenauswahl und deren Zubereitung. Wenn die Speisen noch ungewohnt sind, stellt sich öfters auch die Frage: »Was esse ich denn jetzt?« Sie werden aber merken, dass Sie sich sehr schnell ein Repertoire an neuen Techniken und Kompetenz mit neuen Lebensmitteln zulegen. Dann geht das Kochen wieder leicht von der Hand und man hat nicht mehr das am Anfang durchaus vorhandene Gefühl, dass etwas beim Essen fehlt. Zu Beginn der ketogenen Ernährung nutzt der Körper erst die eigenen Kohlenhydratreserven – das Glykogen in Leber und Muskeln. Alle Stoffwechselwege sind dann noch darauf ausgerichtet, Zucker zu verwerten. Durch die Beschränkung der Kohlenhydrate in der Nahrung sinkt der Blutzuckerwert. Das kann anfangs zu Unterzuckerung führen, mit individuell ganz unterschiedlichen Symptomen wie Müdigkeit, Zittern und Heißhunger, besonders auf kohlenhydratreiche Nahrungsmittel.

Nach dieser Phase, die meist ein bis zwei Tage dauert, hat sich der Körper auf die Nutzung von Fett als Energiequelle umgestellt. Der Hunger verschwindet und damit die Symptome der Unterzuckerung. Auch die bei kohlenhydratreicher Kost häufig auftretenden Heißhunger-Attacken bleiben bei ketogener Kost aus.

Die Anpassung des Stoffwechsels verläuft individuell sehr unterschiedlich. Es kann bei der einen Person länger dauern oder stärkere Reduktion der Kohlenhydrate erfordern als bei einer anderen Person, bis die Ketose erreicht ist. In der Umstellungsphase kann es kurzzeitig verschiedene Effekte geben. Die ketogene Ernährung wirkt harntreibend und es kann zu einem Salzverlust kommen, weil auch verstärkt Natrium und Kalium ausgeschieden werden. Ein Natriummangel kann sich auf das Befinden auswirken, es können etwa Muskelkrämpfe, Verstopfung, Müdigkeit oder Kopfschmerzen auftreten. Das lässt sich vermeiden, wenn man den Elektrolytverlust ausgleicht und zusätzlich über den Tag verteilt etwa einen halben Teelöffel Salz zu sich nimmt. Am besten eignet sich Meersalz. Es enthält verschiedene Elektrolyte, hauptsächlich Natrium und in geringerer Menge auch Kalium.

Damit es bei der ketogenen Ernährung nicht trotz des angemessenen Eiweißgehaltes (von mindestens 1,4 Gramm pro Kilogramm Körpergewicht) zu einem Verlust an Muskelmasse kommt, sollten Sie auch ausreichend Kalium aufnehmen. Für eine optimale körperliche Leistungsfähigkeit von Sportlern lag einer Untersuchung zufolge dafür die Zufuhr von Kalium bei zwei bis drei Gramm pro Tag, darunter schwand ihre Muskelmasse.

Deshalb sollte man bei der Zubereitung der Speisen generell darauf achten, dass die darin enthaltenen Mineralstoffe nicht verloren gehen. Wenn Sie etwa Rindfleisch kochen, können bis zu 50 Prozent der Mineralien im Kochwasser landen. Es empfiehlt sich also sehr, auch die Brühe zu trinken. Beim langen Wässern von Gemüse und beim Kochen geht ebenfalls ein Teil der Mineralstoffe ins Wasser. Auch hier gilt: Nicht zu lange wässern und das Kochwasser als Gemüsebrühe nutzen oder eventuell das Gemüse nur mit wenig Wasser dünsten, statt es zu kochen. Nüsse wie beispielsweise Paranüsse, manche Pilzsorten (wie etwa Champignons) oder auch Avocados sind ausgezeichnete Kaliumlieferanten – vor allem Nüsse enthalten auch eine ganze Reihe anderer Mineralstoffe.

Die Umstellung

Bei der Umstellung auf die ketogene Ernährung senken Sie in etwa einer Woche die Kohlenhydratmenge auf **25 bis 30 Gramm pro Tag** und erhöhen die gegessene Fettmenge stetig. Dabei sollten Sie nach und nach Ihre lieb gewonnenen Gewohnheiten ändern. Dies bedeutet zum Beispiel, die Brotmenge beim Frühstück schrittweise zu reduzieren und am Nachmittag lieber Käsewürfel statt des süßen Riegels zu essen. Schauen Sie beim Einkauf auf die Zutatenliste der Lebensmittel und dabei besonders auf die angegebenen Kohlenhydratmengen. Je fettreicher etwa der Joghurt, desto weniger Kohlenhydrate enthält er. Die Umstellung können Sie auch auf zwei Wochen ausdehnen. Es ist aber meist einfacher, möglichst schnell und konsequent vorzugehen. Die schnellste Art, den Stoffwechsel umzustellen, wäre eine Fastenkur. Dies wird bei epilepsiekranken Kindern oft angewandt. Wir raten Ihnen aber bei einer Krebserkrankung eher davon ab, weil hierdurch Muskelmasse verloren gehen kann, die vielleicht nur schwer wieder aufzubauen ist.

Unterzuckerungssymptome

Um Unterzuckerungssymptome zu vermeiden oder zu lindern, sollten Sie sich in die ketogene Ernährung einschleichen. Das ist gar nicht so schwer. Schon nach dem nächtlichen Schlaf ist eine milde Ketose in den frühen Morgenstunden ganz normal. Wenn Sie also das nächtliche Fasten mit der ersten Mahlzeit des Tages brechen, wie es im englischen Wort »Breakfast« für Frühstück heißt, können Sie die Ketose mit den geeigneten Lebensmitteln verlängern. Es müssen vielleicht nicht gleich die in England so beliebten Kippers – also Heringe – sein, »Ham and Egg« als **Rührei und Speck** sind auch gut geeignet und auch etwas vertrauter als Morgenmahlzeit.

Die ersten Tage können, wie schon erwähnt, eine Herausforderung sein. Wichtig ist es, etwa bei Kohlenhydrat-Heißhunger diesem nicht ganz und gar nachzugeben, sondern wenn es sein muss, sich mit einem kleinen Happen zu begnügen. Denn sonst muss man einerseits danach wieder ganz von vorn beginnen und andererseits ist ein ständiges Hin und Her insgesamt für den Körper keine gute Idee. Aus demselben Grund sollte man auch die Kohlenhydrate über alle Mahlzeiten verteilen. Wer etwa seine gesamten erlaubten Kohlenhydrate morgens zum Frühstück als Marmeladenbrötchen isst, beraubt sich damit vieler Vorteile der ketogenen Diät. Die Kohlenhydrate lösen dann eine massive Insulinausschüttung aus, meist gefolgt von starker Unterzuckerung. Zudem unterbricht ein solcher Zuckerüberschuss auch die Ketose.

Beginnen Sie also, wenn Sie alles gut überlegt haben, wenn Sie sich wirklich bereit fühlen, wenn Sie schon eine gute Auswahl geeigneter Nahrungsmittel gekauft und sich mit ein paar Zubereitungsmöglichkeiten vertraut gemacht haben. Und achten Sie darauf, dass Sie wirklich im gleichen Maße, wie Sie die Kohlenhydrate reduzieren, die gegessene Fettmenge erhöhen.

Nach der Umstellungsphase kann ein Keto-Tag dann etwa so aussehen wie im Folgenden beschrieben.

FRÜHSTÜCK

Reduzieren Sie schon beim Frühstück die Kohlenhydrate. Essen Sie zum satt werden nach Belieben **Käse, Wurst** (Achtung: Viele Wurstsorten sind mit Zucker gewürzt, fragen Sie Ihren Metzger oder schauen Sie auf die Zutatenliste), **Eier** (hart gekocht, Rührei, Omelett) oder **fetthaltige Milchprodukte** wie einen pikant angemachten **Sahnequark**. Sie sollten möglichst nicht viel Obst essen. Wenn, dann am besten **Beerenobst** und begrenzt auf 25 Gramm. Für den Fall, dass Sie unbedingt Brot zum Frühstück brauchen: Zu Beginn der Ernährungsumstellung könnten Sie auch noch Vollkornbrot essen, eben schrittweise weniger als bisher für Sie üblich. Es gibt auch kohlenhydratarme Brotbackmischungen zu kaufen (Internet, meist Sportlerbedarf) oder Sie backen **kohlenhydratarmes Brot** nach der Broschüre »Rezepte zur Unterstützung einer ketogenen Ernährung für Krebspatienten«, die Sie beim Systemed-Verlag bestellen können. Inzwischen gibt es auch viele Bäckereien, die kohlenhydratarme »Eiweiß-Brote« anbieten. Diese sind für den Anfang einer ketogenen Diät auch sehr gut geeignet. Kohlenhydratreiche Produkte wie Weißbrot oder Brötchen, Fertigmüsli, Marmelade, Honig oder Nuss-Nougat-Cremes sollten Sie generell gleich weglassen.

Nach einem solchen Frühstück schüttet die Bauchspeicheldrüse nur wenig Insulin in die Blutbahn aus, der Stoffwechsel verbleibt im Fettverbrennungsmodus. Stärkere Schwankungen des Blutzuckers und damit ein Unterzuckerungsgefühl bleiben aus.

MITTAGESSEN

Auch beim Mittagessen verzichten Sie auf die üblichen kohlenhydratreichen Sättigungsbeilagen wie Kartoffeln, Nudeln oder Reis. Stattdessen gibt es **stärkearmes Gemüse** wie **Blattgemüse, Kohlgemüse** oder **Blattsalate.** Meiden Sie stärkehaltige Sorten. Das bedeutet: keine Erbsen, Hülsenfrüchte oder Zuckermais. **Fleisch, Fisch** oder **Tofu** können Sie bis zum Sattwerden essen. Als Nachtisch wären **fetthaltiger Naturjoghurt** (mindestens 3,5 Prozent, es gibt auch **Naturjoghurt** mit zehn Prozent Fettgehalt) oder **Sahnequark, Beerenobst** (davon wenig und ungesüßt) mit **Sahne** oder eine **Käseplatte** möglich. Rezepte für Süßspeisen finden Sie ebenfalls in der oben genannten Rezeptbroschüre.

ABENDESSEN

Zum Abendessen wird ähnlich gegessen wie mittags. Kohlenhydrate sollte man reduzieren, dafür können etwa eine kalte Platte mit **Käse** und/oder **Wurst, Antipasti (eingelegte Oliven, Artischocken oder Peperoni), Salate** oder **fetthaltige Milchprodukte** auf dem Tisch stehen. Für Freunde von **Gewürzgurken:** Diesen wird oft Zucker zugesetzt. **Salz-Dill-Gurken** sind geeigneter. Wenn Sie abends gerne warm essen, können Sie **Fisch, Fleisch, Tofu** oder **Eier** braten und zusammen mit einem **Salat** oder **Gemüse** essen. Sehr lecker sind auch folgende Varianten: Spinat mit Spiegelei, Steak mit Tomatensalat, gebratener oder gedünsteter Fisch auf einem Gemüsebett, Currytofu mit Lauch und Joghurtsauce.

ZWISCHENMAHLZEITEN/SNACKS

Auch für zwischendurch gilt: keine kohlenhydratreichen Snacks wie Riegel aller Art oder gar süße Teilchen verzehren. Stattdessen eignen sich **Nüsse** (pur oder nur gesalzen/geröstet, nicht gewürzt, da dann meist Zucker mit dabei ist), **Salate** (zum Beispiel mit Wurst/Käse oder Avocado/Schafskäse), **Käsestücke** oder **Knackwurst,** aber auch ganz dunkle **Schokolade** (mit mindestens 80 Prozent Kakaoanteil, auf angegebenen Kohlenhydratanteil achten). Ein selbst gemachter **Fett-Eiweiß-Shake** (siehe Anhang) kann ebenfalls ein nahrhafter Snack sein.

BACKWAREN

Selbst wenn die Plätzchen oder der Kuchen beim Familienfest noch so verlockend sind, versuchen Sie zu vermeiden, auf einen Schlag viele Kohlenhydrate zu essen, wenn Sie bereits seit längerem die Kohlenhydrate reduziert haben und stabil in der Ketose sind. Der Körper ist dann einfach nicht mehr darauf eingestellt, plötzlich mit einer relativ großen Kohlenhydratmenge fertigzuwerden. Es kann Ihnen dann durchaus passieren, dass Ihre Verdauung auf eine Plätzchenorgie mit Magenschmerzen, Durchfall oder Blähungen reagiert. Auch Symptome von Unterzuckerung inklusive Heißhunger auf Süßes können wieder auftreten. Nach unseren Erfahrungen nimmt die Lust auf Süßes nach längerer Zeit in der Ketose eher ab. Zur Not können Sie eine Portion Beerenobst zusammen mit Schlagsahne oder Sahnequark, dem Sie etwas Süßstoff zugesetzt haben, eine selbst gemachte Mousse au

Chocolat oder ein Stück **ketogenen Kuchen** essen. Wenn Sie eingeladen sind, bieten Sie an, einen Kuchen oder Plätzchen mitzubringen. Nach unserer Erfahrung finden **ketogene Kuchen** reißenden Absatz.

GETRÄNKE

Trinken Sie keine Softdrinks oder Säfte mehr, sonst beginnt der Kohlenhydrat-Insulin-Teufelskreis wieder von vorn. Ein Glas (200 ml) Orangensaft hat schon 20 Gramm Zucker, Apfelsaft schlägt mit 24 Gramm und Traubensaft sogar mit 34 Gramm Zucker zu Buche. Dagegen liegt Cola mit 22 Gramm noch im Mittelfeld der flüssigen Zuckerbomben.

Zum Trinken eignen sich **Kaffee** mit wenig echter Sahne anstelle von Milch (keinesfalls Kondensmilch) oder alle Arten von **Tee** ohne Zucker, **Wasser** mit oder ohne Kohlensäure, aber kein Bier. Trockene **Weine** können Sie maßvoll genießen, Sie können auch **Weinschorle** trinken. Wenn Sie Fruchtsaft lieben, sollten Sie ihn möglichst nicht pur trinken, sondern besser stark **verdünnte Fruchtschorle** (ein Teil Saft, zehn Teile Wasser). Versuchen Sie auch Wasser mit ein paar Scheiben Limette oder Zitrone und Ingwer. Wer es süß mag, kann ein paar Tropfen Süßstoff zufügen, das ist gekühlt im Sommer sehr erfrischend.

Obst – eine Gratwanderung

Vielen fällt es sehr schwer, aber dennoch: Obst sollten Sie nur in geringen Mengen essen – und dann auch nur bestimmte Sorten wie **Beerenobst (Johannisbeeren, Himbeeren, Heidelbeeren oder Erdbeeren, siehe die Obsttabelle im Anhang).** Auf Bananen oder süße Früchte wie Kirschen, Weintrauben oder Mirabellen sollten Sie genau wie auf Trockenobst lieber ganz verzichten. Das bedeutet, dass im täglichen Leben eine ketogene Ernährung für den Einzelnen manchmal ziemlich schwierig sein kann. Wenn sich im Garten die Bäume unter der Last von Äpfeln oder Birnen biegen oder die Kirschen körbeweise auf dem Wochenmarkt angeboten werden, verlangt eine strikt ketogene Ernährung manchem viel Willenskraft ab. Generell liegt der Zuckergehalt von Obst leider in einem Bereich, der bedeutet, dass man damit selbst bei vergleichsweise zuckerarmen Sorten schnell die individuelle Kohlenhydratgrenze für die Ketose überschreiten kann. Deshalb ist es sinnvoll, sich hier zurückzuhalten.

KETOGENES OBST: AVOCADO

In den Nährwerttabellen unter der Rubrik Obst aufgeführt finden Sie die »Butter des Urwaldes«, die Avocado. Sie ist streng genommen kein Gemüse, dafür aber *das* perfekte Obst für eine ketogene Diät. Avocados haben kaum verwertbare Kohlenhydrate, aber viele Ballaststoffe und sehr viel gutes Fett. Und sie schmecken gut. Auch gegenüber der als Kaliumlieferant so viel gelobten Banane steht die Avocado viel besser da. Reichern Sie daher Ihre Gerichte, wann immer Sie mögen, mit Avocado an – etwa als Avocadospalten im Omelette oder als Avocadowürfel im Schinken-Käse-Mayonnaise-Salat. Oder Sie essen eine reife Avocado direkt aus der Schale, mit Zitrone und etwas Salz.

KOHLENHYDRATMENGEN IM VERGLEICH

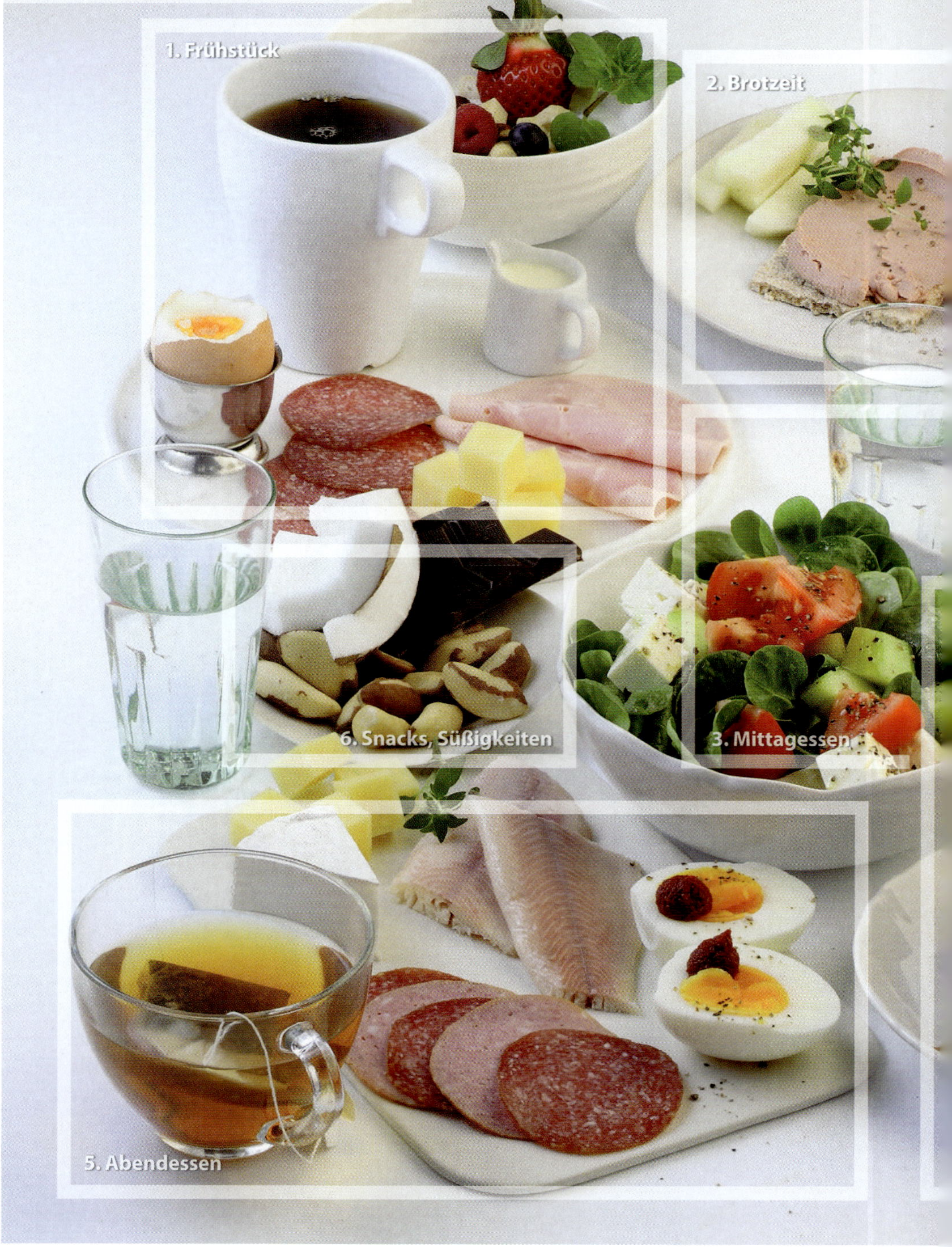

Abbildung 25: Bei einer ketogenen Diät hat man keine Einbußen beim Genuss zu befürchten. Hier sehen Sie exemplarisch, was Sie alles essen können, bis Sie die Kohlenhydratmenge eines einzigen normalen Marmeladenbrötchens erreicht haben.

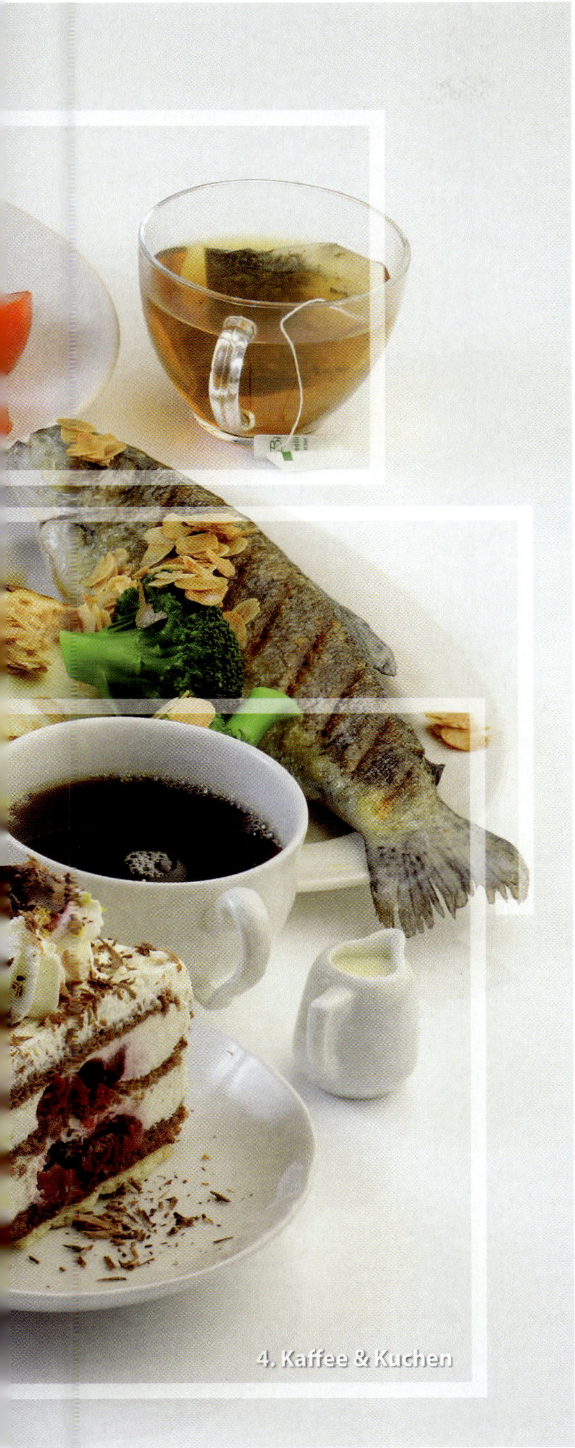

4. Kaffee & Kuchen

Referenz: 1 Brötchen mit Butter und Marmelade

▪ Brötchen	33,0 g KH
▪ Marmelade (20 g)	13,0 g KH
	Summe: 46,0 g KH

---

1. Frühstück

▪ 1 gekochtes Ei	0,4 g KH
▪ 150 g Sahnejoghurt	5,3 g KH
▪ 25 g gemischte Beeren	3,5 g KH
▪ 20 g gehackte Nüsse	1,0 g KH
▪ 30 ml Sahne (zum Kaffee)	1,0 g KH
▪ Käsewürfel, Wurst (versch. Sorten)	0,0 g KH
▪ Kaffee (Pott)	0,0 g KH
	Summe: 11,2 g KH

2. Brotzeit

▪ 1 Scheibe Knäckebrot,	2,0 g KH
▪ dick mit Butter und Leberwurst bestrichen	0,0 g KH
▪ 1/2 Tomate (40 g)	1,3 g KH
▪ ¼ Kohlrabi (50 g)	1,8 g KH
▪ Tee (Pott)	0,0 g KH
	Summe: 5,1 g KH

3. Mittagessen

▪ 100 g Brokkoli, gedünstet	2,0 g KH
▪ 2 Scheiben Sellerie, gebraten (100 g)	2,3 g KH
▪ 1 gegrillte Forelle	0,0 g KH
▪ 50 g Mandelblättchen, in Butter geröstet	1,8 g KH
▪ 1 großes Glas Wasser	0,0 g KH
	Summe: 6,1 g KH

4. Kaffee & Kuchen

▪ 1 Stück Schwarzwälder Kirschtorte*	6,5 g KH
▪ 30 ml Sahne (zum Kaffee)	1,0 g KH
▪ Kaffee (Pott)	0,0 g KH
	Summe: 7,5 g KH

5. Abendessen

▪ 100 g Feldsalat	0,7 g KH
▪ ½ Tomate	1,3 g KH
▪ 100 g Gurke	1,8 g KH
▪ 100 g Feta	1,0 g KH
▪ Wurst, Forellenfilet, versch. Käse, 1 gek. Ei	0,4 g KH
▪ Tee /Wasser	0,0 g KH
	Summe: 5,2 g KH

6. Snacks, Süßigkeiten

▪ 2 Rippen dunkle Schokolade (85 %)	6 g KH
▪ 50 g Paranüsse	1,8 g KH
▪ 1 Stück Kokosnuss (50 g)	2,4 g KH
	Summe: 10,2 g KH

Gesamtsumme Positionen 1 bis 6:	**45,3 g KH**

* aus der Rezeptbroschüre

Die Lust auf Süßes befriedigen

Wenn Sie generell gerne Süßes essen und darauf nicht verzichten wollen, empfehlen wir Ihnen, die entsprechenden Kuchen, Plätzchen oder Desserts mit Süßstoff zu süßen: Dass Süßstoffe beim Menschen schädlich seien oder sogar Krebs auslösen könnten, wird oft befürchtet. Es ist bislang in wissenschaftlichen Studien aber nicht nachgewiesen worden. Es gibt zwar Tierexperimente mit Ratten, die mit einer wirklich sehr hohen Menge von Süßstoff gefüttert wurden. Diese Tiere hatten beim Süßstoff Saccharin ein leicht erhöhtes Risiko, an Blasenkrebs zu erkranken. Die Menge an Süßstoff, die dafür notwendig war, würde auf den Menschen hochgerechnet aber einer halben bis ganzen Packung pro Tag entsprechen. So viel isst niemand.

Flüssige **Kombinationssüßstoffe** halten wir für sehr geeignet: Hier sind die einzelnen Bestandteile so niedrig dosiert, dass Sie selbst bei einem Verzehr von zehn Millilitern Süßstoff pro Tag keinem Risiko ausgesetzt wären. So viel schafft man aber ohnehin nicht an einem Tag. Typische Süßstoffgemische sind: Cyclamat/Saccharin allein oder in Kombination mit einem dritten Stoff wie Taumatin oder Acesulfam. Aspartam als Einzelsubstanz ist nicht hitzestabil und daher zum Backen ungeeignet. Sie können auch **Stevia** als pflanzliches Süßungsmittel (flüssig oder als Pulver aus dem Reformhaus oder Naturkostladen) verwenden. Allerdings können mit Stevia gesüßte Speisen schnell etwas bitter schmecken, wenn nur gering überdosiert wurde. Testen Sie selbst, was Ihnen am besten schmeckt.

Eine spezielle Wirkung von Süßstoffen könnte sich übrigens als durchaus vorteilhaft bei Krebspatienten auswirken, die an Gewichtsverlust leiden, denn Süßstoffe regen den Appetit an. Man isst dann vielleicht ein Stück mehr vom ketogenen, eiweiß- und fettreichen Kuchen – ein in dieser Situation wünschenswerter Effekt!

Viel gutes Fett essen

Die fehlenden Kohlenhydratkalorien gleichen Sie bei der ketogenen Ernährung durch verstärkte Fettzufuhr aus. In der besonderen Situation des Krebspatienten ist es sinnvoll, auf die Art und Qualität der verzehrten Fette zu achten: Versuchen Sie, nur wenige Omega-6-Fettsäuren und stattdessen mehr Omega-3-Fettsäuren zu essen, um Entzündungsreaktionen im Körper nicht zu fördern. Geeignet sind hier vor allem **fetter Meeresfisch, Fleisch von Tieren aus Weidehaltung** sowie bei den pflanzlichen Fetten **Leinöl, Hanföl, Rapsöl und Walnussöl.** Achten Sie darauf, möglichst kleine Flaschen kalt gepresste Omega-3-haltige pflanzliche Öle zu kaufen, denn wenn die Flasche einmal geöffnet ist, werden die Fette schnell ranzig. Es ist zudem ratsam, sie im Dunkeln und an einem kühlen Ort aufzubewahren.

Die Öle sollten Sie den Speisen auch erst kurz vor dem Verzehr zufügen. Sonnenblumenöl hat einen ziemlich hohen Omega-6-Fettsäurengehalt – halten Sie sich hier also eher zurück. **Olivenöl** ist als neutral einzustufen, was Entzündungsreaktionen angeht.

FETTSÄUREGEHALT

Fettsäure (g/100g)	Olivenöl	Kokosfett	Walnussöl	Butter	T-Bone-Steak	Huhn, Schlegel
gesättigt	13,8	86,5	9,1	51,4	6,9	3,7
6:0	—	0,6	—	2,0	—	—
8:0	—	7,5	—	1,2	—	—
10:0	—	6,0	—	2,5	—	—
12:0	—	44,6	—	2,6	0,04	0,03
14:0	—	16,8	—	7,4	0,5	0,1
16:0	11,3	8,2	7	21,6	4,2	2,7
18:0	2,0	2,8	2	10,0	2,1	0,77
einfach ungesättigt	73,0	5,8	23	21,0	7,6	5,24
mehrfach ungesättigt	10,5	1,8	63	3,0	0,7	3,0

Quelle: USDA Datenbank.
Die Zahlen in der Spalte »Fettsäure« geben die Fettsäurelänge (sechs bis 18 Kohlenstoffatome) und die Sättigung (0: gesättigt) an.

Tabelle 4: Gehalt an gesättigten und einfach/mehrfach ungesättigten Fettsäuren in verschiedenen Lebensmitteln

Dieses Öl können Sie in hochwertiger, nativer Form reichlich verwenden und zum Beispiel zum Marinieren von Fleisch, Käse oder Antipasti, aber auch in Salaten einsetzen. Wenn Sie möchten, können Sie **Fischöl-, Algenöl- oder Krillölkapseln** als Ergänzung einnehmen. **Käse** und **Butter,** vor allem von Tieren aus alpiner Weidehaltung (also **Bergkäse** und **Alpenbutter**), enthalten in vergleichsweise großen Mengen die im Tierversuch vor Krebs schützende konjugierte Linolsäure und die Alpha-Linolensäure.

Auch die leicht verdaulichen, mittelkettigen Fettsäuren (MCTs) aus **ungehärtetem Kokosfett** sind sehr geeignet (siehe Tabelle 4). Sie sollten diese Fette in Ihren Ernährungsplan mit einbeziehen. Das geht ganz einfach, indem Sie das Fett (neben Rapsöl und **Butterschmalz**) bevorzugt zum Braten verwenden. Es gibt in gut sortierten Reformhäusern und Drogerien auch **MCT-Öle,** welche schnell Energie liefern und den Organismus nicht belasten. Wenn Sie Probleme mit der Verdauung von Fetten haben, können diese Öle hilfreich sein, vor allem eingerührt in Shakes.

Allerdings muss sich Ihre Verdauung erst auf die Verwertung von MCT-Fetten umstellen. Beginnen Sie daher langsam mit etwa einem Teelöffel je Mahlzeit (zusammen maximal 20 Gramm pro Tag) und erhöhen Sie dann um einen Teelöffel pro Tag (etwa fünf Gramm), solange Sie das Öl gut vertragen (keine Durchfälle oder Bauchgrummeln). Die Obergrenze sollte bei maximal 30 Gramm pro Mahlzeit liegen. MCT-Öle dürfen nicht erhitzt werden. Man sollte sie also immer in der »kalten Küche« verwenden. Einen Überblick über die wichtigsten Fette und Öle und deren Inhaltsstoffe finden Sie auch im Anhang des Buchs unter »Informationen zu einzelnen Nahrungsmitteln«.

Die Vorstellung, dass man bei dem Verzehr von tierischen Produkten wie Fleisch und Milchprodukten zu viele gesättigte Fette isst und damit seiner Gesundheit schadet, ist nicht haltbar (siehe auch Kapitel 7). Ein ziemlich fettreiches Porterhouse Steak besteht nach dem Braten zu fast gleichen Teilen aus Muskelmasse und Fett. Etwa die Hälfte davon ist ungesättigtes Fett (hauptsächlich Ölsäure, wie in Olivenöl). Der Rest ist vorwiegend gesättigtes Fett, wovon ein Großteil (die Stearinsäure) vom Körper wiederum in Ölsäure umgewandelt wird. Wer also, was häufig geschieht, das ziemlich ölsäurehaltige, vermeintlich »schlechte« tierische Fett vom Rindersteak entfernt, um dasselbe Steak nach dem Braten dann mit ölsäurehaltigem, »gutem« Olivenöl zu überträufeln, hätte das Fett auch gleich am Fleisch lassen können.

Schädlich sind trans-Fette. Sie entstehen beim Härten von Fetten. Und man sollte sie tatsächlich vermeiden. trans-Fette finden sich vor allem in Fertiggerichten, Chips und Pommes, die Sie bei einer ketogenen Ernährung sowieso meiden sollten, weil diese Produkte praktisch immer auch sehr kohlenhydratreich sind. Eine gute Möglichkeit, nebenher an gute Fette zu kommen, sind kohlenhydratarme Nüsse wie M**andeln, Paranüsse oder Macadamianüsse** (siehe Tabelle »Nüsse und Samen« im Anhang). Das ist aber nicht ihr einziger Vorteil: Nüsse warten auch mit einem großen Anteil von **Mineralstoffen** auf, darunter vor allem **Kalium, Kalzium, Magnesium und Eisen.** Einer bei ketogener Ernährung möglichen höheren Ausscheidung von Mineralien wie etwa Kalium kann man mit Nüssen also gut entgegenwirken.

Ketonkörpermenge mit Teststreifen messen

Ab einer Kohlenhydratmenge von maximal 40 Gramm pro Tag (die Sie gleichmäßig auf die Mahlzeiten verteilen) messen Sie am Abend mit speziellen Teststreifen die Ketonkörper im Urin. Wenn der Wert im Bereich von 15 mg/dl liegt (die meisten Teststäbchen sind dann lila gefärbt), ist die Ketose erreicht, wenn nicht, reduzieren Sie die Kohlenhydrate weiter.

In der Apotheke bekommen Sie Teststreifen von verschiedenen Anbietern. Bei manchen Produkten wird der Wert von 15 mg/dl auch als »gering« angegeben, manchmal ist auch nur ein +-Zeichen (in einer Gesamtskala von + bis +++) ohne genauere Mengenangabe angezeigt. Es gibt auch Produkte, bei denen sowohl die genaue Menge als auch die Skala mit den +-Zeichen angegeben ist.

Lassen Sie sich in Ihrer Apotheke die verschiedenen Teststreifen zeigen. Falls Sie Vitamin-C-Präparate einnehmen, kann das Ihr Testergebnis verfälschen, die Werte können dann zu niedrig angezeigt werden. Auch ein höherer Wert, als er im Blut tatsächlich vorliegt, kann angezeigt werden, wenn Sie Medikamente mit bestimmter chemischer Struktur einnehmen, zum Beispiel Captopril.

Die Ketonwerte im Urin können je nach Trinkmenge und körperlicher Aktivität schwanken: Wenn Sie viel trinken, dann sind die Ketonkörper im Urin eher verdünnt und liegen damit beim Messen mit den Teststreifen eher in einem niedrigen Bereich. Wenn Sie dagegen wenig trinken und sich sportlich viel bewegen, dann liegen sie tendenziell eher etwas höher. Sie werden aber schnell ein Gefühl dafür entwickeln, wie Sie Ihre Werte einzuschätzen haben. Sobald Sie sich stabil in der Ketose befinden, sollten Sie diese Ernährungsweise beibehalten. Die Kohlenhydratmenge, bei der die Ketose erreicht wird, ist von Mensch zu Mensch unterschiedlich. Wer also mehr Kohlenhydrate essen will, sollte sie jede Woche um fünf Gramm pro Tag steigern. Sobald Ihr Ketonkörperwert im Urin unter 15 mg/dl sinkt, lassen Sie wieder so viel Kohlenhydrate weg, bis die Ketonkörper erneut auf über 15 mg/dl ansteigen. Auf diese Weise ermitteln Sie Ihre persönliche Kohlenhydratschwelle. Der vergleichsweise niedrige Wert von 15 mg/dl reicht völlig aus. Er zeigt an, dass die Leber Ketonkörper produziert und ins Blut abgibt, von wo Ihre Körperzellen sie aufnehmen und verwerten. Es bleibt damit nur wenig übrig, was über den Harn ausgeschieden wird und Sie befinden sich in einer milden Ketose. Aufgrund der individuellen Unterschiede kann es vorkommen, dass jemand bei der Reduktion der Kohlenhydratmenge schnell in eine stärkere Ketose kommt. Es sind dann mehr Ketonkörper im Blut und damit auch im Urin. Das ist aber gar nicht nötig, und wir empfehlen, eine Ketonkörper-Obergrenze von 80 mg/dl (bei manchen Teststreifen als »stark« oder ++ angezeigt) im Harn nicht zu überschreiten. Testen Sie am Anfang aus, wann Sie am besten die Ketonkörper messen, um eine zuverlässige Aussage über das Ausmaß Ihrer Ketose zu bekommen. Morgens nach dem Aufstehen kann die Ketonkörpermenge im Urin noch recht niedrig sein, aber nach leichten körperlichen Aktivitäten wie etwa einem Spaziergang mit dem Hund oder dem Weg zur Arbeit mit dem Fahrrad kann die Ketonkörpermenge ansteigen und die Ketose damit besser nachweisbar sein. Die Teststreifen für die Bestimmung der Ketonkörper im Harn geben Ihnen keine genauen Messwerte, sondern nur einen Konzentrationsbereich an. Wenn sie bei der Messung ganz sicher gehen möchten, dann nutzen Sie spezielle Blut-Messstreifen. Sie sind in Apotheken und über das Internet erhältlich. Man kann mit ihnen ähnlich wie beim Blutzucker – auch in einem Blutströpfchen mit einem Zuckermessgerät – sehr exakt den Ketonkörpergehalt messen. Wenn Sie die ketogene Ernährung beenden möchten, sollten Sie langsam bei allen Mahlzeiten die Kohlenhydratmenge erhöhen und damit ebenso gleichmäßig Ihre Ernährung wieder umstellen. Wir empfehlen generell, nicht mehr als die bei der LOGI-Methode übliche Kohlenhydratmenge von 120 bis 130 Gramm pro Tag zu verzehren. Auch damit stärken Sie noch langfristig Ihren Körper und vermeiden eine mögliche Förderung des Tumorwachstums (durch Zucker, Insulin, Entzündungsreaktionen durch Zucker).

Praktische Umsetzung einer ketogenen Diät im Alltag

HIMBEEREN, ERDBEEREN & CO: KLASSE STATT MASSE

Auf Himbeertörtchen, Erdbeeren mit Schlagsahne oder einen Heidelbeer-Muffin in Zukunft verzichten? Für viele Menschen ist das keine schöne Vorstellung. Es ist auch gar nicht nötig. Als Motto bei einer ketogenen Diät gilt angesichts der verlockenden roten und schwarzen Körbchen im Obstregal aber: Klasse statt Masse. Auch wenn Beeren verhältnismäßig wenig Zucker haben, sollte man es vermeiden, mal schnell 100 Gramm

Himbeeren oder Erdbeeren zu verspeisen. Was also tun, wenn es Erdbeerjoghurt oder Fruchtsalat mit Sahne sein soll? Kaufen Sie immer hochwertige, wirklich reife und aromatische Beeren. Wer glücklicher Gartenbesitzer ist, wird den richtigen Erntezeitpunkt abwarten. Dann sollte man die Beeren gleich einfrieren. Das erhält das Aroma und die Inhaltsstoffe und erlaubt es, einzelne gefrostete Beeren zu verwenden, ohne dass gleich zu viel verdirbt. Wenn Sie die **Beeren** aus dem Gefrierfach holen und nur leicht antauen lassen, dann können **Himbeeren** gut zerbröselt werden, und mit einem guten Messer lassen sich alle anderen Beerenarten in ganz kleine Stückchen schneiden. So reichen schon eine reife **Erdbeere**, je fünf **Heidelbeeren** und **Johannisbeeren** und zwei **Himbeeren** oder **Brombeeren** aus, um einen Sahnequark mit Leinöl in einen leckeren kohlenhydratarmen Fruchtquark zu verwandeln. Sie werden merken, das Aroma ist hier sogar intensiver, als wenn Sie massig Früchte essen würden. Noch ein paar klein gehackte **Nüsse** darüberstreuen – fertig ist das Frühstück oder der Nachtisch.

»Fünf am Tag«-Regel

Jahrelang haben wir gelernt: Zweimal Obst und dreimal Gemüse am Tag sollte man als gesundheitsbewusster Mensch unbedingt essen. Über die teilweise sehr dürftigen Hinweise, dass das auch wirklich etwas bringt, steht in diesem Buch ja das eine oder andere. Aber vielleicht haben auch Sie diese Regel jahrelang befolgt und möchten auch jetzt bei einer ketogenen Diät nicht davon abweichen. Das ist prinzipiell sogar möglich, aber hier gilt: Weniger ist mehr – und nur vom Richtigen.

Ein paar Beeren, wie oben beschrieben, später ein Erdbeershake in einer Zwischenmahlzeit, schon ist der Obstanteil erfüllt. Und etwas **stärkearmes Gemüse und Salate** kann man immer zu den warmen und kalten Mahlzeiten zubereiten. Damit haben Sie dann Ihre Gemüseanteile wie gewohnt. Bei einer Studie, bei der die Wirkung einer spanischen Variante der ketogenen Ernährung (mit viel Olivenöl und Fisch) auf die Blutwerte fettleibiger Personen untersucht wurde, konnten die Teilnehmer pro Tag immerhin dreimal je 200 Gramm Blattsalate oder stärkearmes Gemüse essen. Die Studienteilnehmer profitierten, wie im Buch im Detail beschrieben, ganz klar von dieser Kost.

EI IN ALLEN VARIATIONEN

Eier gehören zu den wertvollsten Lebensmitteln, die uns zur Verfügung stehen. Sie enthalten viel hochwertiges Eiweiß und gute Fette. Dass Sie beim Verzehr von Eiern und generell bei einer ketogenen Ernährung keine Angst vor vermeintlichen Cholesterinproblemen haben müssen, können Sie in Kapitel 7 des Buches nachlesen.

Wenn Sie nicht aus spezifischen medizinischen Gründen bei der Eiweißmenge aufpassen müssen (falls Sie etwa an fortgeschrittener Niereninsuffizienz leiden), dann gönnen Sie sich so viele Eier, wie Sie mögen. Einfach und schnell als normales **Frühstücksei**, hart gekocht als Unterwegsmahlzeit oder zum Garnieren einer kalten Platte, im **Eiersalat** (mit viel guter Mayonnaise) und im Hackbraten. Es gibt ungezählte Variationsmöglichkeiten. Ohne schlechtes Gewissen kann man auch in Spiegeleiern mit Speck schwelgen oder in **Rührei** mit Kräutern und **Schinken** oder **Lachs, Frittata** mit **Avocado** und **Schafskäse** oder **Shrimps, Omelett** mit Schinken-Käse-Füllung oder Champignons oder **Käsesoufflé.** Ein leichtes, **süßes Soufflé** (mit Süßstoff statt Zucker) kann man als Nachtisch zubereiten.

Viele kohlenhydratarme Kuchenrezepte oder zum Beispiel Tiramisu sind sehr Ei-reich. Hier kann man auch gut Eier »verstecken«, falls Sie kein großer Freund von Eiern an sich sein sollten. Auf Eier verzichten müssen Sie aber natürlich dann, wenn Sie allergisch darauf reagieren. Oftmals richtet sich die Allergie gegen das Eiweiß. Je nachdem, auf welchen Bestandteil des Eis Sie allergisch reagieren, können Sie eventuell Teile des Eis wie etwa den Dotter benutzen. Dies sollten Sie mit Ihrem Arzt abklären.

KETO-KUCHEN – SUBSTANZ STATT ZUCKERGUSS

Kuchen und Torten gehören für viele zu einem guten und genussvollen Leben unbedingt dazu. Der gemütliche Sonntags-Kaffee, der Kaffeeklatsch zum Geburtstag, das Kuchenbuffet bei Vereinsfeiern, mal auf der Arbeit einen Kuchen ausgeben oder einfach so ein Stück davon essen – all das bedeutet Lebensqualität. Sie müssen nicht darauf verzichten. Es gibt auch hier viele Tricks, mit denen Sie problemlos auch ganze Kuchenbuffets erschaffen können, ohne in Schwierigkeiten mit der ketogenen Diät zu geraten. Und Nicht-Eingeweihte merken es meist gar nicht, dass der Kuchen, den Sie anbieten, kein normaler Kuchen ist.

Getreidemehl, Zucker, Puderzucker, fertige Kuchenmischungen, Puddingpulver, Kuchenglasur, Konfitüren und süßes Dosenobst scheiden allerdings aus. All diese Zutaten sind aber gut zu ersetzen: **Gemahlene Mandeln** oder **Nussmehle** als Mehlersatz schmecken in einem Biskuit oder einem Nusskuchen viel besser, als wenn Sie ganz klassisch mit Mehl arbeiten. Und die modernen, flüssigen **Kombinations-Süßstoffe** können Sie geschmacklich von Zucker praktisch nicht unterscheiden. Wenn für Backwaren die Klebereigenschaften des Weizenmehls notwendig sind, dann setzen Sie den reinen Weizenkleber, das **Gluten** (natürlich nicht, wenn sie an Glutenunverträglichkeit leiden) oder auch handelsübliches **Eiweißpulver** ein. Es gibt sowohl tierisches als auch pflanzliches Eiweißpulver, etwa aus Soja. Und ein **Ei** oder etwas **Butter** mehr im Teig bewirken manches Wunder.

Tortenfüllungen von **Butter**creme über **Mascarpone**creme bis hin zu **Quark**- und **Joghurt**sahne sind praktisch genauso zu machen wie bisher – allerdings mit Süßstoff statt Zucker. Versteift wird für die ketogene Variante nur mit echter **Gelatine** (keine Sofortgelatine), die auch eine perfekte Kuchenglasur ergibt. Ein Belag kann aus zuckerarmen **Beeren** oder geraspelter **dunkler Schokolade** oder **gehackten Nüssen** bestehen. So lassen sich erstklassige Torten erschaffen, die kaum Kohlenhydrate enthalten. Nach unserer langjährigen Erfahrung wird Ihr Keto-Backwerk auch bei Freunden, Verwandten und Arbeitskollegen bald mindestens so beliebt sein wie normaler, zuckerreicher Kuchen.

Feste feiern

Trotz und gerade mit einer Erkrankung wie Krebs sollen Sie nicht auf Feierlichkeiten verzichten, weder als Gast noch als Gastgeberin oder Gastgeber. Fröhliche und gesellige Stunden können wie Medizin wirken. Sie müssen dafür Ihre ketogene Diät auch nicht unterbrechen. Als Gast sprechen Sie am besten mit dem Gastgeber vorher ab, was Sie essen können und was nicht. Auch die zahlreichen Allergiker sind in einer ähnlichen Situation und müssen sogar auf allerkleinste Mengen achten. Dass nicht jeder alles essen kann, ist ganz alltäglich. Ein aufmerksamer Gastgeber geht selbstverständlich auf die Bedürfnisse seiner Gäste ein.

Sie können aber auch anbieten, einen ketogenen Kuchen oder Nachtisch mitzubringen. Sie wissen dann am besten, dass Ihnen das bekommen wird – und auch anderen schmeckt. Bei einer »bring in«-Party, wo alle etwas zum Buffet beitragen, haben Sie sowieso freie Hand. Und wenn Käse, Wurst oder eine Fischplatte, gemischte Salate oder garnierte Eier bereitstehen, eignet sich das alles perfekt für Sie. Normale Brote allerdings sind tabu. Aber Wurst und Käse kann man zum Beispiel auch mit Salat essen.

Auch Grillfeste sind fast immer unproblematisch. Sie sind geradezu der perfekte Rahmen, um kohlenhydratarm (Low Carb) oder ketogen zu essen. Und für manchen ist die Aussicht auf ein weiteres Steak anstelle des Kartoffelsalates nicht die schlechteste.

Und nicht nur Grillpartys lassen sich sehr kohlenhydratarm gestalten. Tatsächlich ist das sogar dort möglich, wo man es wohl am wenigsten erwartet: bei einem opulenten Geburtstagskaffee. Eine Würzburger Patientin hat einmal von ihrem sechzigsten Geburtstag berichtet, mit großer Kaffeetafel mit vielen Kuchen und Torten. Mittendrin fragte ein Bekannter in die Runde: »Sag mal, wieso gibt es bei Dir eigentlich so leckere Torten, Du machst doch diese komische Diät?« Die Frau antwortete schmunzelnd: »Ihr esst alle gerade die komische Diät!« Sie musste dann sehr viele Rezepte kopieren und verteilen.

Ausgehen: Restaurant & Co

Ausgehen bedeutet oft auch »Essen gehen« – sei es die Verabredung beim Italiener um die Ecke oder ein schneller Imbiss vor oder nach dem Theater oder Kino. Allerdings sind die Lieblingsspeisen vieler Leute, wie Pizza und Pasta, aber auch die typischen Sättigungsbeilagen der deutschen Küche, also Knödel, Kartoffeln oder Spätzle, nichts für jemanden, der auf Kohlenhydrate achten muss.

Was also tun, wenn sich alle in einem Restaurant treffen, ein schneller Halt an der Raststätte oder beim Schnellimbiss anfällt oder die Wandergruppe zur zünftigen Brotzeit ins Gasthaus einkehrt? Studieren Sie die Speisekarte nach kohlenhydratarmen Gerichten: **Klare Suppen** (um Nudeln und Frittaten kann man herumlöffeln oder sie unauffällig hungrigen Familienangehörigen zukommen lassen) sind gut geeignet. Wenn darin noch ein **Würstchen** schwimmt, umso besser (bekommt man auf Nachfrage in den meisten Restaurants oder auch in Skihütten). Auch Blatt- und bunte **Salate** (der Klassiker: mit Putenstreifen oder Schinken/Ei und Käsewürfeln), **Antipasti**platten mit **Fisch** und **Gemüse, Schafskäse** mit **Oliven** und **Peperoni,** gegrillter **Fisch** oder **Matjes** ohne Kartoffeln, ein **Steak** mit **Kräuterbutter** und Salat, fränkische »**Schäufala**« oder das bayerische **Eisbein.** All diese Gerichte sind kohlenhydratarm und damit für eine ketogene Diät bestens geeignet, genauso wie die **gegrillte Ente** und die **sieben Köstlichkeiten** im Chinarestaurant (ohne süßsaure Soße und ohne Reis). Trinken kann man neben **Wasser, Tee** oder **trockenem Wein** auch mal ein kleines leichtes Bier (oder ein großes saures Radler/Alster – also Bier gemischt mit Mineralwasser), eine Cola light oder ein **Weinschorle.** Und – in Frankreich ist es Standard – **Käse** als Nachtisch rundet ein schönes Essen ab.

Und die Familie? Oder: Die Kinder essen nur Pommes…

Wenn Sie für Ihre Familie kochen, fragen sich viele Patienten, wie sie quengelnden Kindern, die nicht auf die gewohnten Spaghetti oder Pommes verzichten wollen, und dem Partner, der auf Kartoffeln zum Essen besteht, gerecht werden, ohne für jeden extra kochen zu müssen. Die Hauptspeise allerdings ist ja für alle gleich – und sie ist meist ohnehin ketogen, zum Beispiel Fisch mit Spinat, Spiegelei mit frischer Petersilie, Schnitzel mit Salat. Zusätzlich schieben Sie, wie früher auch, die Pommes in den Ofen oder setzen einen Topf mit Kartoffeln auf. Und während Sie dick Gorgonzolasoße auf den Spinat geben, gibt es für die Kinder die Pommes mit Ketchup und den Gatten oder die Gattin die Kartoffeln. Vielleicht lassen sich auch alle von Sojamehl-Spaghetti überzeugen. Ansonsten bekommt die Familie normale Nudeln und Sie die selbst gemachten oder im Internet gekauften **kohlenhydratarmen Spezialnudeln.** Mit einem süßen, aber kohlenhydratarmen Dessert werden Sie auf keine Probleme bei den Tischgenossen stoßen.

Unterwegs – »to go« und »take away«

Burger oder Döner, die »Pizza to go«, die belegten Brötchen und süßen Teilchen beim Bäcker, vom Metzger das Fleischkäsebrötchen oder in der Fußgängerzone das Fischbrötchen... Das Bild unserer Innenstädte ist geprägt von kauenden Menschen und Verkaufsständen, an denen man sich im Vorübergehen mit Essbarem eindecken kann. Was tun, wenn Sie plötzlich Hunger bekommen, aber keine Kohlenhydrate konsumieren möchten? Was mancher vielleicht ethisch verwerflich finden wird, ist für Sie durchaus gerechtfertigt: Benutzen Sie das Brötchen nur dazu, den **Burger**, das **Würstchen**, den **Fleischkäse** oder den dazwischen geklemmten **Fisch** festzuhalten. Also nach und nach den kohlenhydratarmen Inhalt aus dem Brötchen ziehen und die leeren Hälften dann dezent in einer Mülltonne entsorgen. Dönerbuden können Ihnen auf Nachfrage das Fleisch und die Zutaten auch in einer Schale mit Gabel anbieten. Alternativ können Sie sich in Kaufhäusern mit einer großen Lebensmittelabteilung die Wurst oder den Käse auf die Hand geben lassen, eine Tüte mit Nüssen oder (sehr) dunkle Schokolade kaufen. Wenn Sie wissen, dass sich bei Ihnen öfter mal der »kleine Hunger zwischendurch« meldet, dann sollten Sie für diese Situation natürlich vorsorgen und sich einen kleinen Vorrat einpacken, bevor Sie aus dem Haus gehen: Geeignet sind **Nussmischungen** (Achtung: Selbst herstellen, sonst sind meist zu viele kohlenhydratreiche Cashew-Kerne dabei), **Mini-Salami, Knackwürstchen, getrocknetes Rindfleisch** (Beef Jerky), **dunkle Schokolade, Kokoschips** oder **kleine Fischdosen.** Die üblichen Snacks wie Schokoriegel, Gummibärchen, Kekse oder auch Bananen sind bei einer ketogenen Ernährung ungeeignet. Sobald Sie mit der ketogenen Ernährung beginnen und in einer stabilen Ketose sind, wird aber gerade »der kleine Hunger« ohnehin viel seltener kommen.

Sport – die Energie muss nicht aus Kohlenhydraten kommen

Die Nudelparty am Abend vor Lauf-Ereignissen, die Müsli-Riegel im Wandergepäck oder sogar der Traubenzucker als praktische Nothilfe für Leistungstiefs – immer wieder hört man, dass Sport oder allein schon erhöhte körperliche Aktivität ohne Kohlenhydrate nicht möglich sind. Im Kapitel 8 haben wir bereits beschrieben, dass sich eine ketogene Diät sehr wohl mit sportlicher Leistung verträgt. Sie sollten allerdings nicht im Hochleistungsbereich trainieren und auch keine schnellen Kraftanstrengungen oder Sprints versuchen. Dafür brauchen Sie tatsächlich Kohlenhydrate. Langsam anfangen und dann lange durchhalten funktioniert mit einer ketogenen Diät sogar besser als mit Kohlenhydraten. Die Sportarten, die für Krebspatienten besonders empfohlen werden – also Ausdauersport mit leichter bis mittlerer Belastung und gemäßigtes Krafttraining – können Sie ohne Abstriche auch während einer kohlenhydratarmen Diät betreiben. Sie werden sogar merken, dass sie viel länger durchhalten als mit einer kohlenhydratreichen Sporternährung. Als Snacks eigen sich hier **Nüsse,** dunkle **Schokolade,** eine **Knackwurst,** ein hart gekochtes **Ei** oder ein **Stück Käse.**

KÜCHENVORRÄTE

Kühlschrank
- Eier
- Butter
- Sahne
- Sahnequark
- Sahnejoghurt
- verschiedene fette Käse
- Tofu
- Wurst- und Schinkensorten
- Würstchen (Wiener, Frankfurter)
- Speck
- Fisch (geräuchert, eingelegt)
- Lein- und Hanföl
- geschälte Hanfnüsse
- Mayonnaise
- Kokosfett (ungehärtet)
- Tomatenmark
- Senf
- Meerrettich
- Wurstsalat
- Krabbencocktail

Gefrierschrank
- Fleisch
- Fisch
- verschiedene Beerenarten (ungezuckert!)
- Kräuterpackungen (Schnittlauch, Petersilie, Dill, Gemische)
- stärkearme Gemüse (z. B. Spinat, Brokkoli)

Gewürzregal
- Pfeffer
- Curry
- Kurkuma
- div. Kräutermischungen (Provence usw.)
- Brotgewürz
- Lebkuchengewürz

Frische Töpfe
- Basilikum
- Majoran/Oregano
- Rosmarin
- Salbei
- Thymian

Vorratsschrank
- Mandeln (ganz, gemahlen, Blättchen)
- Nussmehle und Sojamehl
- Gluten (Weizenkleber)
- dunkle Schokolade (> 85 %)
- Eiweißpulver neutral
- Flüssigsüßstoff, Stevia
- Aroma (Rum, Vanille, Orangen, Bittermandel)
- Nüsse aller Art (außer Cashew)
- Leinsamen, Hanfnüsse
- Kokosstreusel, Kokoschips
- Gelatine (echte), Agar-Agar
- Raps- und Olivenöl
- Thunfisch- und andere Fischkonserven
- Diät-Obstkonserven (z. B. Schattenmorellen)
- Trockenhefe
- Trocken-Sauerteig
- Dosenchampignons

Obstkorb
- reife Avocados

Welche Lebensmittel darf ich essen?

In den einzelnen Abschnitten oben haben wir die Lebensmittel **fett** hervorgehoben, die für Sie geeignet sind oder die Sie auch zum Backen oder Kochen benutzen können. Zur leichteren Übersicht haben wir Ihnen Listen mit Lebensmitteln zusammengestellt, die für eine ketogene Ernährung günstig sind oder andererseits eher nicht verzehrt werden sollten. Sie finden diese Listen im Anhang des Buches unter dem Stichwort »Informationen zu einzelnen Nahrungsmitteln«.

Organisation im Alltag: Was muss ich in der Küche haben?

Fast alle Lebensmittel, die Sie für eine ketogene Diät benötigen, bekommen Sie in normalen Discountern, Lebensmittelläden, Reformhäusern, Drogeriemärkten, Bioläden oder auf dem Markt. Nur für wenige Zutaten, wie zum Beispiel fertige Low-Carb-Backmischungen und Gluten, müssen Sie gegebenenfalls auf das Internet zurückgreifen und bei Versandhändlern für Sportlerbedarf oder Diätbedarf bestellen. In der obigen Tabelle haben wir die wichtigsten Zutaten aufgeführt, die Sie auf Vorrat haben sollten.

Was kann eine Ketose verhindern?

Bei der ketogenen Ernährung stellt die Leber aus Fett Ketonkörper her, die sie ins Blut abgibt. Ein Teil davon wird mit dem Harn ausgeschieden. Daran lässt sich, wie schon beschrieben, messen, ob der Körper in der Ketose ist. Wenn die Ketonmessstäbchen immer nur Spuren von Ketonkörpern in Ihrem Harn anzeigen, sind Sie nicht in der Ketose. Das kann zwei Ursachen haben.

Möglicherweise essen Sie noch zu viele Kohlenhydrate. Entscheidend ist es, Kohlenhydrate in der Nahrung radikal zu reduzieren. Die absolute Obergrenze sind 50 Gramm (siehe auch im Anhang des Buches unter »Eine kurze Geschichte der ketogenen Diät«). Weil die Ketoseschwelle von Person zu Person unterschiedlich ist, müssen Sie Ihre Ernährung an Ihren Stoffwechsel anpassen. Es kann durchaus sein, dass jemand über den Tag verteilt 50 Gramm Kohlenhydrate verspeist und damit in die Ketose kommt. Es kann aber auch sein, dass jemand nur 30 Gramm Kohlenhydrate isst und selbst dann noch nicht einmal in eine leichte Ketose kommt (sich also Ketonkörper im Harn nicht nachweisen lassen).

Deshalb sollten Sie dann noch einmal den Kohlenhydratgehalt von allem berechnen, was Sie essen. Denken Sie auch an versteckte Kohlenhydrate in Gemüse, Nüssen, Milchprodukten und, falls Sie sehr viel Fleisch essen, auch in Fleisch. Reduzieren Sie die Kohlenhydratmenge anfangs auf 20 Gramm pro Tag. Damit sollten Sie nach wenigen Tagen zuverlässig in eine Ketose kommen. Dann steigern Sie die Kohlenhydrate täglich um fünf Gramm, bis die Ketonkörpermenge in Ihrem Harn absinkt. So pendeln Sie sich auf einen Idealzustand ein, in dem Sie so viele Kohlenhydrate essen, dass Sie dennoch in einer leichten bis mittleren Ketose sind (also die angestrebten ca. 15 bis 30 mg/dl Ketonkörper im Harn nachweisbar sind). Eine andere Ursache, nicht in Ketose zu kommen, kann sein, dass Sie möglicherweise zu viel Eiweiß essen. Auch dann kann es dazu kommen, dass Sie keine oder nur eine sehr schwache Ketose erreichen. Als Faustregel gilt: Je mehr Eiweiß Sie essen, desto weniger Kohlenhydrate dürfen Sie zu sich nehmen. Als Krebspatient sollten Sie zwar mehr Eiweiß essen als gesunde Personen; Sie sollten es hier aber auch nicht übertreiben. Schon 1885 hatte der im Anhang des Buches (unter »Eine kurze Geschichte der ketogenen Diät«) erwähnte Felix Hirschfeld beschrieben, dass »die Acetonausscheidung bei sehr reichlicher Eiweißnahrung geringer ist als bei niederer Eiweißzufuhr«. Je mehr Eiweiß man also isst, desto weniger Ketonkörper sind im Harn. Das liegt daran, dass der Körper aus den Eiweißbausteinen, den Aminosäuren, wieder Glukose herstellt. Und diese gesteigerte Glukoneogenese unterbindet die Ketonkörperbildung. Die Fette speichert der Körper dann eher wieder, anstatt sie in der Leber in Ketonkörper umzuwandeln oder sie zu verbrennen.

Bei der streng ketogenen Diät, wie sie zur Behandlung von Kindern mit Epilepsie angewandt wird, gibt es zur Orientierung den sogenannten ketogenen Quotienten. Er gibt an, wie viel Eiweiß und Kohlenhydrate zusammen die Kinder bezogen auf die verzehrte Fettmenge essen dürfen. Der klassische ketogene Quotient liegt bei einem Verhältnis von Fett zu Eiweiß plus Kohlenhydraten von vier zu eins. Für einen Krebspatienten ist dieser extreme Quotient jedoch nicht geeignet, denn der Eiweißbedarf würde damit nicht gedeckt. Bei einem angenommenen Energiebedarf von insgesamt 2200 Kilokalorien pro Tag kämen auf 220 Gramm Fett (1980 Kilokalorien) nur noch maximal 55 Gramm Eiweiß (220 Kilokalorien), wenn man gar keine Kohlenhydrate mehr essen würde. Keine Kohlenhydrate zu essen, ist aber praktisch nicht machbar – realistischer wäre ein Anteil von zehn Gramm Kohlenhydraten und 45 Gramm Eiweiß. Diese Eiweißmenge ist zu gering.

Inzwischen wird für Epilepsiekranke, vor allem Erwachsene, ein etwas niedrigerer Quotient angesetzt: im Bereich von zwei bis drei Teilen Fett zu einem Teil Eiweiß plus Kohlenhydrate. Für Krebspatienten ist ein solcher Quotient empfehlenswert, weil er die benötigte Menge Eiweiß liefert. Für eine Ketose ist dieser niedrigere Quotient auch sehr gut ausreichend. Mit einem ketogenen Quotienten von zwei Teilen Fett zu einem Teil Eiweiß plus Kohlenhydrate decken Sie 82 Prozent Ihres gesamten Energiebedarfs aus Fett und 18 Prozent aus Eiweiß und Kohlenhydraten. Damit liegen Sie sicher im Bereich der im Anhang des Buches gegebenen Empfehlung (siehe Tabelle »Diätvergleich«): mindestens 75 (und bis 85) Prozent der Energie aus Fett und die restliche Energie, 15 bis 25 Prozent, aus Eiweiß plus Kohlenhydraten.

Schon wieder eine neue Anti-Krebs-Diät?

Eine ketogene Diät ist weder eine Anti-Krebs-Diät noch eine Therapie noch »die Lösung« des Krebsproblems. Viele Konzepte zur Heilung argumentieren mit dem »selektiven Aushungern« von Krebszellen. Solch ein echtes Aushungern von Krebszellen mit einer wie auch immer gearteten Diät zu versprechen, ist nach derzeitigem Wissensstand unseriös.

Warum dann eine ketogene Diät? Weil diese Ernährung eine wichtige unterstützende Maßnahme ist. Sie stärkt Ihren Körper und kann eventuell sogar das Tumorwachstum hindern. Im Unterschied zu anderen derzeit aktuell in Diskussionsforen im Internet und immer wieder in der Presse diskutierten vermeintlich sensationellen Entdeckungen benötigen Sie für die hier vorgestellte ketogene Diät keine Spezialprodukte, die Sie nur bei Firmen der entsprechenden Buchautorinnen und -autoren erwerben können. Sie müssen auch keinen irgendwie gearteten Test machen, um zu sehen, ob die Diät bei Ihnen anschlägt.

Es gibt natürlich bei den verschiedenen Krebsdiäten immer auch sehr gute Ansätze, die Sie problemlos mit einer ketogenen Diät verbinden können. So ist die Kombination aus Quark (hochwertiges Eiweiß plus Fett), frischem Leinöl (Omega-3-Fettsäuren), frisch geschroteten Leinsamen (Omega-3-Fettsäuren, Ballaststoffe) und gehackten Nüssen (Fette, Mineralien und Spurenelemente), wie sie eine Basis der **Budwig-Diät** darstellt, als sehr positiv zu werten. Quark mit Leinöl wird daher von uns auch für die ketogene Diät empfohlen. Allerdings sollten Sie hier die von Frau Budwig empfohlenen geriebenen Äpfel und den Honig wegen der vielen Kohlenhydrate durch wenige Beeren (wenig Zucker, viele sekundäre Pflanzenstoffe) ersetzen. Auch die Empfehlung, möglichst nur biologisch angebaute Gemüse und Salate zu verwenden, kann uneingeschränkt für die ketogene Diät empfohlen werden. Allerdings können die in der Budwig-Kost eingesetzten Getreide- und Obstmahlzeiten wegen der vielen Kohlenhydrate bei der ketogenen Kost nicht gegessen werden. Mehrere Patientinnen und Patienten haben berichtet, dass Sie durch Weglassen genau dieser Mahlzeiten bei Umstellung auf eine ketogene Diät sehr schnell ihre starken Blähungen losgeworden sind, die sie vorher erheblich belastet hatten. Anders als bei den Vorschriften zur streng vegetarischen Öl-Eiweiß-Kost nach Budwig, bei der Fleisch, Fisch, Wurstwaren, Butter und Tiefgefrorenes strikt verboten sind, empfehlen wir Ihnen bei einer ketogenen Diät, Ihren gesteigerten Eiweiß- und Fettbedarf durch hochwertiges Fleisch, fetten Fisch, Eier, Wurst oder Tofu zu decken. Fleisch und Fisch können Sie – ebenso wie Beeren und Gemüse – zur besseren Lagerung auch einfrieren.

Die »**Therapie nach Dr. Coy**« empfiehlt eine deutliche Reduktion der täglich aufgenommenen Kohlenhydrate auf ein Gramm je Kilogramm Körpergewicht. Dies wird in den meisten Fällen für das Erreichen der Ketose allerdings nicht ausreichen, da die Ketoseschwelle von maximal 50 Gramm pro Tag bei den meisten Patienten überschritten wird. Empfehlenswert ist diese Reduktion jedoch, wenn Sie keine ketogene Diät durchführen wollen. Auch bei dieser Anti-Krebs-Diät werden Omega-3-fettsäurereiche Pflanzenfette empfohlen. Diese sollen allerdings in Form von käuflich erwerbbaren, speziellen Ölmischungen eingenommen werden. Für eine ketogene Diät reichen dagegen auch die normalen reinen Öle wie Leinöl, Hanföl, Rapsöl, Olivenöl, Kokosfett und Butter aus – sofern diese hochwertig sind (erste Kaltpressung und möglichst »bio«) und richtig gelagert werden (kleine Mengen in dunklen Glasflaschen, im Kühlschrank, schnell aufbrauchen).

Die von Dr. Coy empfohlenen hoch dosierten sekundären Pflanzenstoffe, die als Nahrungsergänzungsmittel oder in Spezialprodukten angeboten werden, sind in Maßen (so wie sie in Lebensmitteln vorkommen) sicherlich sinnvoll. Zu viele Antioxidanzien könnten sich aber bei Krebserkrankungen auch nachteilig auswirken, wie wir Ihnen im Kapitel 10 (unter »Wo bleiben denn da die Vitamine«) dargelegt haben. Sie können durch die Kombination von Nüssen, Gemüse und Beerenobst im Rahmen einer ketogenen Diät den Bedarf an Vitaminen und Spurenelementen mit normalen Lebensmitteln ausreichend decken. Auch Fleisch ist ein guter Vitaminlieferant.

Als entscheidend wird bei der Empfehlung von Dr. Coy das »Krebsgen« TKTL1 *(Transketolase-like 1)* angegeben, nach dem man sich bei der Ernährung zu richten habe. Ein spezielles »Krebsgen« spielt bei einer ketogenen Diät, wie wir sie empfehlen, keine Rolle. Sie haben bereits im Kapitel 3 gelesen, dass es sehr viele verschiedene Gene gibt, die in Krebszellen anders geregelt sein können als in gesunden Zellen. Dort wird auch ausgeführt, warum das aber nicht entscheidend für die Eigenschaften der Krebszellen sein muss. Ein einzelnes entscheidendes Gen, welches *das* Krebsgen darstellt, konnte bisher noch nicht gefunden werden. Es erscheint auch sehr unwahrscheinlich, dass es die *eine* Ursache für Krebserkrankungen gibt oder dass ein einzelnes Gen darüber entscheidet, ob eine Zelle Gärung betreibt oder nicht.

Zu dem Konzept von Dr. Coy, dem genau die Annahme, dass es diese eine Ursache doch gibt, zugrunde liegt, gehört auch ein Labortest. Für eine Ernährungsempfehlung werden zwar vielleicht irgendwann in der Zukunft einmal Tests zur Erkennung einer Kombination von Stoffwechselwegen eine Rolle spielen. Derzeit gilt aber: Bis auf PET-Untersuchungen gibt es für Krebserkrankte keine wissenschaftlich akzeptierte und unabhängig überprüfte Testmethode, um über den Energiestoffwechsel von Krebszellen im Patienten eine fundierte Aussage treffen zu können. Eine ketogene Diät dagegen kann jeder machen, der diese verträgt, unabhängig von der Krebsart.

Sehr vielen Lebensmitteln werden krebshemmende Eigenschaften zugeschrieben, manche werden gar als »Krebskiller« bezeichnet. Dies ist derzeit Gegenstand intensiver Forschungen. Einige Inhaltsstoffe von Lebensmitteln wie zum Beispiel Himbeeren, grünem Tee, Rotwein, Schokolade, Kurkuma und Brokkoli scheinen bei Zellkulturexperimenten mit isolierten Krebszellen tatsächlich positive, hemmende Wirkungen zu haben. All das sind erfreulicherweise recht kohlenhydratarme Lebensmittel, welche Sie sehr gut in die ketogene Diät einbauen können. Von den Medizinern **Richard Béliveau** und **Denis Gingras** gibt es hierzu wissenschaftlich fundierte Beschreibungen (wie etwa »Krebszellen mögen keine Himbeeren«) und Rezeptvorschläge. Diese oft sehr kohlenhydratreich gestalteten Rezepte sollten Sie während einer ketogenen Diät allerdings nicht direkt nachkochen, sondern kohlenhydratarm abwandeln. Sie können auch einfach die empfohlenen krebshemmenden Kräuter und Zutaten in Ihre eigenen, ketogenen Rezepte einbauen.

Wenn Sie als Krebspatientin oder Krebspatient nach Ernährungsformen suchen, die Ihnen helfen könnten, stoßen Sie sicherlich irgendwann auch einmal auf die **Breuß-Kur,** mit der angeblich in 42 Tagen der »Krebs besiegt« werden kann. Diese strenge Fastenkur ist tatsächlich nichts anderes als eine radikale Form der ketogenen Diät. Denn wenn Sie 42 Tage lang nur Tees und Säfte zu sich nehmen, stellen Sie einen massiven Hungerzustand und damit eine starke Ketose im Körper her. Allerdings kommen sowohl die Ketonkörper und Fettsäuren, die verbrannt werden, als auch das Eiweiß für die Glukoneogenese bei dieser Radikalmethode ausschließlich aus Ihren eigenen Körperreserven. Sie verbrauchen Ihre Muskel- und Fettmasse. Besonders bei Krebspatienten, die sich bereits in einer *katabolen* (also körperabbauenden) Stoffwechsellage befinden, kann dieser extreme Masseverlust zwar gelegentlich wirklich das Tumorwachstum anhalten, aber eben auch den Tod durch Verhungern bewirken.

Fastenperioden sind logischerweise immer begrenzt. Nach Ende des Fastens kann aber der Tumor unter Umständen sogar beschleunigt wachsen. Eine richtig durchgeführte ketogene Diät dagegen muss im Prinzip nie beendet werden. Sie erhalten mit ihr auch Ihre Körpersubstanz oder können sogar wieder Masse aufbauen *(anabol)* – und Sie sind in der Ketose. Insofern haben Sie den positiven Breuß-Kur-Effekt der Ketose, aber nicht den Nachteil des massiven Gewichtsverlustes.

5 GRAMM KOHLENHYDRATE STECKEN IN:

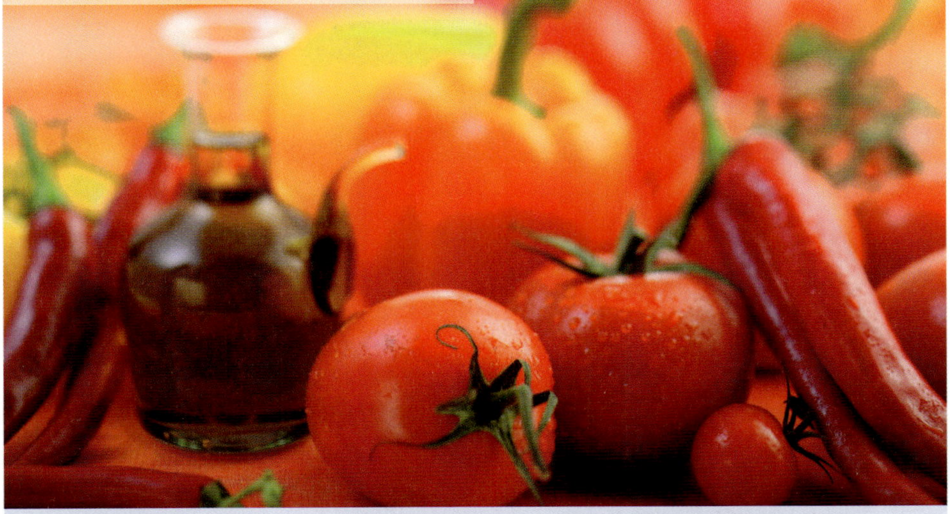

- 150 ml Schagsahne
- 190 g Sahnequark (40 %)
- 200 g Frischkäse (Doppelrahmstufe)
- 12 Eiern (M)
- 140 g Paranüssen
- 40 g Walnüssen
- 100 g Kokosnuss
- 100 g Baguette (KH-arm)*
- 1 Stück Erdbeer-Mascarpone-Torte*
- 330 g schwarzen Oliven
- 80 g Brombeeren
- 90 g Erdbeeren
- 80 g Heidelbeeren
- 100 g Himbeeren
- 200 g Papaya
- 350 g Rhabarber
- 200 g Brokkoli
- 170 g Paprika
- 260 g Rettich
- 625 g Sauerkraut
- 800 g Spinat
- 830 g Champignons
- 16 g Cashewkernen
- 9 g Baguette (gekauft)
- 7 g Butterkeks
- 32 g Weintrauben
- 7 g Rosinen
- 24 g Banane
- 45 g Apfel
- 40 g Mango
- 40 g Erbsen
- 100 g Karotten
- 190 g Tomate
- 1,2 kg Avocado

* aus Rezeptbroschüre

Rezepte und Tagespläne

Im Folgenden haben wir für Sie einige beispielhafte Mahlzeiten und Tagespläne zusammengestellt, damit Sie einen Eindruck davon bekommen, wie eine ketogene Ernährung aussehen könnte. Viele Rezepte finden Sie im Internet, wenn sie unter »ketogene Diät«, »Low Carb«, »Atkins-Diät« oder »Metabole Diät« suchen. Alternativ haben wir einige Rezepte in einer speziellen Rezeptbroschüre (über den Systemed-Verlag erhältlich) zusammengestellt. Feste Tagespläne sind in der ketogenen Diät nicht vorgesehen. Essen Sie nach Lust und Laune, aber beachten Sie die Kohlenhydratmenge (eine Übersicht gibt obige Tabelle). Am besten schreiben Sie zu Beginn der Ernährungsumstellung die verzehrten Mengen genau auf und zählen die Kohlenhydrate zusammen. So bekommen Sie schnell ein Gefühl dafür, wie viele Kohlenhydrate sich mit den verschiedenen Nahrungsmitteln und Mahlzeiten ansammeln.

1.1 FRÜHSTÜCK SÜSS

Sahnequark mit Heidelbeeren (Fettanteil: 77 %)

Zutaten	kcal	Eiweiß (g)	KH (g)	Fett (g)
150 g Sahnequark (40 %)	240,0	16,7	3,9	17,1
2 EL Leinöl (20 g)	180,0	0,0	0,0	20,0
1 EL Kokosraspel (6 g)	37,0	0,4	0,4	2,7
1 EL geschrotete Leinsamen (6 g)	24,0	1,7	0,0	1,9
2 EL geschälte Hanfnüsse (12 g)	71,0	3,6	0,5	6,1
20 g Heidelbeeren	8,0	0,1	1,2	0,1
Summe	**560,0**	**22,5**	**6,0**	**47,9**

Getränk: grüner Tee, Früchtetee, Kaffee schwarz oder mit 1 TL Sahne (maximal 3 Tassen), für jeden TL (5 g) Sahne noch hinzurechnen: 46 kcal (0,36 g EW; 4,7 g Fett; 0,5 g KH)

1.2 FRÜHSTÜCK PIKANT

Rührei mit Avocado (Fettanteil: 87 %)

Zutaten	kcal	Eiweiß (g)	KH (g)	Fett (g)
2 Eier (M)	162,0	13,4	0,8	11,8
20 g Kokosfett zum Braten	180,0	0,2	0,0	19,8
100 g Avocado	221,0	1,9	0,4	23,5
Pfeffer, Salz, Kurkuma, Kräuter				
Summe	**563,0**	**15,5**	**1,2**	**55,3**

Getränk: grüner Tee, Früchtetee, Kaffee schwarz oder mit 1 TL Sahne (maximal 3 Tassen), für jeden TL (5 g) Sahne noch hinzurechnen: 46 kcal (0,36 g EW; 4,7 g Fett; 0,5 g KH)

1.3 ZWISCHENMAHLZEIT SÜSS

Sahnequark mit Himbeeren (Fettanteil: 70 %) – nur wenn Frühstück pikant war

Zutaten	kcal	Eiweiß (g)	KH (g)	Fett (g)
100 g Sahnequark (40 %)	160,0	11,1	2,6	11,4
20 g Kokosöl	180,0	0,2	0,0	19,8
20 g Himbeeren	7,0	0,3	1,0	0,1
10 g geraspelte Schokolade (85 %)	62,0	0,7	2,0	0,7
Summe:	**409,0**	**12,3**	**5,6**	**32,0**

Getränk: grüner Tee, Früchtetee, Mineralwasser

Abkürzungen: EL = Esslöffel, EW = Eiweiß, KH = Kohlenhydrate, MCT = mittelkettige Triglyzeride, TL = Teelöffel, g = Gramm, Fettanteil = berechnet als Anteil der Gesamtkalorien

1.4 ZWISCHENMAHLZEIT PIKANT

Käse-Wurst-Platte (Fettanteil: 77 %)

Zutaten	kcal	Eiweiß (g)	KH (g)	Fett (g)
50 g Bergkäse	193,0	14,5	0,0	15,0
20 g Salami	74,0	3,7	0,0	6,6
50 g Schinkenspeck	76,0	10,3	0,0	3,9
100 g Gurke	12,0	0,6	1,8	0,2
100 g Avocado	221,0	1,9	0,4	23,5
Summe:	**576,0**	**31,0**	**2,2**	**49,2**

Getränk: grüner Tee, Früchtetee, Mineralwasser

1.5 ZWISCHENMAHLZEIT FLÜSSIG

Beeren-Shake (Fettgehalt: 75 %)

Zutaten	kcal	Eiweiß (g)	KH (g)	Fett (g)
150 g Sahnequark (40 %)	240,0	16,7	3,9	17,1
5 g Leinöl	45,0	0,0	0,0	5,0
10 g Kokosöl	90,0	0,1	0,0	9,9
20 g Waldbeeren	7,0	0,3	1,1	0,1
150 ml Wasser	0,0	0,0	0,0	0,0
Summe:	**382,0**	**17,1**	**5,0**	**32,1**

Getränk: grüner Tee, Früchtetee, Mineralwasser

1.6 MITTAGESSEN SCHNELL FÜR'S BÜRO (MIKROWELLE)

Schweinelende überbacken mit Spargel (Fettgehalt: 74 %)

Zutaten	kcal	Eiweiß (g)	KH (g)	Fett (g)
100 g grüner Spargel	18,0	1,8	2,2	0,1
30 g Butter	227,0	0,2	0,2	25,0
150 g Schweinelende gebraten	156,0	32,2	0,0	3,0
20 g Camembert (60 %)	76,0	3,6	0,0	6,8
20 g Mayonnaise (MCT, 80 %)	146,0	0,2	0,6	15,6
Summe:	**623,0**	**38,0**	**3,0**	**50,5**

Getränk: grüner Tee, Früchtetee, Mineralwasser

1.7 MITTAGESSEN SCHÖN GEPFLEGT

Suppe, Hauptspeise und Nachtisch (Fettgehalt: 79 %)

Zutaten	kcal	Eiweiß (g)	KH (g)	Fett (g)
Eierstichsuppe mit Ei-Würfeln:				
▪ 250 ml Gemüsebrühe, instant	15,0	1,0	0,8	1,0
▪ 60 ml Milch (3,5 %)	39,0	2,0	2,9	2,1
▪ 2,5 g Butter	19,0	0,0	0,0	2,0
▪ 1 Ei (M)	81,0	6,7	0,4	5,9
▪ Schnittlauch, Muskat, Salz	0,0	0,0	0,0	0,0
Gebackener Camembert:				
▪ 150 g Camembert (60 %)	567,0	26,9	0,0	51,0
▪ 1 EL (10 g) Mandelstifte	58,0	1,9	0,4	5,4
▪ 1 EL (10 g) Olivenöl	90,0	0,0	0,0	10,0
▪ 10 g Butter	76,0	0,1	0,1	8,3
▪ Paprikapulver, Pfeffer, Salz	0,0	0,0	0,0	0,0
Tee-Gelee mit Johannisbeeren	12,0	1,8	1,1	0,0
100 ml Hagebuttentee	0,0	0,0	0,1	0,0
1 Blatt Gelatine weiß (1,6 g)	5,4	1,4	0,0	0,0
20 g rote Johannisbeeren	6,6	0,2	1,0	0,0
0,5 ml Flüssig-Süßstoff	0,0	0,0	0,0	0,0
Summe:	**969,0**	**42,0**	**6,8**	**85,7**

Getränk: grüner Tee, Früchtetee, Mineralwasser

1.8 ZUM KAFFEE/TEE AM NACHMITTAG

Kuchen nach Rezepten der Frauenklinik Würzburg (Fettgehalt: 85 % bzw. 75 %)

Zutaten	kcal	Eiweiß (g)	KH (g)	Fett (g)
1 Stück »Wilder Wachauer«	273,0	8,5	3,9	24,4
oder 2 Stück Walnusswaffeln	309,0	20,0	3,5	22,5
50 g Schlagsahne	154,0	1,2	1,7	15,9
Summe (Wachauer mit Sahne):	**427,0**	**9,7**	**4,7**	**40,3**
Summe (Walnusswaffeln mit Sahne):	**462,0**	**21,2**	**5,2**	**38,4**

Getränk: grüner Tee, Früchtetee, Kaffee schwarz oder mit 1 TL Sahne (maximal 3 Tassen), für jeden TL (5 g) Sahne noch hinzurechnen: 46 kcal (0,36 g EW; 4,7 g Fett; 0,5 g KH)

Abkürzungen: EL = Esslöffel, EW = Eiweiß, KH = Kohlenhydrate, MCT = mittelkettige Triglyzeride, TL = Teelöffel, g = Gramm, Fettanteil = berechnet als Anteil der Gesamtkalorien

1.9. NACHMITTAGS PIKANT, SCHNELL

Avocadospalten mit Ei (Fettgehalt: 87 %)

Zutaten	kcal	Eiweiß (g)	KH (g)	Fett (g)
½ Avocado (100 g) mit Zitronensaft + Pfeffer	221,0	1,9	0,4	23,5
1 gekochtes Ei (M)	81,0	6,7	0,4	5,9
Summe:	**302,0**	**8,6**	**0,8**	**29,4**

1.10 ABENDESSEN KALT UND ÜPPIG

Kalte Platte (Fettgehalt: 74 %)

Zutaten	kcal	Eiweiß (g)	KH (g)	Fett (g)
1 Ei hart gekocht	81,0	6,7	0,4	5,9
50 g Bergkäse (45 %)	193,0	14,5	0,0	15,0
100 g geräucherte Makrele (Filet)	222,0	20,7	0,0	15,5
50 g Lachsschinken	58,0	9,2	0,0	2,2
50 g Tomaten	9,0	0,5	1,3	0,1
50 g Paprika	10,0	0,6	1,5	0,2
100 g Avocado	221,0	1,9	0,4	23,5
50 g Sahne mit Meerrettich	154,0	1,2	1,7	15,9
Summe:	**948,0**	**55,3**	**5,3**	**78,3**

Getränk: Früchtetee, Mineralwasser, 1 Glas Rotwein trocken (hierfür weitere 67 kcal und 2,6 g KH hinzurechnen)

1.11 ABENDESSEN WARM

Gratinierter Lauch (Fettgehalt: 75 %)

Zutaten	kcal	Eiweiß (g)	KH (g)	Fett (g)
200 g Lauch	50,0	4,4	6,4	0,6
50 g gekochter Schinken	63,0	11,3	0,0	1,8
30 g Crème fraîche (40 %)	114,0	0,6	0,8	12,0
20 g Schlagsahne	62,0	0,6	0,8	2,5
30 g geriebener Emmentaler	120,0	8,7	0,0	9,4
10 g Butter	7,5	0,1	0,1	8,3
Schnittlauch, Pfeffer, Salz	0,0	0,0	0,0	0,0
Summe:	**416,5**	**25,6**	**8,1**	**34,6**

Getränk: Früchtetee, Mineralwasser, 1 Glas Rotwein trocken (hierfür weitere 67 kcal und 2,6 g KH hinzurechnen)

Beispielhafte Kombinationen:

KOMBINATION 1

ca. 2.000 kcal; Fettgehalt: 78 %

Essen	kcal	Eiweiß (g)	KH (g)	Fett (g)
Frühstück pikant	563,0	15,5	1,2	55,3
Zwischenmahlzeit Beeren-Shake	382,0	17,1	5,0	32,1
Mittagessen schnell	623,0	38,0	3,0	50,5
Warmes Abendessen	416,5	25,6	8,1	34,6
Summe Tag ohne Getränke:	**1984,5**	**96,2**	**17,3**	**172,8**

KOMBINATION 2

ca. 2.700 kcal (mit Kuchen: 3.100 kcal); Fettgehalt: 77 %

Essen	kcal	Eiweiß (g)	KH (g)	Fett (g)
Frühstück süß	560,0	22,5	6,0	47,9
Zwischenmahlzeit pikant	576,0	31,0	2,2	49,2
Mittagessen schnell	623,0	38,0	3,0	50,5
Kalte Platte	948,0	55,3	5,3	78,3
Summe Tag ohne Getränke:	**2707,0**	**146,8**	**16,5**	**226,9**
eventuell noch nachmittags: »Wilder Wachauer«	427,0	9,7	4,7	40,3
Summe Tag mit Kuchen	**3112,0**	**156,5**	**21,2**	**267,2**

KOMBINATION 3

ca. 2.900 kcal (mit Kuchen 3.350 kcal); Fettgehalt: 78 %

Essen	kcal	Eiweiß (g)	KH (g)	Fett (g)
Frühstück pikant	563,0	15,5	1,2	55,3
Zwischenmahlzeit süß	409,0	12,3	5,6	32,0
Mittagessen umfangreich	969,0	42,0	6,8	85,7
Kalte Platte	948,0	55,3	5,3	78,3
Summe Tag ohne Getränke:	**2889,0**	**125,1**	**18,9**	**251,3**
eventuell noch nachmittags: Walnusswaffeln mit Sahne	462,0	21,2	5,2	38,4
Summe Tag mit Kuchen	**3351,0**	**146,3**	**24,1**	**289,7**

Abkürzungen: EL = Esslöffel, EW = Eiweiß, KH = Kohlenhydrate, MCT = mittelkettige Triglyzeride, TL = Teelöffel, g = Gramm, Fettanteil = berechnet als Anteil der Gesamtkalorien

Schwierigkeiten mit dem Essen: Mukositis, Übelkeit und Magen-Darm-Probleme

Generell ist eine ketogene Diät auch sehr gut während einer Chemotherapie oder bei Bestrahlung durchführbar. Diese Behandlungen haben aber oft Nebenwirkungen, welche ein normales Essen erschweren oder unmöglich machen. So werden vor allem die Schleimhäute oft stark in Mitleidenschaft gezogen. Das kann zu der sehr unangenehmen und schmerzhaften **Mukositis** führen. Sie ist eine Entzündung und Ablösung der Schleimhaut vor allem im Mundbereich, aber auch im Darm, die dort auch Störungen der Nährstoffaufnahme zur Folge haben kann.

Um einer Mukositis vorzubeugen, sollten Sie den Mund von Anfang einer Therapie an häufig **mit kaltem Wasser spülen** oder auch gelegentlich einen **Eiswürfel** (oder eingefrorene Beeren) lutschen. Wenn eine Mukositis bereits entstanden ist, lassen Sie sich unbedingt geeignete Schmerzmittel verschreiben (am besten von Experten in spezialisierten Schmerzambulanzen). Fragen Sie Ihren behandelnden Onkologen auch rechtzeitig nach Medikamenten, die bei Mukositis zusätzlich helfen könnten. Sie können auch ausprobieren, ob Ihnen Mundspülungen (drei- bis fünfmal täglich) mit **Aloe Vera** (Gel oder Saft), **Salbei- oder Kamillentee** (zwei bis drei Gramm Salbeiblätter oder einen Esslöffel Kamillenblüten mit 100 ml Wasser aufkochen, 15 Minuten ziehen lassen) oder mit **Sanddornfruchtfleischöl** (fünf Tropfen in etwas Wasser) helfen. Mit diesen natürlichen Mitteln gibt es in der Klinik für Tumorbiologie in Freiburg sehr gute Erfahrungen.[382]

Viele Patienten haben bei einer Mukositis so große Probleme, dass sie nicht kauen können und Schluckbeschwerden bekommen. Versuchen Sie es hier mit kühlen **selbst gemachten Shakes,** indem Sie die Grundrezepte aus dem Anhang nach Ihren Vorlieben geschmacklich abrunden – sei es mit Beeren, Gemüse oder Kräutern. Auch nicht zu heiße, **milde Cremesuppen, pürierte Speisen, gekühlter Sahnequark** oder süße, aber kohlenhydratarme Cremes können Ihnen dabei helfen, ausreichend Kalorien zu bekommen, Ihre Diät einzuhalten und sich nicht mit dem Kauen und Schlucken zu sehr quälen zu müssen.

Sollten Sie gar nichts essen können, dann warten Sie nicht, bis Sie stark abnehmen! Hier zählt jeder Tag. Reden Sie umgehend mit Ihrem Arzt. Es kann sehr sinnvoll sein und Gewichtsverlust verhindern, sich in der akuten Phase auch parenteral ernähren zu lassen (siehe auch den Abschnitt dieses Kapitels »In welcher Phase der Erkrankung ist welche Ernährung passend?«). Sobald die Symptome nachlassen, fangen Sie mit Shakes wieder an, zur normalen Ernährung zurückzukehren.

Die oben genannten Maßnahmen helfen auch bei Mundtrockenheit, der sogenannten **Xerostomie,** die bei einer klassischen Krebsbehandlung häufig als Nebenwirkung auftreten kann. Hier können Sie es noch zusätzlich mit Spülungen versuchen, mit einem sogenannten Kaltauszug aus **Leinsamen** (ein Esslöffel ungeschrotete Leinsamen) oder aus **Eibischwurzeln** (ein Teelöffel geraspelte Eibischwurzel): Jeweils in einem Glas Wasser ansetzen, ein bis zwei Stunden stehen lassen – dabei gelegentlich umrühren und dann gleich zur Mundspülung verwenden.

Wenn Ihnen übel sein sollte: **Ingwertee** oder **Ingwersaft** helfen oft sehr gut. Dazu Ingwerscheiben und ein paar Limetten- oder Zitronenscheiben mit Leitungswasser in einer Flasche im Kühlschrank ziehen lassen. Es gibt natürlich auch Medikamente, die Ihnen bei Übelkeit helfen können. Leiden Sie nicht vor sich hin, sondern bitten Sie Ihren Onkologen, Ihnen hier rechtzeitig ein geeignetes Mittel zu verschreiben. Bei einer Chemotherapie kann, wie schon erwähnt, auch die Darmschleimhaut in Mitleidenschaft gezogen werden. Dann kommt es oft zu Blähungen und Durchfällen. Allein mit einer ketogenen Diät bessert sich beides normalerweise wieder. Zusätzlich können Sie hier auch sogenannte Flohsamenschalen einsetzen. Lassen Sie hierfür einen Esslöffel dieses aus den Samen eines Wegerichgewächses gewonnenen Naturmittels in einer Tasse Wasser vorquellen. Diese können sie dann entweder pur mit viel Wasser zu sich nehmen oder auch in einen Quark oder Shake einrühren oder auf Salat streuen. **Flohsamenschalen** können auch direkt in Backwaren mit eingebacken werden.

Durch die Schädigung der Darmschleimhaut vertragen auch viele Patienten vorübergehend keinen Milchzucker, sie sind laktoseintolerant. Wenn Sie merken, dass Sie nach dem Trinken von Milch oder dem Essen von Quark oder Sahne starke Bauchschmerzen, Blähungen und Völlegefühl bekommen, dann versuchen Sie, auf **laktosefreie Produkte** umzusteigen. Aus Getreide gewonnene sogenannte »Milch«, also etwa Hafermilch oder Reismilch, sollte aber vermieden werden, denn diese Produkte sind sehr kohlenhydrathaltig. Wenn Ihnen Sojamilch und Sojamilchprodukte schmecken, versuchen Sie es hiermit. Prinzipiell sollten Ihnen aber auch hier fette Milchprodukte, kombiniert mit einer ketogenen Ernährung, weniger Probleme bereiten als bei einer »Essen Sie, was Sie wollen«-Diät. Wenn mit laktosefreien Produkten die Probleme verschwinden, dann bleiben Sie bis zum Ende Ihrer Therapie auf jeden Fall dabei oder verteilen Sie die Milchprodukte auf mehrere kleine Portionen. Falls Sie sehr ausgedehnte Magen-Darm-Operationen hinter sich haben, bei denen einige Stücke der Verdauungsorgane herausgenommen werden mussten oder falls Sie keine funktionierende Bauchspeicheldrüse mehr haben, dann hat Ihnen Ihr Arzt möglicherweise spezielle Medikamente verschrieben. Mit diesen nehmen Sie zu jeder Mahlzeit die fehlenden **Verdauungsenzyme** als Kapsel zu sich. Dies ist auch prinzipiell mit einer ketogenen Diät möglich, hier sollten Sie aber in Absprache mit Ihrem Arzt die Enzymmenge anpassen.

Sehr gute Informationen rund um das Thema, wie Sie bei speziellen Problemen mit der Verdauung zurechtkommen, finden Sie im Ratgeber: »Wie ernähre ich mich bei Krebs«, der Anfang 2012 von den Verbraucherzentralen herausgegeben wurde (ISBN: 978-3-940580-55-9).

Eine ketogene Diät als letzter Strohhalm?

Seit die ketogene Diät als mögliche Ernährungs-Strategie bei Krebserkrankungen immer bekannter wird, gibt es in Kliniken oder bei Ärzten, die sich mit dem Thema beschäftigen, auch immer wieder verzweifelte Anfragen von Angehörigen. Diese melden sich, wenn alle anderen Möglichkeiten schon ausgeschöpft sind, wenn die Ärzte sagen, dass sie nichts mehr für den Patienten tun können. Solche Aussagen zu akzeptieren ist schwer und es ist verständlich, wenn Angehörige nach allen Möglichkeiten suchen, um doch noch etwas bewirken zu können, um Zeit zu gewinnen oder weil sie noch immer die Hoffnung auf Heilung nicht aufgegeben haben. Wenn Ihr Angehöriger aber bereits stark abgemagert ist, sich zu schwach fühlt für einfachste alltägliche Verrichtungen und einfach nur noch müde ist, dann kann auch eine ketogene Ernährung zu einer fast gewaltsamen Rettungsaktion werden, die noch zusätzlich Lebensqualität kostet. Vielleicht empfindet sie der Patient als Zumutung, zumal Krebskranke in diesen sehr weit fortgeschrittenen Stadien der Erkrankung meist nicht mehr viel essen können. Man sollte sich in einem solchen Fall also gut überlegen, ob man sie dem Patienten anbietet. Und man sollte auch akzeptieren, wenn er oder sie das nicht mehr möchte.

Wann sollten Sie keine ketogene Diät durchführen? Kontraindikationen

Es gibt ein paar sehr selten vorkommende Hormon- und Stoffwechselstörungen, die es verbieten, sich ketogen zu ernähren. Die meisten davon sind an ihren Symptomen sehr früh und sehr deutlich zu erkennen und den Betroffenen und deren Ärzten längst bekannt. Wenn Sie sich hier unsicher sind, fragen Sie Ihren Arzt. Einen Überblick gibt Ihnen die Tabelle auf der folgenden Seite. Wie schon erwähnt, müssen manche Personen auf bestimmte Details achten, können sich aber entsprechend angepasst trotzdem ketogen ernähren. Das gilt vor allem bei Allergien oder Überempfindlichkeiten auf bestimmte Eiweiße, die dann gemieden oder stark reduziert werden müssen. Auch wer an fortgeschrittener Niereninsuffizienz leidet, sollte bezüglich der vertretbaren Eiweißmenge seinen Nephrologen fragen und diese gegebenenfalls zugunsten eines höheren Fett-Anteils begrenzen.

Sport bei Krebserkrankungen – Empfehlungen für Patienten

Sport als Aktivität gegen Krebs hat nichts mit Wettkampf oder Leistung zu tun. Es ist wichtig, dass Sie darauf achten, dass Ihre Übungen, Dauerläufe und ähnliches zwar anstrengend sein dürfen, aber nicht in totaler und anhaltender Erschöpfung enden. Machen Sie im mittleren Belastungsbereich Sport oder bleiben Sie zumindest immer knapp unter Ihrer persönlichen Leistungsgrenze. Sie dürfen sich nicht überstrapazieren, denn das könnte die positiven Wirkungen und auch den Spaß wieder zunichte machen. Wie schon mehrfach erwähnt, kann schon ein regelmäßiger, kräftig ausschreitender Spaziergang Ihnen Nutzen bringen. Wenn Sie sich nicht sicher sind, inwieweit Sie sich belasten können, sprechen Sie mit Ihrem Arzt oder gehen Sie am

KONTRAINDIKATIONEN ZUR KETOGENEN DIÄT [1]

1) Fettsäureoxidationsstörungen in den Mitochondrien (Baustoffe zur Herstellung von Ketonkörpern können nicht bereitgestellt werden)

Defekte/geschädigte Stoffwechselwege	Betroffene Struktur/Enzyme
Fettsäuretransport in die Mitochondrien ist gestört	▪ Carnitin-Transporter ▪ Carnitin-Palmitoyl-Transferase I und II ▪ Carnitin-Acylcarnitin-Translokase
Mitochondriale Beta-Oxidation ist gestört	▪ Acyl-CoA Dehydrogenase (verschiedene Formen) ▪ 3-Hydroxyacyl-CoA-Dehydrogenase (verschiedene Formen)
Störungen in der Kopplung der Atmungskette	▪ Acyl-CoA Dehydrogenase-Mangel (verschiedene Formen)

Erkennen: Hypoglykämie (Unterzucker; nicht-ketotisch) nach Fasten (etwa bei einer Magen-Darm-Grippe) bis zum Koma, lebensbedrohliche Herzrhythmusstörungen und/oder Muskelstörungen, Muskelschmerzen (Myopathien, Rhabdomyolyse – brauner Urin) und/oder Leberstörungen (Hepatopathie), neurologische Störungen (periphere Neuropathien).[2–5]

2) Ketogenese- und Ketolysedefekte

Defekte/geschädigte Stoffwechselwege	Betroffene Struktur/Enzyme
Enzyme in den Mitochondrien sind defekt	▪ HMG-CoA-Synthase ▪ HMG-CoA-Lyase ▪ SCOT ▪ Beta-Ketothiolase

Erkennen: Ketoazidose bei nur leicht erniedrigtem bis leicht erhöhtem Blutzuckerspiegel.[6]

3) Glukoneogenesedefekte

Defekte/geschädigte Stoffwechselwege	Betroffene Struktur/Enzyme
Enzyme der Zuckerbildung in der Leber sind defekt	▪ Pyruvat-Carboxylase ▪ Phosphoenolpyruvat-Carboxykinase ▪ Fructose-1,6 Diphosphatase

Erkennen: Hypoglykämie, Laktatazidose, teilweise Krampfanfälle

4) Hyperinsulinismus

Defekte/geschädigte Stoffwechselwege	Betroffene Struktur/Enzyme
Insulinom (gutartiger Tumor der Langerhans-Zellen der Bauchspeicheldrüse)	▪ Überproduktion von Insulin
Inselzellhyperplasie	

Erkennen: Unterzuckerzeichen – Schweißausbrüche, schneller Puls, Kreislaufschwäche, Hunger, Blässe; Unterzuckerzeichen werden durch Kohlenhydrate (etwa Orangensaft) schnell beseitigt. Blutzucker nüchtern fällt unter 50 mg/dl (2,5 mmol/l), Insulinwert liegt über 3 µU/ml

1. Gempel, K et al (2003) Kontraindikationen der Ketogenen Diät (Biochemie, Diagnostik, Monitoring). In: Diät bei angeborenen Fettstoffwechselstörungen und ketogene Diät. K. Dokoupil and E. Riemann (eds), Heilbronn, SPS Verlagsgesellschaft mbH, pp 101-108

2. Wanders, RJ et al (1999) Disorders of mitochondrial fatty acyl-CoA beta-oxidation. J Inherit Metab Dis 22:442-87

3. Olpin, SE (2004) Implications of impaired ketogenesis in fatty acid oxidation disorders. Prostaglandins Leukot Essent Fatty Acids 70:293-308

4. Stanley, C et al (2006) Disorders of Mitochondrial Fatty Acid Oxidation and Related Metabolic Pathways. In: Inborn Metabolic Diseases : Diagnosis and Treatment. J Fernandes, G Berghe, J-M Saudubray and J H Walter (eds), Heidelberg, Springer, pp 177-190

5. Bennett, MJ (2010) Pathophysiology of fatty acid oxidation disorders. J Inherit Metab Dis 33:533-7

6. Niezen-Koning, KE et al (1997) Succinyl-CoA:acetoacetate transferase deficiency: identification of a new patient with a neonatal onset and review of the literature. Eur J Pediatr 156:870-3

besten zu einer sportmedizinischen Untersuchung. Es gibt auch Tumorkliniken und -ambulanzen, die hierfür spezielle Beratungen und auch Programme anbieten. Die Klinik für Onkologie und Hämatologie des Krankenhauses Nordwest in Frankfurt etwa hat zusammen mit dem Institut für Sportmedizin der dortigen Universität ein Programm »Sport und Krebs« entwickelt. Hier zeigen die Erfahrungen, dass ein ganz individuell auf die gemessene Leistungsfähigkeit abgestimmtes Sportprogramm die besten Ergebnisse bringt.

Schritt für Schritt zu mehr Sport

Beginnen Sie möglichst früh nach der Diagnose, sich mehr zu bewegen. Wenn es Ihnen irgend möglich ist, dann versuchen Sie, Bewegung in Ihren Tag einzubauen, auch regelmäßig während und nach der Therapie, sei es Chemo- oder Strahlentherapie.

Nach einer Operation können die Kräfte ziemlich schnell schwinden, wenn Sie einige Tage im Krankenhausbett verbringen müssen. Um das Herz-Kreislauf-System nicht allzu stark zu beeinträchtigen, halten Krankenschwestern ihre Patienten nach der Operation so bald als möglich an, aufzustehen und ein paar Schritte zu gehen, erst im Zimmer und dann im Flur der Station. Schon im Klinikbett können Sie versuchen, ein kleines Krafttraining zu betreiben. Hier bieten sich leichte Gymnastikbänder oder Wasserflaschen an. Sobald es möglich ist, werden die Flaschen je nach Kraft mit Wasser befüllt und als Hantel benutzt. Die Übungen sollten Sie am besten langsam durchführen, dafür aber möglichst lange (aber ohne sich zu überanstrengen) durchhalten.

Sowohl für Ihre ersten Schritte als auch für das Krafttraining gilt: So kurz nach der Operation sollten Sie alle Aktivitäten unbedingt auf Ihre eigenen Kräfte abstimmen. Haben Sie den Flur bereits erwandert, können Sie versuchen, Ihre Gänge auf das Krankenhaus auszudehnen, es dann mit Treppen zu versuchen und dann auch draußen Spaziergänge zu machen. Das können Sie natürlich auch zusammen mit netten Mitpatienten tun. Und auch Besucher müssen nicht unbedingt am Krankenbett sitzen. Gehen Sie gemeinsam ein paar Schritte. Und vergessen Sie nicht, dem Besuch zum Abschied die mitgebrachte Pralinenschachtel wieder mitzugeben.

Spazierengehen – eine Wohltat

Gerade Spaziergänge eignen sich gut, um zu Beginn den Körper wieder zu kräftigen. Selbst wenn Sie noch nie wirklich Sport getrieben haben oder sich durch Ihre Therapie sehr geschwächt fühlen, können Sie sich behutsam, ohne allzu starke Belastung, bewegen. Sie können zum Beispiel zu Beginn langsam, dafür etwas länger durch den Klinikpark gehen. Eine Patientin der Universitätsklinik Würzburg hat dazu treffend gesagt: »Die ersten 10 Minuten sind immer eine Überwindung, aber dann geht es immer besser«. Sie ist jeden Tag nach der Chemotherapie eine halbe Stunde um die Klinik gelaufen, erst langsam und gemütlich, dann immer schneller. Sie hat sich nach dem Spaziergang immer besser gefühlt als davor. Auch während Sie auf Laborergebnisse warten (das dauert oft eine Weile), können Sie bei relativ guter Fitness die Zeit für einen Spaziergang nutzen oder bei schlechtem Wetter Kliniktreppen steigen.

Vielleicht gibt es in Ihrer Klinik auch einen Raum mit Trainingsgeräten, in dem Sie Übungen machen können. Bereits während des Krankenhausaufenthalts kann zudem mit Physiotherapie begonnen werden. Damit bekommt man nicht nur Bewegung, auch eine Muskelverkürzung kann so vermieden werden, wie sie zum Beispiel nach einer Brustkrebsoperation beim Brustmuskel auftreten kann. Besonders wichtig ist der frühzeitige Beginn einer geeigneten Physiotherapie vor allem dann, wenn Lymphknoten in der Achselhöhle entfernt wurden, um so die Beweglichkeit des Armes zu erhalten.

Wenn Sie aus dem Krankenhaus entlassen werden, schließt sich eventuell ein Aufenthalt in einer Reha-Klinik an. Hier werden in der Regel Bewegungsprogramme verordnet und therapeutisch begleitet. Diese werden individuell an die körperlichen Fähigkeiten angepasst und gegebenenfalls auch in Gruppen durchgeführt. Normalerweise wird bereits im Krankenhaus vom behandelnden Arzt geprüft, ob ein Reha-Aufenthalt für Sie ratsam ist. Sie selbst können natürlich auch gegenüber dem Arzt deutlich machen, dass Sie an einer Reha interessiert sind. Ein Aufenthalt in einer Reha-Klinik dauert mehrere Wochen. Er muss beantragt werden, was in den meisten Fällen der Sozialdienst Ihrer Klinik übernimmt. Sind Sie gesetzlich versichert, wird Ihr Aufenthalt von der gesetzlichen Kranken- oder Rentenversicherung finanziert, bei privat Versicherten stellen Sie den Antrag bei Ihrer Versicherung. Auch Stiftungen sind bei der Finanzierung behilflich.

Gerade weil in der Reha Bewegung im Mittelpunkt steht, ist sie für Krebspatienten sehr sinnvoll. Und gerade, wenn Sie bisher wenig Sport getrieben haben, können Sie von dort auch hilfreiche Informationen, Anleitungen und Ideen für Ihr Bewegungsprogramm zu Hause mitnehmen. Vor oder nach der Reha steht möglicherweise eine Chemo- oder Bestrahlungstherapie an. Auch in dieser Zeit ist es ratsam Sport zu treiben, denn körperliche Aktivität kann die Nebenwirkungen dieser Therapien mildern. Man steht sie dann meist besser durch und fühlt sich, so wie die oben erwähnte Würzburger Patientin, sowohl physisch als auch psychisch besser. Wenn Sie sich nicht immer selbst dazu durchringen können aktiv zu werden, unterstützt Sie eventuell Ihr Partner oder Sie schließen sich einer Gruppe an, die gemeinsam Sport treibt. Hier wäre eine Mitgliedschaft in einem Sportverein denkbar. Krankenkassen bieten Bewegungskurse für ihre Mitglieder an. Fragen Sie nach den jeweiligen Angeboten.

Krebspatienten können auch am sogenannten *Disease Management Programm* (DMP) der Krankenkassen teilnehmen. In diesem Rahmen werden Ihnen je nach Krankenkasse unterschiedliche Hilfestellungen und Informationen gegeben. Am besten fragen Sie auch hier gezielt nach, ob speziell für Krebspatienten angepasste Bewegungsprogramme angeboten werden. Sollten diese nicht im Angebot sein, eignen sich fast immer auch andere Angebote. Wenn Sie eine Kräftigung spüren, können Sie die Intensität langsam steigern und versuchen, sich an die offiziellen Empfehlungen heranzutasten – bis Sie beim individuell optimalen Programm angelangt sind.

Offizielle Empfehlungen

Der *World Cancer Research Fund* empfiehlt, anfangs 30 Minuten täglich moderat aktiv zu werden (entsprechend einem flotten Spaziergang). Wenn die Fitness steigt, soll man dann 60 Minuten mäßige oder 30 Minuten anstrengende sportliche Aktivität pro Tag anstreben. Auch die Amerikanische Krebsgesellschaft empfiehlt in ihren Richtlinien, mindestens 30 Minuten moderate bis starke körperliche Anstrengung an mindestens fünf Tagen in der Woche (noch besser: 45 bis 60 Minuten geplanter Sport). Grundlage dieser Empfehlungen sind die Ergebnisse der wissenschaftlichen Studien, bei denen die notwendige körperliche Aktivität (und damit die Trainingsdosis) für den besten Effekt ermittelt wurde. In diesen Studien wird die körperliche Aktivität in sogenannten *Metabolic Equivalents of Task* (**MET**) angegeben.

MET – was ist das?

Um in Studien unterschiedliche körperliche Aktivitäten miteinander vergleichen zu können, haben Wissenschaftler ihnen die METs zugeordnet. ME, also Metabolic Equivalent, bedeutet so viel wie »Stoffwechsel-Gegenwert«, das T (Task) steht für Tätigkeit. Ein MET ist also der *Stoffwechsel-Gegenwert einer Tätigkeit.* Ausgegangen wird dabei vom sogenannten *Ruheumsatz.* Das ist die Energie, die der Stoffwechsel verbraucht, wenn jemand körperlich ruht, also etwa während man entspannt im Sessel sitzt. Der MET-Wert liegt hier bei 1. Wenn jemand eine körperliche Tätigkeit ausführt, bei der noch einmal genau so viel Energie wie in Ruhe verbraucht wird, dann ist das MET dieser Tätigkeit gleich 2. Wenn die Tätigkeit halb so viel Energie kostet, lautet der MET-Wert 1,5. Im Grunde ist die Rechnung die gleiche wie etwa bei einem Apfel in einer Schale: Kommt noch einmal dieselbe Apfel-Menge hinzu, dann beträgt der Wert 2, kommt nur ein halber Apfel hinzu, sind es nur 1,5 Äpfel.

Als Referenzwert der METs wurde ursprünglich der Ruheumsatz eines vierzigjährigen, gesunden und 70 Kilogramm schweren Mannes bestimmt: Er lag bei einer Kilokalorie pro Kilogramm Körpergewicht und Stunde.[64] Würde der Mann den ganzen Tag ruhig im Sessel sitzen, läge sein Energieverbrauch also bei knapp 1700 Kilokalorien pro Tag. Sobald Sie aktiv werden, aus dem Sessel aufstehen und zum Beispiel spazieren gehen, erhöht sich Ihre körperliche Aktivität und Ihr Energieverbrauch – und damit auch die MET-Zahl. In diesem Fall auf 2,5. Der 70 Kilogramm schwere Referenzmann verbraucht also dann insgesamt 175 Kilokalorien (2,5×70 Kilokalorien), wenn er eine Stunde lang spazieren geht. Eine Stunde und der MET-Faktor von 2,5 bedeuten zusammen dann einen Wert von 2,5 *MET-Stunden.* Geht er an vier Tagen pro Woche jeweils eine Stunde spazieren, hat er – 2,5×4 – zehn MET-Stunden pro Woche angesammelt.

AKTIVITÄTEN UND MET
(Metabolic Equivalent of Task)

Aktivität (eine Stunde lang durchgeführt)	MET
leichte Aktivitäten	< 3
schlafen	0,9
fernsehen, lesen	1,0
Schreibtischarbeit, PC-Arbeit	1,8
spazieren gehen (2,7 km/h), etwa »Gassi gehen« mit dem Hund, kochen, Staub wischen, allgemein leichte Hausarbeit, Treppen herablaufen	2,5
moderate Aktivitäten	3 bis 6
Hometrainer (50 Watt), langsam gehen (4 km/h), Fenster putzen, Böden schrubben, leichte Gartenarbeit	3,0
flott gehen (4,8 km/h)	3,3
Gymnastik, Haushaltsarbeiten (staubsaugen, wischen, putzen…)	3,5
sehr schnell gehen (5,5 km/h), Rasen mähen (per Hand)	3,6
normal Rad fahren (16 km/h), beispielsweise Radelausflug, zur Arbeit fahren, Treppen steigen, moderates Krafttraining	4,0
Hometrainer (100 Watt), schwimmen (flott), Garten umgraben	5,5
wandern (bergig), schnell tanzen, flott Rad fahren (17 bis 20 km/h)	6,0
anstrengende Aktivitäten	> 6
langsam joggen (6 bis 8 km/h)	7,0
Aerobic, Zirkeltraining, Mannschaftssportarten (Volleyball, Fußball)	8,0
schnell joggen (8 bis 10 km/h)	8,0
seilspringen, sehr schnell joggen (10 bis 12 km/h)	10,0

Zusammengestellt aus:

1. Wikipedia

2. Harvard health publications

3. Ainsworth BE et al. (2011) Compendium fo physical activities: A second update of codes and MET values. Med Sci Sports Exerc 43:1575-1581

4. http://www.topendsports.com/weight-loss/energy-met.htm

Je mehr Energie für eine bestimmte Aktivität notwendig ist (je mehr man dabei also ins Schwitzen kommt), umso höher ist die MET-Zahl. Die Tabelle »Aktivitäten und MET« gibt einen Überblick über die METs, die unterschiedlich intensiven Aktivitäten zugeordnet sind. Anhand der Tabelle können Sie die jeweilige MET-Zahl berechnen, wenn Sie die angegebene Tätigkeit eine bestimmte Zeit am Stück ausführen. So ergibt eine Stunde leichte Gartenarbeit eine MET-Zahl von drei, ist also etwas energieaufwendiger als Spazierengehen. Wenn Sie dagegen nur eine halbe Stunde im Garten arbeiten, wird auch die MET-Zahl halbiert, sie liegt dann also bei 1,5 MET-Stunden.

Weitergehende MET-Tabellen finden Sie im Internet unter den Stichworten »metabolic equivalent« oder »MET values«.

MET ist nicht gleich MET

Die MET-Werte in den Tabellen (in der Tabelle »Aktivitäten und MET« und in denen, die Sie im Internet finden) sind für gesunde Menschen im jungen bis mittleren Lebensalter zusammengestellt worden. Der Ruheumsatz ist aber bei jedem Menschen etwas anders. Das bedeutet, dass auch die METs individuell ganz unterschiedlich sind: Ein junger Sportler hat in der Regel einen höheren Ruheumsatz als ein älterer Mensch, und muskulöse Menschen haben einen höheren Ruheumsatz als gleichaltrige Personen mit viel Fettgewebe.[64]

Für einen geschwächten, einen älteren und/oder übergewichtigen oder untrainierten Menschen kann etwa ein Spaziergang mit 5,5 Kilometern pro Stunde durchaus zu den »anstrengenden Aktivitäten« gehören. Er muss dafür dann mehr Energie aufwenden als der Referenzmann, für den der gleiche Gang in der Kategorie »moderate Aktivität« angesiedelt ist.

Die Tabelle »Aktivitäten und MET« liefert Ihnen also lediglich einen ungefähren Anhaltspunkt, an dem Sie sich orientieren können. Wenn Ihnen allein beim Gedanken schwindelig wird, in einer Stunde mehr als fünf Kilometer zurückzulegen, dann orientieren sie sich nicht an der Tabellen-Geschwindigkeit. Gehen Sie stattdessen einfach so, dass es für Sie persönlich flott und ein wenig anstrengend ist. Achten Sie darauf, sich nicht zu überfordern und passen Sie die Tabelle an Ihre Fähigkeiten an. Je länger Sie dabeibleiben, desto besser wird Ihre Kondition sein, sodass Sie die Sport-Dosis langsam steigern können.

Wenn Sie allerdings schon von vornherein durchtrainiert sind, Kondition haben und es sich in Ihrer Situation zutrauen, spricht auch nichts gegen ein intensiveres Training. Dass das geht, zeigen zwei Beispiele von Patienten, die beide bereits vor ihrer Krebserkrankung Wettkampfsport betrieben haben und sich durch ihre Erkrankung und Behandlung nicht davon abhalten ließen, das auch weiterhin zu tun.

Eine heute über fünfzigjährige Frau, die vor gut acht Jahren an Eierstockkrebs erkrankte, hatte schon als Teenager leidenschaftlich mit dem Schwimmsport begonnen. Nach der Diagnose war sie selbst zu Zeiten ihrer vielen Chemo- und Bestrahlungstherapien regelmäßig im Schwimmbecken anzutreffen. Die Teilnahme an Wettkämpfen ist für sie nach wie vor selbstverständlich. Sie ernährt sich nicht ketogen, aber sehr kohlenhydratarm mit durchschnittlich 60 Gramm Kohlenhydraten pro Tag, denn das verträgt sie am besten.

Ein über siebzigjähriger passionierter Triathlet, Ironman-Teilnehmer und Prostatakrebspatient trainiert dagegen mit einer auf den Leistungssport angepassten ketogenen Ernährung weiter. Er plant, im Jahr 2012 an mehreren Triathlonwettkämpfen teilzunehmen. Beide Patienten haben ihre Sportart gefunden und trainieren entsprechend ihrer Leistungsfähigkeit.

Ihr ganz persönliches Sportprogramm

Für einzelne Krebsarten ist ziemlich genau untersucht worden, welche Sport-Dosis in Zusammenhang mit dem niedrigsten Risiko steht, an der Krankheit zu sterben. Als entscheidend kam bei allen in Kapitel 8 beschriebenen Studien heraus, dass die Patienten mit den besten Aussichten mindestens neun MET-Stunden pro Woche (nicht Zeitstunden, siehe oben) sportlich aktiv waren. Bei Brustkrebs hatten Frauen mit über 18 MET-Stunden die besten Überlebensraten. Bei Darmkrebs erwiesen sich möglichst über 20 (bei Frauen) beziehungsweise 27 (bei Männern) MET-Stunden als optimal. Ab einer bestimmten Obergrenze brachte eine weitere Steigerung der sportlichen Aktivität für den Krankheitsverlauf keinen Zugewinn. Das relative Risiko, an der Erkrankung zu versterben, sank nicht mehr weiter ab.

Neun MET-Stunden pro Woche erreichen Sie schon, wenn Sie täglich 30 Minuten spazieren gehen. Das sind anderthalb MET-Stunden pro Spaziergang. Bei sechs Tagen kommen damit die neun MET-Stunden pro Woche zusammen. Wer zusätzlich zweimal pro Woche je 30 Minuten lang Krafttraining zur gezielten Kräftigung der Muskulatur absolviert, hat nochmals vier MET-Stunden angesammelt: In Summe sind das 13 MET-Stunden pro Woche, für die gerade einmal vier Zeitstunden investiert werden müssen.

TRAININGSZIELE

Trainingsziel	Was machen und wie oft
mehr Ausdauer	Betreiben Sie jeweils 20 bis 60 Minuten am Stück an drei (bei 60 Minuten) bis fünf (bei 20 Minuten) Tagen pro Woche aeroben (also nicht ins Keuchen kommen, ca. 55–90 Prozent ihrer maximalen Herzrate: = 220 minus Lebensalter) Ausdauersport: entweder kontinuierlich (immer gleiche Anstrengung) oder als Intervalltraining (Anstrengung wechselt). Hierfür eignen sich einstellbare Fitnessgeräte (»Cardiotrainer« wie Laufbänder, Crosstrainer, Fahrräder und Rudermaschinen) oder besser: Sport an der frischen Luft wie Nordic Walking, Jogging, Radfahren, Inlineskaten, Schwimmen. Auch Tanzen ist ein ideales Fitnessprogramm, egal ob klassisch, modern oder Volkstänze.
UND:	**Zusätzlich**
mehr Kraft und Muskelaufbau	Bis zu dreimal pro Woche Krafttraining mit Übungen für alle großen Muskelgruppen mit jeweils 50 bis 85 Prozent Ihrer maximalen Belastbarkeit. Führen Sie je Übung drei Sätze mit sechs bis zwölf Wiederholungen aus. Wichtig: Lassen Sie sich bei den Übungen unbedingt fachkundig betreuen, also im Sportverein oder Fitnessstudio!
UND:	**Zusätzlich**
mehr Beweglichkeit	Machen Sie zweimal wöchentlich Dehn- und Gymnastikübungen für alle großen Muskelgruppen. Hier eignet sich z. B. Yoga hervorragend, aber auch die »normale« Gymnastik im Sportverein oder zu Hause auf der Matte. Lassen Sie sich geeignete Übungen von Krankengymnasten oder Sporttrainern zeigen und hängen sie diese idealerweise an das Krafttraining an.

Die in der Tabelle »Trainingsziele« zusammengefassten Empfehlungen haben die Sportwissenschaftler Robert Newton und Daniel Galvao von der Edith Cowan University in Australien erarbeitet. Es sollten immer alle drei Trainingsziele angestrebt werden – also Ausdauer, Kraft und Beweglichkeit. Viele praktische Hinweise, detaillierte Empfehlungen und Adressen finden Sie auch im blauen Ratgeber »Bewegung und Sport bei Krebs« der Deutschen Krebshilfe e.V., den Sie kostenlos dort beziehen können.

No Sports? No.

Möglicherweise fühlen Sie sich von den vielen zu leistenden MET, den zu absolvierenden unterschiedlichsten Übungsarten – Krafttraining, Ausdauertraining, Beweglichkeitstraining – abgeschreckt und unter Druck gesetzt. Vielleicht hält man es dann doch lieber gleich mit Sir Winston Churchill und treibt »first of all, no sports«! Diese Antwort, »vor allem kein Sport«, soll er auf die Frage gegeben haben, wie er es trotz Zigarren und Whisky geschafft habe, sein hohes Alter zu erreichen.

Tatsache ist, dass Churchill sein ganzes Leben lang sportlich sehr trainiert war. Er focht, war ein hervorragender Schwimmer, liebte es zu reiten und nahm offensichtlich noch als Siebzigjähriger leidenschaftlich gern an den englischen Fuchsjagden teil. Vielleicht haben seine jahrzehntelang von ihm verfolgten sportlichen Hobbys mit dazu beigetragen, dass er so genussreich alt werden konnte.

Das angebliche Zitat ist höchstwahrscheinlich ohnehin eine Erfindung. Es gibt zumindest keinen einzigen Beleg dafür, dass Churchill sich wirklich je so geäußert hat. Eines ist dagegen sicher: Churchill liebte seine mit körperlicher Bewegung verbundenen Hobbys mindestens so sehr wie eine gute Zigarre – er war mit Spaß bei der Sache.

Auch bei Krebserkrankungen wirkt Sport am besten, wenn man auch Spaß daran hat. Sicher sind Krebs und Spaß nicht gerade die zwei Begriffe, die man normalerweise in einem Atemzug gebraucht. Und sicher kann ein Sportprogramm angesichts der Krankheit als besonders schwere Herausforderung erscheinen. Wer aber wirklich selbst etwas für sich tun will, dem bieten sich zusätzlich zur Ernährung mit körperlicher Aktivität die allerbesten Möglichkeiten dafür. Und der Spaß kommt meist ganz von allein.

Denken sie also nicht »Das schaffe ich nie!«, sondern überlegen Sie, was Sie am liebsten machen (Spazierengehen, Laufen, Radfahren, Tanzen, Fußball ...). Versuchen Sie es genau damit, sei es in der Gruppe oder allein – oder probieren sie etwas Neues, wenn gerade das Ihnen interessant (aber auch machbar) erscheint. Die zunehmende Kräftigung und die ersten Erfolge werden Sie ermutigen, sich nicht vom Weg abbringen zu lassen und körperlich aktiv zu bleiben. Möglichst jeden Tag. Wir wünschen Ihnen viel Erfolg damit!

»Selbst wenn man alles [zur Diät] weiß, ist die Fürsorge für einen Menschen noch nicht vollständig, weil essen allein ihn nicht gesund erhalten wird; er muss sich auch bewegen. Denn Ernährung und Bewegung haben zwar entgegengesetzte Eigenschaften, gemeinsam sorgen sie jedoch für Gesundheit.«

— Hippokrates

10 Fragen und Antworten

In den Frauenkliniken der Universitätsklinika Würzburg und Mannheim haben wir inzwischen viele Erfahrungen mit der ketogenen Ernährung gesammelt. Wir möchten an dieser Stelle Antworten geben auf Fragen, die uns häufig gestellt werden, wenn wir die ketogene Kost empfehlen. Wir verweisen auch öfters auf den im Jahr 2010 hochbetagt verstorbenen österreichischen Mediziner Wolfgang Lutz, der sich selbst jahrzehntelang kohlenhydratarm ernährte und auch bei seinen Patienten diese Ernährungsform mit gutem Erfolg zur Therapie verschiedener Erkrankungen, vorwiegend des Magen- und Darmtrakts, angewendet hatte. Seine jahrzehntelangen Erfahrungen mit kohlenhydratarmer Ernährung und ihre möglichen Anwendungsgebiete hat er in dem Buch »Leben ohne Brot« zusammengefasst.

Besteht die Gefahr, dass der Cholesterinwert gefährlich ansteigt?

Möglicherweise steigt Ihr Cholesterinwert an, wenn Sie sich ketogen ernähren. Genauso gut könnte er genau da bleiben, wo er jetzt ist und vielleicht sinkt der Cholesterinwert sogar. Ein Anstieg des Gesamtcholesteringehalts im Blut wird aber mit größter Wahrscheinlichkeit durch einen deutlichen Anstieg des guten, also des HDL-Cholesterins, bedingt sein und wenn überhaupt, dann nur durch einen vergleichsweise geringen Anstieg des schlechten LDL-Cholesterins. Es gibt inzwischen eine ganze Reihe von Untersuchungen, vor allem mit übergewichtigen Versuchspersonen, die sich über einen gewissen Zeitraum kohlenhydratarm ernährten. Sie zeigen, dass sich die Cholesterinwerte entweder nur leicht verschlechtern oder sich sogar positiv entwickeln.

Auch Wolfgang Lutz hat in seiner langjährigen Behandlungspraxis mit einer kohlenhydratarmen Ernährung beobachtet, dass der Gesamtcholesterinwert seiner Patienten leicht absank – und zwar umso stärker, je jünger die Patienten waren und je höher der ursprüngliche Cholesterinwert gewesen war. Bei den in Würzburg behandelten Patientinnen und Patienten sanken der Gesamtcholesterinwert und vor allem das LDL-Cholesterin signifikant ab, vor allem bei den Patienten, die anfangs stark erhöhte Werte aufgewiesen hatten.

Steigt mit fettreichem Essen nicht der Fettgehalt im Blut?

Man könnte meinen, dass sich mit einer fetthaltigen, ketogenen Ernährung der Triglyzeridgehalt des Blutes erhöht. Das ist aber in aller Regel nicht der Fall. Ganz im Gegenteil normalisieren sich die Blutfettwerte bei einer solchen Kost. Die Werte der Krebspatienten, die wir in Würzburg begleiteten, erhöhten sich leicht, pendelten sich aber im normalen Bereich ein. Auch viele andere wissenschaftliche Studien zeigten, dass negative Effekte auf die Blutfettwerte nicht zu erwarten sind. Die Wahrscheinlichkeit, dass der Blutfettwert ansteigt, ist gerade dann erhöht, wenn sehr viele Kohlenhydrate verzehrt werden, vor allem in Form von Zucker und besonders Fruchtzucker.

Dieses Phänomen wird als *kohlenhydrat-induzierte Hypertriglyzeridämie* bezeichnet. Zucker verursacht einen Anstieg der Blutfettwerte, weil der Körper etwas mit den vielen Kohlenhydraten anfangen muss, die gegessen werden. Ist der Kohlenhydratspeicher (das Glykogen) schon voll, macht die Leber aus Kohlenhydraten Fett. Dieses speichert sie einerseits selbst (man denke an die Stopfleber der Gänse, die mit Kohlenhydraten gemästet werden) oder gibt die Fette ins Blut ab. Dort zirkuliert es in erhöhter Konzentration und wird dann entweder verbraucht (zum Beispiel von Muskelzellen) oder in den Fettdepots abgelagert.

Ich habe Diabetes oder andere chronische Erkrankungen – muss ich da etwas beachten?

Als Diabetiker sollten Sie beachten: Wenn sie weniger Kohlenhydrate aufnehmen, brauchen Sie auch weniger oder eventuell gar keine Medikamente gegen Ihren Diabetes mehr. Das wurde schon mehrfach in Studien nachgewiesen, und vor der Zeit des Insulins war die Therapie des Diabetes auch eine strikt kohlenhydratarme Diät. Durch die ketogene Diät wird Ihr Bedarf an Insulin und anderen blutzuckersenkenden Medikamenten deutlich reduziert! Sollten Sie also wegen einer Zuckerkrankheit beziehungsweise erhöhtem Blutzucker auf die regelmäßige Einnahme von Medikamenten oder sogar Insulin angewiesen sein, besprechen Sie die Nahrungsumstellung unbedingt mit Ihrem behandelnden Arzt.

Führen Sie anfangs sehr engmaschige Kontrollen Ihres Blutzuckers durch, um eine gefährliche Unterzuckerung zu vermeiden, und passen Sie die Insulinmenge an die Blutzuckerwerte an. Erfahrungsgemäß können Sie die Medikamente in der Umstellungsphase schrittweise reduzieren oder sogar absetzen. Auch andere Medikamente wie Diuretika (entwässernd), blutdrucksenkende Medikamente und Herzmedikamente (wie rhythmusstabilisierende Mittel), NSAR (Nicht-steroidale Antirheumatika), Blutverdünner (wie Marcumar), aber auch Cortison müssen eventuell angepasst werden. Meist bedeutet das dann konkret eine Verringerung der Dosis.

Braucht das Gehirn nicht unbedingt Zucker?

Das Gehirn benötigt tatsächlich Zucker. Es ist zwar in der Lage, bei einer ketogenen Ernährung den größten Teil seines Energiebedarfs aus Ketonkörpern zu decken, aber es braucht immer noch einen gewissen Anteil Zucker. Etwa 30 Prozent seines Energiebedarfs muss es dann noch immer daraus decken. Das bedeutet jedoch nicht, dass es diesen Zucker aus der Nahrung in Form von Kohlenhydraten beziehen muss. Bei einer ketogenen Kost produzieren die Leber und die Nieren Zucker aus den Proteinen, die wir essen. Insofern ist die oftmals vertretene Meinung falsch, dass wir auf Kohlenhydrate in der Nahrung nicht verzichten können, weil das Gehirn Zucker braucht. Das Gehirn benutzt bei einer ketogenen Ernährung die Ketonkörper als Energiequelle und bekommt für den restlichen Energiebedarf genug Zucker von der Leber und den Nieren zur Verfügung gestellt.

Droht Verstopfung, wenn kaum Kohlenhydrate gegessen werden?

In der ersten Umstellungsphase des Körpers auf die ketogene Ernährung kann es zu Verstopfung kommen. Die meisten Erfahrungen gibt es hier bei der Behandlung von epilepsiekranken Kindern. Sie können zu Beginn einer Therapie unter Verstopfung leiden. Ihre ketogene Ernährung ist allerdings auch sehr streng. Bei Erwachsenen, deren Epilepsie mit einer moderateren Form der ketogenen Ernährung (einer modifizierten Atkins-Diät) behandelt wird, ist Verstopfung erfahrungsgemäß kein Problem. Bei der ketogenen Ernährung, die wir Ihnen hier vorstellen, wird durchaus auch ballaststoffreiches Gemüse gegessen. Sollte anfänglich Verstopfung auftreten, bessert sich dies normalerweise sehr bald von allein.

In solchen Fällen ist es auch hilfreich, ausreichend zu trinken und sich zu bewegen, um die Darmperistaltik anzuregen. Eine anfängliche Verschlechterung der Darmpassage und Verstopfung hat Wolfgang Lutz auch bei seinen Patienten festgestellt. Dies normalisierte sich jedoch nach einer gewissen Zeit wieder. Wenn Sie hier dennoch Probleme haben, dann können sie es mit Flohsamenschalen probieren, die sowohl bei Durchfällen (siehe Abschnitt »Schwierigkeiten mit dem Essen«) als auch bei Verstopfung den Stuhlgang regulieren.

Nimmt man zu, wenn man fettreich isst?

Gerade bei ausgezehrten Patienten ist eine Zunahme von Körpergewicht das erklärte Ziel. Bei einem normalgewichtigen Menschen sollte die Gefahr gering sein, dass sie oder er mehr als eigentlich notwendig isst, denn die ketogene, fett- und eiweißreiche Ernährung erzeugt ein gutes Sättigungsgefühl. In diesem Zusammenhang hat auch der Mediziner Wolfgang Lutz eine sehr interessante Beobachtung gemacht: Durch die Behandlung mit einer fettreichen und kohlenhydratarmen Kost erreichten seine Patienten ein Körpergewicht, das er als ideales Soll bezeichnete.

Das bedeutet: Übergewichtige Menschen nahmen eher ab – sie verloren Fett bei gleichzeitigem Erhalt oder sogar Aufbau von Muskelmasse. Dass übergewichtige Menschen mit einer fettreichen Ernährung nicht zunehmen, sondern ganz im Gegenteil sehr gut abspecken können, kennt man auch von Studien, bei denen die Wirkung unterschiedlicher Diätformen auf das Körpergewicht verglichen wurde. Gerade ketogene Diäten wie etwa die Atkins-Diät oder andere Low-Carb-Diäten erwiesen sich hier als besonders effektiv. Umgekehrt hat Lutz aber auch beobachtet, dass Menschen mit Untergewicht mit einer kohlenhydratreduzierten Ernährung zunehmen und ihr ideales Sollgewicht durch verstärkten Aufbau von Muskelmasse erreichen. Bei Krebspatienten ist eine Gewichtsabnahme meist mit dem Verlust von Muskelmasse verknüpft und sollte unbedingt vermieden beziehungsweise gelindert werden. Für sie gilt also entsprechend: Wenn sie bereits ungewollt abgenommen haben und wieder zunehmen beziehungsweise einen weiteren Gewichtsverlust vermeiden wollen, dann kann ihnen die ketogene Diät wahrscheinlich gut helfen, denn sie wirkt eher anabol, also muskelaufbauend. Genau das fand auch der Internist Eggert Holm nach einer achtwöchigen Behandlung von mangelernährten Krebspatienten mit einer fettreichen, kohlenhydratarmen Kost – die Patienten nahmen wieder zu (siehe Kapitel 6).

Die anabole Wirkung der ketogenen Ernährung machen sich inzwischen viele Bodybuilder und Kraftsportler zunutze. Wenn Sie in den einschlägigen Internetforen nachsehen, werden Sie Low-Carb-Diäten oder Metabole Diäten als wahres Wundermittel zur Massebildung, für den Aufbau dicker Muskelpakete (natürlich nur in Verbindung mit entsprechendem Kraftsport) dargestellt finden.

Achten Sie darauf, ausreichend und gegebenenfalls sogar darüber hinaus zu essen. Am einfachsten schaffen sie dies, wenn Sie möglichst viele kleine Mahlzeiten über den Tag verteilen. Das hilft Ihnen, bis zu 900 Kilokalorien pro Tag mehr aufzunehmen als bei den klassischen drei Mahlzeiten am Tag.

Kann man einfach nur die Kohlenhydrate reduzieren, ohne mehr Fett zu essen?

Eine ketogene Diät allein durch Weglassen der meisten Kohlenhydrate wäre zwar möglich. Sie würde aber einer Fastenkur ähneln und zu starkem Gewichtsverlust führen. Gerade das soll aber bei Krebspatienten vor allem vermieden werden. Es ist also wichtig, die Kalorien, die zuvor durch Kohlenhydrate aufgenommen wurden, durch Kalorien aus Fett zu ersetzen. Auch eine kohlenhydratarme, eiweißreiche Ernährung, wie von vielen Diätprogrammen angeboten, ist keine ketogene Diät und nicht an den Stoffwechsel der Krebspatienten angepasst. Sie brauchen wirklich das Fett in ausreichender Menge, wenn Sie eine ketogene Diät ohne Gewichtsverlust realisieren möchten.

Ist viel tierisches Fett nicht ungesund?

Tierische Fette stehen im Ruf, gesundheitsschädlich zu sein. Als Grund wird der im Vergleich zu bestimmten Pflanzenfetten höhere Anteil an gesättigten Fettsäuren genannt, die vor allem im Verdacht stehen, Herz-Kreislauf-Erkrankungen aller Art zu begünstigen. Dieses Dogma ist inzwischen aber stark ins Wanken geraten. In mehreren Studien wurde in den letzten Jahren gezeigt, dass der Anteil der gesättigten Fettsäuren in der Nahrung nicht mit dem Auftreten von koronarer Herzkrankheit korreliert ist. Kritiker wenden hier häufig ein, dass solche Studien nicht lange genug durchgeführt wurden und man deshalb keine Aussage über einen langfristigen Effekt treffen könne. Aber es gibt auch Daten aus Langzeitstudien, etwa der berühmten sogenannten Krankenschwesternstudie *(Nurses Health Study)* der Harvard Universität. Eine Analyse der Daten nach einer Zeitdauer von immerhin 20 Jahren und von fast 80.000 Teilnehmerinnen zeigte keinen Zusammenhang zwischen dem Konsum von gesättigten Fetten oder der Gesamtmenge des verspeisten Fettes und der koronaren Herzkrankheit (siehe auch Kapitel 7). Die einzelnen tierischen Fette sind nach derzeitigem Stand der Wissenschaft entweder gesundheitsneutral oder können sogar gesundheitsförderlich sein, etwa aufgrund der Omega-3-Fettsäuren im Fisch oder Fleisch von Weiderindern. Als gesundheitsschädlich gelten die aus Pflanzenfetten gewonnenen industriellen trans-Fette (siehe Kapitel 7).

Ist Butter nicht eher ungesund?

Butter ist ein sehr wertvolles Lebensmittel mit einer Fettzusammensetzung, die gerade für Krebskranke (aber auch für Gesunde) günstig ist. Butter enthält viele Fettsäuren mit kurzer oder mittlerer Kettenlänge, also genau die MCTs (siehe Kapitel 7 und Glossar), die auch in der Kokosnuss enthalten sind. Diese können sehr schnell und effizient in den Stoffwechsel eingespeist und verbrannt werden. Zudem ist eine Butter aus Milch von Alpenkühen, die Gras und Heu statt Kraftfutter gefressen haben, reich an Fettsäuren wie CLA oder ALA, von denen hemmende Wirkungen auf Krebszellen in Zellkulturexperimenten und bei Tierversuchen gezeigt werden konnten. Es empfiehlt sich deshalb, eine Butter möglichst von Kühen aus artgerechter Haltung, am besten aus Bergregionen, zu verwenden.

Steigt bei viel Fleischkonsum das Krebsrisiko nicht sogar an?

Dass bei hohem Fleischkonsum das Krebsrisiko ansteigt, trifft in dieser Verallgemeinerung nicht zu. Tatsächlich gibt es einige Studien, die auf ein minimal erhöhtes Risiko schließen lassen. Dabei geht es aber immer nur um rotes oder verarbeitetes Fleisch und betroffen sind ausschließlich Organe des Verdauungstrakts. Selbst unter diesen Einschränkungen gibt es widersprüchliche Ergebnisse. Nicht alle Studien belegen ein Risiko – es wurden sogar umgekehrte Beziehungen gefunden. Die gefundenen Unterschiede scheinen einem regionalen Muster zu folgen, bei dem die Haltungs- und Fütterungsbedingungen verschieden sind. Ein erhöhtes Risiko wurde meist dort festgestellt, wo Tiere, vor allem Rinder, mit Kraftfutter gemästet werden, also Mais und Getreide, im Gegensatz zur Weidehaltung, wo sogar eine Verringerung des Krebsrisikos beobachtet wurde (siehe Kapitel 7). Tatsächlich unterscheidet sich auch das Fleisch der Tiere im Hinblick auf Fettgehalt, Fettzusammensetzung und etliche Vitamine. Deshalb ist es auch unter diesem Gesichtspunkt angeraten, Fleisch von artgerecht gehaltenen Tieren zu kaufen. Unabhängig von der Haltung der Tiere enthält rotes Fleisch viel Eisen, das von einigen Medizinern als potenziell problematisch eingeschätzt wird. Dieses Risiko kann man aber durch die Wahl günstiger Beigaben, etwa in Form von Gewürzen wie Rosmarin, Knoblauch oder Chili, minimieren.

Bei allen Diskussionen über potenzielle Risiken sollte zudem nicht übersehen werden, dass Fleisch ein sehr guter Proteinlieferant ist und etliche wertvolle Inhaltsstoffe wie etwa Folsäure, Vitamine, Selen oder Zink und andere mehr liefert.

Brauche ich Spezialprodukte für die ketogene Diät?

Eine ketogene Diät können Sie prinzipiell mit ganz normalen, sogar größtenteils in Supermärkten und bei Discountern erhältlichen Lebensmitteln realisieren. Bei manchen ketogenen oder bei kohlenhydratreduzierten Ernährungsformen werden zusätzlich ergänzende Produkte vertrieben, die meist ziemlich teuer sind. Solche Spezialprodukte brauchen Sie nicht. Hochwertige Öle gibt es in gut sortierten Lebensmittelläden, Bioläden und Reformhäusern, Süßstoffe und handelsübliche Eiweißpulver bekommen Sie in allen Drogeriemärkten, Nussmehle oft in Bioläden oder Reformhäusern. Gluten – wenn Sie damit backen wollen – gibt es oft ebenfalls in Reformhäusern, in Getreidemühlen oder im Internet. Fertige Low-Carb-Backmischungen bekommen Sie allerdings fast nur im Internet – meist bei Anbietern von Sportnahrung.

Muss ich vor einer ketogenen Diät eine spezielle Diagnostik machen?

Sie sollten mit Ihrem behandelnden Arzt abklären, ob bei Ihnen sogenannte Kontraindikationen gegen eine Ketose vorliegen (siehe auch Kapitel 9). Dies sind seltene angeborene Stoffwechselstörungen, bei denen Sie keine Ketonkörper bilden können (Ketogenesestörungen) oder Ihre Zellen diese nicht verwerten können (Ketolysestörungen). Auch bei Störungen der Glukoneogenese (wie etwa bei Pyruvatdehydrogenasemangel) oder der Fettsäureverwertung (Störungen der Beta-Oxidation oder des Fettsäuretransports) scheidet eine ketogene Diät aus. Die genannten angeborenen Stoffwechseldefekte sind jedoch sehr selten und meist schon seit der Kindheit bekannt. Wenn Sie sich aber bei der Umstellung lange Zeit sehr schlecht und schlapp fühlen und einfach keine Ketonkörper im Urin oder sogar Blut erscheinen oder Ihr Blutzuckerspiegel sehr niedrig (unter 60 mg/dl) bleibt, dann klären Sie unbedingt mit Ihrem Arzt, ob Sie möglicherweise eine der oben aufgeführten Störungen haben.

Führt eine ketogene Diät nicht zur gefährlichen Ketoazidose?

Zur Ketoazidose, einer Übersäuerung des Blutes, kann es bei insulinpflichtigen Diabetikern kommen – allerdings nur, wenn sie zu wenig oder kein Insulin spritzen. Sie kann lebensgefährlich sein. Ursache ist ein starker Anstieg der Ketonkörpermenge (Ketonkörper sind Säuren) im Blut. Auch bei Alkoholikern kann die Insulinfreisetzung verringert sein, sodass sie unter bestimmten Voraussetzungen eine Ketoazidose erleiden können. Die Konzentration der Ketonkörper im Blut ist bei einer Ketoazidose etwa drei- bis viermal höher als bei einer Ketose, wie sie sich bei strengem Fasten einstellt. Sie ist sogar etwa neun- bis zehnmal höher als bei einer ketogenen Ernährung. Wenn aber nicht von vornherein eine Störung der Insulinproduktion oder -freisetzung vorliegt, kann es bei einer ketogenen Ernährung, soweit bekannt, nicht zur Ketoazidose kommen.

Übersäuert bei viel Eiweiß und wenig Obst nicht das Blut?

Wenn unser Körper Nahrungseiweiß verstoffwechselt, entstehen als Nebenprodukte des Ab- und Umbaus bestimmter Aminosäuren (den Grundbausteinen der Eiweiße) auch Säuren. Die Niere filtert diese aus dem Blut heraus und sie werden mit dem Urin ausgeschieden. Vielerorts wird empfohlen, nur wenige tierische Produkte (oder andere Säurebildner) und stattdessen mehr pflanzliche, basenbildende Nahrungsmittel zu essen, damit das Blut nicht übersäuert. In der wissenschaftlichen Forschung ist dieses Konzept jedoch umstritten, denn der menschliche Körper verfügt über mehrere Puffersysteme, die sicherstellen, dass der normale pH-Wert des Blutes (also sein Säuregehalt) erhalten bleibt. Der Säuregehalt ist in einem sehr engen Bereich ganz genau reguliert. Der Normalwert liegt für arterielles Blut bei einem pH-Wert von 7,4. Sinkt dieser pH-Wert unter 7,35, spricht man bereits von einer Azidose (etwa bei der oben erwähnten diabetischen Ketoazidose). Steigt er über einen pH-Wert von 7,45, liegt eine sogenannte Alkalose vor. Es gibt widersprüchliche Befunde darüber, ob sich eine niedrige Eiweißaufnahme zusammen mit verstärktem Obst- und Gemüsekonsum vorteilhaft auf die Gesundheit, etwa die Knochendichte oder die Muskelfunktion, auswirkt. Es gibt auch Studien, bei denen gerade bei einem hohen Eiweißkonsum eine höhere Knochendichte gefunden wurde. Die ketogene Kost enthält eine Eiweißmenge, welche die besonderen, erhöhten Bedürfnisse des Krebspatienten berücksichtigt. Die durch diese Menge bedingte Säurebildung wird durch die genannten Regelmechanismen normalerweise ausgeglichen. Zudem wird bei der ketogenen Ernährung auch viel basenbildendes Gemüse gegessen. Eine klinisch relevante Übersäuerung des Blutes ist bei der Kombination von Eiweiß mit Gemüse (wie etwa basenbildendem, kaliumreichem Mangold oder Spinat) nicht zu befürchten. Vorsicht ist angeraten bei bestehenden Nierenschäden – beraten Sie sich mit Ihrem behandelnden Arzt, welche Mengen von Eiweiß verträglich sind.

Führt ketogene Ernährung zu einem Mangel an Vitaminen und gesunden sekundären Pflanzenstoffen?

Bei einer variantenreichen ketogenen Ernährung ist kein Vitaminmangel zu befürchten. Zwar sollten sehr süße Früchte sowie zucker- und stärkereiche Produkte gemieden werden, aber ansonsten steht eine reiche Auswahl an verschiedensten Gemüsesorten und auch Obstvarianten zur Verfügung. Insofern sollte die Einnahme von Nährstoffsupplementen nicht notwendig sein. Für Multivitamin- und Mineralstoffpräparate gilt allgemein, dass die Dosierung der Inhaltsstoffe nicht die jeweilige Tagesempfehlung überschreiten sollte.

11
Anhang

Zucker und Kohlenhydrate

Das Wort **Zucker** wird von Naturwissenschaftlern und Medizinern in mehrfacher Bedeutung gebraucht, deren Vielfalt etwas verwirrend sein kann: Da gibt es Einfachzucker, Zweifachzucker und Mehrfachzucker, es gibt den Blutzucker, den Fruchtzucker, Stärke oder die Glukose – was hat es damit auf sich?

Für Mediziner spielt von allen Zuckerarten die **Glukose** eine besonders wichtige Rolle. Einen Überblick über den Aufbau von Zucker gibt die nebenstehende Abbildung. Glukose ist ein sogenannter Einfachzucker. Sie ist wie alle Zucker aus Kohlenstoff, Wasserstoff und Sauerstoff aufgebaut, die miteinander verbunden sind. Glukose kommt natürlicherweise etwa in Trauben vor, weshalb sie auch **Traubenzucker** genannt wird. Glukose ist auch der Zucker in unserem Blut. Der **Blutzucker,** die Glukose, wird von den Körperzellen und besonders von aktiven Zellen wie etwa Krebszellen aufgenommen und für verschiedene Zwecke genutzt, zum Beispiel für die Energiegewinnung.

Viele Früchte, aber auch süßliche Gemüsesorten enthalten ein zusätzliches Zuckermolekül, die **Fruktose.** Dieser Zucker ist der **Fruchtzucker.** Fruktose schmeckt sehr süß, süßer als Glukose. In den USA wird Fruktose in großen Mengen aus Mais gewonnen und Limonaden und anderen Lebensmitteln zum Süßen zugesetzt. Wenn wir Haushaltszucker essen, dann ist das Zucker aus Zuckerrüben oder Zuckerrohr, die sogenannte **Saccharose.** Saccharose ist eine Kombination der beiden Einfachzucker Glukose und Fruktose, also ein **Zweifachzucker.** In unserem Darm wird bei der Verdauung Saccharose gespalten, in Glukose und Fruktose. Über die Darmwand gelangen beide Einfachzucker ins Blut, in die Pfortader. Glukose lässt den Blutzuckerspiegel steigen, in Folge schüttet die Bauchspeicheldrüse Insulin aus. Insulin signalisiert den Körperzellen, Glukose aufzunehmen und zu verwerten. Die Fruktose wird von der Leber aufgenommen: Sie macht daraus entweder Fett oder baut sie zu Glukose um und stellt daraus dann einen Zuckervorrat, das **Glykogen,** her.

Im täglichen Leben begegnen wir noch anderen Zweifachzuckern, etwa der **Maltose,** auch **Malzzucker** genannt, die zum Beispiel aus gekeimter Gerste ins Bier gelangt. Bei der Maltose sind zwei Glukosemoleküle miteinander verknüpft. **Milchzucker,** die Laktose, wird von manchen Menschen nicht vertragen. Laktose besteht aus zwei Einfachzuckern, Glukose und Galaktose.

In der Natur gibt es aber nicht nur Einfach- und Zweifachzucker. Die Zuckermoleküle können zu unterschiedlich langen und sogar verzweigten Ketten zusammengefügt werden – diese dienen als Energiespeicher. Bei Pflanzen sind zum Teil verschiedene Zuckermoleküle miteinander verknüpft. Wenn nur ein Zuckermolekül, die Glukose, in Ketten aufgereiht ist, etwa in Kartoffeln, dann spricht man von **Stärke.** Die tierische Stärke, **Glykogen,** besteht ebenfalls einzig aus Glukose. Die Leber und die Muskeln stellen am meisten davon her, Glykogen dient als Energievorrat.

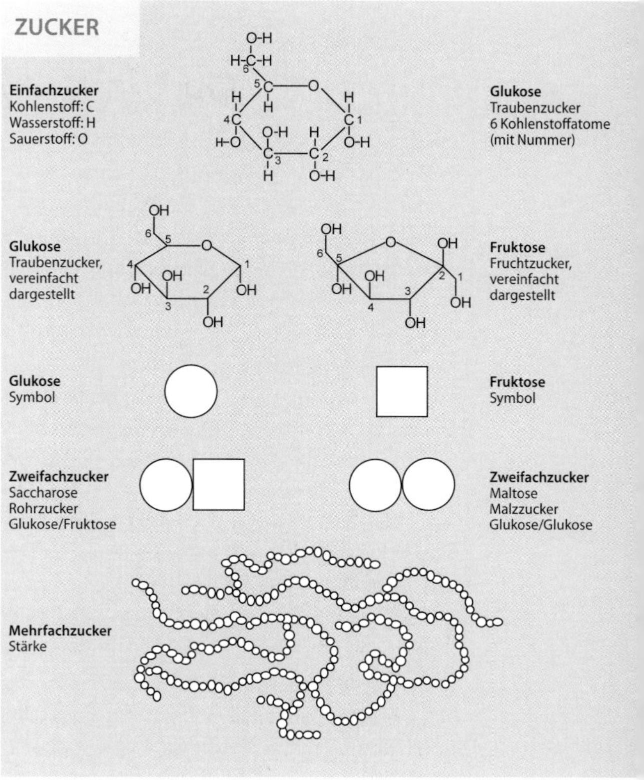

Alle Sorten Zucker, ob Einfach-, Zweifach- oder Mehrfachzucker, werden unter dem Oberbegriff Kohlenhydrate zusammengefasst. Nicht alle der langkettigen, pflanzlichen Kohlenhydrate kann der menschliche Darm auch verdauen. Diese sogenannten Ballaststoffe passieren unseren Darm oder werden von Bewohnern unseres Darms, den Bakterien, verwertet. Zum Teil entstehen dann daraus Fette, welche zum Beispiel die Zellen der menschlichen Darmwand als Energielieferant nutzen können.

Glykämischer Index – Glykämische Last

Kohlenhydrate kann man in vielen verschiedenen Formen essen. Da gibt es alle Arten von Brot, stärkereiche Gemüsesorten, Reis oder Nudeln, die Liste ließe sich beliebig erweitern. Diejenigen Kohlenhydrate, die wir verdauen können, werden von Enzymen im Darm in ihre Einzelteile aufgespalten. Die Zuckermoleküle werden dann über die Darmschleimhaut in die Blutbahn aufgenommen. Je nachdem, wie schnell die Kohlenhydrate aufgespalten und als Zucker ins Blut übernommen werden, steigt unser Blutzuckerspiegel schnell oder langsam an.

Die Lebensmittel werden daher nach ihrem sogenannten *Glykämischen Index* (abgekürzt GI) klassifiziert. Eine Traubenzuckerlösung gilt dabei meistens als Referenzwert. Manchmal wird auch die Reaktion auf Weißbrot als Referenz verwendet: Zur Bestimmung des GI trinken gesunde Versuchspersonen am Morgen innerhalb von fünf bis zehn Minuten auf nüchternen Magen einen Viertelliter Wasser, in dem 50 Gramm Glukose gelöst worden sind. Oder sie essen eine Menge Weißbrot, die umgerechnet 50 Gramm Zucker enthält.[59] Über einen Zeitraum von zwei Stunden wird ihr Blutzuckerwert mehrmals gemessen. Die erste Blutprobe wird genau 15 Minuten nach dem ersten Schluck oder Bissen genommen. Die Fläche unter der entstehenden Blutzuckerkurve wird dann errechnet und als 100 Prozent festgelegt. Will man den Glykämischen Index eines Lebensmittels, etwa von getrockneten Aprikosen, bestimmen, essen die Freiwilligen eine Aprikosen-Menge, die ebenfalls umgerechnet 50 Gramm Zucker enthält. In diesem Fall wären das 100 Gramm. Ihr Blutzuckerverlauf und die Fläche unter der neuen Blutzuckerkurve wird wieder gemessen.[59] Diese Fläche wird zur Referenz in Beziehung gesetzt und der Glykämische Index als Prozentwert angegeben. Ist sie zum Beispiel halb so groß wie bei reiner Glukose, dann beträgt der GI-Wert 50. Für Aprikosen liegt er bei 31. Die GI-Werte hängen auch davon ab, ob der Referenzwert mit reiner Glukose oder mit Weißbrot bestimmt wurde. So haben etwa gekochte Maiskolben einen GI-Wert von 48 oder 69, je nachdem, ob Glukose oder Weißbrot als Referenz benutzt wird.[148]

Der Glykämische Index ist allerdings nur bedingt aussagekräftig, wenn man wissen will, wie stark ein Lebensmittel den Blutzuckerwert tatsächlich verändert. Vor allem ist die tatsächlich innerhalb kurzer Zeit gegessene Menge entscheidend. Es kann sein, dass etwa von einem Produkt mit hohem Glykämischem Index nur wenig gegessen wird – wer isst zum Beispiel schon über ein Kilogramm Mohrrüben auf einmal? Bei geringen Mengen erhöht sich der Blutzuckerwert gar nicht so dramatisch. Umgekehrt könnte ein Lebensmittel mit niedrigem Index den Blutzuckerwert in die Höhe treiben, wenn davon sehr viel gegessen würde. Aus diesem Grund wird der Glykämische Index umgerechnet in die *Glykämische Last* (GL): Hier wird die Portionsgröße und die Kohlenhydratmenge in der Portion mitberücksichtigt. Die schon erwähnten Aprikosen (mit einem GI von 31) haben bei einer Portionsgröße von angenommenen 80 Gramm und einem Kohlenhydratanteil von 40 Gramm pro Portion dann eine Glykämische Last von etwa 12 ($40 \times 31 \div 100$).

Derzeit wird heftig diskutiert, ob die tabellarische Auflistung des Glykämischen Index und der Glykämischen Last ein brauchbares Werkzeug ist, um die Wirkung von Lebensmitteln auf den Blutzuckerverlauf und damit letztendlich ihre gesundheitlichen Auswirkungen auf den einzelnen Menschen einzuschätzen. Problematisch ist dabei die Tatsache, dass der GI von vielen Faktoren abhängt. Eine Rolle spielt unter anderem die Zubereitungsart eines Lebensmittels, sogar die Sorte, beispielsweise bei Kartoffeln,[148] ob und welche anderen Produkte zusammen in einer Mahlzeit mitgegessen werden, wie stark das Lebensmittel verarbeitet wurde, aber auch die Tageszeit, zu der es verzehrt wird, denn die Reaktion eines Menschen ist nicht zu jeder Stunde gleich. Trotzdem empfiehlt etwa die *American Diabetes Association* eine Ernährung mit einer insgesamt niedrigeren Glykämischen Last. Diese senkt das Risiko für Übergewicht und trägt vermutlich generell dazu bei, einer Diabeteserkrankung vorzubeugen.[27]

Fette und Fettsäuren

Hinter dem Begriff **Fett** verbergen sich ebenso wie bei den Kohlenhydraten viele verschiedene Substanzen. Der Grundbaustein der Fette sind die **Fettsäuren:** Davon gibt es unterschiedlich lange oder gesättigte und ungesättigte – die Vielfalt ist sehr groß. In der Abbildung ist die Struktur von Fetten schematisch dargestellt.

Fettsäuren ähneln auf den ersten Blick den Bestandteilen des Erdöls, aus denen Treibstoff hergestellt wird: Das klopffeste, hochoktanige Benzin etwa enthält viel Oktan, eine Kette aus acht Atomen Kohlenstoff, die einerseits miteinander und zusätzlich mit Wasserstoff verbunden sind.

Fettsäuren unterscheiden sich von den Kohlenwasserstoffen im Erdöl. Sie sind nicht nur aus Kohlenstoff und Wasserstoff zusammengesetzt, sondern tragen noch eine sogenannte Säuregruppe an ihrem Ende, daher ihr Name. Die Fettsäure mit einem Grundgerüst aus acht Kohlenstoffatomen heißt **Oktansäure** – sie kommt in Kokosfett vor. Wissenschaftler wählen normalerweise eine vereinfachte Darstellung für Fettsäuren: Anstatt jedes Mal alle Kohlenstoff- und Wasserstoffatome aufzuschreiben, zeichnen sie eine gezackte Linie, welche nur die Kohlenstoffatome und ihre Verbindungen zueinander darstellen soll. Jede Ecke versinnbildlicht ein Kohlenstoffatom, die Nummern im Bild der Oktansäure sollen das verdeutlichen. Die Wasserstoffatome und ihre Verbindungen zum Kohlenstoffgerüst werden ganz weggelassen. Diese Form der Darstellung ist einfach und hat sich im täglichen Gebrauch bewährt.

Fettsäuren gibt es in unterschiedlicher Länge. Sie können kurz sein, wie etwa die **Buttersäure** oder die **Capronsäure,** mit vier beziehungsweise sechs Kohlenstoffatomen als Grundgerüst. Beide sind Bestandteile des Butterfetts. Es gibt auch längere Ketten, wie die **Palmitinsäure** oder die **Stearinsäure,** mit 16 beziehungsweise 18 Kohlenstoffatomen, die beide in tierischem Fett und in Pflanzenfett vorkommen.

Gesättigte und **ungesättigte Fettsäuren** unterscheiden sich durch den Anteil an sogenannten **Doppelbindungen** zwischen ihren Kohlenstoffatomen. Bei gesättigten Fettsäuren wie der Stearinsäure gibt es davon gar keine. Die Kette ist dadurch relativ unbeweglich und starr. Deshalb ist Fett, das viele gesättigte Fettsäuren enthält, auch schon bei Zimmertemperatur fest. Bei den ungesättigten Fettsäuren gibt es dagegen eine oder mehrere Doppelbindungen. Diese fungieren wie ein Gelenk in der Kette und je mehr davon da sind, desto beweglicher wird sie. Solche Fette sind bei Zimmertemperatur flüssig. Eine einfach ungesättigte Fettsäure ist **Ölsäure,** von der viel im Olivenöl oder in Rindfleisch enthalten ist. Eine mehrfach ungesättigte Fettsäuren ist **Linolsäure,** etwa in Sonnenblumenöl oder Maiskeimöl.

Und was hat es mit **Omega-6- und Omega-3-Fettsäuren** auf sich? Der Name zeigt an, wo die erste Doppelbindung in der Kohlenstoffkette zu finden ist. Der letzte Buchstabe im griechischen Alphabet ist das Omega, man zählt also vom Hinterende der Kette (die Säuregruppe markiert den Anfang) ausgehend bis zur ersten Doppelbindung. Linolsäure hat ihre erste von insgesamt zwei Doppelbindungen am sechsten Kohlenstoffatom, sie ist eine Omega-6-Fettsäure. Die Alpha-Linolensäure, der Hauptbestandteil von Leinöl, ist mit 18 Kohlenstoffatomen genauso lang wie die Linolsäure. Sie hat aber eine Doppelbindung mehr, schon am dritten Kohlenstoffatom. Sie ist also eine Omega-3-Fettsäure. In fettreichen Kaltwas-

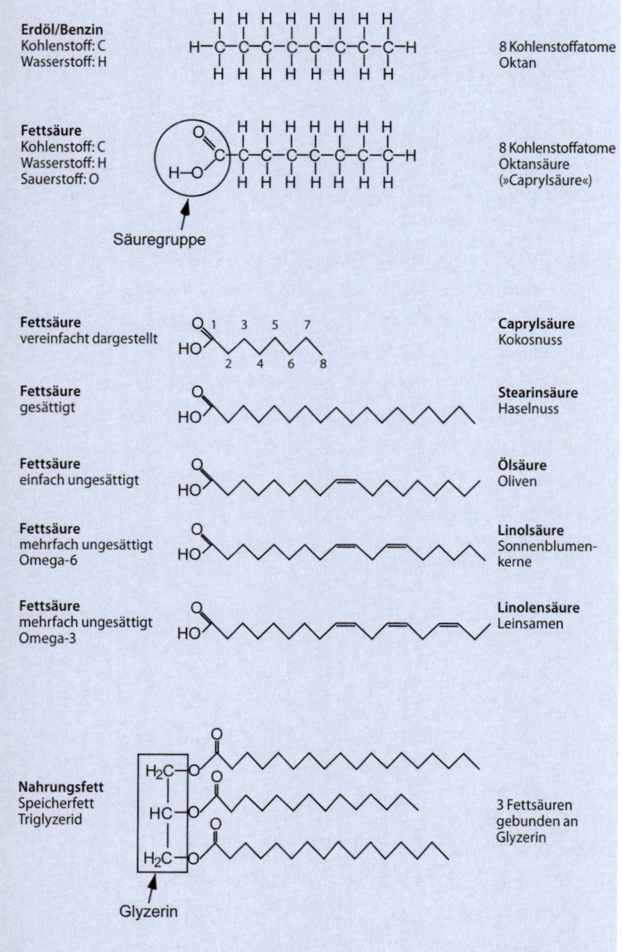

serfischen sind Omega-3-Fettsäuren länger, 20 bis 22 Kohlenstoffatome pro Kette, mit vielen Doppelbindungen, fünf bis sechs pro Kette. Sie heißen **Eicosapentaensäure** und **Docosahexaensäure,** abgekürzt **EPA** und **DHA.** Die Namen rühren von den griechischen Worten für die Zahlen 20 und 22 (eicosa und docosa) und für die Zahlen fünf und sechs (penta und hexa) her. Die vielen Doppelbindungen machen diese Fettsäuren sehr beweglich. Das Fett ist so auch im kalten Wasser geschmeidig, und der Fisch bleibt selbst im arktischen Meer beweglich.

Wenn Fett im Fettgewebe gespeichert wird, dann in Form der sogenannten **Triglyzeride.** Bei ihnen sind drei Fettsäureketten mit einem Glyzerinmolekül verknüpft und so miteinander verbunden. Man kann sich die Struktur vorstellen wie eine dreizinkige Gabel ohne Griff. Die Fettsäuren entsprechen den Gabelzinken und das Glyzerin dem Gabelrücken. Im Speicherfett eines Rindes, seinem Talg, sind die Fettsäuren im Triglyzerid etwa zur Hälfte gesättigt, die andere Hälfte besteht aus vorwiegend einfach ungesättigten und nur wenigen mehrfach ungesättigten Fettsäuren. Rindertalg ist bei Raumtemperatur hart – im Gegensatz zum Fischöl im Lachs. Die Triglyzeride im Fischöl enthalten zu etwa 40 Prozent mehrfach ungesättigte Fettsäuren (nach Angaben des amerikanischen Landwirtschaftsministeriums).

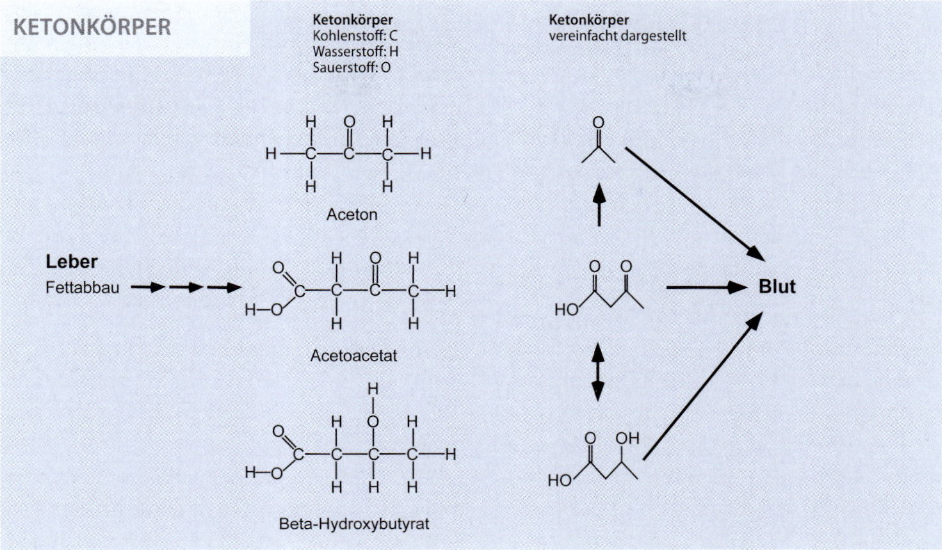

Ketonkörper

Jemand, der sehr viel Fett, aber kaum Kohlenhydrate verspeist oder überhaupt nicht isst und fastet, hat **Ketonkörper** im Blut. Ketonkörper stellt die Leber aus Nahrungsfett oder aus Fett, das im Fettgewebe gespeichert war, her. Im menschlichen Stoffwechsel kommen insgesamt drei verschiedene Ketonkörper vor. Einer davon ist das Aceton, das nicht als Energielieferant genutzt wird. Über die Lunge wird es ausgeatmet und ist verantwortlich für den typischen, leicht fruchtigen Geruch von Menschen, die fasten oder ketogen essen. Beim Fettabbau in der Leber schneiden Enzyme vom Fettsäuremolekül nacheinander energiereiche Stückchen ab. Diese werden in den *Mitochondrien* verbrannt. In den Mitochondrien gibt es aber auch Enzyme, die zwei dieser Stückchen wieder verbinden können. Dabei entsteht das **Acetoacetat,** das weiter in **Beta-Hydroxybutyrat** (Beta-Hydroxybuttersäure) umgewandelt werden kann. Aus dem Acetoacetat entsteht auch spontan, ohne dass Enzyme beteiligt sind, das Aceton. Die Ketonkörper gibt die Leber ins Blut ab. Auch hier kann nochmals aus Acetoacetat Aceton entstehen. Aceton wird fast vollständig über die Niere oder die Lunge ausgeschieden. Die beiden anderen Ketonkörper gelangen vom Blut in das Plasma von Zellen. Sie erreichen auch Gehirnzellen, denn die Ketonkörper können die Blut-Hirn-Schranke leicht überwinden. Sind sie erst einmal im Zellplasma angekommen, werden sie wieder in die Mitochondrien verfrachtet und dort als energiereicher »Supertreibstoff« (siehe Kapitel 1) verbrannt. Über den Ketonkörper-Umweg können auch solche Zellen Fett indirekt als Energiequelle nutzen, die normalerweise keinen Zugang zu Fett haben. Das ist etwa bei den Zellen des Gehirns der Fall, denn Fettsäuren können die Blut-Hirn-Schranke nur sehr eingeschränkt passieren.

Klinische Studien: Was steckt hinter den Begriffen?

In diesem Buch werden an vielen Stellen immer wieder klinische Studien erwähnt und dabei fallen Begriffe wie etwa *epidemiologisch, randomisiert* oder *prospektiv*. Es ist von Phase 1 die Rede oder Phase 3, von Kohorten und von vielem mehr, häufig in Kombination miteinander. Was die Begriffe bedeuten, ist hier zusammengefasst.

1. Begriffe

DOPPELBLIND

Eine Studie nennt man *doppelblind*, wenn weder der Patient noch der behandelnde Arzt weiß, ob zum Beispiel in einer ➧*placebokontrollierten Studie* das verabreichte Mittel zur Behandlungsgruppe gehört (also etwa ein neues Medikament enthält) oder zur Kontrollgruppe (also ein Placebo ist). Sinn der Doppelblindstudie ist, dass Patient und Arzt keine Erwartungshaltung an mögliche Symptome und Anzeichen haben, die die neutrale Beurteilung der Wirkung beeinträchtigen könnten.

▸▸ ***Bezogen auf die ketogene Diät sind Doppelblindstudien praktisch nicht möglich. Denn die Patienten wissen, was sie essen.***

KONTROLLIERT

Bei einer *kontrollierten* Studie werden immer mindestens zwei Gruppen miteinander verglichen: Die Kontrollgruppe bekommt bei gleicher Erkrankung ein ➧*Placebo* oder stellt bei ➧*Fall-Kontroll-Studien* die gesunde Vergleichsgruppe zu der Patientengruppe dar.

▸▸ ***Eine kontrollierte Studie zur ketogenen Diät könnte zum Beispiel so aussehen: Patienten, die künstlich ernährt werden, bekommen entweder eine ketogene, fettreiche Kost oder eine standardisierte, kohlenhydratreiche Kost. Letztere würden dann also zur Kontrollgruppe gehören. So wären die Ernährungsart und die Kalorienmenge gleich, nur die Zusammensetzung der Ernährung würde sich unterscheiden.***

MULTIZENTRISCH

Die Studie ist *multizentrisch* konzipiert, wenn sie nicht nur an einer Stelle (monozentrisch), sondern verteilt an vielen Studienzentren (die meist Teil von Kliniken sind) stattfindet. Der Vorteil hier liegt darin, dass möglicherweise einzigartige, aber unbekannte Sondereinflüsse an einem einzelnen Ort sich dann weniger auf das Gesamtergebnis auswirken.

PLACEBOKONTROLLIERT

Ein *Placebo* ist ein Mittel, das genauso erscheint wie eine wirksame Substanz (also zum Beispiel eine Tablette oder Infusion). Es enthält aber keinerlei Wirkstoffe, sondern besteht nur aus Milchzucker, Stärke und eventuell Farbstoffen, die das eigentliche Medikament auch enthält. Das Placebo ist also optisch und geschmacklich nicht vom Medikament zu unterscheiden.

Bei einer placebokontrollierten Studie wird getestet, ob eine Substanz eine Wirkung auslöst oder nicht. Hier bekommt der Arzt zum Beispiel nur eine Reihe von gleich aussehenden Tablettenpackungen, die sich nur durch die Codenummer unterscheiden und die Information, welche Codenummer an welchen Patienten ausgegeben wird.

▸▸ ***Eine placebokontrollierte Studie wäre, ähnlich wie eine Verblindung (siehe oben) bei einer ketogenen Diät praktisch nicht möglich, denn was sollte das Placebo zu einem ketogenen Essen sein?***

RETROSPEKTIV/PROSPEKTIV

Bei einer *retrospektiven* (zurückschauenden) Studie wird versucht, etwas bereits Geschehenes mit Faktoren, die dieses Geschehen möglicherweise beeinflusst haben, in Zusammenhang zu setzen. Man erkennt zum Beispiel, dass eine bestimmte Gruppe von Krebspatienten besonders häufig ein Rezidiv, einen Rückfall, bekommt. Nun werden die Daten dieser Patienten verglichen mit den Daten von Kontrollpatienten, die ursprünglich die gleiche Erkrankung hatten, aber gesund geblieben sind. Damit will man herausbekommen, welche Umstände (besondere Medikamente, Behandlungsarten oder Verhaltensweisen der Patienten) dazu geführt haben könnten, dass jemand erneut krank wurde und jemand anders gesund blieb.

▸▸ ***Retrospektiv wurde zum Beispiel erkannt, dass Patienten, die an Krebs erkranken, häufig schon lange vor der Diagnose einen erhöhten Blutzuckerspiegel haben und daraus das erhöhte Krebsrisiko von Diabetikern und Patienten mit metabolischem Syndrom abgeleitet.***

Eine *prospektive* Studie ist eine vorausblickende Studie. Hier ist also völlig offen, was geschehen wird. Über längere Zeiträume werden hier Gruppen, die sich zum Beispiel unterschiedlich verhalten oder die ein bestimmtes Medikament einnehmen oder nicht einnehmen, beobachtet und in Intervallen sowie am Ende der Studienzeit werden die hier speziell interessierenden Aspekte der Gesundheit untersucht, beurteilt und zwischen den Gruppen verglichen. So kann man zum Beispiel überprüfen, ob Patienten, die eine bestimmte Behandlung oder ein bestimmtes Medikament bekommen, davon nach Ablauf der Studienzeit einen größeren Vorteil haben als vergleichbare nicht behandelte Patienten.

Klassische prospektive Studien waren die unter ➧*Präventionsstudien* aufgeführten Carotingaben bei Rauchern. Zu Beginn ging man davon aus, dass sich Raucher vor Lungenkrebs schützen können, wenn sie regelmäßig Carotin einnehmen. Nach fünf Jahren war das Gegenteil der Fall – sie bekamen sogar vermehrt Krebs. Dieses Beispiel zeigt, dass prospektive Studien einige Überraschungen bergen können, da sie eben in die Zukunft gerichtet sind und bei ihnen Voreingenommenheit (auch *Bias* genannt) keinen so großen Einfluss haben kann. Deshalb gelten prospektive Studien als zuverlässiger.

▸▸ ***Eine prospektive ketogene Diät-Studie würde bedeuten, dass sich Krebspatienten lange Zeit ketogen ernähren und man dann zum Beispiel zwei Jahre später vergleicht, ob diese Patienten weniger Rückfälle bekommen und länger leben als die konventionell essenden Vergleichspatienten.***

RANDOMISIERT

In einer *randomisierten* Studie werden die Versuchspersonen zufällig (Englisch: random) unterschiedlichen Behandlungsgruppen zugeordnet. In einer ➧*placebokontrollierten, randomisierten* Medikamentenstudie werden die Patienten gleichmäßig per Los auf die Medikamenten- und Placebogruppe aufgeteilt.

▸▸ ***Eine echte randomisierte Studie ist bei einer Diät schwer möglich. Das liegt einerseits wieder daran, dass es hier nicht darum geht, Pillen einzunehmen, sondern um das tägliche Essen. Alle Patienten müssen auch über mögliche Risiken und mögliche Vorteile aufgeklärt werden, zudem haben sie bezüglich des täglichen Essens eigene Meinungen und Präferenzen. Bei der Planung einer Studie zur ketogenen Diät kann es dann zum Beispiel passieren, dass nach der***

Aufklärung zu wenige Patienten akzeptieren, dass sie per Zufallsprinzip in der Kontrollgruppe landen und sich deshalb normal und nicht ketogen ernähren sollen.

BIAS

Das Wort *Bias* bedeutet Voreingenommenheit. Wird im Zusammenhang mit Studien von Bias gesprochen, dann heißt das, dass sich absichtlich oder unabsichtlich methodische Fehler eingeschlichen haben, welche die wissenschaftlich neutrale Aussage der Studie beeinflussen.

- ***Ein Bias bei einer Studie zur ketogenen Diät wäre zum Beispiel, wenn man eine große Gruppe von Krebspatienten über eine ketogene Diät aufklärt und sich eine Gruppe aktiv dafür entscheidet, eine andere nicht. Wird dann aufgrund der Wahl der Patienten die Fallgruppe (Diät) und die Kontrollgruppe (keine Diät) festgelegt, sind die Mitglieder der Gruppen nicht zufällig verteilt, da sie sich ja bewusst für das eine oder andere entschieden haben. Der Bias hierbei könnte sein, dass diejenigen, welche sich für die Diät entscheiden, generell viel gesundheitsbewusster sind als die Nicht-Diätgruppe und auch noch weitere Aktivitäten in ihr Leben einbauen, welche den Krankheitsverlauf positiv beeinflussen, wie etwa Sport oder Entspannungsübungen. Dadurch könnte die von diesen Aspekten unabhängige, reine Wirkung der Diät nicht sauber beurteilt werden.***

2. Studienarten

ANWENDUNGSBEOBACHTUNG

Eine Anwendungsbeobachtung ist keine klassische klinische Studie, sondern hier wird mit wenigen Teilnehmern untersucht, wie etwa eine besondere Behandlungsmaßnahme wirkt und vertragen wird oder ob ein Medikament hilft, das eigentlich für eine ganz andere Krankheit zugelassen ist. Eine Kontrollgruppe gibt es nicht, meist werden einfach ungewöhnliche Ereignisse protokolliert.

- ***So wird zum Beispiel eine neue Ernährungsart wie die ketogene Diät erst einmal in einer Anwendungsbeobachtung bewertet. Wenn hier für die Patienten keine Nachteile, sondern sogar Vorteile entstehen, dann kann basierend auf den Daten eine klinische Studie (zum Beispiel ➧fall-kontrolliert) geplant und begonnen werden.***

EPIDEMIOLOGISCHE STUDIE

Gegenstand einer epidemiologischen Studie ist es, in einer Bevölkerungsgruppe die Häufigkeit und Verteilung von Krankheiten, aber auch die möglichen Ursachen für Krankheiten zu finden. Hierzu werden mit detaillierten Fragebögen von sehr vielen Teilnehmern Daten wie etwa das Alter, Geschlecht, Körpergewicht und Erkrankungen, aber auch die Lebensumstände wie Essen, Beruf, Schlafverhalten, Rauchen, Sport und vieles mehr erfasst. Aus den Daten versucht man, das Auftreten von bestimmten Krankheiten, zum Beispiel mit dem Ernährungsmuster oder der Frage, ob jemand raucht oder nicht, zu verbinden. So konnte in der Vergangenheit festgestellt werden, dass Lungenkrebs gehäuft bei Rauchern und Arbeitern mit Asbestbelastung vorkommt. Im Zusammenhang mit Ernährung und möglichen Krankheitsrisiken läuft derzeit in Europa die hier im Buch öfters erwähnte EPIC-Studie (European Prospective Investigation into Cancer and Nutrition), in der mit Hunderttausenden Teilnehmern ➧*prospektiv* untersucht wird, ob und wie sich die Ernährung (aber auch der Lebensstil) auf die Entstehung von Krebs und anderen chronischen Erkrankungen auswirkt.

➧➧ ***Hinsichtlich einer ketogenen Diät würde eine epidemiologische Studie aussehen wie die gezielten Untersuchungen von Vilhjalmur Stefansson bei den Inuit in Nordkanada vor 100 Jahren: Indem er die Essgewohnheiten und Lebensumstände von Inuit ohne Krebs (traditionelle Lebensweise) mit denen von Inuit mit Krebs (westliche Lebensweise) verglich, kam er zu dem Schluss, dass Krebs eine Zivilisationskrankheit sei: »Cancer, disease of Civilisation«, so einer seiner Buchtitel.***

FALLBERICHT

Ein Fallbericht ist keine Studie, sondern hier wird nur der auffällige Verlauf (etwa eine unerwartete Besserung) einer Erkrankung bei einem (Einzelfall) oder sehr wenigen (Fallserie) Patienten berichtet. Solche Fallberichte können wichtige Hinweise darauf geben, dass zum Beispiel eine erstmals angewandte Methode positiv auf den Krankheitsverlauf wirkt und daher weiter in klinischen Studien untersucht werden sollte. Da es aber selbst bei praktisch hoffnungslosen Fällen immer wieder unerwartete Spontanheilungen gibt (bei denen die Erkrankung auch ohne Therapie von selbst ausheilt), kann aus einem oder wenigen Fällen noch nicht auf die Wirksamkeit einer Behandlungsmethode oder eines verwendeten Mittels geschlossen werden.

➧➧ ***Eine »Heilung« während einer ketogenen Diät erlaubt also auch keine Aussage über deren Wirksamkeit.***

FALL-KONTROLL-STUDIE

Bei dieser Studienart werden die »Fälle«, das sind erkrankte Personen oder Personen, die eine bestimmte Behandlung bekommen haben, verglichen mit einer »Kontrolle«, also gesunden Personen oder Personen, die eine Behandlung nicht bekommen haben. Es wird immer ➧*retrospektiv* durch Datenanalyse zu ergründen versucht, was die entscheidenden Unterschiede der beiden Gruppen waren, um daraus künftige Behandlungsempfehlungen ableiten zu können.

➧➧ ***Eine Fall-Kontroll-Studie wäre bei einer ketogenen Diät möglich: Patienten, die für eine längere Zeit eine ketogene Diät durchgeführt haben, wären die Fallgruppe – vergleichbare Patienten, welche bei einer konventionellen Ernährung geblieben waren, die Kontrollgruppe. Hier wäre aber die Aussagekraft der Studie durch den ➧Bias der Gruppenwahl eher gering.***

INTERVENTIONSSTUDIE (BEHANDLUNGSSTUDIE)

Hier wird untersucht, ob eine *Intervention,* eine Behandlung – also zum Beispiel ein neues Medikament, eine neue Methode – sicher und wirksam ist. Nach dem Arzneimittelgesetz (AMG) ist hierzu festgelegt, dass interventionelle klinische Studien das Ziel haben: »klinische oder pharmakologische Wirkungen von Arzneimitteln zu erforschen oder nachzuweisen« und »sich von der Unbedenklichkeit oder Wirksamkeit der Arzneimittel zu überzeugen« (AMG § 4).

➧➧ ***Wird eine Gruppe von Patienten mit einer ketogenen Diät behandelt, dann werden zum Beispiel viele Laborparameter untersucht, um zu prüfen, ob die Diät sich auf Risikofaktoren für Krankheiten wie etwa die Leberwerte oder Blutfettwerte auswirkt.***

KOHORTENSTUDIE

Bei einer Kohorte wird regelmäßig eine bestimmte, meist sehr große Gruppe von Personen medizinisch untersucht, welche eine oder mehrere ähnliche Eigenschaften hat. Das kann etwa das Alter, der Beruf, das Geschlecht, der Wohnort oder die Religion sein. Eine bekannte Kohortenstudie ist zum Beispiel die amerikanische Framingham-Studie, in der die Einwohner des Örtchens Framingham in Massachusetts seit vielen Jahrzehnten regelmäßig untersucht werden, um Risikofaktoren für Herz-Kreislauf-Erkrankungen zu identifizieren. Eine andere Kohortenstudie ist die Krankenschwestern-Studie (die sogenannte »Nurses Health Study«): Seit 1976 werden regelmäßig alle zwei Jahre Tausende amerikanische Krankenschwestern untersucht. Damit soll ein möglicher Zusammenhang von zum Beispiel Anti-Babypillen, der Ernährung oder auch dem Rauchen mit Brustkrebserkrankungen festgestellt werden.

▸▸ ***Für die Untersuchung der ketogenen Diät scheidet eine Kohortenstudie bisher aus, weil einfach nicht genügend große Personenkreise zu finden sind, die diese Ernährung lange durchführen.***

PRÄVENTIONSSTUDIE

Ziel der Studie ist die Prävention, also das Vorbeugen von Erkrankungen. In einer Präventionsstudie wird untersucht, wie das erstmalige Auftreten von Erkrankungen bei gesunden Menschen oder das Wiederauftreten einer Erkrankung verhindert werden kann.

Bei zwei klassischen, sehr bekannten Präventionsstudien ging es um eine mögliche Vorbeugung von Lungenkrebs bei Rauchern, wenn sie Beta-Carotin (eine Vorstufe von Vitamin A) einnehmen. Das Resultat beider Studien war eindeutig: Schluckten die Raucher Beta-Carotin, hatten sie kein niedrigeres, sondern ganz im Gegenteil ein erhöhtes Lungenkrebsrisiko. Es gab also keinen vorbeugenden Effekt, sondern sogar einen Nachteil. Folgerichtig wurden beide Studien auch schon vor Ende der offiziellen Laufzeit beendet.

▸▸ ***Eine Präventionsstudie zur ketogenen Diät würde bedeuten, dass sich viele gesunde Personen lange Zeit ketogen ernähren und man dann nach vielen Jahren vergleicht, ob sie weniger Erkrankungen bekommen als die konventionell essenden Vergleichspersonen.***

VERTRÄGLICHKEITSSTUDIE (MACHBARKEITSSTUDIE)

In einer *Verträglichkeitsstudie* wird untersucht, ob ein Medikament oder eine Behandlungsmethode verträglich oder machbar ist, ob also vor allem keine schwerwiegenden Nebenwirkungen auftreten. Hier wird zum Beispiel die Dosis des Medikaments überprüft, die gerade noch ohne Nebenwirkungen von einer Patientengruppe vertragen wird.

▸▸ ***So wurde zum Beispiel in Würzburg untersucht, ob eine ketogene Diät für fortgeschrittene Krebspatienten durchführbar ist (Machbarkeit) und wie sich diese auf Lebensqualität und Laborwerte (Verträglichkeit) auswirkt.***

Die Phasen klinischer Studien

Wer einmal gebeten wird, an einer klinischen ➧*Interventionsstudie* als Proband teilzunehmen, hört oft, dass es sich um eine Phase 1-, 2-, 3- oder 4-Studie handelt.

PHASE-1-STUDIE

Eine neue experimentelle Behandlungsmethode oder ein neues Medikament wird an einer kleinen Gruppe (20 bis 80) von Personen (Gesunde oder Kranke) ausprobiert, um die Sicherheit (Ausbleiben und Auftreten von Nebenwirkungen), die Dosis und die Anwendbarkeit zu testen. Nur wenn hier gezeigt wird, dass eine Methode oder ein Medikament sicher ist, kann die Phase 2 der Testung beginnen.

PHASE-2-STUDIE

Hier wird eine etwas größere Gruppe (100 bis 300) von Patienten mit der Erkrankung, gegen die die neue Methode oder das neue Medikament helfen soll, behandelt. Neben der nochmaligen Testung der Sicherheit wird nun auch auf die Wirksamkeit der Therapie geachtet. Therapien, die hier einen positiven Effekt auf die Erkrankung zeigen, ohne zu schaden, können dann in die Phase 3 gehen.

PHASE-3-STUDIE

In dieser Phase muss das neue Medikament oder die neue Methode nun zeigen, wie gut die Therapie damit ist. Eine große Gruppe von Patienten (1000 bis 3000) wird behandelt und dabei der therapeutische Nutzen (auch gegenüber bisherigen Medikamenten oder Methoden) untersucht. In der Regel gibt es hier eine Kontrollgruppe, die das Medikament nicht bekommt, sondern ein Placebo, um die tatsächliche Wirkung besser beurteilen zu können. Erfolgreiche Phase-3-Studien bedeuten, dass die neue Methode beziehungsweise das neue Medikament eine wirksame Therapie und eine deutliche Verbesserung der Behandlung einer Krankheit gegenüber bisherigen Methoden oder Medikamenten darstellen. Diese Studienstufe ist die Voraussetzung, dass ein Medikament oder eine neue Methode für eine routinemäßige Anwendung zugelassen wird.

PHASE-4-STUDIE

In Phase-4-Studien werden bereits zugelassene Medikamente oder Methoden untersucht, um eventuellen Zusatznutzen oder auch bisher übersehene Nebenwirkungen zu entdecken.

Die wichtigsten Studien-Designs und ihre Wertigkeit

Die wissenschaftliche Qualität und Aussagekraft einer medizinischen Studie wird entscheidend durch das Studiendesign bestimmt. ➧*Fallberichte*, ➧*Anwendungsbeobachtungen* und ➧*Verträglichkeitsstudien* sowie ➧*retrospektive* ➧*Fall-Kontroll-Studien* können immer nur erste Hinweise liefern, dass es möglicherweise einen Zusammenhang zwischen den Lebensumständen, einem Lebensmittel oder der Anwendung einer neuen Therapiemethode und einer Erkrankung beziehungsweise deren Besserung oder Heilung gibt.

Die aussagekräftigste Studie im Rahmen der ➧*Interventionsstudien* ist sicherlich die ➧*randomisierte*, ➧*placebokontrollierte*, ➧*multizentrische* ➧*Doppelblind-Studie*, aber auch die ➧*randomisierten* ➧*placebokontrollierten Studien* gelten noch als sehr sicher, was ihre Aussagekraft betrifft. Diese beiden Studiendesigns werden daher in Arzneimitteltestungen fast ausschließlich verwendet. Bei den ➧*epidemiologischen Studien* ergibt sich generell das Problem, dass ➧*retrospektive* Erhebungen von Daten oft verfälscht sind, da zum Beispiel die befragten Teilnehmer nicht mehr sicher wissen, was sie zum Beispiel vor einem Jahr so alles gegessen haben oder inwiefern sie sportlich aktiv waren. Hier gelten die ➧*prospektiven* ➧*Kohortenstudien* als deutlich aussagekräftiger.

Weitere Informationen

Ein ausführliches Glossar aller deutschsprachigen Begriffe rund um klinische Studien finden Sie im Internet bei der Studienzentrale des Nürnberger Klinikums:

http://www.klinikum-nuernberg.de/DE/ueber_uns/Fachabteilungen_KN/zentren/studienzentrum/docs_pics/Glossar_Klinische_Studien.pdf

In englischer Sprache finden Sie die ausführliche Beschreibung aller Begriffe auf der Seite der amerikanischen *National Institutes of Health*

http://clinicaltrials.gov/ct2/info/glossary

Eine kurze Geschichte der ketogenen Diät

1797

Der britische Armeechirurg **Dr. John Rollo** beschrieb in einer wissenschaftlichen Monografie seine Erfahrungen mit einer sehr fettreichen, kohlenhydratarmen Fleischdiät zur erfolgreichen Behandlung zweier stark übergewichtiger und diabeteskranker Armeeoffiziere. Deren »Zuckerharn« verschwand unter komplett kohlenhydratfreier Diät. Gleichzeitig nahm zumindest einer der Offiziere wohl dramatisch Gewicht ab. Rollo legte damit die Grundlage für eine diätische Behandlung der damals noch recht seltenen, aber bis zu seiner Fleischdiät nicht behandelbaren und meist tödlich verlaufenden Zuckerkrankheit, wie wir sie heute als Typ2-Diabetes kennen.[379]

Die Fleischdiät wurde damals sehr populär, auch weil es außer Fasten sonst keine andere Möglichkeit gab, Diabetes zu behandeln. Insulin wurde erst 120 Jahre später entdeckt.

1863

Der englische Bestattungsunternehmer **William Banting** beschreibt seinen Erfolg mit einer Fleischdiät, die ihm der Arzt William Harvey empfohlen hatte, in einem »Letter on Corpulence«.[26] Nachdem er viele Jahre lang mit anderen Diäten und diversen Sportprogrammen gescheitert war, bekam er damit sein deutliches Übergewicht in den Griff. Das kleine Buch wurde ein Bestseller und mehrfach aufgelegt. Seine nach ihm benannte *Banting-Diät* wurde vielfach nachgeahmt. Banting gilt damit als Vater der kohlenhydratarmen, sogenannten Low-Carb-Reduktionsdiäten. Banting selbst beschreibt die positive Wirkung seiner Diät (neben der starken Abnahme von Gewicht und Bauchumfang) so: »Zusammengefasst ist das Resultat meines Experiments Folgendes: Ich habe mich die vergangenen 20 Jahre nie so wohlgefühlt wie jetzt, kann wieder ohne die geringste Beeinträchtigung Treppen steigen, die Sehschärfe und mein Gehör haben sich verbessert und alle anderen körperlichen Gebrechen sind Vergangenheit.«

Die Banting-Diät war bis zum Auftreten der Atkins-Diät fast genau 100 Jahre später die allgemeine Bezeichnung für eine kohlenhydratarme Reduktionsdiät und auch in Deutschland populär.

1885

Der Berliner Mediziner **Felix Hirschfeld** untersuchte am Krankenhaus Moabit, ob die Menge an Ketonkörpern im Harn von Patienten mit »Zuckerharnruhr« (entgleister Diabetes) und von fastenden Patienten mit einer besonderen Ernährung zu beeinflussen war. Damals konnte man die verschiedenen Ketonkörper noch nicht voneinander unterscheiden, sie galten alle als Aceton (einer der verschiedenen Ketonkörper). Die Ausscheidung von Aceton im Harn galt als eine der Ursachen für den »Zerfall« der Körpermasse bei langer Krankheit oder wenn jemand beim Fasten abnahm. Vermutlich stammt aus dieser Zeit die heute noch vertretene Ansicht, eine Ketose sei unphysiologisch und schlecht. Hirschfeld versorgte akut kranke und fastende Patienten, aber auch seine ärztlichen Kollegen, mit verschiedenen Ernährungen und bestimmte im Urin die Acetonmenge. Die Basisdiät bestand aus »Schabefleisch, Cervelatwurst (alternativ auf Wunsch »Schweizer Käse«), Eiern, Butter und Kaffee (schwarz und bitter)«, der er unterschiedliche Mengen »Weisbrod« oder Wasser mit verschiedenen Zuckern zufügte. Hirschfeld stellte fest, dass 50 Gramm Zucker, »im Laufe des Tages getrunken«, eine Ketose sicher unterbrechen.[208] Noch heute ist dies die gültige Obergrenze für die Ketoseschwelle. Hirschfeld zeigte außerdem, dass nicht nur Zucker, sondern auch sehr große Eiweißmengen in der Nahrung eine Ketose verhindern. Für die Praxis der ketogenen Diät bedeutet das: Wer nicht in eine messbare Ketose kommt, konsumiert möglicherweise zu viel Eiweiß (etwa mageres Fleisch).

1921

Der Mediziner **Russel Wilder** von der Mayo Clinic im amerikanischen Rochester vermutete, dass man mit einer Ketose Epilepsie behandeln kann. Es war bekannt, dass die damals gängige Therapie – strenges Fasten – sehr schnell zur Ketose führt. Wilder wollte dies seinen Patienten – Kindern – nicht zumuten. Er erzielte bei ihnen eine Ketose mit kohlenhydratarmer, fettreicher Ernährung. Diese ketogene Diät konnten die Kinder sehr viel länger durchhalten als Fasten.[501] Wilder legte damit den Grundstein zur Epilepsietherapie mittels ketogener Diät.

1925

Der Kinderarzt **Mynie Peterman,** ebenfalls von der Mayo Clinic, nahm Wilders Ideen zur ketogenen Diät für Epilepsiekranke auf und erarbeitete die klassische ketogene Diät, die auch heute noch (und wieder vermehrt) für die Behandlung bei Kindern eingesetzt wird. Peterman beobachtete neben der positiven Wirkung der Ketose auf die Krampfanfälle, dass die Kinder sich mit der Diät mental außerordentlich gut entwickelten, wacher und interessierter wurden und besser schliefen.[356] Die ketogene Diät nach Peterman (ein Gramm Protein pro Kilogramm Körpergewicht und Tag, zehn bis fünfzehn Gramm Kohlenhydrate pro Tag, der Rest der benötigten Energie aus Fett) gilt bis heute weitgehend unverändert in der Epilepsietherapie.

1929

Der Arktisforscher **Vilhjalmur Stefansson** berichtete in seinen populärwissenschaftlichen Büchern und Vorträgen vielfach über die gesundheitlichen Vorzüge der von ihm »freundliche arktische Diät« genannten Ernährung. Sie bestand aus Fett und Fleisch – er hatte sie bei seinen Expeditionen in die kanadische Arktis kennengelernt. In der Ärzteschaft löste das schon damals eine heftige Diskussion um dadurch möglicherweise mangelnde Vitamine und Kohlenhydrate aus. Daher unterzogen sich Stefansson und sein Kollege Karsten Anderson unter der Leitung des Stoffwechselforschers **Eugène Dubois** am Bellevue Hospital in New York für zwölf Monate unter ärztlicher Aufsicht einer reinen Fleischdiät. Es kam zu keinem einzigen der erwarteten negativen Effekte, was in mehreren Publikationen dokumentiert wurde, mit dem Fazit: »Health was at it's maximum«.[278]

Es war der erste wissenschaftlich akzeptierte und publizierte Nachweis, dass gesunde Personen mit ketogener Ernährung selbst über lange Zeit keine Mangelerscheinungen oder sonstige negative Effekte befürchten müssen.

1930

Die Wiener Ärzte **Ernst Freund** und **Gisa Kaminer** ernährten einige ihrer Tumorpatienten mit einer sehr kohlenhydratarmen Diät, nachdem sie bei Versuchen mit Mäusen positive Effekte gesehen hatten, unter anderem »regelmäßige Schmerzverminderung, ... auch häufig Rückbildung und gänzliches Verschwinden carzinomatöser Bildungen unter Überhäutung mit normalem Epithel«. Allerdings waren die Patienten, anders als die Mäuse, oft unbeaufsichtigt und hielten sich nicht an die Diätvorschriften.[154] Hier wurde zum ersten Mal versucht, die positiven Ergebnisse einer ketogenen Diät aus dem Tierversuch auf Patienten zu übertragen. Die Studie scheiterte aber an der mangelnden Compliance (Regeltreue) der Patienten und auch an mangelnder finanzieller Unterstützung, wie Ernst Freund beklagte, wodurch die Aufsicht in den Schlafsälen in Form einer Nachtschwester fehlte.

1972

Der Kardiologe **Robert Atkins,** selbst stark übergewichtig, stieß auf die Arbeiten von Edgar S. Gordon, der 1963 in einem Fachartikel über eine kohlenhydratarme Diät zur Reduktion von Übergewicht berichtet hatte.[181] Nachdem Atkins damit sein Übergewicht losgeworden war und auch viele seiner Patienten erfolgreich therapiert hatte, schrieb er ein Buch darüber und machte die Atkins-Diät weltweit bekannt.[22]

Die Atkins-Diät gilt heute als Klassiker der Low-Carb-Reduktionsdiäten. Sie erlaubt anfangs nur 20 Gramm Kohlenhydrate pro Tag – sie ist dann also eine klar ketogene Diät. Lange als vermeintlich schädlich für das Herz-Kreislauf-System bekämpft, haben mehrere große Studien mittlerweile klare Vorteile dieser Ernährungsform für die Gesundheit gezeigt.[167,411]

1994

Der Sohn des Filmemachers Jim Abrahams, **Charlie Abrahams,** litt an epileptischen Anfällen, die mit Medikamenten nicht zu behandeln waren. Bei seiner Suche nach Therapiemöglichkeiten stieß der Vater auf ein Handbuch für betroffene Eltern, in dem die ketogene Diät zur Behandlung von epilepsiekranken Kindern beschrieben wurde.[150] Das Buch hatten Mediziner der Johns Hopkins Universität verfasst. Abrahams brachte seinen Sohn dorthin und der Junge wurde mit einer ketogenen Diät schnell anfallsfrei. Jim Abrahams gründete daraufhin eine Stiftung, die Charlie Foundation, mit dem Ziel, die ketogene Diät zur Behandlung von epilepsiekranken Kindern wieder bekannter zu machen und wissenschaftlich zu erforschen.

Dank der Arbeit der Charlie Foundation ist die ketogene Diät heutzutage eine weltweit verbreitete Therapie. Sie wird bei epilepsiekranken Kindern angewandt, deren Krankheit auf Medikamente nicht anspricht. Jim Abrahams verarbeitete die Geschichte seines Sohnes 1997 in einem Spielfilm (»First do no harm«) und machte damit die ketogene Diät weltweit populär.

1995

Linda Nebeling vom Case Western Reserve University-Hospital in Cleveland behandelte mit ketogener Diät erstmals zwei Kinder, die fortgeschrittene Tumoren im Gehirn und/oder im Rückenmark hatten. Beide Kinder vertrugen die Diät sehr gut und ihre Lebensqualität verbesserte sich deutlich. PET-Scans zeigten, dass die Tumoren beider Kinder weniger Zucker aufnahmen. Bei einem der Kinder setzten die Eltern nach der Studie die ketogene Ernährung fort. Auch nach einem Jahr war das Kind gesundheitlich stabil und der Tumor war nicht weitergewachsen.[322] Nebelings letzte Information von der Familie stammt von 2005, auch damals lebte die Patientin noch und bekam eine kohlenhydratarme Diät.[156]

Dies ist die erste wissenschaftlich akzeptierte Arbeit neuerer Zeit, in der eine strikt ketogene Diät bei Tumorpatienten eingesetzt und ein eindeutig positiver Effekt durch die Diät dokumentiert wurde. Es wurden zwar nur zwei Fälle beschrieben, die Studie gilt jedoch heute als der Beginn der Erforschung der ketogenen Diät als Therapieoption für Krebspatienten.

Derzeit laufen verschiedene klinische Studien. Mehr dazu in den Kapiteln 5 und 6.

Informationen zu einzelnen Nahrungsmitteln

Grün	diese Lebensmittel sollen bevorzugt verwendet werden
Gelb	diese Lebensmittel können noch in Maßen mit eingebaut werden
Orange	wie gelb, aber noch weniger verwenden
Rot	Vorsicht bei diesen Lebensmitteln, sie haben ungünstige Eigenschaften (zu viele Kohlenhydrate, zu ungünstiges Fettsäuremuster): möglichst komplett weglassen

1. DIESE LEBENSMITTEL DÜRFEN »UNBEGRENZT« GEGESSEN WERDEN

Fleisch:	Alle Sorten, z. B.: Kalbfleisch, Lammfleisch, Rindfleisch, Schweinefleisch
Wild:	Alle Sorten, z. B.: Damhirsch, Hase, Hirsch, Kaninchen, Reh, Wildschwein
Geflügel:	Alle Sorten, z. B.: Ente, Fasan, Gans, Huhn, Strauß, Truthahn/Pute
Wurstwaren:	Alle Sorten ohne Zusatz von Zucker/Kohlenhydraten (Packungsaufschrift beachten oder fragen!), z. B.: Fleischwurst, gekochter Schinken, roher Schinken, Salami
Fisch:	Alle Sorten, z. B.: Aal, Forelle, Hai, Heilbutt, Hering, Kabeljau, Karpfen, Lachs, Makrele, Rotbarsch, Sardine, Schellfisch, Seelachs, Seezunge, Thunfisch, Zander
Schalentiere:	Alle Sorten, z. B.: Garnele, Hummer, Krebs
Weichtiere:	Alle Sorten, z. B.: Austern, Muscheln, Schnecken, Tintenfisch
Eier:	Alle Sorten, z. B.: Hühnerei, Wachtelei
Käse:	Alle Sorten, sofern nicht in Tabelle 2 aufgeführt, z. B.: Bergkäse, Camembert Doppelrahmstufe, Edamer, Emmentaler, Gouda, Handkäse, Mozzarella, Parmesan, Roquefort, Schafskäse, Ziegenkäse …
Fette und Öle:	Alle Pflanzenöle (aber siehe Tabelle 3 wegen der Inhaltsstoffe!!!), Butter, MCT, Pflanzenfette, tierisches Fett

Alle auf den folgenden Seiten im roten Bereich aufgeführten Gemüse, Obstsorten und sonstige Lebensmittel haben zu viele verwertbare Kohlenhydrate und sollten daher gemieden werden. Wenn Sie mischen, dann natürlich immer die Einzelportionen je Lebensmittel reduzieren und alle KH zusammenzählen!

Tipp 1: Kaufen Sie sich im Buchhandel eine »Nährwert- und Kalorientabelle«, in der die wichtigsten Nahrungsmittel aufgeführt sind, oder suchen Sie im Internet eine der vielen Seiten mit Nährwert- und Kalorientabellen und stellen Sie sich selbst die wichtigsten Informationen für Ihre Lebensmittel zusammen.

Tipp 2: Vermeiden Sie weitgehend Pflanzenöle mit vielen Omega-6-Fettsäuren wie Arganöl, Distelöl, Kürbiskernöl (nur als »Gewürzöl« in kleinen Mengen einsetzen), Maiskeimöl, Sesamöl, Sonnenblumenöl und Traubenkernöl. Nehmen Sie Omega-3-Fettsäure reiche Öle wie Hanföl, Leinöl und Rapsöl oder neutrale Öle wie Kokosöl, Olivenöl und Palmöl. Die Öle sind in Tabelle 3 aufgeführt und immer luftdicht und kühl zu lagern und in der nativen Form zu verwenden.

2.1. GEMÜSE

In diesen Listen sind die wichtigsten Lebensmittel zusammengefasst, die Sie in Ihren Speiseplan einbauen sollen/können. Bei diesen sollten Sie aber die verwertbaren Kohlenhydrate mitberechnen. Es sind immer die unverarbeiteten Lebensmittel (frisch oder eingefroren) berechnet.

Grundregel: Alle Lebensmittel einer Mahlzeit sollten zusammen immer nur maximal ¼ der erlaubten Tageshöchstmenge an Kohlenhydraten (also nur 5–10 g) ausmachen.

Verwertbare KH je 100 g verzehrfertiges Produkt	**Art des Lebensmittels**	**Empfohlene Höchstmenge pro Portion**
Bis zu 3 g	Artischocke, Aubergine, Bambussprossen, Staudensellerie, Blumenkohl, Brokkoli, Chinakohl, Fenchel, Grünkohl, Gurken, Knollensellerie, Mangold, Paprika, Portulak, Radieschen, Rettich, Rhabarber, Sauerkraut, Schwarzwurzeln, Spargel, Spinat, Tomate, Wirsing, Zucchini	150 g
3,1 – 5 g	Bohnen (grün), Kohlrabi, Kürbis, Möhren (Karotten), Lauch (Porree), Rosenkohl, Rotkohl (Blaukraut), Topinambur, Weiße Rüben, Weißkraut	100 g
5,1 – 7 g	Steckrübe, Petersilienwurzel	50 g
7,1 – 10 g	Rote Bete	40 g
10,1 – 13 g	Pastinake	30 g
Mehr als 13,1 g	Kartoffeln, Süßkartoffeln, Zuckermais	weglassen

2.2. GETREIDE

Verwertbare KH je 100 g verzehrfertiges Produkt	**Art des Lebensmittels**	**Empfohlene Höchstmenge pro Portion**
Mehr als 50 g	Amaranth, Buchweizen, Gerste (Graupen), Grünkern (Dinkel), Hafer (Flocken), Hirse, Mais (Korn, Popcorn), Quinoa, Reis, Roggen, Weizen	komplett meiden

2.3. OBST

Verwertbare KH je 100 g verzehrfertiges Produkt	**Art des Lebensmittels**	**Empfohlene Höchstmenge pro Portion**
Bis zu 1 g	Avocado	unbegrenzt
Bis zu 7 g	Acerola, Brombeeren, Erdbeeren, Guave, Heidelbeeren, Himbeeren, Holunderbeeren, Johannisbeeren (rot, schwarz, weiß), Moosbeeren, Papaya, Preiselbeeren	50 g
7,1 – 10 g	Grapefruit, Kaktusfeige, Kiwi, Maulbeere, Passionsfrucht, Pfirsich, Wassermelone	40 g
10,1 – 13 g	Ananas, Apfel, Birne, Feige, Honigmelone, Kirschen (sauer), Mandarinen, Mango, Mispel, Nektarine, Pflaumen, Reineclaude	30 g
Mehr als 13,1 g	Bananen, Datteln, Ebereschenbeere, Granatapfel, Hagebutten, Kaki (Persimon), Kirschen (süß), Kumquat, Litschi, Mirabellen, Weintrauben Alle Sorten von Trockenobst einschließlich Weintrauben/Sultaninen. Alle Fruchtsäfte, Frucht-Smoothies usw.	weglassen

2.4. NÜSSE UND SAMEN

Verwertbare KH je 100 g verzehrfertiges Produkt	Art des Lebensmittels	Empfohlene Höchstmenge pro Portion
Bis zu 5 g	Hanfnüsse, Kokosnuss, Leinsamen, Macadamianüsse, Mandeln, Mohnsamen, Paranüsse, Pekannüsse	100 g
5,1 – 10 g	Erdnüsse, Sojakerne	50 g
10,1 – 13 g	Haselnüsse, Sesamsamen, Sonnenblumenkerne, Walnüsse	30 g
Mehr als 13,1 g	Cashewkerne, Kastanien (Maronen), Kürbiskerne, Pinienkerne, Pistazienkerne	weglassen

2.5. MILCH, MILCHPRODUKTE UND SOJAPRODUKTE

Verwertbare KH je 100 g verzehrfertiges Produkt	Art des Lebensmittels	Empfohlene Höchstmenge pro Portion
Bis zu 5 g	Buttermilch, Crème fraîche (40 %), Dickmilch, Frischkäse, Naturjoghurt (3,5 %), Kefir, Kochkäse, Kuhmilch (3,5 %), Mascarpone, Molke, Mozzarella, Schlagsahne (30 %), saure Sahne (10 %), Schafmilch, Schmand (24 %), Speisequark (alle Fettstufen), Tofu (Sojakäse), Ziegenmilch	100 g
5,1 – 7 g	Hafermilch, Schmelzkäse, Scheibletten, Sojamilch, Stutenmilch	50 g
Mehr als 13,1 g	Alle Milchprodukte mit Fruchtzubereitung, "Schokoladengeschmack", "Vanille" und andere süße Geschmacksrichtungen	weglassen

2.6. SALATE, PILZE, ANTIPASTI, KRÄUTER, SPROSSEN, HÜLSENFRÜCHTE

Verwertbare KH je 100 g verzehrfertiges Produkt	Art des Lebensmittels	Empfohlene Höchstmenge pro Portion
Bis 2 g	Bohnensprossen, Eisbergsalat, Endiviensalat, Feldsalat, Kopfsalat, Oliven (grün und schwarz), Radicchio, Sauerampfer, Schnittlauch Alle Pilze (außer Shiitake, Trüffel)	250 g
2,1 – 4 g	Frühlingszwiebel, Gartenkresse, Löwenzahnblätter, Rucola	100 g
4,1 – 7 g	Zwiebel, Sojasprossen, Sojabohnen	50 g
7,1 – 10 g	Petersilie, Trüffel	40 g
10,1 -13 g	Ingwer, Meerrettich, Shiitake-Pilze	30 g
Mehr als 13,1 g	Bohnen (Kerne, alle Sorten), Erbsen, Kichererbsen, Linsen	weglassen

3. DIE WICHTIGSTEN ÖLE UND DEREN FETTSÄUREN

Ölsorte	gesättigte FS (%)*	einfach ungesättigte FS (%)*	mehrfach ungesättigte FS (%)*	Linolsäure Omega-6 (%)*	alpha-Linolensäure Omega-3 (%)*	Vitamin E (mg/100 g)*	Verhältnis Omega 3 zu Omega 6 *	Gamma-Linolensäure
Arganöl	18.0	47.0	35.0	36.8	0.3		1:122	
Borretschöl				~45%	~22%	?	1:2	
Distelöl	9	13	78	75.1	0.5	35	1:150	-
Fischöl	32	22	46		~35%	4		
Hanföl	10	15	75	58	20	12	1:2,9	3
Kokosfett (-öl)	90.5	7	2.5	1.4	-	1	-	
Kürbiskernöl	19.2	28	52.8	49.4	0.5	~50	1:99	
Leinöl	9	18	73	13.9	54.2	5.8	4:1	-
Maiskeimöl	14.5	32.5	53	55.3	0.9	30	1:61,4	
Nachtkerzenöl				~72%	~4%	?		20
Olivenöl	15.5	74	10.5	8.3	0.9	12	1:9,2	-
Palmfett (-öl)	51.5	38	10.5	10.1	0.5	-	1:20	
Rapsöl (Canola)	13	56	31	22.3	9.2		1:2,4	-
Sesamöl	13.5	42	44.5	42.7	0.0	4	-	
Sojaöl	15	21	64	53.1	7.7	15	1: 6,9	
Sonnenblumenöl	12	24	64	63.0	0.5	55	1:126	-
Traubenkernöl	10.5	19	70.5	65.9	0.5	30	1:132	
Walnussöl	8	20	72	55.1	12.9	3	1:4,3	
Weizenkeimöl	16	22	62	55.7	7.8	215	1:7	

* **Angaben in % vom Gewicht.**
Quelle: Die große GU Nährwert-Kalorien-Tabelle 2012/13. Gräfe und Unzer Verlag GmbH ISBN: 978-3833821769

- Das Verhältnis Omega-3 zu Omega-6 sollte idealerweise nicht kleiner als 1:5 sein.
- Sie können die Öle auch mischen, aber bitte: immer nur kleine Mengen und möglichst frisch, damit die guten Fettsäuren nicht verfallen! Etwas Vitamin E (400 mg/50 ml Öl) bewahrt vor Ranzigwerden. Öle in kleinen Portionen kaufen, in dunklen Glasflaschen dicht verschlossen im Kühlschrank aufbewahren.

Abgrenzung zu anderen Diäten

Leben ohne Brot (Lutz)

- Ursprünglich zur Behandlung von Autoimmunerkrankungen entwickelt.
- Kohlenhydratreduzierte Ernährung mit 72 Gramm Kohlenhydraten pro Tag, Ketose ist damit nicht möglich.
- Keine besonderen Empfehlungen bezüglich der Fette, mit normalen Lebensmitteln realisierbar.

ANMERKUNG

Wegen der relativ zu hohen Kohlenhydratmenge nicht geeignet als ketogene Ernährung. Die Fettqualität wird bei der ketogenen Kost mehr beachtet, also Omega-6-Fettsäuren zu meiden und Omega-3-Fettsäuren vermehrt zu essen und mehr MCT zu konsumieren. Ansonsten gilt »Leben ohne Brot« als Klassiker. Durch die Diät werden Zucker- oder Insulinspitzen vermieden. Sie gilt als insgesamt unproblematisch und in der Praxis gut durchführbar.

Atkins-Diät

- Ursprünglich zum Abnehmen entwickelt. Klassische ketogene Diät. In der Anfangsphase Begrenzung der Kohlenhydratmenge auf etwa 20 Gramm pro Tag, dann soweit steigern, wie noch Ketose messbar ist.
- Viele Spezialprodukte. Mineralstoff-Ergänzungsprodukte, Vitaminsupplemente und vieles mehr. Sie ist prinzipiell aber auch mit normalen Lebensmitteln realisierbar.
- Die Fettqualität (Omega-6-/Omega-3-Verhältnis, MCT) wird nicht beachtet.

ANMERKUNG

Sehr gute Grundlage mit vielen verfügbaren Kochrezepten (Bücher, Internet-Foren), die prinzipiell auch für Krebspatienten geeignet sind. Die Atkins-Diät ist inzwischen sehr gut beschrieben und wissenschaftlich untersucht. Bei der ketogenen Ernährung sollte aber die Fettqualität beachtet werden, außerdem sind die Spezialprodukte nicht notwendig.

LCHF-Diät (low carb high fat)

- Ursprünglich zum Abnehmen entwickelt.
- Sehr ähnlich der Atkins-Diät – siehe dort.

Metabole Diät

- Ursprünglich zum Muskelauf- und Fettabbau beim Bodybuilding entwickelt.
- Sehr ähnlich der Atkins-Diät – siehe dort. Allerdings mit »Kohlenhydrat-Lade-Tagen«, diese unterbrechen die Ketose und sind daher nicht empfehlenswert.

Grundrezepte für ketogene Kraftshakes

Herstellung:

Zutaten abwiegen, bei süßen Grundshakes Kokosöl und Mandelmus gleich im Rührbecher einwiegen und leicht erwärmen (Mikrowelle – das Fett verflüssigt sich). Dann Sahne und alle anderen Zutaten zugeben (mit Quirl oder Pürierstab gut aufschlagen) ergibt eine cremige Masse. Wenn nicht die komplette Grundrezeptur für eine Geschmacksrichtung verwendet werden soll, 150 ml in ein verschließbares Glas oder einen Becher abfüllen und im Kühlschrank aufbewahren. 150 ml dann weiterverarbeiten, wenn eine Geschmacksnote gewünscht wird. Die Zutaten ebenfalls gründlich mit dem Shake pürieren.

KETOGENER GRUNDSHAKE (FRUCHTIG/SÜSS)

- **25 g neutrales Eiweißpulver** (z. B. von dm; enthält 89 g EW, 3 g KH, 2 g Fett je 100 g)
- **20 g weißes Mandelmus** (z. B. von Alnatura; enthält 22,9 g EW, 5,6 g KH, 56 g Fett je 100 g)
- **10 g Kokosöl oder MCT-Öl** (enthält 0,8 g EW, 0 g KH, 99 g Fett je 100 g)
- **100 g Sahne** (enthält 2,4 g EW, 3,4 g KH, 31,7 g Fett je 100 g)
- **200 ml Wasser**

Ergibt ca. 300 ml Shake-Lösung für 2 Portionen à 150 ml

1 Portion süßer Grundshake (150 ml) hat einen Energiewert von 312 kcal und enthält 14,2 g EW, 26,7 g Fett und 2,7 g KH.

Sie haben dann noch ca. 2,5 g KH frei für Geschmackszutaten – das entspricht z. B. 40 g Beerenobst oder 20 g Kakaopulver.

Aromazusätze wie Zimt, gemahlene Vanille, Orangenöl oder Rumaroma enthalten keine KH. Zum Süßen verwenden Sie flüssigen Mischsüßstoff oder Stevia, sie haben beide auch keine KH.

KETOGENER GRUNDSHAKE (PIKANT)

- **20 g neutrales Eiweißpulver** (wie beim süßen Grundrezept)
- **10 g Rapsöl, Leinöl, Hanföl**
- **100 ml Wasser mit Kohlensäure**
- **125 g Sahne**
- **75 g Magerquark**

Ergibt ca. 300 ml Shake-Lösung für 2 Portionen à 150 ml.

1 Portion pikanter Grundshake (150 ml) hat einen Energiewert von 343,7 kcal und enthält 14,3 g EW, 30,4 g Fett und 3 g KH.

Sie können dann noch ca. 2 g KH in Form von Geschmackszutaten hinzufügen. Das entspricht zum Beispiel 35 g Tomatenmark (für Tomaten-Shake), 50 g Gurke + 1/2 Knoblauchzehe (für Zaziki-Shake), 100 g gekochtem Brokkoli (Brokkoli-Shake).

Gewürze wie Pfeffer, Salz, Kräuter, Curry, Kurkuma usw. enthalten keine KH, nach Belieben verwendbar. Selbstverständlich können Sie die Shakes auch warm wie eine Creme-Suppe oder eine heiße Schokolade zubereiten.

Abkürzungen: EW = Eiweiß, KH = Kohlenhydrate, kcal = Kilokalorien, g = Gramm, ml = Milliliter

Vergleich der Empfehlungen für die Nährstoffzufuhr bei ketogener Diät, metabolisch angepasster Ernährung und LOGI-Methode

	Ketogene Diät		Metabolisch angepasste Ernährung		LOGI-Methode		
Nährstoff	**Empfehlung allgemein**	**Faustregel**	**Empfehlung allgemein**	**Faustregel**	**Empfehlung allgemein**	**Faustregel:**	**Anmerkungen**
Eiweiß	1,2–1,4 g pro kg Körpergewicht	1,2–1,4 g pro kg Körpergewicht 84–98 g pro Tag	mind. 1,4 g pro kg Körpergewicht maximal 2 g	1,4 g pro kg Körpergewicht 98 g pro Tag	20–25% der Gesamtenergie	1,9 g pro kg Körpergewicht 133 g pro Tag	Wenn Sie die hohe Eiweißmenge bei LOGI nicht vertragen (Übelkeit), dann reduzieren Sie auf 1,4 g pro kg Körpergewicht
Fette	mind. 70% der Gesamtenergie	mind. 2,5 g pro kg Körpergewicht mind. 175 g pro Tag	mind. 50% der »Nicht-Eiweißkalorien«	mind. 1,4 g pro kg Körpergewicht mind. 98 g pro Tag	45–50% der Gesamtenergie	1,7 g pro kg Körpergewicht 119 g pro Tag	Fettqualität beachten: wenig Omega-6-Fette keine industriell gehärteten Fette (trans-Fette)
Kohlenhydrate (verwertbar, d.h. ohne Ballaststoffe)	bis zur individuellen Ketoseschwelle max. 50 g pro Tag 0,25–0,5 g pro kg Körpergewicht	0,25 – 0,5 g pro kg Körpergewicht 18–35 g pro Tag	maximal 50% der »Nicht-Eiweißkalorien«	maximal 3 g pro kg Körpergewicht max. 210 g pro Tag	25 – 30% der Gesamtenergie	1,9 g pro kg Körpergewicht 133 g pro Tag	Ballaststoffe können als zusätzliche Kohlenhydrate unberechnet genommen werden
			Quelle: Holm, E., 2007		Quelle: Worm, N., 2011		

Achtung: Die Summe der %-Empfehlungen ergibt zusammen nicht 100%, da die ca.-Empfehlungen in einem idealen Rahmen angegeben sind, in dem sich die Nährstoffzufuhr bewegen sollte. Bei normalen Lebensmitteln sind die empfohlenen Mengen nicht auf 1% genau einzuhalten, und Sie sollen Ihre Lebensmittel auch nicht mit der Briefwaage auf das Milligramm genau abwiegen.

So wird die Faustregel-Menge berechnet: Ein Krebspatient braucht 30–35 kcal je kg Körpergewicht pro Tag um den Energiebedarf zu decken. Für die Faustregel gehen wir hier von 30 kcal pro kg Körpergewicht aus, die Sie täglich schaffen. Wenn Sie z.B. 70 kg wiegen, sind das 2.100 kcal pro Tag, die Sie zusammenbekommen sollten.

Grundannahme: 1 g Kohlenhydrate liefert im Schnitt 4 kcal Energie, 1 g Eiweiß auch 4 kcal Energie und 1 g Fett 9 kcal Energie.

Diätvergleich: ketogen – metabolisch adaptiert – LOGI

Ketogene Diät

Um sicher in eine Ketose zu kommen, sollte die Gesamtenergie aus Fett mindestens 75 % (–85 %) betragen, die verbleibenden 25 % Gesamtenergie verteilen sich auf Eiweiß und Kohlenhydrate.

Bei 30 kcal/kg Körpergewicht müssen folglich mindestens 22,5 kcal aus Fett stammen. Das entspricht 22,5 ÷ 9 = 2,5 g Fett pro kg Körpergewicht. Wenn Sie die empfohlenen 1,4 g Eiweiß/kg Körpergewicht rechnen, dann entfallen hier 1,4 × 4 = 5,6 kcal auf den Eiweißanteil. Für Fett und Eiweiß zusammen fallen von den berechneten 30 kcal/kg Körpergewicht schon 22,5 + 5,6 = 28,1 kcal an. Für die Kohlenhydrate bleiben dann noch 30 - 28,1 = 1,9 kcal übrig. Diese ergeben umgerechnet rund 1,9 ÷ 4 = 0,5 g Kohlenhydrate, die Sie je kg Körpergewicht pro Tag essen dürfen.

▸▸ ***Faustregel ketogene Diät: je kg Körpergewicht essen Sie am Tag 2,5 g Fett, 1,4 g Eiweiß und 0,5 g Kohlenhydrate***

Metabolisch angepasste Ernährung

In den Berechnungen der metabolisch angepassten Ernährung nach Eggert Holm wird mit den sogenannten »Nicht-Eiweißkalorien« gearbeitet, das sind die Kalorien, die vom Gesamtbedarf übrig bleiben, wenn die Kalorien, die man über die Eiweißzufuhr aufnimmt, abgezogen wurden.

Als Krebspatient sollten Sie mindestens 1,2–1,4 g Eiweiß pro kg Körpergewicht aufnehmen.

1 g Eiweiß wird mit 4 kcal berechnet, d.h., wenn Sie 1,4 g Eiweiß/kg Körpergewicht essen, nehmen Sie damit 5,6 kcal je kg Körpergewicht auf.

Bei angenommenen 30 kcal/kg Körpergewicht benötigter Gesamtenergie für alle Nährstoffe zusammen bilden dann die »Eiweißkalorien« 5,6 kcal und die »Nicht-Eiweißkalorien« 30 - 5,6 = 24,4 kcal.

Wenn Fett mindestens 50 % der »Nicht-Eiweißkalorien« ausmachen soll, bedeutet das in unserem Rechenbeispiel, dass mindestens 12,2 kcal/kg Körpergewicht aus Fett stammen sollen. Da Fett pro Gramm mit 9 kcal angesetzt wird, ergeben sich 1,4 g Fett, die Sie mindestens je kg Ihres Körpergewichts pro Tag essen sollten. Das können Sie sich gut merken: Mit je 1,4 g/kg Körpergewicht essen Sie gleich viel Eiweiß und Fett bei der metabolisch angepassten Ernährung. Für die Kohlenhydrate bleiben dann hier noch 12,2 kcal Energie übrig. Die ergeben bei 4 kcal je Gramm Kohlenhydrate immerhin noch 3 g je kg Körpergewicht. Sie dürfen also ungefähr so viele Gramm Kohlenhydrate zu sich nehmen, wie Eiweiß und Fett zusammen.

▸▸ ***Faustregel zur metabolisch angepassten Ernährung: Je kg Körpergewicht am Tag 1,4 g Eiweiß, 1,4 g Fett und 3 g Kohlenhydrate, wobei die Fettmenge die untere Grenze darstellt (es darf auch etwas mehr sein) und die Kohlenhydratmenge die Obergrenze, hier darf es gerne etwas weniger sein.***

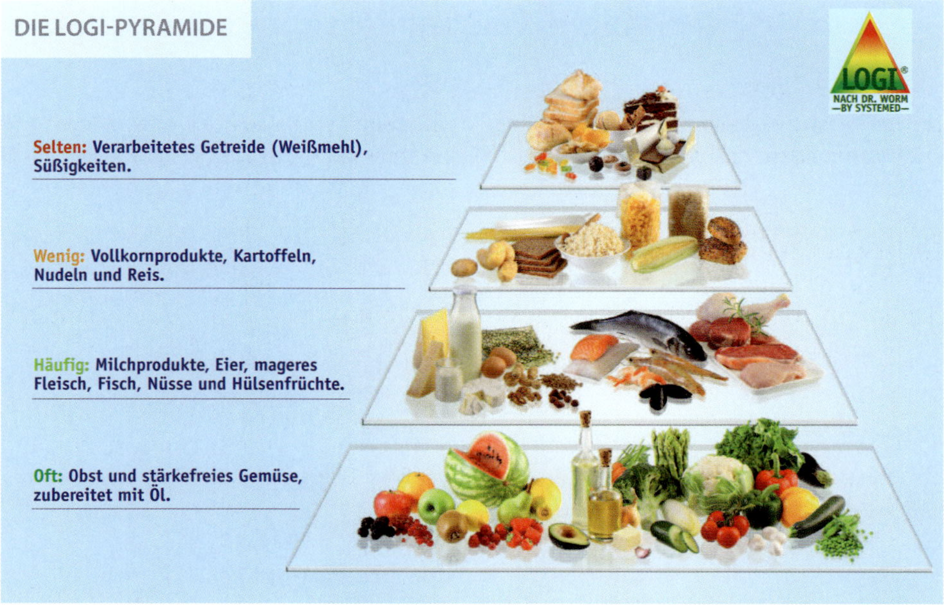

LOGI-Methode

Bei der Berechnung nach der LOGI-Methode wird von der »Gesamtenergie« ausgegangen. Dies bedeutet, dass alle drei Nährstoffe prozentual auf die Gesamtmenge berechnet werden. Hier setzt man die allgemeinen Empfehlungen an, d.h. für Eiweiß 25 % und für Fett 50 % der Gesamtenergie, wobei dann noch 25 % für die Kohlenhydrate übrig bleiben. Von 30 kcal, die wir wieder für 1 kg Ihres Körpergewichts als benötigte Gesamtenergie ansehen, entfallen dann 7,5 kcal (= 25 %) auf Eiweiß, 15 kcal (= 50 %) auf Fett und 7,5 kcal (= 25 %) auf Kohlenhydrate.

7,5 kcal stecken in 1,9 g Eiweiß, 15 kcal stecken in 1,7 g Fett und 6 kcal stecken in 1,9 g Kohlenhydraten.

- ***Faustregel zur LOGI-Ernährung: je kg Körpergewicht essen Sie 1,9 g Eiweiß, 1,7 g Fett und 1,9 g Kohlenhydrate.***

Zum Vergleich: Ernährungsempfehlung der DGE:

Eiweiß:	10 % der Gesamtenergie	0,75 g/kg Körpergewicht	Bei 70 kg Körpergewicht:	53 g Eiweiß
Fett:	30 % der Gesamtenergie	1 g/kg Körpergewicht	Bei 70 kg Körpergewicht:	70 g Fett
Kohlenhydrate:	60 % der Gesamtenergie	4,5 g/kg Körpergewicht	Bei 70 kg Körpergewicht:	315 g Kohlenhydrate

Literatur:

Worm, N., et al. Ernährungsstrategie bei Patientinnen mit polycystischem Ovarsyndrom. Gynäkol. Endokrinol. 2011;9; 102-108

Holm, E., Stoffwechsel und Ernährung bei Tumorkrankheiten. 2007. Thieme-Verlag, Stuttgart

Glossar

ACETOACETAT

Neben ➧*Beta-Hydroxybutyrat* einer der ➧*physiologisch* verwertbaren ➧*Ketonkörper.*

ADIPOSITAS

Fettleibigkeit, starkes Übergewicht. Liegt der ➧*BMI* über 30 kg/m^2, spricht man von Adipositas (m^2 ist in diesem Fall die Körpergröße zum Quadrat).

AEROB

Vorgänge, die unter Sauerstoffverbrauch ablaufen, wie die Zellatmung in den ➧*Mitochondrien.* Gegensatz hierzu sind ➧*anaerobe Vorgänge.*

AKUTE-PHASE-PROTEINE

Eiweiße, deren Konzentration im Blut bei entzündlichen Reaktionen ansteigt. Besonders gut nachzuweisen ist das ➧*CRP.*

ALA

Abkürzung von Alpha Linolenic Acid (Alpha-Linolensäure), eine mehrfach ungesättigte ➧*Fettsäure* mit 18 Kohlenstoffatomen, gehört zu den Omega-3-Fettsäuren (mit ➧*DHA,* ➧*EPA*), prominenter Bestandteil des namensgebenden Leinöls (linos: griechisch für Lein).

ALBUMIN

Bluteiweiß. Größere ➧*Proteinmoleküle,* die in der Leber hergestellt werden und den Hauptbestandteil aller Eiweißstoffe des Blutserums ausmachen. Der Albumingehalt wird bei Patienten unter anderem als Maß für den Ernährungszustand beurteilt. Serumkonzentrationen unter 30 Gramm pro Liter gelten als Zeichen einer Mangelernährung.

AMINOSÄUREN

Bausteine der ➧*Proteine.* Zehn der im menschlichen Körper bekannten 25 Aminosäuren sind essenziell, der Körper kann sie nicht selbst herstellen.

ANABOL

Das Wort anabol beschreibt körperaufbauende Vorgänge. Gegenteil dazu ist ➧*katabol.*

ANAEROB

Vorgänge, die ohne Sauerstoffverbrauch ablaufen, wie etwa die ➧*Milchsäuregärung.*

ANGIOGENESE

Siehe ➧*Neo-Angiogenese.*

ANOREXIE

Appetitlosigkeit, Ausbleiben des Hungergefühls.

ANTIOXIDANZIEN

Chemische Verbindungen, die eine ➧*Oxidation* von Substanzen gezielt verhindern.

APOPTOSE

Programmierter Zelltod. Ein natürlicher und geregelter Vorgang, der zum Absterben und zur Entsorgung von überflüssigen oder defekten Zellen führt, ohne dass benachbarte Zellen geschädigt werden. Die Apoptose wird durch Vorgänge in den ➧*Mitochondrien* eingeleitet. Wortschöpfung mit griechischen Elementen, etwa »Fallen der Blätter im Herbst«.

ARACHIDONSÄURE

Eine vierfach ➧*ungesättigte Fettsäure,* die im tierischen Organismus aus der ➧*Omega-6-Fettsäure* ➧*Linolsäure* hergestellt wird. Arachidonsäure fördert Entzündungsvorgänge im Körper und sollte daher bei chronisch entzündlichen Erkrankungen gemieden werden.

AROMATASEHEMMER

Wirkstoffe, die das Enzym Aromatase hemmen. Durch die Aromatase wird das männliche Hormon Testosteron in das weibliche Hormon Östrogen umgewandelt. Das Enzym Aromatase findet sich vor allem in aktiven (➧*prämenstruellen*) Eierstöcken und in Fettgewebe.

ASCO

Abgekürzter Name der amerikanischen Krebsgesellschaft, der American Society of Clinical Oncology. Sie veranstaltet jährlich einen der weltweit wichtigsten Kongresse, auf dem neue Behandlungsstrategien für Krebserkrankungen vorgestellt werden, die dann als Grundlage für aktuelle Behandlungs-Leitlinien dienen.

ATP

Abkürzung von Adenosin-Tri-Phosphat. Eine energiereiche Verbindung, die Zellen als globale Energiewährung nutzen und die überwiegend in den ➧*Mitochondrien* hergestellt wird.

AZIDOSE

Störung des Säure-Basen-Haushalts, bei der der Blut-pH-Wert unter die ➧*physiologische* Marke von 7,35 absinkt.

BETA-HYDROXYBUTYRAT (3-HYDROXYBUTYRAT)

Neben ➧*Acetoacetat* einer der ➧*physiologisch* verwertbaren ➧*Ketonkörper.*

BMI

Abkürzung von Body-Mass-Index (Körpermassenindex). Bewertet das Körpergewicht (Masse M) einer Person im Verhältnis zur Körpergröße (Länge L). Der BMI wird mit der Formel $BMI = M \div L^2$ (Gewicht geteilt durch das Quadrat der Körpergröße) berechnet und hat die Einheit kg/m^2. Beispiel: 70 Kilogramm geteilt durch 1,75 Meter zum Quadrat ergibt einen BMI von 22,9. Ein Wert unter 18 kg/m^2 gilt als deutliches Zeichen für Mangelernährung, ein BMI über 30 kg/m2 als ➧*Adipositas.*

CCK

Abkürzung von Cholecystokinin. Ein Hormon, welches überwiegend im Magen-Darm-Trakt gebildet wird und das Sättigungsgefühl mit steuert.

CHOLESTERIN

Lebenswichtige chemische Verbindung, die entweder mit der Nahrung aufgenommen oder im Körper produziert wird. Cholesterin ist ein wichtiger Bestandteil der Zellmembranen und dient als Ausgangsstoff für die Bildung der Sexualhormone, der Gallensäure und von Vitamin D. Cholesterin wird im Blut zusammen mit ➧*Proteinen* in Form kleiner Partikel, den ➧*Lipoproteinen,* transportiert, die je nach Dichte ➧*HDL,* ➧*LDL* oder ➧*VLDL* genannt werden.

CLA

Abkürzung von Conjugated Linoleic Acids (konjugierte Linolsäuren), modifizierte Varianten der ➧*Linolsäure* (➧*Omega-6-Fettsäuren*). Bestandteil der Milch, besonders der von mit Gras (Heu) gefütterten Kühen; ➧*Korrelation* mit einer Reihe von positiven Effekten auf die Gesundheit.

CRP

Abkürzung von C-Reaktives Protein. Gehört zur Gruppe der ➧*Akute-Phase-Proteine* und kann gut im Labor nachgewiesen werden.

CT

Abkürzung von Computer-Tomografie. Röntgendiagnostikverfahren, bei dem zahlreiche Röntgenbilder hintereinander (Schichtaufnahmen) gemacht werden.

CYTOKINE ➧ZYTOKINE

DCA

Abkürzung von Dichloracetat. DCA wird als Medikament bei der ➧*Laktatazidose* eingesetzt und in neuerer Zeit auch als Reaktivator von ➧*Mitochondrien* in der Onkologie getestet.

DGE

Abkürzung von Deutsche Gesellschaft für Ernährung e.V., ein gemeinnütziger Verein. Satzungszweck ist neben der Förderung, Auswertung und Veröffentlichung ernährungswissenschaftlicher Forschung auch die Ernährungsberatung und Aufklärung der Bevölkerung im Dienste der Gesundheit. Die DGE wird zu 70 Prozent durch öffentliche Mittel von Bund und Ländern finanziert.

DHA

Abkürzung von Docosahexaenoic Acid (Docosahexaensäure), langkettige ➧*Omega-3-Fettsäure* (22 Kohlenstoffatome), zusammen mit ➧*EPA* wichtiger Baustein von Zellen, speziell im Gehirn, findet sich vorwiegend in fettem Meeresfisch.

DIABETES

Diabetes mellitus (»honigsüßer Durchfluss«), Zuckerkrankheit. Beim Diabetes ist der Blutzucker ohne Therapie auch im Nüchternzustand über die Normwerte erhöht. Nach einer ➧*kohlenhydratreichen Mahlzeit* wird die ➧*Glukose* dem Blut dann nur sehr langsam oder gar nicht entzogen, der Patient hat eine ➧*Hyperglykämie.*

DNS

Abkürzung von Desoxyribonukleinsäure (im Englischen: DNA). Die Erbinformation (➧*Gene*) ist aus DNS aufgebaut.

ENTERALE ERNÄHRUNG

Ernährung über den Darm, entweder über den Mund (orale Ernährung) oder über künstliche Zugänge und Sonden in den Magen. Abzugrenzen gegen die ➧*parenterale Ernährung.*

EPA

Abkürzung von Eicosapentaenoic Acid (Eicosapentaensäure), ähnlich wie ➧*DHA,* aber mit 20 Kohlenstoffatomen.

EPIC-STUDIE

Abkürzung von »European Prospective Investigation into Cancer and Nutrition«. Eine europaweite ➧*prospektive Studie,* in der Zusammenhänge von Ernährung mit Krebs, aber auch anderen chronischen Erkrankungen untersucht wird. An der Studie waren 23 Zentren in zehn europäischen Ländern beteiligt, von 1992 bis 2000 wurden von über 500.000 Personen Daten erfasst. Die Auswertungen laufen immer noch.

EVIDENZ-BASIERTE MEDIZIN (EBM)

Aus dem Englischen: Evidence Based Medicine. Medizinische Methoden, deren Wirksamkeit in Studien eindeutig nachgewiesen wurde. Es gibt verschiedene Stufen der EBM, wobei Stufe 1 bedeutet, dass die Studien, die in die Beurteilung der Methode eingeflossen sind, eine sehr hohe Aussagekraft haben. Die Wirksamkeit von Medikamenten oder Methoden, die mit Evidenz-Grad 1 beurteilt werden, gilt als sicher. Je niedriger die Stufe, desto unsicherer ist die Wirksamkeit zu beurteilen.

FATIGUE

Aus dem Französischen: Müdigkeit. Anhaltende, oft lähmende Müdigkeit mit Konzentrationsstörungen, Leistungsminderung und Antriebsschwäche. Krebspatienten leiden häufig unter Fatigue.

FDG

Abkürzung für 2-Fluor-2-Deoxyglukose. 2-Deoxyglukose (2-DG) ist ein Zuckermolekül, welches sehr ähnlich aufgebaut ist wie ➧*Glukose* und von Zellen wie diese aufgenommen, aber nicht verstoffwechselt werden kann. Bei FDG ist Fluor (F) an das 2-DG-Molekül angehängt. Ist dieses radioaktiv markiert, spricht man von 18FDG (oder 18F-2-FDG). Dies ist ein wichtiges Radiopharmakon, welches zur Diagnostik im ➧*PET* eingesetzt wird.

FETTSÄURE

Hauptbaustein der Fette. Sie bestehen aus unterschiedlich langen Ketten von Kohlenwasserstoffen. Genauere Informationen zu Fettsäuren finden Sie weiter vorn im Anhang dieses Buches, unter ➧*Fette und Fettsäuren.* Wichtige Fettsäuren für den Körper sind etwa ➧*EPA,* ➧*DHA,* ➧*ALA,* ➧*CLA.*

GENE

Abschnitte, in welche die ➧*DNS* unterteilt ist. Die Gene enthalten die Information für einzelne, definierte ➧*Proteine.* Die Gene stellen somit die aktive Erbinformation dar. Fehler in den Basenfolgen der Gene nennt man ➧*Mutationen.*

GESÄTTIGTE FETTE

In gesättigten Fetten enthalten die ➧*Fettsäuren* keine Doppelbindungen (siehe auch weiter vorn im Anhang ➧*Fette* und Fettsäuren). Sie kommen oft in Fetten vor, die bei Raumtemperatur fest sind, anders als die ➧*ungesättigten Fette,* die eher in Ölen vorkommen.

GLUKAGON

Ein Hormon, das in der Bauchspeicheldrüse gebildet wird, wenn der Blutzuckerspiegel abfällt. Durch Glukagon werden die ➧*Glykogenspeicher* im Körper abgebaut und ➧*Glukose* freigesetzt, der Blutzuckerspiegel steigt wieder. Glukagon ist der Gegenspieler von ➧*Insulin.*

GLUKONEOGENESE

Körpereigene Herstellung von ➧*Glukose,* entweder aus Eiweiß oder aus Fettbestandteilen, findet überwiegend in der Leber statt. Durch die Glukoneogenese wird der Blutzuckerspiegel auf dem Nüchternwert gehalten, auch wenn keine ➧*Kohlenhydrate* mit der Nahrung zugeführt werden.

GLUKOSE

Traubenzucker, im Körper auch Blutzucker, einfacher Baustein von Haushaltszucker und Stärke. Wird im Körper aus verwertbaren ➧*Kohlenhydraten,* durch Abbau von ➧*Glykogen* oder über die ➧*Glukoneogenese* hergestellt.

GLYKÄMISCHER INDEX (GI)

Maßeinheit für die Fähigkeit von Lebensmitteln, den Blutzucker in die Höhe zu treiben. Siehe auch weiter vorn im Anhang dieses Buchs, unter ➧*Glykämischer Index – Glykämische Last.*

GLYKÄMISCHE LAST (GL)

Maßeinheit für die Fähigkeit von Lebensmitteln, den Blutzucker in die Höhe zu treiben, aber unter Berücksichtigung der für das jeweilige Lebensmittel üblichen Portionsgröße. Siehe auch im Anhang, unter ➧*Glykämischer Index – Glykämische Last.*

GLYKOGEN

Speicherzucker, ein großes, stark verzweigtes Molekül aus vielen, miteinander gekoppelten ➧*Glukosemolekülen.* Glykogen ist

Zuckerspeicher im menschlichen und tierischen Organismus (siehe auch weiter vorn im Anhang unter ➧*Zucker* und Kohlenhydrate). Glykogen wird unter dem Einfluss von ➧*Glukagon* abgebaut und unter dem Einfluss von ➧*Insulin* aufgebaut.

GLYKOLYSE

Zentraler Stoffwechselweg für den Abbau von ➧*Glukose* bis zum ➧*Pyruvat*. Die Glykolyse läuft im Zellplasma ab, braucht keinen Sauerstoff und findet in praktisch allen lebenden Zellen (Tiere, Pflanzen, Pilze und viele Bakterien) statt.

HBA_{1C}

Glykohämoglobin: Anteil des roten Blutfarbstoffs (Hämoglobin, Hb), der mit ➧*Glukose* verkoppelt ist. Die Kopplung hängt vom Blutzuckerspiegel zum Zeitpunkt der Hämoglobinbildung ab und bleibt für die gesamte Lebenszeit des Hämoglobinmoleküls (etwa acht Wochen) erhalten. Der HbA_{1C}-Wert erlaubt eine Aussage über den mittleren Blutzuckerwert der letzten acht Wochen und wird auch als Blutzuckergedächtnis bezeichnet. Ein HbA_{1C}-Wert von 4,7 bis 6 Prozent entspricht einem Blutzuckerwert von 70 bis 110 mg/dl.

HDL

Abkürzung für High Density Lipoprotein. Ein ➧*Lipoprotein* mit hoher Dichte (high density), mit dem ➧*Cholesterin* von den Zellen der Gewebe zur Leber transportiert wird. HDL gilt als gutes Cholesterin, da hohe HDL-Werte mit einem geringeren Risiko für Erkrankungen des Herz-Kreislauf-Systems einhergehen. Der HDL-Wert sollte bei Männern im Schnitt über 35 mg/dl und bei Frauen über 45 mg/dl liegen.

HELA-ZELLEN

Abkürzung, abgeleitet von Henrietta Lacks. Gebärmutterhalskrebszellen aus dem Tumor von Henrietta Lacks, im Jahr 1951 isoliert. Älteste und weltweit am weitesten verbreitete Zelllinie in der Forschung.

HYPERGLYKÄMIE

Überzucker (von Hyper=über, glykos=süß und aima=Blut). Bezeichnet einen erhöhten Blutzuckerspiegel. Gegenteil der ➧*Hypoglykämie.*

HYPOGLYKÄMIE

Unterzucker, von (Hypo=unter, glykos=süß und aima=Blut). Bezeichnet einen zu niedrigen Blutzuckerspiegel (unter 40 bis 50 mg/dl).

HYPOTHALAMUS

Bereich des Gehirns. Wichtigstes Steuerzentrum für das ➧*vegetative Nervensystem,* regelt lebenswichtige Vorgänge im Körper wie Körpertemperatur, Blutdruck, Nahrungs- und Flüssigkeitsaufnahme, Schlaf und das Fortpflanzungsverhalten.

IGF

Abkürzung von Insulin-like Growth Factors (Insulinähnliche Wachstumsfaktoren). Eine Gruppe von Wachstumsfaktoren mit starker Ähnlichkeit zu ➧*Insulin,* regen Zellen zur Teilung an und können nicht nur an ihre eigenen ➧*Rezeptoren (IGF-R),* sondern auch an die Rezeptoren von Insulin binden.

INSULIN

Hormon, welches in der Bauchspeicheldrüse von Langerhans-Zellen hergestellt wird. Steigt der Blutzuckerspiegel nach einer ➧*kohlenhydratreichen Mahlzeit,* wird Insulin freigesetzt. Insulin bewirkt, dass Zellen dem Blut vermehrt ➧*Glukose* entnehmen und die Leber und der Muskel aus Glukose ➧*Glykogen* aufbauen. In Fettzellen hemmt Insulin den Abbau von Fett. Insulin ist auch ein wichtiger Wachstumsfaktor und gilt als ➧*anaboles* Hormon.

INSULINPFLICHTIG

Bezeichnet eine Stufe des ➧*Diabetes,* in der der Patient den Blutzucker nur durch regelmäßiges Spritzen von ➧*Insulin* regulieren kann.

INSULINRESISTENZ

Vermindertes Ansprechen (Resistenz) des Körpers auf ➧*Insulin.* Es sind dann höhere Mengen von Insulin notwendig, um eine Wirkung (Blutzuckersenkung) zu erzielen.

INTERLEUKINE

Körpereigene Botenstoffe aus der Gruppe der ➧*Zytokine.* Wichtig für Immunreaktionen, vermitteln die Koordination der Immunzellen.

KACHEXIE

Auszehrung. Durch Krebs oder andere schwere chronische Erkrankungen entsteht eine ➧*katabole* Stoffwechsellage, bei der Körpermasse verloren geht. Problematisch ist vor allem der Verlust von Muskulatur (➧*Sarkopenie).* Bei manchen Krebsarten versterben die Erkrankten häufig wegen der Kachexie.

KATABOL

Abbauende Mechanismen. Ein kataboler Stoffwechsel bedeutet, dass mehr Körpersubstanz zur Energiegewinnung abgebaut wird, als durch ➧*anabole* Prozesse aufgebaut wird.

KETONKÖRPER (AUCH: KETONSÄUREN)

Leicht saure Umbauprodukte von Fetten, die in der Leber bei Nahrungsmangel (Hunger, Fasten) oder Kohlenhydratmangel gebildet werden und zum großen Teil ➧*Glukose* als Energiequelle ersetzen, vor allem im Gehirn. Im Körper vor allem ➧*Acetoacetat* und ➧*Beta-Hydroxybutyrat.* Ketonkörper werden in den ➧*Mitochondrien* in Energie umgesetzt.

KETOAZIDOSE

Entgleisung des Stoffwechsels, führt zu einer ➧*Azidose* durch zu hohe Konzentrationen von ➧*Ketonkörpern* im Blut. Die Ketoazidose ist eine Komplikation des entgleisten ➧*Diabetes,* bei dem ein ➧*Insulinmangel* auftritt, sie kann aber auch bei sehr starkem Alkoholkonsum auftreten. Bei der ketogenen Diät (oder beim Fasten) kommt es nicht zur Azidose.

KETOSESCHWELLE

Individuell leicht unterschiedlicher Grenzwert der ➧*Kohlenhydrate,* die eine Person mit der Nahrung aufnehmen kann, ohne dass die Bildung von ➧*Ketonkörpern* verhindert wird.

KOHLENHYDRATE

Chemische Bezeichnung für die gesamte Gruppe der Zuckerstoffe. Hierzu gehören neben ➧*Glukose* auch ➧*Glykogen* und ➧*Stärke.* Nähere Beschreibung siehe vorn im Anhang unter ➧*Zucker und Kohlenhydrate.*

KORRELATION (KORRELIEREN)

Beziehung zwischen zwei oder mehreren Merkmalen. Eine positive Korrelation bedeutet zum Beispiel: je mehr von A, desto mehr auch von B. Eine positive Korrelation bedeutet aber nicht, dass eines der Merkmale die Ursache für das andere ist. Bekanntestes Beispiel: Bei einem gleichzeitigen Auftreten von vielen Störchen und reichem Kindersegen kann man zwar von positiver Korrelation sprechen, ein ursächlicher Zusammenhang ergibt sich daraus nicht.

LAKTAT

Salz der Milchsäure. Laktat wird in Zellen aus ➧*Pyruvat* hergestellt, wenn zu viel Pyruvat anfällt und nicht komplett in den ➧*Mitochondrien* in Energie umgesetzt werden kann. Den Vorgang bezeichnet man als Milchsäuregärung. Zellen können Laktat ins Blut abgeben, aber auch wieder über spezielle ➧*Rezeptoren* aufnehmen und zurück in Pyruvat verwandeln.

LAKTATAZIDOSE

Entgleisung des Stoffwechsels, bei der Zellen so viel ➧*Laktat* ins Blut abgeben, dass es zu einer ➧*Azidose* kommt. Kann bei Störungen der ➧*Mitochondrien* oder als sehr seltene Komplikation mancher Diabetesmedikamente vorkommen.

LEPTIN

Hormon aus dem Fettgewebe. Leptin (leptos: griechisch für dünn, schlank) reduziert die Nahrungsaufnahme über seine Wirkung im Gehirn, hat aber auch eine ganze Reihe von anderen Funktionen, etwa als Wachstumshormon.

LDL

Abkürzung von Low Density Lipoprotein. Ein ➧*Lipoprotein* mit niedriger Dichte (low density), das mit dem ➧*Cholesterin* von der Leber zu den Geweben transportiert wird. LDL gilt als schlechtes Cholesterin, da hohe LDL-Werte mit einem erhöhten Risiko für Herz-Kreislauf-Erkrankungen einhergehen. Der LDL-Wert sollte nicht über 160 mg/dl liegen.

LINOLSÄURE

Eine ➧*essenzielle Fettsäure,* gehört zur Gruppe der ➧*ungesättigten Fettsäuren* und hier zu den ➧*Omega-6-Fettsäuren.* Eher entzündungsfördernd. Nicht zu verwechseln mit ➧*Linolensäure* und konjugierter Linolsäure.

LINOLENSÄURE

Eine ➧*essenzielle Fettsäure,* gehört zur Gruppe der ➧*ungesättigten Fettsäuren* und hier zu den ➧*Omega-3-Fettsäuren.* Nicht zu verwechseln mit ➧*Linolsäure.*

LIPIDE

Sammelbezeichnung für Fette (lipos: griechisch für Fett).

LIPIDEMULSION

Gemisch aus fein verteilten ➧*Lipiden* und Wasser, meist von weißer Farbe. Bekanntestes Beispiel ist die Milch.

LIPOPROTEIN

Ansammlungen von ➧*Lipiden* und ➧*Proteinen,* die kleine Partikel bilden und in denen die ➧*Lipide* und ➧*Cholesterin* im Blutkreislauf transportiert werden.

LOGI-KOST

Abkürzung von Low Glycemic Index beziehungsweise Low Glycemic and Insulinemic. Eine kohlenhydratreduzierte Ernährungsform, die den Blutzucker- und Insulinspiegel niedrig hält.

MCT

Abkürzung von Medium Chain Triglycerides (Mittelkettige Triglyzeride). Fette mit relativ kurzen Fettsäuren (sechs bis zwölf Kohlenstoffatome). Der Körper nimmt sie leicht auf und verarbeitet sie, ohne die Leber zu belasten. Daher werden MCT als Energiequelle etwa bei Leberzirrhose eingesetzt. MCT fördern die Bildung von ➧*Ketonkörpern.* Sie werden deshalb zur Behandlung etwa von Epilepsie eingesetzt. Hauptbestandteil von Kokosfett.

METABOLISCH ANGEPASST

An den Stoffwechsel (Metabolismus) angepasst.

METABOLISCHES SYNDROM

Komplexes Krankheitsbild mit vier charakteristischen Kennzeichen: ➧*Adipositas* (mit betontem Bauchfett), ➧*Insulinresistenz,* veränderte Blutfette und Bluthochdruck.

Patienten mit metabolischem Syndrom haben ein erhöhtes Risiko für das Auftreten der klassischen Zivilisationskrankheiten *Diabetes,* Herz-Keislauf-Erkrankungen (Herzinfarkt, Arteriosklerose) und Krebs.

MILCHSÄURE

Siehe *Laktat.*

MILCHSÄUREGÄRUNG

Chemischer Vorgang, bei dem im Zellplasma vorhandenes *Pyruvat* zu *Laktat* abgebaut wird. Der Vorgang braucht keinen Sauerstoff, er läuft *anaerob* ab.

MITOCHONDRIEN

Zellorganellen, in denen die Zellatmung stattfindet, bei der unter Sauerstoffverbrauch (*aerob*) Energie aus verschiedenen Substanzen wie *Pyruvat,* *Ketonkörpern* und *Fettsäuren* gewonnen wird. Mitochondrien sind auch für die *Apoptose* wichtig.

MUTATION

Veränderung des Erbguts, der *DNS.* Durch Mutationen kann die Funktion von *Genen* verändert oder ausgeschaltet werden.

NEO-ANGIOGENESE

Prozess der Neubildung von Blutgefäßen, die in ein Gewebe (etwa einen Tumor) einsprießen können (genesis, neos, angios: griechisch für Entstehung, neu, Gefäß).

OMEGA-3-FETTSÄUREN/ OMEGA-6-FETTSÄUREN

Untergruppen innerhalb der *ungesättigten* Fettsäuren. Zu Details siehe weiter oben im Anhang unter *Fette* und Fettsäuren.

ONKOGENE

Gene, die an der Entstehung von Krebs beteiligt sind. Onkogene sind ursprünglich normale Gene, die meist unkontrolliert angeschaltet oder durch eine *Mutation* verändert werden und so Wachstum und Stoffwechsel der Zellen ändern.

OXIDATION

Chemische Reaktion, bei der nach ursprünglicher Annahme eine Substanz mit einem Sauerstoffatom (Oxygenium) verbunden und so oxidiert wird. Heute bezeichnet man als Oxidation die chemischen Reaktionen, bei denen ein Stoff ein oder mehrere Elektronen abgibt und damit seinen Zustand ändert.

OXIDATIVER STRESS

Stoffwechsellage, bei der zu viele *ROS* gebildet werden, die über das normale Maß hinaus Moleküle oxidieren und zu Schäden etwa an der *DNS* führen.

PALMITIN

Eine der *gesättigten Fettsäuren.* Häufigste gesättigte Fettsäure in vielen pflanzlichen und tierischen Fetten, etwa Palmfett (daher der Name), Kakaobutter, Rindertalg, Schweineschmalz und Butter.

PARENTERALE ERNÄHRUNG

Ernährung im Wortsinne »am Darm vorbei«. Künstliche Ernährung, bei der Nährstoffe über eine Infusion direkt ins Blut gegeben werden, wenn die Verdauung nicht ausreichend möglich ist.

PASTEUR EFFEKT

Anpassung des Stoffwechsels an die Sauerstoffversorgung. Bei akutem Sauerstoffmangel kommt es nach der Glykolyse zur *Milchsäuregärung,* beide Prozesse sind *anaerob.* Sobald wieder genug Sauerstoff vorhanden ist, beenden die Zellen die Milchsäuregärung und nutzen die Zellatmung in den *Mitochondrien.* Den Wechsel von Zellatmung zu Gärung und zurück nennt man Pasteur Effekt. Davon unterscheidet sich der *Warburg Effekt.*

PATHOLOGISCH

Krankhaft, vom Normzustand abweichend. Gegenteil zu ➧*physiologisch.*

PET

Abkürzung für Positronen-Emissions-Tomografie. Computergesteuertes bildgebendes Verfahren, in dem mithilfe radioaktiver Substanzen Stoffwechselvorgänge sichtbar gemacht werden. In der Tumordiagnostik wird dem Patienten meist ein radioaktiv markiertes Zuckermolekül ➧*FDG* gespritzt. Dieses sammelt sich im Tumorgewebe an und zeigt so, wo Tumoren und Metastasen im Körper sind.

PHYSIOLOGISCH

Normal, gesund, das Gegenteil von ➧*pathologisch.*

PHYTOCHEMIKALIEN

Pflanzeninhaltsstoffe, oft auch als sekundäre Pflanzenstoffe bezeichnet. Schutzstoffe von Pflanzen, unter anderem gegen Schädlinge, UV-Licht oder ➧*ROS,* die teilweise auch in menschlichen Zellen wirksam sind. Sie werden zunehmend in der Onkologie erforscht.

POSTMENOPAUSAL

Lebensabschnitt von Frauen nach (lateinisch: post) der letzten natürlichen Monatsblutung (Menopause).

PRÄKLINISCH

Begriff, der im Zusammenhang mit Studien benutzt wird. Präklinisch heißt die Testphase vor einer klinischen Studie, bevor eine Therapiemethode oder Substanz an Patienten getestet wird.

PRÄMENOPAUSAL

Lebensabschnitt von Frauen vor (=prä) der letzten natürlichen Monatsblutung (Menopause), vor den Wechseljahren.

PROINFLAMMATORISCH

Entzündungsfördernd.

PROSTAGLANDINE

Gewebshormone, die Entzündungsreaktionen steuern. Die größte Gruppe ist ➧*proinflammatorisch* und wird im Körper ausgehend von ➧*Arachidonsäure* gebildet. Es gibt auch entzündungshemmende (antiinflammatorische) Prostaglandine.

PROTEINE

Eiweiße, sie sind aus ➧*Aminosäuren* aufgebaut.

PYRUVAT

Brenztraubensäure. Zentraler Baustein des Stoffwechsels und Abbauprodukt der ➧*Glukose* über die ➧*Glykolyse.* Pyruvat kann weiter abgebaut werden, entweder in ➧*Mitochondrien* zu Kohlendioxid oder im Zellplasma zu ➧*Milchsäure.* Es wird noch zu weiteren Produkten umgebaut.

REZEPTOR

Ein ➧*Protein* auf der Zelloberfläche oder innerhalb der Zelle, an das ein Botenstoff binden kann. In der Regel erkennen Rezeptoren nur einen Botenstoff und reagieren nur auf diesen.

REZIDIV

Ein Rezidiv kennzeichnet das Wiederkehren einer Erkrankung (den Rückfall) nach einer erfolgreichen Behandlung oder spontanen Ausheilung und einer krankheitsfreien Phase. In der Onkologie bilden sich die meisten Rezidive innerhalb von fünf Jahren nach der Behandlung. Dieser Zeitraum gilt deshalb allgemein als kritische Phase, nach der ein Patient meist davon ausgehen kann, dass er geheilt ist.

ROS
Abkürzung von Reactive Oxygen Species, auch Sauerstoffradikale genannt. Sehr reaktive Sauerstoffverbindungen, die etwa bei der Zellatmung in den ➧*Mitochondrien* entstehen und viele Moleküle ➧*oxidieren* können. Dadurch entstehender ➧*oxidativer Stress* kann zellschädlich sein. Die Zelle reagiert darauf mit der Produktion von ➧*Antioxidantien.*

RUHEUMSATZ
Energieumsatz des gesamten Stoffwechsels in Ruhe, ohne körperliche Anstrengung. Wird auch Grundumsatz genannt.

SARKOPENIE
Der Abbau von Muskulatur.

STÄRKE
Ein großes ➧*Kohlenhydratmolekül,* in dem viele einzelne ➧*Glukosemoleküle* miteinander verknüpft vorliegen. Stärke dient als Zuckerspeicher von Pflanzen (Kartoffelstärke).

STATISTISCH SIGNIFIKANT
Angabe über die Aussagekraft von Daten. Mit einer statistischen Messmethode wird beurteilt, ob ein Unterschied zwischen zwei Datenmengen (etwa des Krankheitsverlaufs von zwei Patientengruppen) auch rein zufällig sein könnte. Liegt die Wahrscheinlichkeit für einen Zufall unter fünf Prozent, wird der Unterschied in der Regel als statistisch signifikant bewertet. Er beruht dann mit einer Wahrscheinlichkeit von mehr als 95 Prozent auf einer echten Wirkung (etwa eines Medikaments).

SUPPORTIV
Unterstützend. Von supportiver Therapie spricht man, wenn diese den Patienten unterstützt. Generelle Aspekte supportiver Therapien sind: Verminderung von unerwünschten Nebenwirkungen potenziell toxischer Therapien (wie Chemotherapie), Erhalt oder Steigerung der Lebensqualität des Patienten, Linderung krankheitsbedingter Symptome und die Verbesserung der Behandlungsergebnisse.

SYSTEMISCH
Den ganzen Körper betreffend. Eine systemische Erkrankung wirkt sich auf das ganze Organsystem aus.

TRANS-FETTE
Besondere Form von ➧*Fettsäuren,* die natürlicherweise eher selten vorkommen, etwa in geringen Mengen in Milch. Sie entstehen vor allem bei der industriellen Fetthärtung, bei der flüssige Fette – wie Pflanzenöle – in feste Fette – wie Margarine – umgewandelt werden. Gehärtete trans-Fette kommen besonders in industriellen Fertiggerichten vor, sie gelten im Gegensatz zu natürlichen trans-Fetten als gesundheitsschädlich.

TRIGLYZERIDE
Chemische Verbindung von drei ➧*Fettsäuren,* die an ein Glyzerinmolekül gebunden sind. Siehe auch weiter vorn im Anhang unter ➧*Fette und Fettsäuren.*

TUMORNEKROSEFAKTOR
Botenstoff aus der Gruppe der ➧*Zytokine,* von dem ursprünglich angenommen wurde, dass er den Zelltod (Nekrose) in Tumorzellen auslöst. Er steuert aber sehr viele verschiedene Funktionen im Immunsystem und kann sogar als Wachstumsfaktor dienen.

TUMORSUPPRESSORGENE
Eine Gruppe von ➧*Genen.* Sie codieren ➧*Proteine,* die unkontrollierte Zellwachstumsprozesse unterdrücken und die ➧*Apoptose* auslösen können. ➧*Mutationen in Tumorsuppressorgenen* sind häufig an der Entstehung von Krebs mitbeteiligt.

UNGESÄTTIGTE FETTSÄUREN

Bei diesen ➧*Fettsäuren* sind mehrere Kohlenstoffatome innerhalb des Moleküls mit einer Doppelbindung verbunden. Details auch weiter vorn im Anhang unter ➧*Fette und Fettsäuren.*

VEGETATIVES NERVENSYSTEM

Teil des Nervensystems, über den die wichtigsten automatisch ablaufenden Vorgänge (Vitalfunktionen) im Körper geregelt werden, etwa der Hormonhaushalt, die Verdauung, die Körpertemperatur oder die Sexualfunktion. Kaum willentlich zu beeinflussen, daher auch als autonomes Nervensystem bezeichnet. Wichtige Regelinstanz für das vegetative Nervensystem ist der ➧*Hypothalamus.*

VEGF

Abkürzung von Vascular Endothelial Growth Factors. VEGF sind eine wichtige Gruppe von Wachstumsfaktoren, die Blutgefäße wachsen lassen und daher bei der ➧*Neo-Angiogenese* eine entscheidende Rolle spielen. Bekommen Zellen in einem Gewebe zu wenig Sauerstoff, bilden sie VEGF, um über neue Blutgefäße wieder ausreichend damit versorgt zu werden.

VLDL

Abkürzung von Very Low Density Lipoprotein. Ein ➧*Lipoprotein* mit sehr niedriger Dichte (very low density). Siehe auch unter ➧*Cholesterin.*

WARBURG EFFEKT

Wenn Zellen trotz ausreichender Sauerstoffversorgung ➧*Laktat* produzieren und ➧*Pyruvat* nicht komplett in den ➧*Mitochondrien* zu Kohlendioxid und Wasser umsetzen, spricht man vom Warburg Effekt. Er ist typisch für den Stoffwechsel von Krebszellen. Bei anderen Zellen tritt er nur auf, wenn diese sich schnell teilen oder aktiviert sind (Immunzellen).

WCRF

Abkürzung von »World Cancer Research Fund«. Ein weltweites Netzwerk von Non-Profit-Organisationen, die sich mit der Erforschung des Zusammenhangs zwischen Lebensmitteln, Ernährung, körperlicher Aktivität, Körpergewicht und Krebs beschäftigen.

ZYTOKINE

Botenstoffe, die Wachstum und Differenzierung von Zellen regulieren. Einige Zytokine sind Wachstumsfaktoren (wie ➧*VEGF*), die Zellteilung und Wachstum anregen, andere (wie die ➧*Interleukine*) dienen der Kommunikation von Immunzellen oder der Bewegungssteuerung von wandernden Zellen (Chemokine).

Quellen und Literaturhinweise

1. Ackerknecht, EH (1958) Historical notes on cancer. Med Hist 2:114-9

2. Aggarwal, BB, Gehlot, P (2009) Inflammation and cancer: how friendly is the relationship for cancer patients? Curr Opin Pharmacol 9:351-69

3. Ahima, RS, Flier, JS (2000) Leptin. Annu Rev Physiol 62:413-37

4. Albert, CM et al (2005) Dietary alpha-linolenic acid intake and risk of sudden cardiac death and coronary heart disease. Circulation 112:3232-8

5. Alexander, DD et al (2011) Meta-analysis of prospective studies of red meat consumption and colorectal cancer. Eur J Cancer Prev 20:293-307

6. Ando, S, Catalano, S (2011) The multifactorial role of leptin in driving the breast cancer microenvironment. Nat Rev Endocrinol. Epub ahead of print Nov 15

7. Andreyev, HJ et al (1998) Why do patients with weight loss have a worse outcome when undergoing chemotherapy for gastrointestinal malignancies? Eur J Cancer 34:503-9

8. Anisimov, VN et al (2011) If started early in life, metformin treatment increases life span and postpones tumors in female SHR mice. Aging (Albany NY) 3:148-57

9. Annunziata, M et al (2011) The IGF system. Acta Diabetol 48:1-9

10. Arends, J et al (2003) DGEM-Leitlinie Enterale Ernährung: Onkologie DGEM Guidelines Enteral Nutrition: Oncology. Aktuel Ernährungsmed 28:61-68

11. Arends, J et al (2006) ESPEN Guidelines on Enteral Nutrition: Non-surgical oncology. Clin Nutr 25:245-59

12. Arends, J et al (2009) Non-surgical oncology – Guidelines on Parenteral Nutrition, Chapter 19. Ger Med Sci 7:Doc09

13. Arends, J (2010) Metabolism in cancer patients. Anticancer Res 30:1863-8

14. Arends, J (2010) Prognostische Bedeutung der Mangelernährung in der Onkologie. In: Krankheitsbedingte Mangelernährung: eine Herausforderung für unser Gesundheitswesen? Arved Weimann, Tatjana Schütz and Herbert Lochs (eds), Lengerich, Pabst Science Publishers, pp 66-77

15. Arndt, K, Korte, S (2001) Die anabole Diät. Arnsberg, Novagenics Verlag

16. Arnold, ME, Taylor, NF (2011) Exercise for patients with cancer: reducing disease-related fatigue. Future Oncol 7:165-7

17. Aro, A et al (1998) Trans fatty acids in French fries, soups, and snacks from 14 European countries: The TRANSFAIR study. J Food Comp Anal 11:170-177

18. Aro, A et al (2000) Inverse association between dietary and serum conjugated linoleic acid and risk of breast cancer in postmenopausal women. Nutr Cancer 38:151-7

19. Arterburn, LM et al (2006) Distribution, interconversion, and dose response of n-3 fatty acids in humans. Am J Clin Nutr 83:1467S-1476S

20. Asarian, L, Langhans, W (2010) A new look on brain mechanisms of acute illness anorexia. Physiol Behav 100:464-71

21. Astrup, A et al (2011) The role of reducing intakes of saturated fat in the prevention of cardiovascular disease: where does the evidence stand in 2010? Am J Clin Nutr 93:684-8

22. Atkins, RC (1972) Dr. Atkins' diet revolution; the high calorie way to stay thin forever. New York, D. McKay Co.

23. Bach, AC, Babayan, VK (1982) Medium-chain triglycerides: an update. Am J Clin Nutr 36:950-62

24. Bahnsen, U (2008) Krebs ist komplexer, als wir je geahnt haben. Zeit Wissen http://www.zeit.de/zeit-wissen/2008/03/Interview-Vogelstein

25. Balietti, M et al (2010) A ketogenic diet increases succinic dehydrogenase (SDH) activity and recovers age-related decrease in numeric density of SDH-positive mitochondria in cerebellar Purkinje cells of late-adult rats. Micron 41:143-8

26. Banting, W (1864) Letter on corpulence. 3d. London, Harrison

27. Bantle, JP et al (2008) Nutrition recommendations and interventions for diabetes: a position statement of the American Diabetes Association. Diabetes Care 31 Suppl 1:S61-78

28. Barberger-Gateau, P et al (2002) Fish, meat, and risk of dementia: cohort study. Bmj 325:932-3

29. Batetta, B et al (2009) Endocannabinoids may mediate the ability of (n-3) fatty acids to reduce ectopic fat and inflammatory mediators in obese Zucker rats. J Nutr 139:1495-501

30. Batzler, WU et al (2008) Krebs in Deutschland 2003 – 2004: Häufigkeiten und Trends. 6., überarb. Aufl. Beiträge zur Gesundheitsberichterstattung des Bundes. Berlin, Robert Koch-Institut

31. Baylin, SB, Jones, PA (2011) A decade of exploring the cancer epigenome – biological and translational implications. Nat Rev Cancer 11:726-34

32. Belda-Iniesta, C et al (2011) Metformin: a new option in cancer treatment. Clin Transl Oncol 13:363-7

33. Belfiore, A et al (1999) Insulin/IGF-I hybrid receptors play a major role in IGF-I signaling in thyroid cancer. Biochimie 81:403-7

34. Belury, MA (2002) Dietary conjugated linoleic acid in health: physiological effects and mechanisms of action. Annu Rev Nutr 22:505-31

35. Bernstein, L et al (1994) Physical exercise and reduced risk of breast cancer in young women. J Natl Cancer Inst 86:1403-8

36. Bierich, R (1922) Über die Beteiligung des Bindegewebes bei der experimentellen Krebsbildung. Virchows Archiv 239:1-19

37. Bierich, R (1927) Milchsäuregärung der Tumoren. J Mol Med (Klin Wochenschr) 6:2287-2288

38. Bierich, R (1927) Über die Vorgänge beim Einwuchern der Krebszellen. J Mol Med (Klin Wochenschr) 6:1599-1603

39. Biesalski, HK (2002) Meat and cancer: meat as a component of a healthy diet. Eur J Clin Nutr 56 Suppl 1:S2-11

40. Bissell, MJ, Radisky, D (2001) Putting tumours in context. Nat Rev Cancer 1:46-54

41. Bissell, MJ, Hines, WC (2011) Why don't we get more cancer? A proposed role of the microenvironment in restraining cancer progression. Nat Med 17:320-9

42. Bland, CS (1981) The Halsted mastectomy: present illness and past history. West J Med 134:549-55

43. Blech, J et al (2010) »Schlicht obszön«. Der Spiegel 20:166-171

44. Blech, J (2011) Was den Rücken stark macht. Der Spiegel 40:132-140

45. Bockisch, A et al (2006) PET/CT – Evolution oder Revolution in der onkologischen Diagnostik? Deutsches Ärzteblatt 103:249-254

46. Boffetta, P et al (2010) Fruit and Vegetable Intake and Overall Cancer Risk in the European Prospective Investigation Into Cancer and Nutrition (EPIC). J Natl Cancer Inst 102:529-37

47. Bonnet, S et al (2007) A mitochondria-k(+) channel axis is suppressed in cancer and its normalization promotes apoptosis and inhibits cancer growth. Cancer Cell 11:37-51

48. Bonuccelli, G et al (2010) Ketones and lactate »fuel« tumor growth and metastasis: Evidence that epithelial cancer cells use oxidative mitochondrial metabolism. Cell Cycle 9:3506-14

49. Bough, KJ et al (2006) Mitochondrial biogenesis in the anticonvulsant mechanism of the ketogenic diet. Ann Neurol 60:223-35

50. Boveri, T (1914) Zur Frage der Entstehung maligner Tumoren. Jena, Fischer

51. Bramble, DM, Lieberman, DE (2004) Endurance running and the evolution of Homo. Nature 432:345-52

52. Brand, KA, Hermfisse, U (1997) Aerobic glycolysis by proliferating cells: a protective strategy against reactive oxygen species. Faseb J 11:388-95

53. Braun, S et al (2011) The link between the metabolic syndrome and cancer. Int J Biol Sci 7:1003-15

54. Braunstein, A (1923) Diabetes und Karzinom. Dtsch Med Wochenschr 27:880-881

55. Braunstein, A (1924) Zur Frage des Zuckerstörenden Vermögens der Krebszellen. J Mol Med (Klin Wochenschr) 3:788-789

56. Breckenridge, WC, Kuksis, A (1967) Molecular weight distributions of milk fat triglycerides from seven species. J Lipid Res 8:473-8

57. Breitkreutz, R et al (2005) Effects of a high-fat diet on body composition in cancer patients receiving chemotherapy: a randomized controlled study. Wien Klin Wochenschr 117:685-92

58. Brinster, RL (1974) The effect of cells transferred into the mouse blastocyst on subsequent development. J Exp Med 140:1049-56

59. Brouns, F et al (2005) Glycaemic index methodology. Nutr Res Rev 18:145-71

60. Brown, JC et al (2010) Efficacy of exercise interventions in modulating cancer-related fatigue among adult cancer survivors: a meta-analysis. Cancer Epidemiol Biomarkers Prev 20:123-33

61. Bui, T, Thompson, CB (2006) Cancer's sweet tooth. Cancer Cell 9:419-20

62. Bundesverband Informationswirtschaft Telekommunikation und neue Medien e.V. (2011) Computernutzung nimmt weiter zu. http://www.bitkom.org/67622_67616.aspx

63. Buzby, GP et al (1980) Host-tumor interaction and nutrient supply. Cancer 45:2940-8

64. Byrne, NM et al (2005) Metabolic equivalent: one size does not fit all. J Appl Physiol 99:1112-9

65. Cahill, GF, Jr. (1998) Survival in starvation. Am J Clin Nutr 68:1-2

66. Cahill, GF, Jr., Veech, RL (2003) Ketoacids? Good medicine? Trans Am Clin Climatol Assoc 114:149-61; discussion 162-3

67. Cahill, GF, Jr. (2006) Fuel metabolism in starvation. Annu Rev Nutr 26:1-22

68. Cai, L et al (2011) Acetyl-CoA Induces Cell Growth and Proliferation by Promoting the Acetylation of Histones at Growth Genes. Mol Cell 42:426-37

69. Cairns, J (1978) Cancer Science and Society. Edited by CI Davern. Books in Biology. San Francisco, W. H. Freeman and Company

70. Calder, PC et al (2007) Glucose metabolism in lymphoid and inflammatory cells and tissues. Curr Opin Clin Nutr Metab Care 10:531-40

71. Callaway, J et al (2005) Efficacy of dietary hempseed oil in patients with atopic dermatitis. J Dermatolog Treat 16:87-94

72. Cao, L et al (2010) Environmental and genetic activation of a brain-adipocyte BDNF/leptin axis causes cancer remission and inhibition. Cell 142:52-64

73. Cariuk, P et al (1997) Induction of cachexia in mice by a product isolated from the urine of cachectic cancer patients. Br J Cancer 76:606-13

74. Carmena, R et al (2004) Atherogenic lipoprotein particles in atherosclerosis. Circulation 109:III2-7

75. Carpenter, KJ (2003) A short history of nutritional science: part 2 (1885-1912). J Nutr 133:975-84

76. Carrera-Bastos, P et al (2011) The western diet and lifestyle and diseases of civilization. Res Rep Clin Cardiol 2:215-235

77. Carrier, DR et al (1984) The Energetic Paradox of Human Running and Hominid Evolution. Current Anthropology 25:483-495

78. Carruba, G (2007) Estrogen and prostate cancer: an eclipsed truth in an androgen-dominated scenario. J Cell Biochem 102:899-911

79. Caspari, W (1933) Über den Einfluß der Kost auf das Wachstum von Impfgeschwülsten. VI. Mitteilung. Über den Einfluß des Palmitins auf das Geschwulstwachstum. Z Krebsforsch 38:355-360

80. Chabner, BA (2001) The oncologic four-minute mile. Oncologist 6:230-2

81. Chabner, BA, Roberts, TG, Jr. (2005) Timeline: Chemotherapy and the war on cancer. Nat Rev Cancer 5:65-72

82. Chan, D et al (2006) Mitochondrial dynamics in cell life and death. Cell Death Differ 13:680-4

83. Chan, DS et al (2011) Red and processed meat and colorectal cancer incidence: meta-analysis of prospective studies. PLoS One 6:e20456

84. Chardigny, JM et al (2008) Do trans fatty acids from industrially produced sources and from natural sources have the same effect on cardiovascular disease risk factors in healthy subjects? Results of the trans Fatty Acids Collaboration (TRANSFACT) study. Am J Clin Nutr 87:558-66

85. Chavarro, JE et al (2008) A 22-y prospective study of fish intake in relation to prostate cancer incidence and mortality. Am J Clin Nutr 88:1297-303

86. Collier, G, O'Dea, K (1983) The effect of coingestion of fat on the glucose, insulin, and gastric inhibitory polypeptide responses to carbohydrate and protein. Am J Clin Nutr 37:941-4

87. Conyers, RA et al (1979) Cancer, ketosis and parenteral nutrition. Med J Aust 1:398-9

88. Cordain, L et al (2000) Plant-animal subsistence ratios and macronutrient energy estimations in worldwide hunter-gatherer diets. Am J Clin Nutr 71:682-92.

89. Cordain, L et al (2002) The paradoxical nature of hunter-gatherer diets: meat-based, yet non- atherogenic. Eur J Clin Nutr 56 Suppl 1:S42-52.

90. Cordain, L et al (2002) Fatty acid analysis of wild ruminant tissues: evolutionary implications for reducing diet-related chronic disease. Eur J Clin Nutr 56:181-91.

91. Cordain, L et al (2005) Origins and evolution of the Western diet: health implications for the 21st century. Am J Clin Nutr 81:341-54

92. Cori, CF, Cori, GT (1928) The mechanism of epinephrine action. J Biol Chem 79:321-341

93. Cori, CF, Cori, GT (1929) Glycogen formation in the liver from d-and l-lactic acid. J Biol Chem 81:389-403

94. Corpet, DE (2011) Red meat and colon cancer: Should we become vegetarians, or can we make meat safer? Meat Sci 89:310-6

95. Cortes, B et al (2006) Acute effects of high-fat meals enriched with walnuts or olive oil on postprandial endothelial function. J Am Coll Cardiol 48:1666-71

96. Costa, G, Donaldson, SS (1979) Current concepts in cancer: effects of cancer and cancer treatment on the nutrition of the host. N Engl J Med 300:1471-4

97. Costantini, LC et al (2008) Hypometabolism as a therapeutic target in Alzheimer's disease. BMC Neurosci 9 Suppl 2:S16

98. Couzin, J (2008) Cancer research. Can fasting blunt chemotherapy's debilitating side effects? Science 321:1146-7

99. Crowe, FL et al (2008) Dietary fat intake and risk of prostate cancer in the European Prospective Investigation into Cancer and Nutrition. Am J Clin Nutr 87:1405-13

100. Cust, AE (2011) Physical activity and gynecologic cancer prevention. Recent Results Cancer Res 186:159-85

101. Dashti, HM et al (2007) Beneficial effects of ketogenic diet in obese diabetic subjects. Mol Cell Biochem 302:249-56

102. Davis, NJ et al (2011) Differential effects of low-carbohydrate and low-fat diets on inflammation and endothelial function in diabetes. J Diabetes Complications 25:371-6

103. de Klein, A et al (1982) A cellular oncogene is translocated to the Philadelphia chromosome in chronic myelocytic Leukemia. Nature 300:765-7

104. de Lorgeril, M et al (1999) Mediterranean diet, traditional risk factors, and the rate of cardiovascular complications after myocardial infarction: final report of the Lyon Diet Heart Study. Circulation 99:779-85

105. Deberardinis, RJ et al (2008) Brick by brick: metabolism and tumor cell growth. Curr Opin Genet Dev 18:54-61

106. DeCosse, JJ et al (1973) Breast cancer: induction of differentiation by embryonic tissue. Science 181:1057-8

107. Demark-Wahnefried, W et al (2001) Changes in weight, body composition, and factors influencing energy balance among premenopausal breast cancer patients receiving adjuvant chemotherapy. J Clin Oncol 19:2381-9

108. Deslypere, JP et al (1985) Fat tissue: a steroid reservoir and site of steroid metabolism. J Clin Endocrinol Metab 61:564-70

109. Detsky, AS et al (1987) What is subjective global assessment of nutritional status? JPEN J Parenter Enteral Nutr 11:8-13

110. Deutsch, L (2007) Evaluation of the effect of Neptune Krill Oil on chronic inflammation and arthritic symptoms. J Am Coll Nutr 26:39-48

111. Deutsche Gesellschaft für Ernährung et al (2001) Referenzwerte für die Nährstoffzufuhr. 1. Aufl., 2., korrigierter Nachdr. Frankfurt am Main, Umschau Braus

112. Deutsche Gesellschaft für Ernährung eV (2004) Ernährungsbericht 2004. Rheinbreitbach, MedienHaus Plump

113. Dewys, WD et al (1980) Prognostic effect of weight loss prior to chemotherapy in cancer patients. Eastern Cooperative Oncology Group. Am J Med 69:491-7

114. DGE (1999) Fit mit wenig Fett – leicht gemacht – DGE zeigt, wo sich die Fette verstecken. http://www.dge.de/modules.php?name=News&file=article&sid=70

115. DGE (1999) Macht Fett wirklich fett? http://www.dge.de/modules.php?name=News&file=article&sid=71

116. DGE (2004) DGE-Ernährungskreis – Lebensmittelmengen. http://www.dge.de/modules.php?name=News&file=article&sid=415

117. DGE (2010) Vollwertig Essen und Trinken nach den 10 Regeln der DGE. http://www.dge.de/modules.php?name=Content&pa=showpage&pid=15

118. DGE (2010) Obst und Gemüse. Die Menge macht's. http://www.dge.de/modules.php?name=News&file=article&sid=1020

119. Diaz-Ruiz, R et al (2009) Tumor cell energy metabolism and its common features with yeast metabolism. Biochim Biophys Acta 1796:252-65

120. Dolberg, DS et al (1985) Wounding and its role in RSV-mediated tumor formation. Science 230:676-8

121. Dreifus, C (2011) Janet D. Rowley, Matriarch of Modern Cancer Genetics. The New York Times February 7

122. Driscoll, DF (2006) Lipid injectable emulsions: 2006. Nutr Clin Pract 21:381-6

123. Drummond, MJ et al (2008) Skeletal muscle protein anabolic response to resistance exercise and essential amino acids is delayed with aging. J Appl Physiol 104:1452-61

124. Durham, WJ et al (2009) Inflammatory burden and amino acid metabolism in cancer cachexia. Curr Opin Clin Nutr Metab Care 12:72-7

125. Editorial (2006) Preventing cancer. Nature 442:720

126. Einhorn, LH (2002) Curing metastatic testicular cancer. Proc Natl Acad Sci U S A 99:4592-5

127. El Mjiyad, N et al (2011) Sugar-free approaches to cancer cell killing. Oncogene 30:253-64

128. Ellis, KA et al (2006) Comparing the fatty acid composition of organic and conventional milk. J Dairy Sci 89:1938-50

129. Ellison, ML et al (1969) Differentiation in a transplantable rat tumour maintained in organ culture. Exp Cell Res 55:198-204

130. Elmadfa, I, Fritzsche, D (2001) Die große GU Vitamin und Mineralstoff Tabelle. München, Gräfe und Unzer

131. Elmore, S (2007) Apoptosis: a review of programmed cell death. Toxicol Pathol 35:495-516

132. El-Osta, A et al (2008) Transient high glucose causes persistent epigenetic changes and altered gene expression during subsequent normoglycemia. J Exp Med 205:2409-17

133. Espinosa-Neira, R et al (2011) Linoleic acid induces an EMT-like process in mammary epithelial cells MCF10A. Int J Biochem Cell Biol 43:1782-91

134. Europäische Behörde für Lebenmittelsicherheit (2004) Gutachten des Wissenschaftlichen Gremiums für diätetische Produkte, Ernährung und Allergien (NDA) auf Ersuchen der Kommission über trans-Fettsäuren in Lebensmitteln und die Wirkung des Verzehrs von trans-Fettsäuren auf die menschliche Gesundheit. http://www.efsa.europa.eu/EFSA/efsa_locale-1178620753824_1178620767491.htm

135. Evans, JM et al (2005) Metformin and reduced risk of cancer in diabetic patients. Bmj 330:1304-5

136. Evans, WJ et al (2008) Cachexia: a new definition. Clin Nutr 27:793-9

137. Faggioni, R et al (1998) IL-1 beta mediates leptin induction during inflammation. Am J Physiol 274:R204-8

138. Fearon, K et al (2011) Definition and classification of cancer cachexia: an international consensus. Lancet Oncol 12:489-95

139. Fearon, KC et al (1985) Failure of systemic ketosis to control cachexia and the growth rate of the Walker 256 carcinosarcoma in rats. Br J Cancer 52:87-92

140. Fearon, KC et al (1988) Cancer cachexia: influence of systemic ketosis on substrate levels and nitrogen metabolism. Am J Clin Nutr 47:42-8

141. Fearon, KC (1992) The Sir David Cuthbertson Medal Lecture 1991. The mechanisms and treatment of weight loss in cancer. Proc Nutr Soc 51:251-65

142. Fellows, F (1934) Mortality in the native races of the territory of Alaska, with special reference to tuberculosis. Public Health Reports 49:289-320

143. Feuchert, S et al (2007) Die Chronik des Gettos Lodz / Litzmannstadt. Schriftenreihe zur Lodzer Getto-Chronik. Göttingen, Wallstein

144. Fine, EJ et al (2009) Acetoacetate reduces growth and ATP concentration in cancer cell lines which over-express uncoupling protein 2. Cancer Cell Int 9:14

145. Fine, EJ et al (2011) A pilot safety and feasibility trial of a reduced carbohydrate diet in patients with advanced cancer. J Clin Oncol 29 suppl:abstr e13573

146. Fischer, K et al (2007) Inhibitory effect of tumor cell-derived lactic acid on human T cells. Blood 109:3812-9

147. Fiszman, GL, Jasnis, MA (2011) Molecular Mechanisms of Trastuzumab Resistance in HER2 Overexpressing Breast Cancer. Int J Breast Cancer 2011:352182

148. Foster-Powell, K et al (2002) International table of glycemic index and glycemic load values: 2002. Am J Clin Nutr 76:5-56

149. Frasca, F et al (2008) The role of insulin receptors and IGF-I receptors in cancer and other diseases. Arch Physiol Biochem 114:23-37

150. Freeman, JM et al (1990) Seizures and epilepsy in childhood: a guide for parents. Baltimore, Johns Hopkins University Press

151. Freeman, JM et al (2007) The ketogenic diet: one decade later. Pediatrics 119:535-43

152. Freeman, JM, Kossoff, EH (2010) Ketosis and the ketogenic diet, 2010: advances in treating epilepsy and other disorders. Adv Pediatr 57:315-29

153. Freund, E (1885) Zur Diagnose des Carcinoms. Wien Med Blätter 8:268-269

154. Freund, E, Kaminer, G (1930) Über den Befund spezifischer Darm-Flora bei bösartigen Tumoren. Wien Klin Wochenschr 43:993-994

155. Freund, E et al (1932) Über den Einfluß verschiedener Ernährung auf Tumorempfänglichkeit und Tumorwachstum bei Mäusen. Z Krebsforsch 37:355-361

156. Friebe, R (2007) Mit Fett gegen Tumoren – Interview mit Linda Nebeling. SZ http://www.sueddeutsche.de/wissen/krebstherapie-mit-fett-gegen-tumoren-1.573248

157. Friebe, R (2011) Der simulierte Kranke. Spektrumdirekt http://www.spektrum.de/alias/flaggschiff-initiative/der-simulierte-kranke/1126837

158. Friebe, R (2012) Ist Hunger die beste Krebsmedizin? FAS 26. Februar

159. Friedenreich, CM et al (2009) Prospective cohort study of lifetime physical activity and breast cancer survival. Int J Cancer 124:1954-62

160. Friedenreich, CM (2011) Physical activity and breast cancer: review of the epidemiologic evidence and biologic mechanisms. Recent Results Cancer Res 188:125-39

161. Friend, SH et al (1986) A human DNA segment with properties of the gene that predisposes to retinoblastoma and osteosarcoma. Nature 323:643-6

162. Fritsche, K (2005) Are Omega-3 Fatty Acids Effective in Enhancing Tumoricidal Cell Activity? J Nutr 135:2916S-2917S

163. Fritsche, K (2007) Important differences exist in the dose-response relationship between diet and immune cell fatty acids in humans and rodents. Lipids 42:961-79

164. Gallagher, EJ, LeRoith, D (2010) The proliferating role of insulin and insulin-like growth factors in cancer. Trends Endocrinol Metab 21:610-8

165. Galli, C, Calder, PC (2009) Effects of fat and fatty acid intake on inflammatory and immune responses: a critical review. Ann Nutr Metab 55:123-39

166. Galvao, DA, Newton, RU (2005) Review of exercise intervention studies in cancer patients. J Clin Oncol 23:899-909

167. Gardner, CD et al (2007) Comparison of the Atkins, Zone, Ornish, and LEARN diets for change in weight and related risk factors among overweight premenopausal women: the A TO Z Weight Loss Study: a randomized trial. Jama 297:969-77

168. Garland, PB et al (1963) Citrate as an Intermediary in the Inhibition of Phosphofructokinase in Rat Heart Muscle by Fatty Acids, Ketone Bodies, Pyruvate, Diabetes, and Starvation. Nature 200:169-70

169. Gatenby, RA, Gawlinski, ET (2003) The glycolytic phenotype in carcinogenesis and tumor invasion: insights through mathematical models. Cancer Res 63:3847-54

170. Gatenby, RA, Gillies, RJ (2004) Why do cancers have high aerobic glycolysis? Nat Rev Cancer 4:891-9

171. Gerhäuser, C (2012) Cancer cell metabolism, epigenetics and the potential influence of dietary components – A perspective. Biomed Res 23:SI 69-89

172. Gialeli, C et al (2011) Roles of matrix metalloproteinases in cancer progression and their pharmacological targeting. Febs J 278:16-27

173. Gilder, W (1881) Schwatka's Search: Sledging in the Arctic in Quest of the Franklin Records. Gloucester, Dodo Press

174. Gleeson, M et al (2011) The anti-inflammatory effects of exercise: mechanisms and implications for the prevention and treatment of disease. Nat Rev Immunol 11:607-15

175. Glicksman, AS, Rawson, RW (1956) Diabetes and altered carbohydrate metabolism in patients with cancer. Cancer 9:1127-34

176. Glynn, EL et al (2010) Muscle protein breakdown has a minor role in the protein anabolic response to essential amino acid and carbohydrate intake following resistance exercise. Am J Physiol Regul Integr Comp Physiol 299:R533-40

177. Godsland, IF (2010) Insulin resistance and hyperinsulinaemia in the development and progression of cancer. Clin Sci (Lond) 118:315-32

178. Gogvadze, V et al (2008) Mitochondria in cancer cells: what is so special about them? Trends Cell Biol 18:165-73

179. Gonder, U, Worm, N (2010) Mehr Fett! Warum wir mehr Fett brauchen, um gesund und schlank zu sein; Liebeserklärung an einen zu Unrecht verteufelten Nährstoff. Lünen, Systemed

180. Goodwin, PJ et al (2002) Fasting insulin and outcome in early-stage breast cancer: results of a prospective cohort study. J Clin Oncol 20:42-51

181. Gordon, ES et al (1963) A new concept in the treatment of obesity. Jama 186:50-60

182. Grätzel von Grätz, P (2007) Täglich Vollkornbrot reduziert das Darmkrebsrisiko, viel Obst und viel Gemüse schützen vor Diabetes. Ärzte Zeitung 9. Mai http://www.aerztezeitung.de/medizin/krankheiten/diabetes/?sid=449217

183. Grosvenor, M et al (1989) Symptoms potentially influencing weight loss in a cancer population. Correlations with primary site, nutritional status, and chemotherapy administration. Cancer 63:330-4

184. Gunter, MJ et al (2009) Insulin, insulin-like growth factor-I, and risk of breast cancer in postmenopausal women. J Natl Cancer Inst 101:48-60

185. Gutekunst, M et al (2011) p53 hypersensitivity is the predominant mechanism of the unique responsiveness of testicular germ cell tumor (TGCT) cells to cisplatin. PLoS One 6:e19198

186. Ha, YL et al (1990) Inhibition of benzo(a)pyrene-induced mouse forestomach neoplasia by conjugated dienoic derivatives of linoleic acid. Cancer Res 50:1097-101

187. Haddad, F et al (2003) Atrophy responses to muscle inactivity. I. Cellular markers of protein deficits. J Appl Physiol 95:781-90

188. Hahn, WC et al (1999) Creation of human tumour cells with defined genetic elements. Nature 400:464-8

189. Hall, MN et al (2008) A 22-year prospective study of fish, n-3 fatty acid intake, and colorectal cancer risk in men. Cancer Epidemiol Biomarkers Prev 17:1136-43

190. Hamilton, JA et al (2007) Brain uptake and utilization of fatty acids, lipids and lipoproteins: application to neurological disorders. J Mol Neurosci 33:2-11

191. Han, L et al (2011) High glucose promotes pancreatic cancer cell proliferation via the induction of EGF expression and transactivation of EGFR. PLoS One 6:e27074

192. Hanahan, D, Weinberg, RA (2000) The hallmarks of cancer. Cell 100:57-70

193. Hanahan, D, Weinberg, RA (2011) Hallmarks of cancer: the next generation. Cell 144:646-74

194. Händel, M, Tadenuma, K (1924) Über die Beziehungen des Geschwulstwachstums zur Ernährung und zum Stoffwechsel. II. Mitteilung. Versuche zur Frage der Bedeutung der Kohlenhydrate für das Wachstum des Rattencarzinoms. Z Krebsforsch 21:288-293

195. Hansell, DT et al (1986) The oxidation of body fuel stores in cancer patients. Ann Surg 204:637-42

196. Hansen, JM (2006) Oxidative stress as a mechanism of teratogenesis. Birth Defects Res C Embryo Today 78:293-307

197. Hardie, DG (2011) AMP-activated protein kinase: a cellular energy sensor with a key role in metabolic disorders and in cancer. Biochem Soc Trans 39:1-13

198. Harrison, DE et al (2009) Rapamycin fed late in life extends lifespan in genetically heterogeneous mice. Nature 460:392-5

199. Hauswirth, CB et al (2004) High omega-3 fatty acid content in alpine cheese: the basis for an alpine paradox. Circulation 109:103-7

200. Heerdt, BG et al (2006) Growth properties of colonic tumor cells are a function of the intrinsic mitochondrial membrane potential. Cancer Res 66:1591-6

201. Heijmans, BT et al (2009) The epigenome: archive of the prenatal environment. Epigenetics 4:526-31

202. Heim, ME et al (2007) Randomized controlled trial of a structured training program in breast cancer patients with tumor-related chronic fatigue. Onkologie 30:429-34

203. Henderson, L et al (2003) The national diet & nutrition survey: Adults aged 19 to 64 years. London, HMSO

204. Henderson, ST et al (2009) Study of the ketogenic agent AC-1202 in mild to moderate Alzheimer's disease: a randomized, double-blind, placebo-controlled, multicenter trial. Nutr Metab (Lond) 6:31

205. Hendrix, MJ et al (2007) Reprogramming metastatic tumour cells with embryonic microenvironments. Nat Rev Cancer 7:246-55

206. Herrera, E, Amusquivar, E (2000) Lipid metabolism in the fetus and the newborn. Diabetes Metab Res Rev 16:202-10.

207. Hill, P, Wynder, EL (1987) Comparison of mammary adipose fatty acid composition in Japanese and American breast cancer patients. Eur J Cancer Clin Oncol 23:407-10

208. Hirschfeld, F (1895) Beobachtungen über die Acetonurie und das Coma diabeticum. Zeitschr f Klin Med 28:176

209. Hite, AH et al (2011) Low-carbohydrate diet review: shifting the paradigm. Nutr Clin Pract 26:300-8

210. Hochedlinger, K et al (2004) Reprogramming of a melanoma genome by nuclear transplantation. Genes Dev 18:1875-85

211. Hochedlinger, K, Jaenisch, R (2006) Nuclear reprogramming and pluripotency. Nature 441:1061-7

212. Hofmann, H (2004) Alpenmythos und Medizin – ein faszinierendes Kapitel Schweizer Kulturgeschichte. Forsch Komplementärmed Klass Naturheilkd 11:174-176

213. Hojman, P et al (2011) Exercise-induced muscle-derived cytokines inhibit mammary cancer cell growth. Am J Physiol Endocrinol Metab 301:E504-10

214. Holm, E et al (1995) Substrate balances across colonic carcinomas in humans. Cancer Res 55:1373-8

215. Holm, E (2007) Stoffwechsel und Ernährung bei Tumorkrankheiten: Analysen und Empfehlungen. Stuttgart, Thieme

216. Holm, E, Kämmerer, U (2011) Fette und Kohlenhydrate in Ernährungskonzepten für Tumorpatienten. Aktuel Ernährungsmed 36:286-298

217. Holm, TM et al (2005) Global loss of imprinting leads to widespread tumorigenesis in adult mice. Cancer Cell 8:275-85

218. Holmes, MD et al (2005) Physical activity and survival after breast cancer diagnosis. Jama 293:2479-86

219. Hu, FB et al (1999) Dietary intake of alpha-linolenic acid and risk of fatal ischemic heart disease among women. Am J Clin Nutr 69:890-7

220. Hu, WY et al (2011) Actions of estrogens and endocrine disrupting chemicals on human prostate stem/progenitor cells and prostate cancer risk. Mol Cell Endocrinol Epub ahead of print:Sep 5

221. Huebner, RJ, Todaro, GJ (1969) Oncogenes of RNA tumor viruses as determinants of cancer. Proc Natl Acad Sci U S A 64:1087-94

222. Husmann, G, Robert-Koch-Institut (2010) Krebs in Deutschland 2005/2006: Häufigkeiten und Trends; eine gemeinsame Veröffentlichung des Robert Koch-Instituts und der Gesellschaft der Epidemiologischen Krebsregister in Deutschland e. V. Berlin, Saarbrücken, Robert Koch-Inst.

223. Ingber, DE et al (1986) Basement membrane as a spatial organizer of polarized epithelia. Exogenous basement membrane reorients pancreatic epithelial tumor cells in vitro. Am J Pathol 122:129-39

224. Ingber, DE (2008) Can cancer be reversed by engineering the tumor microenvironment? Semin Cancer Biol 18:356-64

225. Institute of Medicine (U.S.). Panel on Macronutrients., Institute of Medicine (U.S.). Standing Committee on the Scientific Evaluation of Dietary Reference Intakes. (2005) Dietary reference intakes for energy, carbohydrate, fiber, fat, fatty acids, cholesterol, protein, and amino acids. Washington, D.C., National Academies Press

226. Inui, A et al (1987) Proglumide has access to brain and antagonizes the central satiety effect of cholecystokinin octapeptide in the dog. Brain Res 417:355-9

227. Ip, C et al (1994) Conjugated linoleic acid. A powerful anticarcinogen from animal fat sources. Cancer 74:1050-4

228. Ip, S et al (2009) Systematic review: association of low-density lipoprotein subfractions with cardiovascular outcomes. Ann Intern Med 150:474-84

229. Irwin, ML et al (2003) Effect of exercise on total and intra-abdominal body fat in postmenopausal women: a randomized controlled trial. Jama 289:323-30

230. Irwin, ML et al (2009) Randomized controlled trial of aerobic exercise on insulin and insulin-like growth factors in breast cancer survivors: the Yale Exercise and Survivorship study. Cancer Epidemiol Biomarkers Prev 18:306-13

231. Janik, JE et al (1997) Interleukin 1 alpha increases serum leptin concentrations in humans. J Clin Endocrinol Metab 82:3084-6

232. Jee, SH et al (2005) Fasting serum glucose level and cancer risk in Korean men and women. Jama 293:194-202

233. Jiralerspong, S et al (2009) Metformin and pathologic complete responses to neoadjuvant chemotherapy in diabetic patients with breast cancer. J Clin Oncol 27:3297-302

234. Johnstone, AM et al (2011) Effects of a high-protein, low-carbohydrate v. high-protein, moderate-carbohydrate weight-loss diet on antioxidant status, endothelial markers and plasma indices of the cardiometabolic profile. Br J Nutr 1:1-10

235. Jones, PA, Baylin, SB (2002) The fundamental role of epigenetic events in cancer. Nat Rev Genet 3:415-28

236. Jones, PA, Baylin, SB (2007) The epigenomics of cancer. Cell 128:683-92

237. Kaelin, WG, Jr. (2009) SDH5 mutations and familial paraganglioma: somewhere Warburg is smiling. Cancer Cell 16:180-2

238. Kaiser, J (2010) Epigenetic drugs take on cancer. Science 330:576-8

239. Kaiser, J (2011) Combining targeted drugs to stop resistant tumors. Science 331:1542-5

240. Kalaany, NY, Sabatini, DM (2009) Tumours with PI3K activation are resistant to dietary restriction. Nature 458:725-31

241. Kalmijn, S et al (1997) Dietary fat intake and the risk of incident dementia in the Rotterdam Study. Ann Neurol 42:776-82

242. Katada, S et al (2012) Connecting threads: epigenetics and metabolism. Cell 148:24-8

243. Kauffman, HM et al (2005) Maintenance immunosuppression with target-of-rapamycin inhibitors is associated with a reduced incidence of de novo malignancies. Transplantation 80:883-9

244. Kemik, O et al (2010) The relationship among acute-phase response proteins, cytokines and hormones in cachectic patients with colon cancer. World J Surg Oncol 8:85

245. Kenyon, C (2011) The first long-lived mutants: discovery of the insulin/IGF-1 pathway for ageing. Philos Trans R Soc Lond B Biol Sci 366:9-16

246. Keogh, JB et al (2008) Effects of weight loss from a very-low-carbohydrate diet on endothelial function and markers of cardiovascular disease risk in subjects with abdominal obesity. Am J Clin Nutr 87:567-76

247. Keogh, JW, Macleod, RD (2012) Body Composition, Physical Fitness, Functional Performance, Quality of Life, and Fatigue Benefits of Exercise for Prostate Cancer Patients: A Systematic Review. J Pain Symptom Manage 43:96-110

248. Key, TJ (1995) Hormones and cancer in humans. Mutat Res 333:59-67

249. Khamoui, AV, Kim, JS (2012) Candidate mechanisms underlying effects of contractile activity on muscle morphology and energetics in cancer cachexia. Eur J Cancer Care (Engl) 21:143-57

250. Kim, JW, Dang, CV (2006) Cancer's molecular sweet tooth and the Warburg effect. Cancer Res 66:8927-30

251. Klepper, J et al (2004) Die ketogene Diät in den deutschsprachigen Ländern im Jahr 2003: eine Standortbestimmung. Klin Padiatr 216:277-85

252. Knekt, P et al (1996) Intake of dairy products and the risk of breast cancer. Br J Cancer 73:687-91

253. Knoll, G (2007) Krebszellen unter Zwangsbeatmung. Eine Bestätigung der Warburg Hypothese? NZZ http://www.nzz.ch/2007/04/04/ft/articleEXQFA.html

254. Ko, YH et al (2004) Advanced cancers: eradication in all cases using 3-bromopyruvate therapy to deplete ATP. Biochem Biophys Res Commun 324:269-75

255. Koivunen, P et al (2012) Transformation by the (R)-enantiomer of 2-hydroxyglutarate linked to EGLN activation. Nature. Epub ahead of print Feb 15

256. Kolata, G (2009) Old ideas spur new approaches in cancer fight. New York Times December 29

257. Kondrup, J et al (2003) Nutritional risk screening (NRS 2002): a new method based on an analysis of controlled clinical trials. Clin Nutr 22:321-36

258. Korber, J et al (1999) Increased lipid utilization in weight losing and weight stable cancer patients with normal body weight. Eur J Clin Nutr 53:740-5

259. Krebs, H, Schmid, R (1979) Otto Warburg. Zellphysiologe, Biochemiker, Mediziner. Edited by H Degen. Grosse Naturforscher. Stuttgart, Wissenschaftliche Verlagsanstalt

260. Kroemer, G, Pouyssegur, J (2008) Tumor cell metabolism: cancer's Achilles' heel. Cancer Cell 13:472-82

261. Kulawiec, M et al (2008) Tumorigenic transformation of human breast epithelial cells induced by mitochondrial DNA depletion. Cancer Biol Ther 7:1732-43

262. Kundu, JK, Surh, YJ (2008) Inflammation: gearing the journey to cancer. Mutat Res 659:15-30

263. Labarthe, F et al (2008) Medium-chain fatty acids as metabolic therapy in cardiac disease. Cardiovasc Drugs Ther 22:97-106

264. Lamkin, DM et al (2009) Glucose as a prognostic factor in ovarian carcinoma. Cancer 115:1021-7

265. Lane, N, Martin, W (2010) The energetics of genome complexity. Nature 467:929-34

266. Langfort, J et al (1996) Effect of low-carbohydrate-ketogenic diet on metabolic and hormonal responses to graded exercise in men. J Physiol Pharmacol 47:361-71

267. Langhans, W, Hrupka, B (1999) Interleukins and tumor necrosis factor as inhibitors of food intake. Neuropeptides 33:415-24

268. Laviano, A et al (1995) Relationship between interleukin-1 and cancer anorexia. Nutrition 11:680-3

269. Laviano, A et al (2003) Cancer anorexia: clinical implications, pathogenesis, and therapeutic strategies. Lancet Oncol 4:686-94

270. Leach, D (2001) Alaska native mortality 1980-1998. Anchorage, Alaska Native Tribal Health Consortium

271. Lee, C, Longo, VD (2011) Fasting vs dietary restriction in cellular protection and cancer treatment: from model organisms to patients. Oncogene 30:3305-16

272. Lee, C et al (2012) Fasting Cycles Retard Growth of Tumors and Sensitize a Range of Cancer Cell Types to Chemotherapy. Sci Transl Med. Epub ahead of print Feb 8

273. Leiber, F et al (2005) A study on the causes for the elevated n-3 fatty acids in cows' milk of alpine origin. Lipids 40:191-202

274. Leitzmann, MF (2011) Physical activity and genitourinary cancer prevention. Recent Results Cancer Res 186:43-71

275. Lemonick, MD, Park, A (2001) New Hope For Cancer. Time Magazine May 28

276. Levin, I (1910) Cancer among the American Indians and its bearing upon the ethnological distribution of the disease. J Cancer Res Clin Oncol 9:422-435

277. Li, L et al (2003) Mouse embryos cloned from brain tumors. Cancer Res 63:2733-6

278. Lieb, CW (1929) The effects on human beings of a twelve-months exclusive meat diet. Jama 93:20-22

279. Ling, PR et al (1991) Structured lipid made from fish oil and medium-chain triglycerides alters tumor and host metabolism in Yoshida-sarcoma-bearing rats. Am J Clin Nutr 53:1177-84

280. Liou, YA et al (2007) Decreasing linoleic acid with constant alpha-linolenic acid in dietary fats increases (n-3) eicosapentaenoic acid in plasma phospholipids in healthy men. J Nutr 137:945-52

281. Loprinzi, PD, Cardinal, BJ (2012) Effects of physical activity on common side effects of breast cancer treatment. Breast Cancer 19:4-10

282. Lu, C et al (2012) IDH mutation impairs histone demethylation and results in a block to cell differentiation. Nature. Epub ahead of print Feb 15

283. Lumachi, F et al (2011) Endocrine therapy of breast cancer. Curr Med Chem 18:513-22

284. Lundholm, K et al (1978) Insulin resistance in patients with cancer. Cancer Res 38:4665-70

285. Lutz, W (1967) Leben ohne Brot. Planegg b. München, Selecta-Verl.

286. Lutz, W (1998) Leben ohne Brot: die wissenschaftlichen Grundlagen der kohlenhydratarmen Ernährung. 14. Aufl. Gräfelfing, Informed

287. Luyer, MD et al (2005) Nutritional stimulation of cholecystokinin receptors inhibits inflammation via the vagus nerve. J Exp Med 202:1023-9

288. Lynch, BM et al (2011) Associations of objectively assessed physical activity and sedentary time with biomarkers of breast cancer risk in postmenopausal women: findings from NHANES (2003-2006). Breast Cancer Res Treat 130:183-94

289. Magee, BA et al (1979) The inhibition of malignant cell growth by ketone bodies. Aust J Exp Biol Med Sci 57:529-39

290. Mann, J, Nye, ER (2009) Fad diets in Sweden, of all places. Lancet 374:767-9

291. Mantovani, A et al (2002) Macrophage polarization: tumor-associated macrophages as a paradigm for polarized M2 mononuclear phagocytes. Trends Immunol 23:549-55

292. Mantovani, A et al (2008) Cancer-related inflammation. Nature 454:436-44

293. Marten, B et al (2006) Medium-chain trigylcerides. International Dairy Journal 16:1374-1382

294. Martin-Castillo, B et al (2010) Metformin and cancer: Doses, mechanisms and the dandelion and hormetic phenomena. Cell Cycle 9:1057-64

295. Martins-Green, M et al (1994) Inflammation is responsible for the development of wound-induced tumors in chickens infected with Rous sarcoma virus. Cancer Res 54:4334-41

296. Masur, K et al (2011) Diabetogenic glucose and insulin concentrations modulate transcriptome and protein levels involved in tumour cell migration, adhesion and proliferation. Br J Cancer 104:345-52

297. Mathur, N, Pedersen, BK (2008) Exercise as a mean to control low-grade systemic inflammation. Mediators Inflamm 2008:109502

298. Maurer, GD et al (2011) Differential utilization of ketone bodies by neurons and glioma cell lines: a rationale for ketogenic diet as experimental glioma therapy. BMC Cancer 11:315

299. Mazzone, M et al (2009) Heterozygous Deficiency of PHD2 Restores Tumor Oxygenation and Inhibits Metastasis via Endothelial Normalization. Cell 136:839-851

300. McDermott, JR et al (2006) Immune control of food intake: enteroendocrine cells are regulated by CD4+ T lymphocytes during small intestinal inflammation. Gut 55:492-7

301. McKnight, SL (2010) On getting there from here. Science 330:1338-9

302. McTiernan, A et al (1998) Physical activity and cancer etiology: associations and mechanisms. Cancer Causes Control 9:487-509

303. McTiernan, A et al (2003) Adiposity and sex hormones in postmenopausal breast cancer survivors. J Clin Oncol 21:1961-6

304. McTiernan, A et al (2004) Effect of exercise on serum estrogens in postmenopausal women: a 12-month randomized clinical trial. Cancer Res 64:2923-8

305. McTiernan, A et al (2006) Relation of BMI and physical activity to sex hormones in postmenopausal women. Obesity (Silver Spring) 14:1662-77

306. Melov, S et al (2007) Resistance exercise reverses aging in human skeletal muscle. PLoS ONE 2:e465

307. Mendez, B et al (1992) Effects of different lipid sources in total parenteral nutrition on whole body protein kinetics and tumor growth. JPEN J Parenter Enteral Nutr 16:545-51

308. Meyerhardt, JA et al (2006) Physical activity and survival after colorectal cancer diagnosis. J Clin Oncol 24:3527-34

309. Meyerhardt, JA et al (2009) Physical activity and male colorectal cancer survival. Arch Intern Med 169:2102-8

310. Mintz, B, Illmensee, K (1975) Normal genetically mosaic mice produced from malignant teratocarcinoma cells. Proc Natl Acad Sci U S A 72:3585-9

311. Mohyeldin, A et al (2010) Oxygen in stem cell biology: a critical component of the stem cell niche. Cell Stem Cell 7:150-61

312. Monninkhof, EM et al (2009) Effect of exercise on postmenopausal sex hormone levels and role of body fat: a randomized controlled trial. J Clin Oncol 27:4492-9

313. Moreschi, C (1909) Beziehungen zwischen Ernährung und Tumorwachstum. Z f Immunitatsforsch 2:651-75

314. Flax Council Canada Flax – A Health and Nutrition Primer http://www.flaxcouncil.ca/english/index.jsp?p=primer&mp=nutrition

315. Morris, MC et al (2003) Consumption of fish and n-3 fatty acids and risk of incident Alzheimer disease. Arch Neurol 60:940-6

316. Moss, SF, Blaser, MJ (2005) Mechanisms of disease: Inflammation and the origins of cancer. Nat Clin Pract Oncol 2:90-7; quiz 1 p following 113

317. Murray, MJ, Murray, AB (1979) Anorexia of infection as a mechanism of host defense. Am J Clin Nutr 32:593-6

318. Nappo, F et al (2002) Postprandial endothelial activation in healthy subjects and in type 2 diabetic patients: role of fat and carbohydrate meals. J Am Coll Cardiol 39:1145-1150

319. National Cancer Institute (2006) 5 A Day for Better Health Program Evaluation Report: Origins. http://cancercontrol.cancer.gov/5ad_3_origins.html

320. National Cancer Institute (2009) Physical Activity and Cancer. http://www.cancer.gov/cancertopics/factsheet/prevention/physicalactivity

321. Nebeling, LC, Lerner, E (1995) Implementing a ketogenic diet based on medium-chain triglyceride oil in pediatric patients with cancer. J Am Diet Assoc 95:693-7

322. Nebeling, LC et al (1995) Effects of a ketogenic diet on tumor metabolism and nutritional status in pediatric oncology patients: two case reports. J Am Coll Nutr 14:202-8

323. Neuhouser, ML et al (2007) (n-6) PUFA increase and dairy foods decrease prostate cancer risk in heavy smokers. J Nutr 137:1821-7

324. Newton, RU, Galvao, DA (2008) Exercise in prevention and management of cancer. Curr Treat Options Oncol 9:135-46

325. Nishioka, N et al (2011) Linoleic acid enhances angiogenesis through suppression of angiostatin induced by plasminogen activator inhibitor 1. Br J Cancer 105:1750-8

326. Nowell, PC, Hungerford, DA (1960) A minute chromosome in human chronic granulocytic leukemia. Science 132:1497

327. Oh da, Y et al (2010) GPR120 is an omega-3 fatty acid receptor mediating potent anti-inflammatory and insulin-sensitizing effects. Cell 142:687-98

328. Oh, K et al (2005) Dietary fat intake and risk of coronary heart disease in women: 20 years of follow-up of the nurses' health study. Am J Epidemiol 161:672-9

329. Ohgo, S et al (1992) Stimulation of cholecystokinin (CCK) release from superfused rat hypothalamo-neurohypophyseal complexes by interleukin-1 (IL-1). Brain Res 593:25-31

330. Ohkawara, K et al (2007) A dose-response relation between aerobic exercise and visceral fat reduction: systematic review of clinical trials. Int J Obes (Lond) 31:1786-97

331. O'Keefe, JH et al (2011) Exercise like a hunter-gatherer: a prescription for organic physical fitness. Prog Cardiovasc Dis 53:471-9

332. Olefsky, JM, Glass, CK (2010) Macrophages, inflammation, and insulin resistance. Annu Rev Physiol 72:219-46

333. O'Rahilly, S et al (2003) Minireview: human obesity-lessons from monogenic disorders. Endocrinology 144:3757-64

334. Ortiz, AP et al (2011) Insulin resistance, central obesity, and risk of colorectal adenomas. Cancer. Epub ahead of print Aug 25

335. Ostrand-Rosenberg, S, Sinha, P (2009) Myeloid-derived suppressor cells: linking inflammation and cancer. J Immunol 182:4499-506

336. Otto, C et al (2008) Growth of human gastric cancer cells in nude mice is delayed by a ketogenic diet supplemented with omega-3 fatty acids and medium-chain triglycerides. BMC Cancer 8:122

337. Paccagnella, A et al (2011) Nutritional intervention for improving treatment tolerance in cancer patients. Curr Opin Oncol 23:322-30

338. Pacheco-Lopez, G, Bermudez-Rattoni, F (2011) Brain-immune interactions and the neural basis of disease-avoidant ingestive behaviour. Philos Trans R Soc Lond B Biol Sci 366:3389-405

339. Painter, RC et al (2005) Prenatal exposure to the Dutch famine and disease in later life: an overview. Reprod Toxicol 20:345-52

340. Painter, RC et al (2006) A possible link between prenatal exposure to famine and breast cancer: a preliminary study. Am J Hum Biol 18:853-6

341. Pan, JG, Mak, TW (2007) Metabolic targeting as an anticancer strategy: dawn of a new era? Sci STKE 2007:pe14

342. Pan, SY, Morrison, H (2011) Physical activity and hematologic cancer prevention. Recent Results Cancer Res 186:135-58

343. Pandini, G et al (1999) Insulin and insulin-like growth factor-I (IGF-I) receptor overexpression in breast cancers leads to insulin/IGF-I hybrid receptor overexpression: evidence for a second mechanism of IGF-I signaling. Clin Cancer Res 5:1935-44

344. Papandreou, I et al (2011) Anticancer drugs that target metabolism, is dichloroacetate the new paradigm? Int J Cancer 128:1001-8

345. Park, R (1988) How active were early populations. In: Physical Activity in Early and Modern Populations. R Malina and H Eckert (eds), Champaign, IL, Human Kinetics, pp 13-21

346. Parks, EJ, Hellerstein, MK (2000) Carbohydrate-induced hypertriacylglycerolemia: historical perspective and review of biological mechanisms. Am J Clin Nutr 71:412-33

347. Pasteur, L (1857) Mémoire sur la fermentation appelée lactique (Extrait par l'auteur). CR Acad Sci 45:913-916

348. Pasteur, L (1861) Animalcules infusoires vivant sans gaz oxygene libre et determinant des fermentations. CR Acad Sci 52:344-347

349. Patel, MS et al (1981) Ketone-body metabolism in glioma and neuroblastoma cells. Proc Natl Acad Sci U S A 78:7214-8

350. Pedersen, BK (2011) Muscles and their myokines. J Exp Biol 214:337-46

351. Pekmezi, DW, Demark-Wahnefried, W (2011) Updated evidence in support of diet and exercise interventions in cancer survivors. Acta Oncol 50:167-78

352. Pelicano, H et al (2006) Glycolysis inhibition for anticancer treatment. Oncogene 25:4633-46

353. Perez-Guisado, J et al (2008) Spanish Ketogenic Mediterranean diet: a healthy cardiovascular diet for weight loss. Nutr J 7:30

354. Perez-Guisado, J, Munoz-Serrano, A (2011) A Pilot Study of the Spanish Ketogenic Mediterranean Diet: An Effective Therapy for the Metabolic Syndrome. J Med Food 14:681-687

355. Perez-Guisado, J, Munoz-Serrano, A (2011) The Effect of the Spanish Ketogenic Mediterranean Diet on Nonalcoholic Fatty Liver Disease: A Pilot Study. J Med Food 14:677-680

356. Peterman, M (1925) The ketogenic diet in epilepsy. Jama 84:1979-83

357. Phinney, SD et al (1980) Capacity for moderate exercise in obese subjects after adaptation to a hypocaloric, ketogenic diet. J Clin Invest 66:1152-61

358. Phinney, SD et al (1983) The human metabolic response to chronic ketosis without caloric restriction: preservation of submaximal exercise capability with reduced carbohydrate oxidation. Metabolism 32:769-76

359. Phinney, SD (2004) Ketogenic diets and physical performance. Nutr Metab (Lond) 1:2

360. Pirlich, M et al (2006) The German hospital malnutrition study. Clin Nutr 25:563-72

361. Pollak, M (2009) Do cancer cells care if their host is hungry? Cell Metab 9:401-3

362. Poplawski, MM et al (2011) Reversal of diabetic nephropathy by a ketogenic diet. PLoS One 6:e18604

363. Postovit, LM et al (2008) Human embryonic stem cell microenvironment suppresses the tumorigenic phenotype of aggressive cancer cells. Proc Natl Acad Sci U S A 105:4329-34

364. Prado, CM et al (2008) Prevalence and clinical implications of sarcopenic obesity in patients with solid tumours of the respiratory and gastrointestinal tracts: a population-based study. Lancet Oncol 9:629-35

365. Prentice, G (1923) Cancer among negroes. Bmj 2:1181

366. Prentice, RL et al (2006) Low-fat dietary pattern and risk of invasive breast cancer: the Women's Health Initiative Randomized Controlled Dietary Modification Trial. Jama 295:629-42

367. Price, WA (1945) Nutrition and physical degeneration; a comparison of primitive and modern diets and their effects. Redlands, Calif., The author

368. Raffaghello, L et al (2008) Starvation-dependent differential stress resistance protects normal but not cancer cells against high-dose chemotherapy. Proc Natl Acad Sci U S A 105:8215-20

369. Ramanathan, A et al (2005) Perturbational profiling of a cell-line model of tumorigenesis by using metabolic measurements. Proc Natl Acad Sci U S A 102:5992-7

370. Randle, PJ et al (1963) The glucose fatty-acid cycle. Its role in insulin sensitivity and the metabolic disturbances of diabetes mellitus. Lancet 1:785-9

371. Ravasco, P (2009) Cancer and nutrition: key determinants of quality of life. Eur J Cancer 45 Suppl 1:409

372. Renehan, AG et al (2001) What is apoptosis, and why is it important? Bmj 322:1536-8

373. Richman, EL et al (2011) Physical activity after diagnosis and risk of prostate cancer progression: data from the cancer of the prostate strategic urologic research endeavor. Cancer Res 71:3889-95

374. Richtsmeier, WJ et al (1987) In vivo nutrient uptake by head and neck cancers. Cancer Res 47:5230-3

375. Riediger, ND et al (2009) A systemic review of the roles of n-3 fatty acids in health and disease. J Am Diet Assoc 109:668-79

376. Rieger, J et al (2010) The ERGO trial: A pilot study of a ketogenic diet in patients with recurrent glioblastoma. ASCO Meeting Abstracts 28:e12532

377. Ristow, M (2008) Glukosestoffwechsel und Tumorwachstum. Der Onkologe 14:22-30

378. Robinson, AM, Williamson, DH (1980) Physiological roles of ketone bodies as substrates and signals in mammalian tissues. Physiol Rev 60:143-87

379. Rollo, J, Cruickshank, W (1797) An account of two cases of the diabetes mellitus. London, Printed by T. Gillet, for C. Dilly

380. Rorato, R et al (2011) Cholecystokinin and hypothalamic corticotrophin-releasing factor participate in endotoxin-induced hypophagia. Exp Physiol 96:439-50

381. Ross, R, Janssen, I (2001) Physical activity, total and regional obesity: dose-response considerations. Med Sci Sports Exerc 33:S521-7; discussion S528-9

382. Rostock, M, Saller, R (2010) Schleimhautschäden unter antitumoraler Behandlung: Präventive und therapeutische Möglichkeiten mit pflanzlichen Zubereitungen. Schweizerische Zeitschrift für Ganzheitsmedizin/ Swiss Journal of Integrative Medicine 19:212-217

383. Rous, P (1911) A Sarcoma of the Fowl Transmissible by an Agent Separable from the Tumor Cells. J Exp Med 13:397-411

384. Rous, P (1959) Surmise and fact on the nature of cancer. Nature 183:1357-61

385. Rowley, JD (1973) A new consistent chromosomal abnormality in chronic myelogenous Leukemia identified by quinacrine fluorescence and Giemsa staining. Nature 243:290-3

386. Roychowdhury, S et al (2011) Personalized oncology through integrative high-throughput sequencing: a pilot study. Sci Transl Med 3:111ra121

387. Rubin, H (2006) What keeps cells in tissues behaving normally in the face of myriad mutations? Bioessays 28:515-24

388. Rule, DC et al (2002) Comparison of muscle fatty acid profiles and cholesterol concentrations of bison, beef cattle, elk, and chicken. J Anim Sci 80:1202-11

389. Safdar, A et al (2011) Endurance exercise rescues progeroid aging and induces systemic mitochondrial rejuvenation in mtDNA mutator mice. Proc Natl Acad Sci U S A 108:4135-40

390. Safdie, FM et al (2009) Fasting and cancer treatment in humans: A case series report. Aging (Albany NY) 1:988-1007

391. Sagan, L (1967) On the origin of mitosing cells. J Theor Biol 14:255-74

392. Saika, K, Sobue, T (2009) Epidemiology of Breast Cancer in Japan and the US. JMAJ 52:39-44

393. Sauer, LA et al (1986) Stimulation of tumor growth in adult rats in vivo during an acute fast. Cancer Res 46:3469-75

394. Sauer, LA, Dauchy, RT (1988) Identification of linoleic and arachidonic acids as the factors in hyperlipemic blood that increase [3H]thymidine incorporation in hepatoma 7288CTC perfused in situ. Cancer Res 48:3106-11

395. Sauer, LA, Dauchy, RT (1990) Tumour-host metabolic interrelationships. Biochem Soc Trans 18:80-2

396. Sauer, LA et al (1997) Dietary linoleic acid intake controls the arterial blood plasma concentration and the rates of growth and linoleic acid uptake and metabolism in hepatoma 7288CTC in Buffalo rats. J Nutr 127:1412-21

397. Saxena, NK et al (2007) Leptin-induced growth stimulation of breast cancer cells involves recruitment of histone acetyltransferases and mediator complex to CYCLIN D1 promoter via activation of Stat3. J Biol Chem 282:13316-25

398. Saxena, NK et al (2008) Bidirectional crosstalk between leptin and insulin-like growth factor-I signaling promotes invasion and migration of breast cancer cells via transactivation of epidermal growth factor receptor. Cancer Res 68:9712-22

399. Scheck, AC et al (2011) The ketogenic diet for the treatment of glioma: Insights from genetic profiling. Epilepsy Res. Epub ahead of print Oct 21

400. Schenk, S et al (2008) Insulin sensitivity: modulation by nutrients and inflammation. J Clin Invest 118:2992-3002

401. Schmidt, M et al (2011) Effects of a ketogenic diet on the quality of life in 16 patients with advanced cancer: A pilot trial. Nutr Metab (Lond) 8:54

402. Schulz, TJ et al (2006) Induction of oxidative metabolism by mitochondrial frataxin inhibits cancer growth: Otto Warburg revisited. J Biol Chem 281:977-81

403. Schwartz, MW et al (2000) Central nervous system control of food intake. Nature 404:661-71

404. Sciacca, L et al (1999) Insulin receptor activation by IGF-II in breast cancers: evidence for a new autocrine/paracrine mechanism. Oncogene 18:2471-9

405. Semenza, GL (2007) Hypoxia and cancer. Cancer Metastasis Rev 26:223-4

406. Sengupta, S et al (2010) Regulation of the mTOR complex 1 pathway by nutrients, growth factors, and stress. Mol Cell 40:310-22

407. Seruga, B et al (2008) Cytokines and their relationship to the symptoms and outcome of cancer. Nat Rev Cancer 8:887-99

408. Seyfried, T (2012) Cancer as a Metabolic Disease: On the Origin, Management, and Prevention of Cancer. John Wiley & Sons, Incorporated

409. Seyfried, TN et al (2003) Role of glucose and ketone bodies in the metabolic control of experimental brain cancer. Br J Cancer 89:1375-82

410. Seyfried, TN, Shelton, LM (2010) Cancer as a metabolic disease. Nutr Metab (Lond) 7:7

411. Shai, I et al (2008) Weight loss with a low-carbohydrate, Mediterranean, or low-fat diet. N Engl J Med 359:229-41

412. Sharma, D et al (2006) Leptin promotes the proliferative response and invasiveness in human endometrial cancer cells by activating multiple signal-transduction pathways. Endocr Relat Cancer 13:629-40

413. Shennan, C et al (2011) What is the evidence for the use of mindfulness-based interventions in cancer care? A review. Psychooncology 20:681-97

414. Sherwin, RS et al (1975) Effect of ketone infusions on amino acid and nitrogen metabolism in man. J Clin Invest 55:1382-90

415. Shime, H et al (2008) Tumor-secreted lactic acid promotes IL-23/IL-17 proinflammatory pathway. J Immunol 180:7175-83

416. Silvera, SA et al (2007) Glycaemic index, glycaemic load and ovarian cancer risk: a prospective cohort study. Public Health Nutr 10:1076-81

417. Simon, MC, Keith, B (2008) The role of oxygen availability in embryonic development and stem cell function. Nat Rev Mol Cell Biol 4:285-96

418. Simopoulos, AP (2002) Omega-3 fatty acids in inflammation and autoimmune diseases. J Am Coll Nutr 21:495-505

419. Singh, PB et al (2008) A potential paradox in prostate adenocarcinoma progression: oestrogen as the initiating driver. Eur J Cancer 44:928-36

420. Siri-Tarino, PW et al (2010) Saturated fat, carbohydrate, and cardiovascular disease. Am J Clin Nutr 91:502-9

421. Snow, RM et al (1979) Respiratory failure in cancer patients. Jama 241:2039-42

422. Soel, SM et al (2007) Influence of conjugated linoleic acid isomers on the metastasis of colon cancer cells in vitro and in vivo. J Nutr Biochem 18:650-7

423. Sonti, G et al (1996) Anorexia induced by cytokine interactions at pathophysiological concentrations. Am J Physiol 270:R1394-402

424. Soto, AM et al (2008) Neoplasia as development gone awry: the role of endocrine disruptors. Int J Androl 31:288-93

425. Spiegel (1955) KREBS / MEDIZIN: Der Sauerstoff fehlt. Der Spiegel 3:33-34

426. Spiegel (1966) Krebsentstehung. Letzte Ursache. Der Spiegel 28:90-91

427. Spiegel (1972) Bei Krebs hast du nur einmal eine Chance. Der Spiegel 41:166-185

428. Spiegel online (2011) Kreta: Vegetarier-Paar darf kein Kind adoptieren. http://www.spiegel.de/panorama/0,1518,750222,00.html

429. Stackpole, EA (1965) The long Arctic search; the narrative of Lieutenant Frederick Schwatka, U.S.A., 1878-1880, seeking the records of the lost Franklin expedition. Mystic, Conn., Marine Historical Association

430. Stafford, P et al (2010) The ketogenic diet reverses gene expression patterns and reduces reactive oxygen species levels when used as an adjuvant therapy for glioma. Nutr Metab (Lond) 7:74

431. Statistics Canada (2001) Harvesting and community well-being among Inuit in the Canadian Arctic: Preliminary findings from the 2001 Aboriginal Peoples Survey – Survey of Living Conditions in the Arctic. Ottawa, Social and Aboriginal Statistics Division, Statistics Canada

432. Stattin, P et al (2007) Prospective study of hyperglycemia and cancer risk. Diabetes Care 30:561-7

433. Stefansson, V (1935) Adventures in diet, Part I. Harper's Monthly Magazine 11:668-675

434. Stefansson, V (1935) Adventures in diet, Part II. Harper's Monthly Magazine 12:46-54

435. Stefansson, V (1936) Adventures in diet, Part III. Harper's Monthly Magazine 1:178-189

436. Stefansson, V (1960) Cancer: disease of civilization? New York, Hill and Wang

437. Stehelin, D et al (1976) DNA related to the transforming gene(s) of avian sarcoma viruses is present in normal avian DNA. Nature 260:170-3

438. Stenholm, S et al (2008) Sarcopenic obesity: definition, cause and consequences. Curr Opin Clin Nutr Metab Care 11:693-700

439. Stocks, T et al (2009) Blood glucose and risk of incident and fatal cancer in the metabolic syndrome and cancer project (me-can): analysis of six prospective cohorts. PLoS Med 6:e1000201

440. Tabatabaei, SM et al (2011) Meat consumption and cooking practices and the risk of colorectal cancer. Eur J Clin Nutr 65:668-75

441. Tan, BH et al (2009) Sarcopenia in an overweight or obese patient is an adverse prognostic factor in pancreatic cancer. Clin Cancer Res 15:6973-9

442. Tannenbaum, A (1945) The dependence of tumor formation on the composition of the calorie-restricted diet as well as on the degree of restriction. 1945. Cancer Res 5:616-25

443. Tannenbaum, A (1947) Effects of varying caloric intake upon tumor incidence and tumor growth. Ann NY Acad Sci 49:5-18

444. Taubes, G (2007) Good calories, bad calories: challenging the conventional wisdom on diet, weight control, and disease. New York, Knopf

445. Taubes, G (2012) Cancer research. Unraveling the obesity-cancer connection. Science 335:28, 30-2

446. Tennant, DA et al (2010) Targeting metabolic transformation for cancer therapy. Nat Rev Cancer 10:267-77

447. Thierbach, R et al (2005) Targeted disruption of hepatic frataxin expression causes impaired mitochondrial function, decreased life span and tumor growth in mice. Hum Mol Genet 14:3857-64

448. Thompson, JR, Wu, G (1991) The effect of ketone bodies on nitrogen metabolism in skeletal muscle. Comp Biochem Physiol B 100:209-16

449. Tisdale, MJ, Brennan, RA (1986) Metabolic substrate utilization by a tumour cell line which induces cachexia in vivo. Br J Cancer 54:601-6

450. Tisdale, MJ et al (1987) Reduction of weight loss and tumour size in a cachexia model by a high fat diet. Br J Cancer 56:39-43

451. Tisdale, MJ (2008) Catabolic mediators of cancer cachexia. Curr Opin Support Palliat Care 2:256-61

452. Tisdale, MJ (2009) Mechanisms of cancer cachexia. Physiol Rev 89:381-410

453. Tracey, KJ (2005) Fat meets the cholinergic antiinflammatory pathway. J Exp Med 202:1017-21

454. Trebble, T et al (2003) Inhibition of tumour necrosis factor-alpha and interleukin 6 production by mononuclear cells following dietary fish-oil supplementation in healthy men and response to antioxidant co-supplementation. Br J Nutr 90:405-12

455. Truswell, AS (2009) Problems with red meat in the WCRF2. Am J Clin Nutr 89:1274-5; author reply 1275-6

456. Turcan, S et al (2012) IDH1 mutation is sufficient to establish the glioma hypermethylator phenotype. Nature. Epub ahead of print Feb 15

457. US Department of Agriculture (2010) Dietary Guidelines for Americans. www.dietaryguidelines.gov

458. USDA Nutrient Data Laboratory Home Page http://www.ars.usda.gov/main/site_main.htm?modecode=12-35-45-00

459. Van Alstyne, EVN, Beebe, SP (1913) Diet Studies in transplantable Tumors: I. The Effect of non-carbohydrate Diet upon the Growth of transplantable Sarcoma in Rats. J Med Res 29:217-32

460. Van der Auwera, I et al (2005) A ketogenic diet reduces amyloid beta 40 and 42 in a mouse model of Alzheimer's disease. Nutr Metab (Lond) 2:28

461. van Erp-Baart, M-A et al (1998) TransFatty Acids in Bakery Products from 14 European Countries: the TRANSFAIR Study. J Food Comp Anal 11:161-169

462. VAN SWIETEN blog, Informationen der Universitätsbibliothek der MedUni Wien, Serie «Vertrieben 1938". http://ub.meduniwien.ac.at/blog/?ID_ort=9a10&ID_seite=666&cat=32

463. Vander Heiden, MG et al (2009) Understanding the Warburg effect: the metabolic requirements of cell proliferation. Science 324:1029-33

464. VanItallie, TB, Nufert, TH (2003) Ketones: metabolism's ugly duckling. Nutr Rev 61:327-41

465. Vazquez-Martin, A et al (2009) mTOR inhibitors and the anti-diabetic biguanide metformin: new insights into the molecular management of breast cancer resistance to the HER2 tyrosine kinase inhibitor lapatinib (Tykerb). Clin Transl Oncol 11:455-9

466. Vazquez-Martin, A et al (2009) The antidiabetic drug metformin: a pharmaceutical AMPK activator to overcome breast cancer resistance to HER2 inhibitors while decreasing risk of cardiomyopathy. Ann Oncol 20:592-5

467. Vazquez-Martin, A et al (2010) Metformin and energy metabolism in breast cancer: from insulin physiology to tumour-initiating stem cells. Curr Mol Med 10:674-91

468. Veech, RL (2004) The therapeutic implications of ketone bodies: the effects of ketone bodies in pathological conditions: ketosis, ketogenic diet, redox states, insulin resistance, and mitochondrial metabolism. Prostaglandins Leukot Essent Fatty Acids 70:309-19

469. Venetsanou, K et al (2011) Measurement of tumour necrosis factor receptors for immune response in colon cancer patients. Clin Exp Med. Epub ahead of print Nov 1

470. Vermeulen, A et al (2002) Estradiol in elderly men. Aging Male 5:98-102

471. Vesper, HW et al (2012) Levels of plasma trans-fatty acids in non-Hispanic white adults in the United States in 2000 and 2009. Jama 307:562-3

472. Vigneri, P et al (2009) Diabetes and cancer. Endocr Relat Cancer 16:1103-23

473. Volek, JS et al (2009) Carbohydrate restriction has a more favorable impact on the metabolic syndrome than a low fat diet. Lipids 44:297-309

474. Von Lutterotti, N (2001) Leukämiebehandlung nach Maß. STI 571 normalisiert entartetes Zellwachstum / Chronisch myeloische Leukämie als Modell. FAZ 23. Mai

475. Wade, N (1971) Special virus cancer program: travails of a biological moonshot. Science 174:1306-1311

476. Waitzberg, DL et al (2006) New parenteral lipid emulsions for clinical use. JPEN J Parenter Enteral Nutr 30:351-67

477. Wallace, DC (2005) A mitochondrial paradigm of metabolic and degenerative diseases, aging, and cancer: a dawn for evolutionary medicine. Annu Rev Genet 39:359-407

478. Wallace, DC (2010) Colloquium paper: bioenergetics, the origins of complexity, and the ascent of man. Proc Natl Acad Sci U S A 107 Suppl 2:8947-53

479. Wallace, DC, Fan, W (2010) Energetics, epigenetics, mitochondrial genetics. Mitochondrion 10:12-31

480. Wallace, DC et al (2010) Mitochondrial energetics and therapeutics. Annu Rev Pathol 5:297-348

481. Wang, ZY, Chen, Z (2008) Acute promyelocytic leukemia: from highly fatal to highly curable. Blood 111:2505-15

482. Warburg, O, Minami, S (1923) Versuche an überlebendem Carcinomgewebe. J Mol Med (Klin Wochenschr) 2:776-777

483. Warburg, O et al (1924) Über den Stoffwechsel der Karzinomzelle. Biochem Zeitschr 152:309-344

484. Warburg, O, Kaiser-Wilhelm-Institut für Biologie (1926) Über den Stoffwechsel der Tumoren: Arbeiten aus dem Kaiser-Wilhelm-Institut für Biologie, Berlin-Dahlem. Berlin, Springer

485. Warburg, O (1927) Milchsäuregärung der Tumoren. J Mol Med (Klin Wochenschr) 6:2047-2048

486. Warburg, O (1956) On the origin of cancer cells. Science 123:309-14

487. Warburg, O (1956) On respiratory impairment in cancer cells. Science 124:269-70

488. Warburg, O (1966) Über die letzte Ursache und die entfernten Ursachen des Krebses: Vortrag, gehalten am 30. Juni 1966 bei der Tagung der Nobelpreisträger in Lindau, Bodensee. Würzburg, Triltsch

489. Watanabe, TK et al (1984) Differentiation of pancreatic acinar carcinoma cells cultured on rat testicular seminiferous tubular basement membranes. Cancer Res 44:5361-8

490. Waterhouse, C, Kemperman, JH (1966) Changes in oxidative metabolism with glucose ingestion. J Lab Clin Med 68:250-64

491. Waterhouse, C, Kemperman, JH (1971) Carbohydrate metabolism in subjects with cancer. Cancer Res 31:1273-8

492. Waters, DL, Baumgartner, RN (2011) Sarcopenia and obesity. Clin Geriatr Med 27:401-21

493. Watson, JD (2009) To Fight Cancer, Know the Enemy. The New York Times August 6

494. Weimann, A et al (2010) Krankheitsbedingte Mangelernährung: eine Herausforderung für unser Gesundheitswesen? Edited by Arved Weimann, Tatjana Schütz and Herbert Lochs. Lengerich, Pabst Science Publishers

495. Weinberg, RA (1998) Krieg der Zellen. Krebs: Ursachenforschung und Heilungsmöglichkeiten. München, Droemer Knaur

496. Weinheimer, EM et al (2010) A systematic review of the separate and combined effects of energy restriction and exercise on fat-free mass in middle-aged and older adults: implications for sarcopenic obesity. Nutr Rev 68:375-88

497. Wellen, KE et al (2009) ATP-citrate lyase links cellular metabolism to histone acetylation. Science 324:1076-80

498. Wernstedt, W (1927) Physiology or Medicine 1926 – Presentation Speech. Nobelprize.org. http://nobelprize.org/nobel_prizes/medicine/laureates/1926/press.html

499. Westman, EC et al (2010) The new Atkins for a new you: the ultimate diet for shedding weight and feeling great forever. New York, Simon & Schuster

500. White, FR (1961) The relationship between underfeeding and tumor formation, transplantation, and growth in rats and mice. Cancer Res 21:281-90

501. Wilder, R (1921) High fat diets in epilepsy. Mayo Clin Bull 2:307-8

502. Willett, W (2008) Nutrition and cancer: the search continues. Nutr Cancer 60:557-9

503. Willett, WC (2010) Fruits, Vegetables, and Cancer Prevention: Turmoil in the Produce Section. J Natl Cancer Inst 102:510-1

504. Williams, CM, Burdge, G (2006) Long-chain n-3 PUFA: plant v. marine sources. Proc Nutr Soc 65:42-50

505. Winzer, BM et al (2011) Physical activity and cancer prevention: a systematic review of clinical trials. Cancer Causes Control 22:811-26

506. Wolin, KY, Tuchman, H (2011) Physical activity and gastrointestinal cancer prevention. Recent Results Cancer Res 186:73-100

507. Wood, AC et al (2011) Dietary Carbohydrate Modifies the Inverse Association Between Saturated Fat Intake and Cholesterol on Very Low-Density Lipoproteins. Lipid Insights 2011:7-15

508. World Cancer Research Fund, American Institute for Cancer Research (2007) Food, nutrition, physical activity, and the prevention of cancer: a global perspective. American Institute for Cancer Research

509. Worm, N (2000) Syndrom X oder ein Mammut auf den Teller! Mit Steinzeitdiät aus der Ernährungsfalle. Bern [u.a.], Hallwag

510. Yancy, WS, Jr. et al (2004) A low-carbohydrate, ketogenic diet versus a low-fat diet to treat obesity and hyperlipidemia: a randomized, controlled trial. Ann Intern Med 140:769-77

511. Yoshikawa, T et al (1994) Effects of tumor removal and body weight loss on insulin resistance in patients with cancer. Surgery 116:62-6

512. Young, V et al (1979) Soybean protein in human nutrition: An overview. Journal of the American Oil Chemists' Society 56:110-120

513. Yu, T et al (2006) Increased production of reactive oxygen species in hyperglycemic conditions requires dynamic change of mitochondrial morphology. Proc Natl Acad Sci U S A 103:2653-8

514. Zahl, PH et al (2008) The natural history of invasive breast cancers detected by screening mammography. Arch Intern Med 168:2311-2316

515. Zhang, H et al (2008) Digoxin and other cardiac glycosides inhibit HIF-1alpha synthesis and block tumor growth. Proc Natl Acad Sci U S A 105:19579-86

516. Zhou, W et al (2007) The calorically restricted ketogenic diet, an effective alternative therapy for malignant brain cancer. Nutr Metab (Lond) 4:5

517. Zinna, EM, Yarasheski, KE (2003) Exercise treatment to counteract protein wasting of chronic diseases. Curr Opin Clin Nutr Metab Care 6:87-93

518. Zuccoli, G et al (2010) Metabolic management of glioblastoma multiforme using standard therapy together with a restricted ketogenic diet: Case Report. Nutr Metab (Lond) 7:33

519. Zürcher, G (2008) Wann und wie sollen Tumorpatienten ernährt werden? Der Onkologe 14:15-21

Nützliche Informationsquellen

Bücher

Pfetzer, N., Kämmerer, U. Rezepte zur Unterstützung einer ketogenen Ernährung für Krebspatienten. Praxisbroschüre. Direkt zu bestellen beim Systemed Verlag, www.systemed.de

➧ ***Ermöglicht eine sehr variantenreiche Ernährung, auch ganz ohne Fleisch und Wurst.***

Sager, P., Weimer, S., Wiemer-Kruel, A. Die modifizierte Atkins-Diät: Ein Mut-mach-Kochbuch. Direkt zu bestellen über das Epilepsiezentrum Kork (info@epilepsiezentrum.de)

➧ ***Gut nachkochbare Rezepte zur ketogenen Diät. Für epilepsiekranke Kinder gedacht, aber auch gut für Krebspatienten umzusetzen und als Ideengeber für eigene Kreationen.***

Reidelbach, S. Die Ketogene Diät. Reha-Verlag, ISBN: 3-88239-229-0

➧ ***Sehr viele, sehr gut ausgearbeitete Rezepte für eine ketogene Diät – Zielgruppe sind ursprünglich Kinder, die aufgrund einer Epilepsie oder eines Glukoserezeptordefekts strikt ketogen leben müssen. Die Rezepte sind aber auch für die ketogene Diät bei Krebserkrankungen allesamt sehr gut geeignet und ganz exakt durchkalkuliert.***

Internet

Als Ideengeber eignen sich auch etliche meist private Quellen im Internet. Die meisten Rezepte sind für eine prinzipiell kohlenhydratarme Ernährung geeignet. Genaue Nährwerte muss man sich allerdings noch ausrechnen, wenn es eine ketogene Diät sein soll. Einen ordentlichen Eindruck machen die beiden folgenden Seiten:

- http://www.lecker-low-carb.de
- http://lchf.de/forum/

Eine Analyse der Inhaltsstoffe verschiedener Lebensmittel ermöglicht die interaktive Datenbank »Lebensmittelanalyse« an der Universität Hohenheim:

- https://www.uni-hohenheim.de/wwwin140/info/interaktives/lebensmittel.htm

Index

Raum für Ihre Notizen

Yoga/Achtsamkeit

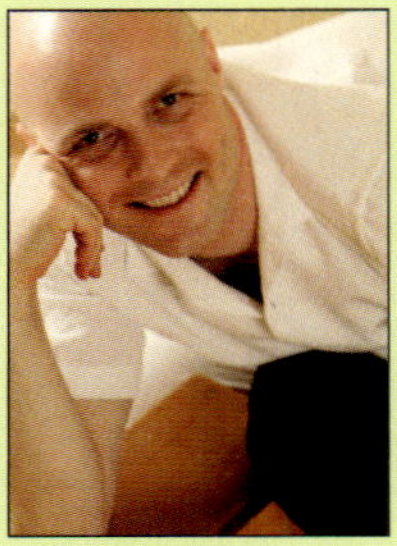

Trendthema Yoga im systemed Verlag: auch mit wenig Zeit zum perfekten Übungsergebnis. Mit Brahmadev Marcel Anders-Hoepgen.

Brahmadev Marcel Anders-Hoepgen praktiziert Yoga und Meditationstechniken schon seit früher Kindheit. Nach dem Studium der Musik konzertierte er viele Jahre als klassischer Gitarrist. Yoga und Meditation halfen ihm sehr bei dem Umgang mit Stress und Lampenfieber. Sein Verlangen, diese Lehre in ihrer Tiefe zu ergründen wurde so groß, dass er seinen Beruf als Musiker aufgab und der Einladung seines Gurus Shri Yogi Hari folgte, bei ihm zu leben und zu lernen.

Seitdem widmet er sein ganzes Leben dem Yoga. 2004 verlieh ihm Shri Yogi Hari den Titel »Sampoorna Yoga Meister«.

Brahmadev Marcel Anders-Hoepgen aus der Schule Shri Yogi Haris ist eine der einflussreichsten Persönlichkeiten im Sampoorna Hatha Yoga. Im systemed Verlag erscheint ein breites Spektrum seiner Lehrmaterialien in Buchform, auf DVD und auf CD.

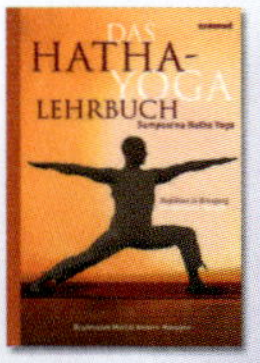

Das Hatha Yoga Lehrbuch.
Sampoorna Hatha Yoga, Perfektion in Bewegung. Die 150 schönsten Übungen.
Marcel Anders-Hoepgen
978-3-927372-53-5 **29,95 €**

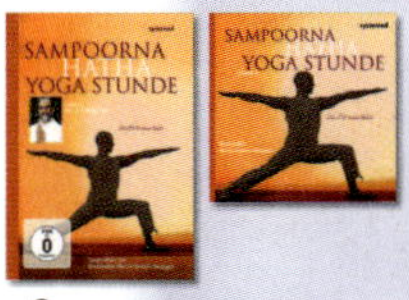

- **Sampoorna Hatha Yoga Stunde** (DVD)
  978-3-927372-64-1 **17,95 €**
- **Sampoorna Hatha Yoga Stunde** (CD)
  978-3-927372-65-8 **14,95 €**

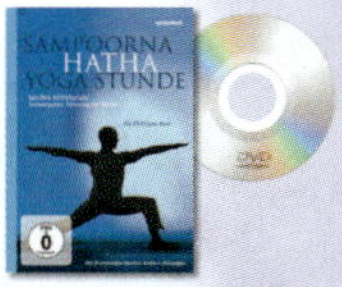

- **Sampoorna Hatha Yoga Stunde Stufe 2** (DVD)
  978-3-942772-04-4 **17,95 €**

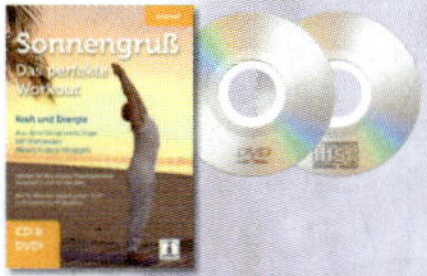

- **Sonnengruß, Teil 1** (DVD + CD)
  Das perfekte Workout
  978-3-927372-77-1 **16,95 €**

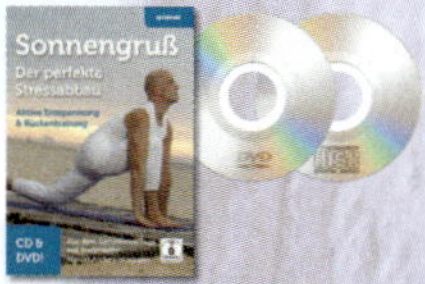

- **Sonnengruß, Teil 2** (DVD + CD)
  Der perfekte Stressabbau
  978-3-927372-97-9 **16,95 €**

- **Augenentspannung** (CD)
  978-3-927372-71-9 **8,95 €**
- **Gleichgewicht** (CD)
  978-3-927372-72-6 **8,95 €**
- **Nackenentspannung** (CD)
  978-3-927372-70-2 **8,95 €**
- **Oberen Rücken stärken** (CD)
  978-3-927372-73-3 **8,95 €**
- **Unteren Rücken stärken** (CD)
  978-3-927372-74-0 **8,95 €**
- **Bauchmuskulatur stärken** (CD)
  978-3-927372-75-7 **8,95 €**

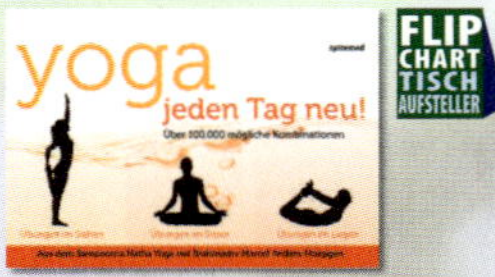

Yoga: Jeden Tag neu!
Über 100.000 mögliche Kombinationen für Übungseinheiten à 5 bis 10 Minuten.
Marcel Anders-Hoepgen
978-3-927372-69-6 **28,00 €**

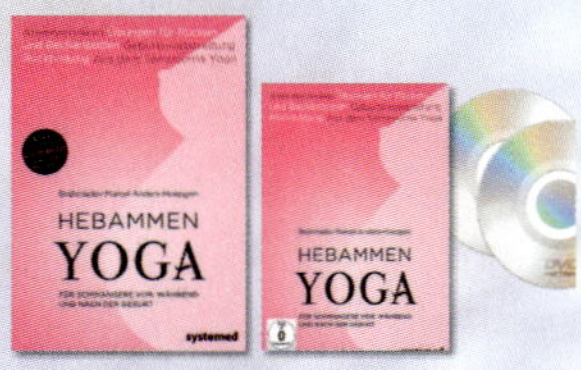

Hebammen Yoga
Übungen zur Geburtsvorbereitung und Rückbildung. ***Inkl. Mantra-Audio-CD.***
Marcel Anders-Hoepgen
978-3-927372-99-3 **19,99 €**

- **Hebammen Yoga** (Doppel-DVD)
  Übungen zur Geburtsvorbereitung und Rückbildung.
  978-3-942772-03-7 **16,95 €**

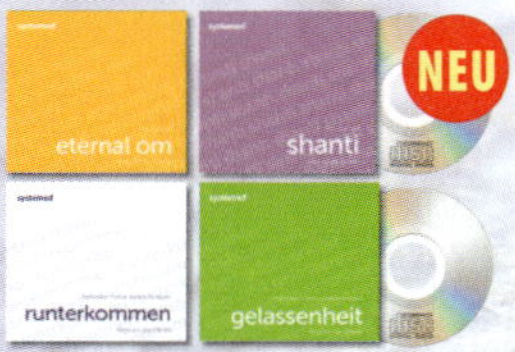

Nada-Yoga-Musik-Reihe

- **Shanti** (CD)
  978-3-942772-29-7 **12,99 €**
- **Gelassenheit** (CD)
  978-3-942772-15-0 **12,99 €**
- **Eternal OM** (CD)
  978-3-942772-16-7 **12,99 €**
- **Runterkommen** (CD)
  978-3-942772-17-4 **12,99 €**

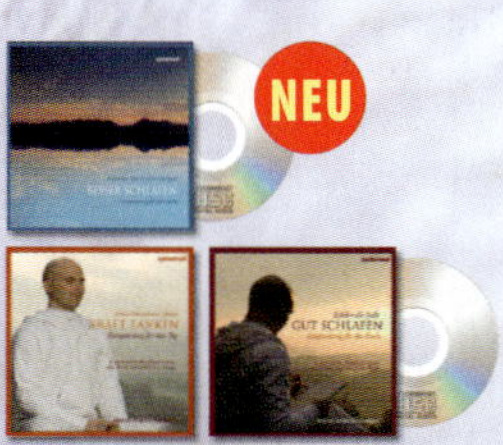

- **Besser schlafen.** (CD) **Entspannung für die Nacht.**
  978-3-942772-25-9 **12,99 €**
- **Gut schlafen.** (CD) **Entspannung für die Nacht.**
  978-3-927372-62-7 **9,95 €**
- **Kraft tanken.** (CD) **Entspannung für den Tag.**
  978-3-927372-61-0 **9,95 €**

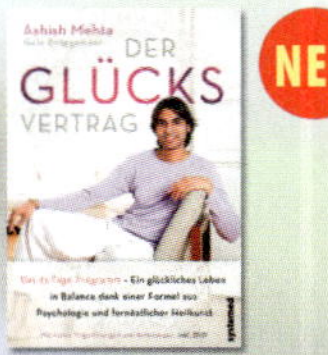

Der Glücksvertrag
Das 21-Tage-Programm. Ein glückliches Leben in Balance dank einer Formel aus Psychologie und fernöstlicher Heilkunst. ***Inklusive DVD.***
Ashish Mehta | Gela Brüggemann
978-3-942772-14-3 **19,99 €**

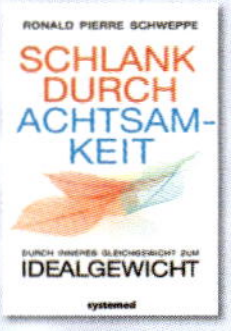

Schlank durch Achtsamkeit.
Durch inneres Gleichgewicht zum Idealgewicht
Ronald Pierre Schweppe
978-3-942772-00-6 **14,95 €**

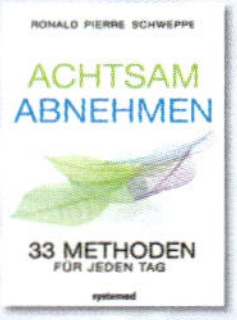

ERSCHEINT FRÜHJAHR 2013
VORBESTELLBAR AB SOFORT!

Achtsam abnehmen – 33 Methoden für jeden Tag
Ronald Pierre Schweppe
978-3-942772-30-3 **10,99 €**

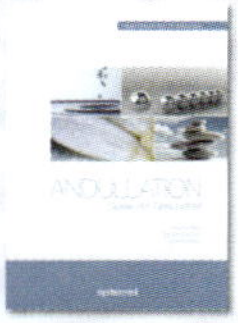

Andullation Quelle der Gesundheit
Einfache Wege gesund zu werden und zu bleiben
Birgit Frohn | Prof. Dr. Roland Stutz
978-3-942772-20-4 **18,99 €**

Mehr Infos zum Programm, zu den Autoren und zu weiteren Neuerscheinungen finden Sie im Internet auf www.systemed.de.

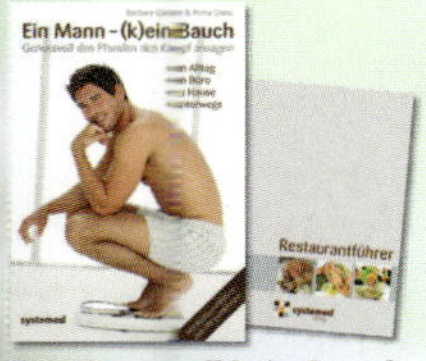

Ein Mann – (k)ein Bauch
Genussvoll den Pfunden den Kampf ansagen: im Alltag, im Büro, zu Hause und unterwegs. Mit Restaurantführer zum Heraustrennen.
Barbara Gassert | Petra Linné
978-3-927372-82-5 **15,95 €**

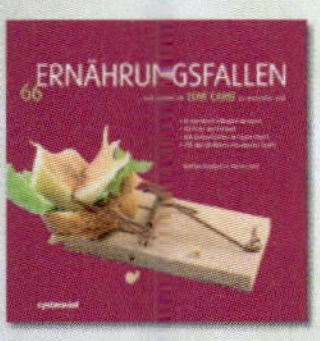

66 Ernährungsfallen … und wie sie mit Low-Carb zu vermeiden sind.
- in typischen Alltagssituationen
- für Büro und Freizeit
- mit Einkaufsführer im Supermarkt
- mit ausführlichem Restaurant-Guide

Barbara Gassert | Petra Linné
978-3-927372-55-9 **15,95 €**

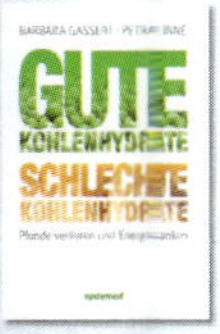

Gute Kohlenhyrate – schlechte Kohlenhydrate
Pfunde verlieren und Energie tanken
Barbara Gassert | Petra Linné
978-3-927372-81-8 **12,95 €**

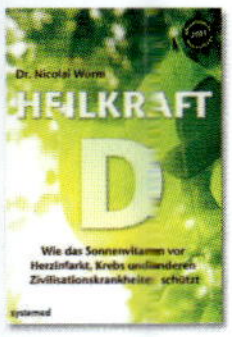

-BEST-SELLER

Heilkraft D.
Wie das Sonnenvitamin vor Herzinfarkt, Krebs und anderen Zivilisationskrankheiten schützt.
Dr. Nicolai Worm
978-3-927372-47-4 **15,95 €**

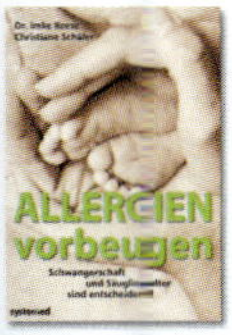

Allergien vorbeugen.
Schwangerschaft und Säuglingsalter sind entscheidend!
Dr. Imke Reese | Christiane Schäfer
978-3-927372-50-4 **14,95 €**

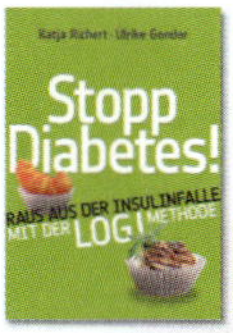

Stopp Diabetes!
Raus aus der Insulinfalle dank der LOGI-Methode.
Katja Richert | Ulrike Gonder
978-3-927372-56-6 **16,95 €**

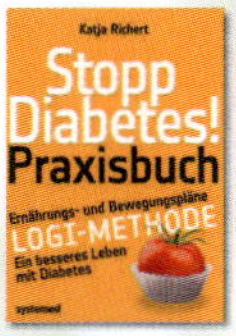

NEU

Stopp Diabetes! Praxisbuch.
Ernährungs- und Bewegungspläne. LOGI-Methode.
Ein besseres Leben mit Diabetes.
Katja Richert
978-3-942772-08-2 **16,99 €**

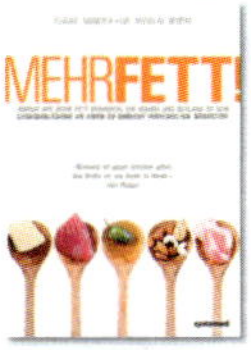

Mehr Fett!
Warum wir mehr Fett brauchen, um gesund und schlank zu sein.
Ulrike Gonder | Dr. Nicolai Worm
978-3-927372-54-2 **19,95 €**

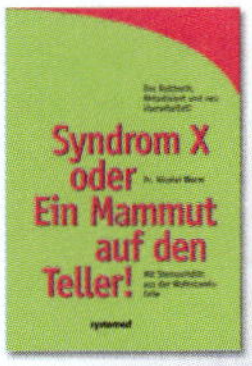

Syndrom X oder Ein Mammut auf den Teller!
Mit Steinzeitdiät aus der Wohlstandsfalle.
Dr. Nicolai Worm
978-3-927372-23-8 **19,90 €**

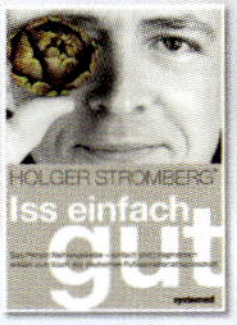

ERSCHEINT FRÜHJAHR 2013
VORBESTELLBAR AB SOFORT!

Iss einfach gut.
Das Prinzip Nahrungskette – sich mit guten Lebensmitteln ausgewogen und gesund ernähren.
Holger Stromberg
978-3-942772-28-0 **19,99 €**

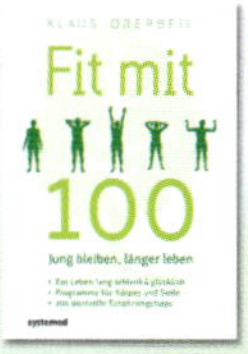

NEU

Fit mit 100
Jung bleiben, länger leben
- Ein Leben lang schlank & glücklich
- Programme für Körper und Seele
- 100 wertvolle Ernährungstipps

Klaus Oberbeil
978-3-927372-93-1 **14,99 €**

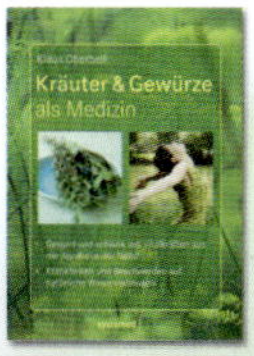

Kräuter & Gewürze als Medizin
- Gesund und schlank mit Vitalkräften aus der Apotheke der Natur.

Klaus Oberbeil
978-3-927372-92-4 **19,95 €**

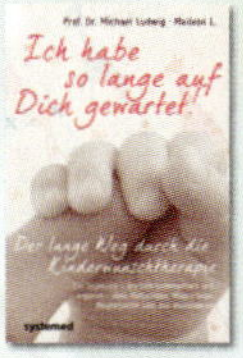

NEU

Ich habe so lange auf Dich gewartet!
Der lange Weg durch die Kinderwunschtherapie. Ein Tagebuch – ärztlich kommentiert und ergänzt – über Hoffnungen, Misserfolge, Wegbegleiter und das Wunschkind.
Prof. Dr. Michael Ludwig | Maileen L.
978-3-942772-11-2 **15,99 €**

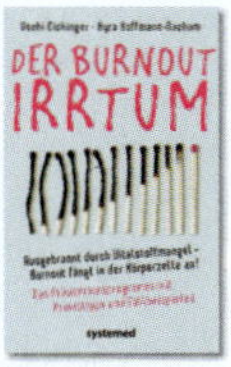

Der Burnout-Irrtum
Ausgebrannt durch Vitalstoffmangel – Burnout fängt in der Körperzelle an!
Das Präventionsprogramm mit Praxistipps und Fallbeispielen.
Uschi Eichinger | Kyra Hoffmann-Nachum
978-3-942772-06-8 **19,99 €**

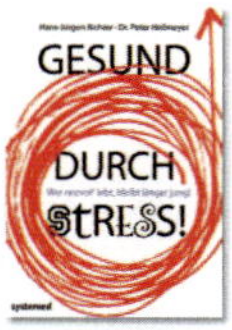

Gesund durch Stress!
Wer reizvoll lebt, bleibt länger jung!
Hans-Jürgen Richter | Dr. Peter Heilmeyer
978-3-927372-42-9 **15,95 €**

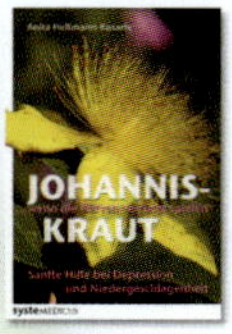

Johanniskraut. Wenn die Nerven verrückt spielen.
Sanfte Hilfe bei Depression und Niedergeschlagenheit.
Anita Heßmann-Kosaris
978-3-927372-38-2 **10,95 €**

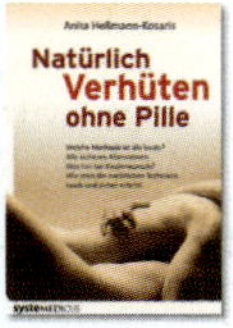

Natürlich verhüten ohne Pille.
Welche Methode ist die beste?
Alle sicheren Alternativen. Was tun bei Kinderwunsch? Wie man die natürlichen Techniken rasch und sicher erlernt.
Anita Heßmann-Kosaris
978-3-927372-63-4 **14,95 €**

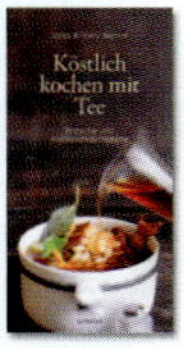

Köstlich kochen mit Tee.
Einfache und inspirierende Rezepte.
Tanja und Harry Bischof
978-3-927372-67-2 **18,95 €**

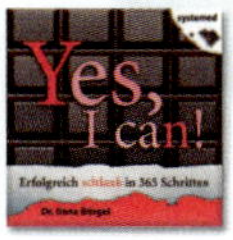

Yes, I can!
Erfolgreich schlank in 365 Schritten.
Dr. Ilona Bürgel
978-3-927372-51-1 **15,00 €**

systemed Verlag
Kastanienstraße 10
D-44534 Lünen
Telefon: 02306 63934
Fax: 02306 61460
faltin@systemed.de

systemed verlag

Impressum

Redaktion: systemed Verlag, Lünen
systemed GmbH, Kastanienstr. 10, 44534 Lünen

Projektleitung Redaktion: Richard Friebe

Fotografie: Studio L'Eveque, München
www.fotolia.de

Titel, Gestaltung, Satz: A flock of sheep, Lübeck
Infografik: A flock of sheep, Lübeck

Druck: Offizin Andersen Nexö Leipzig, Zwenkau

ISBN: 978-3-927372-90-0

2. Auflage

Hinweis. Alle Informationen und Hinweise, die in diesem Buch enthalten sind, wurden von den Autoren nach bestem Wissen erarbeitet und von ihnen und dem Verlag mit größtmöglicher Sorgfalt überprüft. Unter Berücksichtigung des Produkthaftungsrechts müssen wir allerdings darauf hinweisen, dass inhaltliche Fehler und Auslassungen nicht völlig auszuschließen sind. Für etwaige fehlerhafte Angaben können die Autoren, Verlag und Verlagsmitarbeiter keinerlei Verpflichtung und Haftung übernehmen. Korrekturhinweise sind jederzeit willkommen und werden gerne berücksichtigt.

systemed verlag